"十三五"国家重点图书出版规划项目
上海科技专著出版资金资助项目

主 编 倪兆慧　　　　主 审 钱家麒

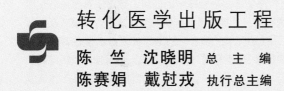

转化医学出版工程

陈 竺 沈晓明 总 主 编
陈赛娟 戴尅戎 执行总主编

Research and Clinical Practice of
Translational Medicine in Kidney Disease

肾脏疾病的转化医学研究
与临床实践

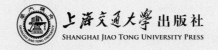

上海交通大学出版社
SHANGHAI JIAO TONG UNIVERSITY PRESS

内容提要

本书是"转化医学出版工程"系列之一，书中涵盖了国内外肾脏疾病的最新前沿和研究热点，着重选取了近年来肾脏领域中取得的重大科研成果及有效应用于临床的科研项目，主要论述了转化医学在尿毒症腹膜透析、血液净化、急性肾损伤、原发/继发性肾小球疾病、中西医整合医学等多项领域中的应用，突出尿毒症的转化医学研究，进一步优化、规范腹膜透析治疗，探索适合国情的血液透析治疗模式及血液净化新技术，以患者需求为导向，强调优质、整合、精准治疗，提高慢性肾脏病患者的救治率。本书致力于转化医学理念，注重基础与临床的互动，强调临床发现问题—基础解决问题—应用于临床诊断、治疗和预防，旨在为广大肾脏病界医务工作者及研究人员提供严谨的科研思维并攻克部分临床难题，实现有限医疗资源的合理、优质配置，适合相关专业的临床和科研人员以及研究生阅读。

图书在版编目（CIP）数据

肾脏疾病的转化医学研究与临床实践 / 倪兆慧主编.
— 上海：上海交通大学出版社，2019
转化医学出版工程
ISBN 978-7-313-20617-6

Ⅰ.①肾…　Ⅱ.①倪…　Ⅲ.①肾疾病-诊疗　Ⅳ.
①R692

中国版本图书馆CIP数据核字（2019）第039999号

肾脏疾病的转化医学研究与临床实践

主　　编：倪兆慧
出版发行：上海交通大学出版社　　　　　　地　　址：上海市番禺路951号
邮政编码：200030　　　　　　　　　　　　电　　话：021-64071208
印　　制：上海锦佳印刷有限公司　　　　　经　　销：全国新华书店
开　　本：710mm×1000mm　1/16　　　　　印　　张：24
字　　数：427千字
版　　次：2019年1月第1版　　　　　　　　印　　次：2019年1月第1次印刷
书　　号：ISBN 978-7-313-20617-6/R
定　　价：268.00元

主编介绍

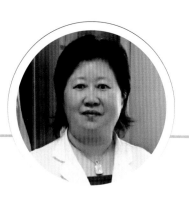

倪兆慧　医学博士，教授，主任医师，博士生导师，上海交通大学医学院附属仁济医院肾脏科主任，大内科主任，内科住院医师规范化培训部主任和内科教研室主任。担任中国医院管理协会血液净化分会副主任委员，中关村血液净化创新联盟副理事长，第十届上海医学会肾脏病分会主任委员，上海中西医结合肾脏病学会主任委员，世界华人肾脏医师协会副会长，中华医学会肾脏病分会常委，中国医师学会肾脏病分会常委，国家卫健委（原卫生部）肾脏病质控中心委员，中国中西医结合肾病学会秘书长，华东肾脏病协会副主任委员，多家杂志常务编委或编委。

倪兆慧及其团队长期从事急慢性肾脏病防治的临床与基础研究。近年负责和参加多项国家级和省部级科研课题。主持和参加的课题曾获得多项国家级和省部级科研奖项。主编或参编专著13本，发表论著280余篇，其中SCI收录论文80余篇。

E-mail: profnizh@126.com

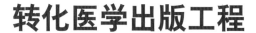 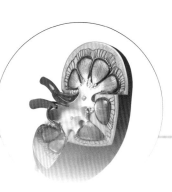

转化医学出版工程

总 主 编	陈 竺　沈晓明	
执行总主编	陈赛娟　戴尅戎	
总 顾 问	马德秀	
学术总顾问	王振义	

学术委员会名单（按姓氏汉语拼音排序）

徐学敏　上海交通大学 Med-X 研究院,教授

曾益新　北京医院,中国科学院院士

赵春华　中国医学科学院/北京协和医学院,教授

赵玉沛　中国医学科学院/北京协和医学院,中国科学院院士

钟南山　广州医科大学附属第一医院,中国工程院院士

学术秘书

王一煌　上海交通大学系统生物医学研究院,教授

本书编委会

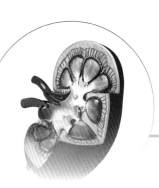

主　审

钱家麒

主　编

倪兆慧

副主编

克劳迪奥·龙科（Claudio Ronco）[意大利]

牟　姗

西蒙·J. 戴维斯（Simon J. Davies）[英国]

陈德茂（Tak Mao Chan）[中国香港]

何慈江（John Cijiang He）[美国]

特约编委

邓跃毅

加里·德西尔（Gary Desir）[美国]

何立群

张爱华

责任编委

方　炜　顾乐怡　王　玲　俞赞喆　张伟明

编　委

蔡　宏　曹励欧　车妙琳　车霞静　陈德茂　戴慧莉　邓跃毅　丁　立
方　炜　方　燕　顾乐怡　何慈江　何立群　加里·德西尔　姜　娜
金海姣　克劳迪奥·龙科　李振元　林星辉　刘　上　陆任华　麻志恒
闵璐琳　牟　姗　倪兆慧　庞慧华　戚超君　沈剑箫　王　玲　王　琴
翁秀英（Susan Yung）［中国香港］　　西蒙·J.戴维斯　谢园园　严　豪
严玉澄　颜佳毅　叶逸轩（Desmond YH Yap）［中国香港］　　俞赞喆
袁江姿　袁杨刚　张　珍　张爱华　张敏芳　张伟明　郑　蓉　周文彦
周懿君　朱铭力

主编助理

周文彦

总　序

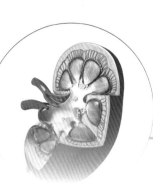

　　多年来,生物医学研究者与患者间存在着隔阂,而这些患者可能从生物医学研究成果中受益。一方面,无数罹患癌症等疾病的患者急切盼望拯救生命的治疗方案;另一方面,许多重要的基础科学发现缺乏实际应用者。近期涌现的转化医学旨在联接基础研究与临床治疗结果,优化患者治疗,提升疾病预防措施。

　　转化医学将重要的实验室发现转变为临床应用,通过实验室研究阐释临床疑问,旨在惠及疾病预测、预防、诊断和治疗。转化医学的终极目标是开发更为有效的预防和治疗方案,促进临床预后和健康水平。因此,无论对患者还是大众,转化医学是以人为本的医学实践。

　　在过去三十年中,中国居民的生活条件、饮食和营养、卫生保健系统得到了巨大发展。然而,随着经济增长和社会快速发展,卫生保健系统面临多种问题。中国具有复杂的疾病谱:一方面,发展中国家常见的感染性疾病仍是中国沉重的负担;另一方面,发达国家常见的慢性病也成为中国致死致残的主要原因。中国的卫生保健系统面临巨大挑战,须举全国之力应对挑战。中国正深化改革,促进居民福祉。转化医学的发展将促进疾病控制,有助于解决健康问题。

　　转化医学是多学科项目,综合了医学科学、基础科学和社会科学研究,以促进患者治疗和预防保健措施,其拓展了卫生保健服务领域。因此,全球各方紧密合作对于转化医学的发展至关重要。

　　为了加强国际合作,为基础、转化和临床研究工作者提供交流与相互扶持的平台,我们发起编纂“转化医学出版工程”系列图书。该系列图书以原创和观察性调查为特色,广泛涉及实验室、临床、公共卫生研究,提供医学各亚专业最新、实用的研究信息,开阔读者从实验室到临床和从临床到实验室的视野。

"转化医学出版工程"系列图书与"转化医学国家重大科技基础设施(上海)"紧密合作,为医师和转化医学研究者等对快速发展的转化医学领域感兴趣的受众提供最新的信息来源。作为主编,我热忱欢迎相关领域的学者报道最新的从实验室到临床的研究成果,期待该系列图书能够促进全球知识传播,增进人类健康。

2015年5月25日

前 言

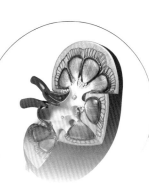

　　肾脏疾病目前已成为世界范围内继心脑血管疾病、肿瘤和糖尿病后严重威胁人类健康的一大公害，每年耗费政府大量资金与人力，是亟待探索与解决的难题。过去数十年间，肾脏病领域虽取得巨大进展，但仍面临诸多新的挑战，要从根本上提高对肾脏疾病的早期预警、早期诊断和有效治疗还有许多工作要做。如何解决终末期肾脏疾病的治疗困境，在优质治疗的同时又能降低成本并减少国家和个人负担？如何认识肾小球疾病新的发病机制并开展新的特色精准治疗技术？如何在肾脏细胞的损伤、修复及再生方面取得转化应用进展？如何探寻新的生物学标志物用于疾病的诊断、监测病情发展和寻求治疗的新靶点？在医疗资源有限的时下，这一系列问题都亟待解决。

　　转化医学向传统的医学模式提出挑战，其基本特征是针对临床提出的问题，开展基础研究，研究成果得到快速应用，实现从实验室到床边的转化；然后又从临床应用中提出新的问题回到实验室，为实验人员提供研究思路，从而最终实现整体医疗水平的提高。上海交通大学附属仁济医院肾脏科在该领域积累了丰富的经验及成果，尿毒症救治水平处于国际先进水平，并坚持以临床和转化医学为主导的科研战略，先后获得国家科技进步奖二等奖、中国高校科学技术进步奖一等奖、中华医学科技奖二等奖、中西医结合学会科学技术一等奖、上海市科技进步一等奖等诸多奖项，并努力推广适宜的技术，倡导优质透析，于国契合国家慢性病防控战略，于家减轻患者家庭生活负担。

　　为了更好地帮助基础和临床工作者深入了解转化医学在肾脏病领域的内涵及研究模式，我们邀请了多位国内外对此领域研究经验丰富并卓有成效的肾脏病学专家，共同编写了《肾脏疾病的转化医学研究与临床实践》一书。本书内容主要涵盖了尿毒症腹膜透析、血液净化、急性肾损伤、原发/继发性肾小球疾病、中西医整合医学等多个领域，着重突出了尿毒症的转化医学研究，进一步优化、规范腹膜透析治疗，继续探索适合国情的血液透析治疗模式及血液净化新技术，为节约医疗资源，提高慢性肾衰竭患者的救治率提供了重要的科学依据。同时，本书强调精准医学，探索新的生物学标志物，并对其进行分析、验证及应用，从而精确寻找疾病的原因和治疗靶点。此外，本书也注重整合医学，强调多学科间的交叉协作、共同发展，最终解决临床难题，使传统的经验医疗上升到精准、个体化和规范化的治疗模式。

本书以丰富的临床资料、典型案例、失败和成功的经验、实验研究结果生动地展现了肾脏病转化研究和临床实践的发展轨迹，具有一定的实用性、科学性、先进性和逻辑性。该书凝聚了众多肾脏科医务工作者多年的经验积累、智慧和辛劳，在此向参与编写此书的所有医师、基础工作者以及研究生们致以衷心的感谢！但由于经验及水平有限，必然存在不足和疏漏之处，恳请广大读者提出宝贵的批评和改进意见。

倪兆慧

2018年6月

目 录

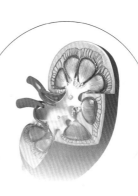

第一章 优化腹膜透析的临床转化及策略   *001*

第 一 节 腹膜透析历史演变及发展   *002*

第 二 节 腹膜结构和腹膜透析的基本原理   *003*

第 三 节 腹膜功能的评估及其临床应用   *008*

第 四 节 腹膜透析充分性评估   *019*

第 五 节 腹膜透析营养状况评估   *027*

第 六 节 腹膜透析处方的制订和调整   *031*

第 七 节 残肾功能保护的策略   *035*

第 八 节 血小板反应蛋白1在腹膜透析所致
腹膜纤维化中的作用及机制   *037*

第 九 节 基因多态性在初始腹膜溶质高转运
预测中的应用   *040*

第 十 节 紧急起始腹膜透析的临床应用和研究进展   *045*

第十一节 腹膜——适应于腹膜透析：转化科学的力量   *051*

参考文献   *060*

第二章 血液净化新技术的基础及转化研究   *063*

第 一 节 血液净化概述   *064*

第 二 节 影响血液透析质量及预后的因素   *067*

第 三 节 血液透析并发症及研究进展   *079*

第 四 节 血液透析存在的问题及展望   *097*

第五节　便携式人工肾的治疗优势与挑战　099

参考文献　123

第三章　急性肾损伤的诊治新理念及临床转化　127

第一节　对比剂急性肾损伤概述　128

第二节　对比剂急性肾损伤新型诊断标志物的研究　134

第三节　急性肾损伤的生物学诊断及预测指标　143

第四节　转化医学在心脏术后急性肾损伤
　　　　早期诊断中的应用　146

参考文献　154

第四章　原发性肾小球疾病的诊治新策略及转化应用　159

第一节　进展性IgA肾病的危险因素评估　160

第二节　进展性IgA肾病新型生物学标志物的转化
　　　　医学研究　163　163

第三节　甘露糖结合凝集素在IgA肾病进展中的机制　166

第四节　IgA肾病临床治疗新模式　169

第五节　膜性肾病的中医学诊断　172

第六节　中药复方治疗膜性肾病的优势　174

第七节　单味中药及其提取物治疗膜性肾病　180

第八节　膜性肾病中药单体的机制及转化应用　192

参考文献　195

第五章　狼疮性肾炎的转化研究及新进展　201

第一节　狼疮性肾炎的发病机制　202

第二节　狼疮性肾炎临床治疗的演化　204

第三节　临床治疗新进展——转化研究和临床实践接轨　205

第四节　认知缺口及转化研究的意义　206

第五节　狼疮性肾炎的新型生物学标志物　　　　　*209*

第六节　从整合医学角度论述狼疮性肾炎治疗新策略　*214*

参考文献　　　　　*225*

第六章　**中西医整合医学防治慢性肾脏病的临床转化**　*231*

第一节　肾脏纤维化与慢性肾脏病　　　　　*232*

第二节　抗纤灵方组方原则　　　　　*237*

第三节　抗纤灵方的基础研究　　　　　*238*

第四节　抗纤灵方治疗慢性肾脏病3期临床研究　　　　　*253*

第五节　抗纤灵方的研究成果与临床转化　　　　　*257*

第六节　黄芪抗肾纤维化的应用潜力　　　　　*259*

参考文献　　　　　*262*

第七章　**太极拳在肾脏疾病防治和康复中的转化应用**　*267*

第一节　概述　　　　　*268*

第二节　太极拳对免疫平衡的调节作用　　　　　*271*

第三节　太极拳对延缓慢性肾脏病进展的作用　　　　　*273*

第四节　太极拳对降低心血管事件发生率的作用　　　　　*277*

第五节　太极拳对改善骨质疏松和降低跌倒事件的作用　*279*

第六节　太极拳对缓解慢性疼痛的作用　　　　　*280*

第七节　太极拳对心理治疗的作用　　　　　*283*

第八节　太极拳对改善肾脏替代治疗患者预后的作用　*285*

参考文献　　　　　*286*

第八章　**线粒体功能障碍与慢性肾脏病及转化医学研究**　*291*

第一节　线粒体功能障碍与慢性肾脏病的基础研究现状　*292*

第二节　线粒体功能障碍在慢性肾脏病中的临床转化前景　*301*

第三节　线粒体功能障碍的防治　　　　　*305*

参考文献 *313*

第九章 **足细胞的研究进展和转化应用** *317*

第一节 足细胞损伤的研究进展 *318*

第二节 足细胞受体/信号和足细胞损伤的关系 *321*

第三节 防治足细胞损伤的转化应用策略 *327*

参考文献 *332*

第十章 **肾胺酶——从基础到临床的转化** *337*

第一节 概述 *338*

第二节 肾胺酶的结构、生物学特性及作用 *339*

第三节 肾胺酶与急性肾损伤 *344*

第四节 肾胺酶受体的搜寻 *351*

第五节 肾胺酶与狼疮性肾炎 *355*

第六节 肾胺酶与肿瘤 *358*

参考文献 *362*

中英文对照索引 *365*

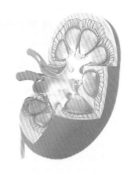

第一章

优化腹膜透析的临床转化及策略

　　腹膜透析是利用患者自身腹膜的半透膜特性，通过弥散、对流和超滤的原理，清除体内潴留的代谢产物、纠正水电解质和酸碱失衡、超滤过多水分的肾脏替代治疗方法。腹膜透析是目前治疗终末期肾脏疾病（ESRD）的主要肾脏替代疗法之一。本章将详细介绍腹膜透析的历史、基本原理、腹膜功能的评估及临床应用、处方制订和调整、残肾功能保护、紧急起始腹膜透析的应用等。保持腹膜结构和功能的完整是保障腹膜透析成功进行的前提，作者还结合腹膜转运功能及腹膜纤维化的最新研究进展及转化应用进行了讨论。

第一节　腹膜透析历史演变及发展

一、早期（1978年以前）

腹膜（peritoneum）这一词汇是由希腊语（peritonaion）演变而来，意为"延展包绕"。最早的腹膜透析（peritoneal dialysis）用于尿毒症患者的治疗试验，是在1923年由George Ganter进行的。那是一位女性患者，因妇科肿瘤导致输尿管梗阻，尽管经过腹膜透析症状得到一定的缓解，但患者还是在不久后死亡。之后，在1924—1938年，数个团队进行了规律性的间歇性腹膜透析治疗，用于短暂地替代肾脏功能。1938年，Wear、Sisk和Trinkle带领的团队采用持续性腹膜透析成功治疗了一位梗阻性肾病患者直到梗阻解除。1946年，Seligman带领的团队成功地治疗了一位磺胺药物过量引起的急性肾损伤（acute kidney injury, AKI）患者，患者最后肾功能得以恢复。1952年，Grollman发表了关于腹膜透析的文章。他描述了这样一个系统，一个容量为1 L的带盖子的容器，与一根塑料软管相连，这根软管又与一根通入腹腔的聚乙烯管相连。透析液依靠重力灌注入腹腔，留置腹部一段时间后，再引流到这个容器中。可以想象，这样一个系统已经与今天的腹膜透析十分相像了。Boen开发了第一代自动化腹膜透析机，用一个40 L的大瓶子，内装灭菌的腹膜透析液，患者可带回家使用，使用后将瓶子送回医院，如此循环往复。尽管十分笨拙，但无疑是最早的腹膜透析机雏形。然而，当时仍然使用反复穿刺法植入腹膜透析管，每次使用都要重新插入一根腹膜透析管，用完后拔出。在随后的数年里，腹膜透析通路有了快速发展。1964年，Henry Tenchhoff领导的团队推出了可以永久植入的腹膜透析管，现在的腹膜透析管就是以他的名字命名的。

二、现代（1978年以后）

1978年，加拿大的Dimitrios Oeopolous教授提出使用氯乙烯［polyc vinyl chloride, PVC］袋，替代原有的玻璃瓶来存储腹膜透析液。由于其大大方便了透析液的制造、存储和运输，为透析液的大规模商业化提供了巨大方便，腹膜透析的使用变得越发广泛，进入高速发展期。至1979年，Karl Nolph提出使用钛接头来降低腹膜炎的发生率。1981年，Umberto Buoncristiani引入了注入前冲洗的概念,并推出Y连接系统,这使腹膜炎的发生率进一步下降。至此,腹膜透析技术基本与现代的腹膜透析方式相同。

同时,腹膜透析的学术活动也日益活跃。1980年,Orepoulos创立了"*Peritoneal Dialysis Bulletin*",即"*Peritoneal Dialysis International*"的前身,腹膜透析有了第一本专业杂志。1984年,国际腹膜透析学会成立。1987年,Twardowski发表了关于腹膜平衡试验(peritoneal equilibration test, PET)的重要文章,这是比较不同个体腹膜特点的第一个标准化的试验,为制订个体化的透析处方、预测个体治疗反应、在人群中比较不同个体情况提供了重要方法。1989年,Bengt Rippe发表了描述腹膜功能的重要假说——二孔模型,后来发展为三孔模型,至今仍然是腹膜透析领域最经典的假说。

第二节　腹膜结构和腹膜透析的基本原理

一、腹膜结构

腹膜是一层薄薄的浆膜,覆盖于腹壁和腹腔脏器的表面。面向腹膜游离面的最外层为间皮层,面向腹腔的游离面间皮细胞上有微绒毛,这些绒毛带有阴离子电荷,在带电荷的小分子物质和蛋白质的转运过程中发挥作用。微绒毛的丢失是腹膜透析患者常见的腹膜形态学改变,发生腹膜损伤时间皮细胞会发生凋亡,表面的阴离子电荷会减少。间皮层下是基质,内含细胞和纤维成分。随着腹膜透析时间的延长,基质会发生增厚,纤维成分增加(见图1-2-1)。毛细血管壁是由一层单层的内皮细胞组成的。这些毛细血管内皮细胞之间有紧密的胞间连接,细胞表面有水孔蛋白(aquaporin)通道,目前认为毛细血管壁是腹膜作为半透膜的主要屏障(见图1-2-2)。

二、腹膜透析基本原理

在腹膜透析中,溶质的清除主要依靠弥散和对流两种方式。弥散发生在半透膜两侧存在浓度梯度的情况下,可用费克定律来描述,即溶质的转运率取决于膜对溶质的弥散通透性、可发生转运的膜的面积和浓度梯度。对流与超滤同时发生,描述对流的定律是Starling定律,即对流受到溶质的平均浓度、水通量和膜

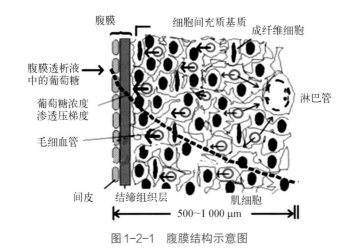

图 1-2-1　腹膜结构示意图

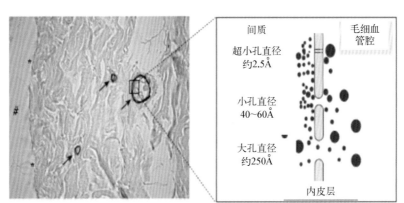

图 1-2-2　在腹膜透析中,腹膜毛细血管内皮层是腹膜作为半透膜的主要屏障,其特性可用三孔模型描述

注:1 Å = 10^{-10} m;箭头所指为毛细血管

对特定溶质的反射系数的影响。对于大分子物质,对流是物质转运的主要模式。

迄今,描述腹膜特性最成功的假说是三孔模型。在三孔模型中,认为腹膜毛细血管是腹膜决定腹膜通透性的主要屏障,腹膜毛细血管上存在3种孔。① 小孔:直径40 ～ 50 Å,数量巨大,允许水和小分子物质通过;② 大孔:直径达到150 Å,数量明显较少,是大分子物质通过的主要途径;③ 超小孔:直径3 ～ 5 Å,仅允许水分子通过。目前证实超小孔在分子结构上即为水孔蛋白-1(见图1-2-2)。腹膜的间质成分在腹膜透析的早期并不对通透性造成明显改变,但随着透析时间延长,间质纤维化的发生,逐渐显现出对通透性的影响,主要表现为对水的通透性下降;临床表现为腹膜转运面积增加,而超滤反而减少。在三孔模型基础上延伸出的三孔-纤维层模型可有效描述这一现象。

三、水孔蛋白-1相关研究

水孔蛋白-1是一种相对分子质量为28 000的蛋白质，不仅是在腹膜上，而且在肾脏和血细胞上都有丰富表达，是第一个被发现的水孔蛋白家族成员。水孔蛋白在腹膜透析的超滤过程中起重要作用。水孔蛋白-1是一种膜蛋白，仅允许水分子通过，尿素和糖等其他分子均不能通过。在腹膜的毛细血管和毛细血管后小静脉上均有表达。水孔蛋白-1以同

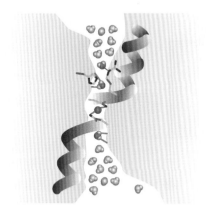

图1-2-3 水孔蛋白-1的分子模型

源四聚体的形式存在，每个单体包含6个跨膜 α 螺旋结构，围绕一个沙漏样的中心孔形成右旋结构。水孔蛋白-1的原子模型如**图1-2-3**所示，这是基于电子和X射线晶体学的结果得到的模式图。从图中可看到这一高通透性（每秒30亿个水分子）和高选择性的水通道的主要特点。水孔蛋白-1的高度选择性是由其极度狭窄的孔径决定的（约3Å，仅能容纳单个水分子，2.8Å）。两个亲水链（B和E）各包含一个保守的NPA（Asn-Pro-Ala）序列和短螺旋，弯曲在6个螺旋形成的腔内。这2个短 α 螺旋的N端指向水孔，产生一个正电场引导水分子与2个Asn残基（Asn76和Asn192）形成氢键，使其氨基群向腔内扩展。这一机制打断经孔的水的氢键结合力，从而避免了转运质子。由于氢键与Asn残基结合，在这一层面发生短暂的水偶极重排。第2个限制与Arg195有关，它与His180和Phe56一起，在孔的最狭窄部分产生强正电荷。每个水孔蛋白-1单体的中央孔正好与预测的腹膜的超小孔大小一致。孔的半胱氨酸残基（cystic189）侧链的位置可以解释为什么水银可以阻断水孔蛋白-1对水的通透性。

水孔蛋白-1在腹膜透析中的功能作用最初是由$HgCl_2$抑制腹膜对水的通透性的研究中得到证实。研究显示，与野生型小鼠相比，水孔蛋白-1基因敲除（$Aqp1^{-/-}$）小鼠的渗透压介导的经腹膜的水转运显著降低。Ni等的进一步研究发现，在使用高糖透析液的情况下，一次标准的交换，无水孔蛋白-1的小鼠累积超滤量减少50%，没有证据显示钠筛的发生，这证实了三孔模型的推

测。$Aqp1^{-/-}$ 杂合子小鼠的表现型介于两者之间,提示水孔蛋白-1的单倍体剂量不足会使水的传导显著下降并影响腹腔内容量曲线。值得注意的是水孔蛋白-1的缺失并不影响腹膜的结构、小分子的转运和渗透压梯度(**见图1-2-4**)。

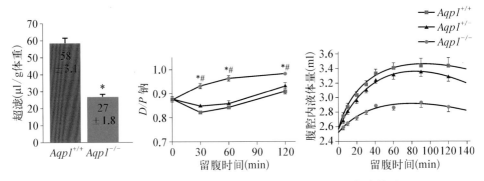

图1-2-4　水孔蛋白-1基因敲除小鼠与野生型小鼠相比超滤的差异

注:与 $Aqp1^{+/+}$ 小鼠比较,$*P < 0.05$;与 $Aqp1^{+/-}$ 小鼠比较,$\#P < 0.05$

迄今,水孔蛋白家族在哺乳动物中共有13个成员被发现,在不同组织和细胞上的分布和功能各不相同。水孔蛋白-1是腹膜上表达最丰富的同工型,并且是唯一始终在毛细血管内皮细胞表达的一型。值得注意的是,水孔蛋白-1在间皮细胞、内皮细胞和上皮细胞的表达在体外可被渗透性物质诱导,提示在启动子存在高张应答元件。

超滤衰竭是导致长程腹膜透析失败的重要原因。超滤衰竭通常出现在小分子溶质转运加快合并渗透性液体转运下降的情况下。这样的变化不只是血管表面积增加所致。腹膜血管化增强,使得葡萄糖渗透效率增加,从而葡萄糖渗透传导性[腹膜渗透系数和葡萄糖反射系数(σg)的乘积]以及在透析过程中葡萄糖渗透梯度消散速率都有增加。相反地,在这种情况下,发现腹膜对葡萄糖物质转运系数的变化与腹膜渗透系数的变化间有不匹配的情况。在长程透析患者中腹膜渗透系数不变,甚至下降,一些学者认为是由于水孔蛋白-1介导的水转运下降导致的。但更可能的解释是两种过程同时发生,一是腹膜血管化的增加,二是腹膜纤维化的发生。研究发现这两种进程同时发生,事实上可能偏向于降低葡萄糖的渗透压传导度,而葡萄糖的物质转运系数增加(由于腹膜的毛细血管密度增加了)。根据Goffin等的研究,总体来说,在典型的超滤衰竭中,水孔蛋白-1在腹膜上的丰度是增加的,而不是下降的。因此,有理由假设腹膜的间质纤维化是引起超滤下降的主要原因,而且是经小孔和超小孔的超滤都有下降,因为总腹膜渗透系数是下降的。

由于水孔蛋白-1是超小孔的分子基础,并介导了约一半的晶体渗透压介导的超滤,提示这是一个潜在的干预位点。糖皮质激素可以刺激出生前小鼠的肺组织中的水孔蛋白-1表达,水孔蛋白-1基因的启动子含有糖皮质激素应答元件,Stoenois等发现采用地塞米松(1～4 mg/kg体重)治疗5天可使毛细血管内皮上的水孔蛋白-1表达上升。这一刺激使得水转运和跨膜净超滤有显著增加,同时渗透压梯度和小分子溶质转运没有明显变化。De Arteaga等对3名活体肾移植患者的观察显示,这些患者需要在肾移植后接受大剂量的糖皮质激素治疗(累积甲泼尼龙1.0～1.2 g/m²),移植后的钠筛(绝对透析液钠浓度的下降:钠筛的替代指标)较移植前增加2倍,且平行于超小孔超滤量的增加。相反地,小分子溶质的转运速度和小孔的超滤量没有变化。另有研究证实,人类腹膜的毛细血管内皮细胞存在糖皮质激素的受体。这些研究首次为糖皮质激素对水孔蛋白-1介导的水转运的作用提供了支持。当然这些结果还必须在大规模人群中进行验证,并考虑高剂量激素的系统反应。

除了诱导腹膜毛细血管水孔蛋白-1表达的增加,另一个可能性是寻找药物性的水孔蛋白激动剂,能够可逆性地与水孔蛋白结合促进水的转运。这意味着水孔蛋白可以被门限,也就是说,它不是一个静止的开放状态。比如,晶体上的水通道水孔蛋白-0和植物中的水孔蛋白对水的通透性受pH值调控。一些水孔蛋白有开和闭两种构象。通过配体结合使其保持在"开"的构象可刺激其功能。

水孔蛋白门的机制正逐渐被揭示。细胞内区段被认为影响水孔蛋白-1门的状态。水孔蛋白在动物和植物中高度保守。对植物而言,对水孔蛋白的调控可使其应对水供应的波动。Tornroth-Horsefield等在菠菜中的研究显示,D襻是一个斥水屏障,能锁住细胞内侧的水孔,在保守的丝氨酸残基去磷酸化情况下发生,或者是在保守组氨酸(洪水情况下)质子化的情况下。N端和钙离子结合的相互作用有助于D襻锚定细胞内侧孔口,阻断水通道。在"开"的构象下,在丝氨酸残基磷酸化时,D襻移位,丝氨酸磷酸化同时改变与钙离子结合的残基,打断D襻与N端的稳定相互作用,打开斥水闸门。

水孔蛋白-1的调节子相关研究进展缓慢。水孔蛋白-1和水孔蛋白-4的拮抗剂近来有报道,主要集中于芳基磺酰胺化合物包括碳酸酐酶抑制剂、乙酰唑胺及伴利尿剂布美他尼衍生物。尤其值得注意的是,一种布美他尼的衍生物4-氨基吡啶甲酰胺(AqB013)可在体外作用于细胞内侧堵塞水孔,抑制水孔蛋白-1。对接模拟显示在水孔蛋白-4有2个潜在的细胞内结合位点,一个在水孔的前庭位置,另一个在单独的细胞内凹陷位置,与C端残基和胞内襻有关。第二个位置可能具有变构调节孔的作用,与水孔蛋白-1的受环鸟苷酸、蛋白激酶C和Ca²⁺

调节也有关。近来研究首次发现了水孔蛋白的药物性激动剂AqF026，一个芳基磺酰胺化合物呋塞米的衍生物。在非洲爪蟾卵子系统中，细胞外使用AqF026 5～20 μmol/L浓度的情况下可使人水孔蛋白-1通道活性加强20%，但对水孔蛋白-4通道没有作用。水孔蛋白-1胞内的结合位点，根据理论推测并被定点诱变技术证实与D襻有关，已知它与通道的闸门作用有关。体内研究显示，在小鼠模型中进行腹膜透析证实AqF026强化了渗透性水转运和跨膜的净超滤，而对渗透压梯度、小分子物质转运和水孔蛋白-1的定位和表达水平无显著影响。AqF026的这些作用在水孔蛋白-1基因敲除的小鼠中没有作用，这更进一步排除了通过其他途径发生作用的可能性。这一发现为临床存在超滤不足的治疗提供了希望。

第三节 腹膜功能的评估及其临床应用

一、腹膜功能的评估

制订个性化腹膜透析处方的第一步是了解患者的腹膜转运特性。在血液透析中医师可以为患者选择不同的透析器，而腹膜透析患者的透析器-腹膜是"与生俱来"的。迄今，还没有可靠方法根据意愿改变腹膜转运特性，或者在透析开始前预测转运特性。因此，在透析开始后全面了解腹膜转运特性，并在随访过程中掌握腹膜特性的变化，是制订个体化透析处方的重要步骤。

腹膜功能包括对小分子、大分子溶质以及液体的清除，因此，全面的腹膜功能评估包括前述各个方面。目前，有多种评估腹膜功能的方法，各有优缺点，简述如下。

1. 腹膜平衡试验

腹膜平衡试验最早提出，流程相对简单，是目前使用最广泛的方法，被认为是评估个体腹膜转运特性的标准方法。这是一个标准化的试验，在一次过夜的透析交换后，注入2 L 2.5%的葡萄糖透析液（时间点0），留腹4 h。透析液尿素、糖、钠、肌酐标本分别在0、2、4 h时留取。血清标本在2 h时留取。透析液在留腹4 h后引流，测量流出液体积。测定2 h和4 h的引流液中血尿素氮（blood urea nitrogen，BUN）和血清肌酐（serum creatinine，Scr）的浓度，与2 h留取的BUN和Scr值相比，分别得到2 h和4 h的腹膜透析液BUN和Scr比值（D/P_{BUN}和D/P_{Scr}）。透析液中糖的浓度也在相同时间点测定，并与新鲜透析液中糖浓度比较（D/D_0）。

目前通用的对腹膜转运类型的分类是基于留腹 4 h 的透析液与 Scr 的比值（4 h D/P_{Scr}），将患者的腹膜类型分为高转运、高平均、低平均和低转运（高转运：4 h 的 $D/P_{Scr} > 0.8$，高平均：65% 的患者 4 h $D/P_{Scr} < 0.8$，低平均：50% 的患者 4 h $D/P_{Scr} < 0.65$，低转运：4 h $D/P_{Scr} < 0.5$）（**见图 1-3-1**）。

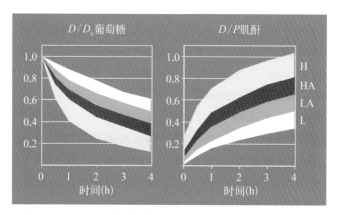

图 1-3-1　以标准腹膜平衡试验为基础的腹膜转运类型分类
注：H. 低转运组；HA. 高平均转运组；LA. 低平均转运组；L. 低转运组

事实上，对于任何溶质，都可以测定其 D/P 的比例。这样就可以评估不同大小溶质的清除率与预计的差异。例如，尿素（相对分子质量为 60 000）较肌酐（相对分子质量为 112 000）的转运快。在 4 h 时，多数患者超过 90% 的 BUN 达到平衡，而对于 Scr，平均转运的患者只有 65% 在 4 h 达到平衡，这一区别在低转运患者中更明显。这一现象的临床意义在于，当使用多次交换，每次留腹时间短的透析处方，如持续循环腹膜透析（continuous cycling peritoneal dialysis，CCPD）、夜间间歇性腹膜透析（nightly intermittent peritoneal dialysis，NIPD）时，对于低转运的患者需警惕出现溶质清除不足的情况。磷的相对分子质量较 Scr 大，但分子大小类似，因此，Scr 的清除可以作为磷的清除的替代指标。

超滤是腹膜透析的另一重要功能，超滤量的多少也是腹膜功能的另一方面。超滤量除受到腹膜本身功能的影响外，也受到透析处方的影响，包括留腹时间、留腹透析液量、透析液种类，因此评估腹膜的超滤能力也必须在标准化的情况下。从这个角度说，标准的腹膜平衡试验提供了一个对超滤能力的量化指标，在一个标准化的以 2.5% 透析液留腹（容量 2 L）、4 h 的超滤量，可以用来进行个体间的比较，且这一超滤量对预测患者对其他透析处方的超滤量有参考意义。然而，标准的腹膜平衡试验在超滤能力的评估中有其局限性，这一超滤量与腹膜功能的多个参数有关，同时受到非腹膜因素，如腹膜透析管功能、引流是否完全等的影响。影响超滤能力的腹膜因素包括：作用在超小孔和小孔上的渗透压梯度（小分子溶质的转运反过来影响渗透压梯度的下降速度）；对于一个固定的渗透压梯度超滤的效率（渗透压传导率）；对液体的回吸收。液体回吸收又至少有两条通路，一是与大分子物质的消散有关，可能包括淋巴回流和由于静水压的作用液体向周围软组织渗透；二是当渗透压梯度消失后通过小孔的反向超滤，这一部分也受到小分子溶质转运的影响。标准腹膜平衡试验得到的超滤量实际上是多个因素混合的结果。另一个主要的问题是无法估测自由水清除（即通过超小孔的水清除）的比例，而这对于评估超小孔功能，进而预测患者对不同透析处方的反应，制订不同的干预措施具有重要意义。

2. 改良的腹膜平衡试验

改良的腹膜平衡试验与标准腹膜平衡试验的最主要区别在于使用4.25%葡萄糖浓度的透析液代替2.5%葡萄糖浓度的透析液。这使得评估自由水清除成为可能，同时因总超滤量会增加，也相应减少对超滤量的测量误差。使用不同葡萄糖浓度的透析液对D/P_{Scr}的水平没有影响。因此，一个改良的腹膜平衡试验能提供的信息包括D/P_{Scr}、D_4/D_0葡萄糖（或者葡萄糖吸收率）、4 h的净超滤量（以上与标准腹膜平衡试验一样），还能提供关于自由水转运的信息。自由水转运通过测量转运到腹膜腔的钠，并辅以一系列计算后得到的。因为腹膜透析液和血液中钠的浓度差很小，对流是腹膜透析中钠的主要转运方式。当然，弥散的重要性在极端的高钠或低钠血症，或者弥散面积很大（如高转运的患者）时会增加。在这种情况下，如果不对钠的弥散进行矫正，自由水转运可能被低估。

最简单的评估自由水转运的方法是测定1 h $D/P_{钠}$的水平。4 h $D/P_{钠}$的水平一般在进行弥散矫正时使用。假设小孔对钠的转运丝毫没有阻碍，理论上可以通过一个1 h的平衡试验精确地计算自由水转运。这需要知道1 h腹膜腔内的容量，并由此计算出这段时间内钠的转运量。这一数值除以小孔中钠的浓度（血浆和透析液钠浓度的平均值），得到的容量就是经过小孔的液体清除。自由水转运等于总超滤量减去经小孔的超滤量。自由水转运比例就是自由水转运与总超滤量的比值。

由于改良的腹膜平衡试验在评估超滤能力方面的优势，国际腹膜透析协会（International Society of Peritoneal Dialysis, ISPD）将超滤衰竭定义为：4.25%腹膜透析液留腹4 h，超滤量低于400 ml。这也成为改良腹膜平衡试验的另一个优势，如临床怀疑超滤衰竭，需要行改良的腹膜平衡试验以明确诊断。

3. 短时4.25%腹膜平衡试验

在1 h时将4.25%的腹膜透析液引流出来，并记录透析液量和测量透析液的钠浓度。这是一种评估自由水转运的很好方法，但是 1 h D/P_{Scr} 的值与标准腹膜平衡试验的 D/P_{Scr} 值意义不同。由于在第 1 个小时物质的转运较快，1 h 和 4 h D/P_{Scr} 值呈非线性关系，迄今也没有更好的方法，如采用某种矫正系数，使这两个数值有可比性，这使得短时 4.25% 腹膜平衡试验的临床运用受到局限。

4. 双重短时腹膜平衡试验

双重短时腹膜平衡试验最早由 La Milia 等人提出，它包含两个 1 h 的交换，一个使用 1.5% 的透析液，另一个使用 4.25% 的葡萄糖透析液。其优势主要在于能评估腹膜的葡萄糖渗透压传导度，且不需要使用腹腔内容量标志物。

5. 改良的腹膜平衡试验＋短时腹膜平衡试验

将两种方法的优势结合起来，即在透析液灌入 1 h 后，排空腹膜腔，通过称重法测量此时的腹膜透析液量，留取标本，然后将引流出的透析液重新灌注回腹腔，并继续留置 3 h。

6. 个体透析能力试验

个体透析能力试验（personal dialysis capacity test，PDC）一般由患者自行操作，模拟正常的持续不卧床腹膜透析（continuous ambulatory peritoneal dialysis，CAPD）治疗 1 天，共进行 5 次交换。多数情况下，患者可在家中自行操作，留取腹膜透析液标本，但相对烦琐。通过上述标本的收集，可以得到腹膜的 3 个重要参数：① 面积参数（$A_0/\Delta x$），决定了小分子溶质的弥散速度以及腹膜渗透系数；② 当葡萄糖渗透梯度消失时液体从腹膜腔到血液的重吸收率（Jv_{AR}）；③（血浆的）大孔流量（JV_L），决定腹膜透析液中的蛋白质丢失量。

7. 标准腹膜通透性分析

标准腹膜通透性分析（standard peritoneal permeability analysis，SPA）使用 1.5% 的葡萄糖透析液，需要用透析液容量标志物右旋糖酐 70，可以评估小分子溶质的物质转运面积系数、蛋白质清除率和腹腔内容量的变化。前述各种评估腹膜功能的方法比较如表 1-3-1 所示。

二、腹膜功能随时间的变化

腹膜功能在透析开始时存在个体差异，但腹膜功能并非是一成不变的，随着时间推移腹膜功能会发生变化。总体而言，随着治疗时间的延长，腹膜面积增大，小分子溶质转运速度加快，超滤量减少。

1. 治疗前腹膜功能的个体差异

在腹膜透析治疗开始前，患者本身的腹膜就各不相同，存在个体差异。事

表 1-3-1　各个腹膜功能试验的优势和局限性比较

腹膜功能试验	优　点	局　限　性
标准腹膜平衡试验	广泛使用 小分子溶质转运的"金标准"	对于超滤,信息量有限 无钠筛评估 无自由水转运评估 无渗透传导度评估
改良腹膜平衡试验	可用于定义超滤衰竭 钠筛 D/P_{Scr} 与标准腹膜平衡试验相似	无自由水转运 无渗透传导度
个体透析能力试验	大孔流量 腹膜重吸收 腹膜面积参数	无钠筛评估 无自由水转运 无渗透传导度
短时腹膜平衡试验	自由水转运	D/P_{Scr} 难与标准腹膜平衡试验比较 无渗透传导度
双重短时腹膜平衡试验	自由水转运 渗透传导度	D/P_{Scr} 难与标准腹膜平衡试验比较 两个试验,相对烦琐
改良腹膜平衡试验+短时腹膜平衡试验	可用于定义超滤衰竭 钠筛 自由水转运 D/P_{Scr} 与标准腹膜平衡试验相似	无渗透传导度
标准腹膜通透性分析	物质转运面积系数 蛋白质清除率 腹腔内容量变化	需要使用容量标志物右旋糖酐70 无钠筛评估 无自由水转运 无渗透传导度

实上,作为尿毒症患者,其腹膜的变化在未开始透析前可能就已经发生。从形态学看,根据腹膜活检登记系统的报道,尿毒症患者的腹膜已经出现增厚,厚度通常可达到普通人群的2倍。浆膜炎本身是重症尿毒症的主要表现之一,最显著的当属心包炎。尽管这种晚期并发症在临床已不常见,但众所周知,在透析技术尚未出现前,心包积液是晚期尿毒症患者的典型表现和死亡原因。腹膜也可能存在类似的表现,有研究提示在尿毒症期腹膜局部存在炎症。

在基线对腹膜功能进行测定,会发现患者的腹膜功能差异度惊人,以小分子溶质转运为例,高转运患者的转运速度可以是低转运患者的2倍。问题不仅在此,而且更在于使用简单的人口学资料(如身高、体重、性别)很难预测患者的转运特性。总体而言,男性的转运速度较女性快,这可能是由于男性体表面积相对较大,腹膜面积也较大,有更多的面积可用于溶质交换,但是这只能解释少于2%的总体变异度。其他的因素,如是否有糖尿病或其他并发症情况,也与溶质转运有关,但这些也只能解释很少一部分变异度。

腹膜转运小分子溶质的速度与血浆白蛋白呈显著负相关,因低蛋白血症与炎症状态的密切关系,一度有观点认为高转运与全身炎症状态有关。早期的生存率研究多数提示高转运患者预后较差,更似乎从侧面印证了这一观点。但这一观点现在可能被认为并不准确,高转运患者腹膜透析液中蛋白流失也较多,这可能只是由于他们的腹膜面积较大,有更大的有效面积与透析液接触并发生物质交换,但他们并不一定有炎症状态。多个研究显示,腹膜透析液蛋白的漏出量与患者的病死率和临床预后有关,而且这一关联独立于小分子溶质的转运性质。事实上,随着自动化腹膜透析(automated peritoneal dialysis,APD)和艾考糊精透析液的广泛使用,高转运患者的容量问题得到很大程度的改善,在多数当代的腹膜透析人群生存率研究中,小分子溶质的转运速度与患者生存率的相关性已经消失。与此同时,腹膜蛋白漏出量与生存率的关系得到很大关注,腹膜蛋白漏出量与生存率的关系并未消失,在多个人群中都得到验证。这可能是由于腹膜透析液蛋白的漏出量反映了系统内皮功能以及腹膜局部的炎症状态,但不是全身炎症状态。

小分子溶质的转运速度与局部(腹腔)白细胞介素(interleukin,IL)-6的产生有很强的相关性。研究发现,小分子溶质转运速度与透析液的IL-6呈现率有显著相关性。腹膜透析液中的IL-6水平可以解释约10%的转运性质的变异度。腹膜透析液中的IL-6绝大部分是在腹膜局部产生的。尽管被大量的腹膜透析液稀释,留腹4 h的腹膜透析液中的IL-6浓度仍显示高于血浆中的水平,这说明腹膜透析液中的IL-6显然不只是从血液中转移而来的。另一方面,基因多态性研究显示,高IL-6产生者的溶质转运速度也较快。这一结果强有力地提示局部产生较多的IL-6是导致高溶质转运的原因,而不是因为高转运而导致腹膜透析液中IL-6水平升高,因为基因的多态性在人群中显然是随机分布的,而且是在测定溶质转运之前就已经确定在基因中了。对于超滤的变异度也存在类似的情况,Devuyst团队曾报道过关于水孔蛋白的基因多态性对超滤能力的影响。水孔蛋白-1的基因型被证实与新开始透析患者的经超小孔的超滤能力相关。水孔蛋白-1基因敲除($Aqp1^{-/-}$)的小鼠水孔蛋白-1表达量和超滤能力较野生型($Aqp1^{+/+}$)小鼠明显下降。杂合子($Aqp1^{+/-}$)小鼠的蛋白质表达量和超滤量介于两者之间。进一步研究提示，$Aqp1^{-/-}$小鼠在高张透析液情况下，累积超滤量约减少一半，与三孔模型所预测的经超小孔的超滤量完全吻合。而且这一超滤量的减少与小分子溶质的清除无关，也不受渗透压梯度大小的影响。在人体研究中也证实人类水孔蛋白-1的基因多态性与患者刚开始透析时的经超小孔的超滤能力有关。

2. 腹膜功能和形态随时间的变化

小分子溶质的转运速度随治疗时间的延长总体趋势是上升的。在治疗开始的极早期，有研究显示在最初的数天至数月中溶质转运特性有所波动，一般认为至6个月时达到稳定，在其后的数年时间内腹膜转运速度呈上升趋势，这种上升也有很大的个体差异。对于腹膜转运速度上升的原因，可能的解释包括更多的血流通过已存在的毛细血管、充盈的毛细血管比例增加、血管新生，或者是前述几种的组合，解剖学上的腹膜面积变大是不太可能的。腹膜透析的动物模型和长程腹膜透析患者的腹膜活检标本的形态学表现都支持血管新生的假设。可惜在患者中将腹膜形态学和腹膜功能联系起来的研究很少，进行纵向观察的更是没有。

随着透析时间延长，腹膜功能的另一个变化是超滤能力的下降。早期这种超滤能力的下降似乎与溶质转运速度的上升等比例，可用渗透压梯度的丢失来解释。但是，随着时间的推移，超滤能力的下降变得更为严重，与溶质转运的变化不成比例，这提示有不同的机制参与了超滤能力的下降。对于同等的葡萄糖浓度梯度，所能达到的超滤量减少了。这一变化是由于腹膜的渗透压传导度下降所致。基于三孔模型理论，这可以是有效腹膜面积的下降，也可以是作用在毛细血管上的葡萄糖的效率下降（比如说水孔蛋白的数量下降）的结果。但有效腹膜面积下降的假设应该是不成立的，因为如果那样的话，小分子溶质的转运速度应该下降才对。水孔蛋白的选择性丢失可导致自由水转运不成比例地下降，而事实上，发生严重超滤衰竭的患者水孔蛋白和小孔途径的超滤都有下降。还有一种可能是液体流过腹膜的阻力明显增加，这在腹膜严重纤维化的时候可能发生。要从理论上解释腹膜一方面允许小分子的快速转运，另一方面对液体的阻力较原先更大，就必须在原先的三孔模型基础上增加一个间质层。这从某种意义上对应了形态学上长期腹膜透析患者出现的腹膜纤维成分的明显增加。在这三孔模型的延伸理论中，纤维层可以通过影响渗透压传导度来降低超滤，而同时小分子溶质的转运无变化。这是由于液体的通过很大程度上受到孔径的影响，而溶质的通过取决于扩散梯度和面积。如果扩散面积保持相同，并由许许多多小的管道组成，液体的流速就会变慢，那么小分子溶质的转运就不受影响。这一解释受到广泛认可,因为这与在活检标本中看到的腹膜纤维化,尤其是毛细血管周围纤维化完全贴合。而在临床患者中,几乎所有出现严重超滤衰竭的患者都有继发的高溶质转运发生,这可以用血管新生和纤维化同时发生来解释。

在更少的一部分患者中,会发生更严重类型的腹膜损伤——硬化性包裹性腹膜炎。硬化性包裹性腹膜炎特征性的表现是腹膜严重增厚,包裹其覆盖的肠管,导致肠梗阻。硬化性包裹性腹膜炎最主要的危险因素是腹膜透析治疗的时程,其发生率在长期腹膜透析患者中呈指数型增长。在病程超过10年的患者中发生率可高达20%。值得注意的是,这一严重并发症更易发生在出现渗透压传导度下降的超滤衰竭患者中。当然,发生硬化性包裹性腹膜炎常见诱因包括停止透析,无论是由于技术失败还是移植而停止腹膜透析会诱发硬化性包裹性腹膜炎的发生,严重而难以控制的腹膜炎也是硬化性包裹性腹膜炎的诱因。有学者将这些称为"二次打击",即在超滤衰竭基础上再出现的一个打击。

那么随着透析时间的推移,以及腹膜损伤的发生与发展,腹膜对大分子溶质的转运特性又有何变化呢?可能受累的几种情况包括:随着小分子溶质转运速度的加快、腹膜血管新生、局部炎症反应、腹膜面积增大,腹膜对大分子溶质的转运也有所增加;随着腹膜纤维化的进程,大分子溶质的转运效率下降。晚近,Stoke腹膜透析队列研究显示,通过对长程腹膜透析患者的研究发现,在早期腹膜对大分子溶质的转运与小分子溶质转运成比例,随着治疗时间的延长,小分子溶质转运速度加快,而大分子溶质的转运没有相应地增加、保持稳定,大小分子溶质的转运速度变得不成比例,这从侧面反映了腹膜纤维化的严重程度。

是什么原因引起腹膜随透析时间的变化?腹膜发生变化的最主要危险因素是透析时间,这自然而然使人联想到引起腹膜发生变化的最主要因素是与腹膜透析治疗有关的因素。透析液本身可能就是最大的危险因素,当然也不能忘记随时间变化的其他因素,如残肾功能的下降、发生腹膜炎次数的不断累积等。

3. 腹膜炎与腹膜功能的变化

早在20世纪90年代,Simon Davies教授的团队观察并报道了腹膜炎与腹膜功能变化的关系。研究显示,单次非重症腹膜炎对长期的腹膜功能没有显著影响。相反地,反复发生或迁延的腹膜炎可导致溶质转运特性上升和超滤能力下降。这一研究的局限性在于如果腹膜透析停止[转换到其他肾脏替代治疗(renal replacement therapy)方式]则无法复测腹膜功能。这意味着如果腹膜炎非常严重,进而导致拔管,就这一研究设计而言,无法得知这样的严重腹膜炎对腹膜功能造成何种改变,当然这类型研究都无法回答这一问题。但是该研究中明显的剂量应答关系仍然高度提示严重的腹膜炎可导致腹膜功能改变。如果使用正确的统计学方法,就会发现发生腹膜炎的风险在透析过程中并非是一成不变的。使用竞争风险模型发现,发生腹膜炎的风险随着透析时间的延长而下降。因为高危患者更易相对早地退出腹膜透析(腹膜炎风险对不同腹膜透析人群是不同的,有些相对高危,有些相对低危)。腹膜炎对腹膜功能的影响随着时间变化而有所不同,最初的18个月,在感染率高的患者中溶质转运上升得更快,但随着透析时间的延长,这一现象消失。综上,腹膜炎可能加速腹膜功能随时间的变化而改变,但并不是决定性的因素。

4. 腹膜葡萄糖暴露量和残肾功能

要区分腹膜葡萄糖暴露量和残肾功能对腹膜的作用十分困难,残肾功能低下必然导致透析剂量较大,为得到更大的超滤量,葡萄糖浓度也会更高,因而这两个作用总是共同存在。由于残肾功能下降和葡萄糖暴露量不可避免地偶联,不难理解在观察性研究中,两者都与腹膜功能的改变相关。传统透析液可导致腹膜损伤的因素多种多样,包括非生理的pH值(酸性,通常在5.2)、乳酸盐缓冲系统、高渗透压和高葡萄糖降解产物浓度。如前所述,尿毒症本身对腹膜功能有影响,可以想象残肾功能下降必然进一步影响腹膜功能。另一方面,腹膜功能一旦出现下降,导致超滤量减少,为达到足够的超滤量必然使用更多的葡萄糖,从而进入恶性循环。尽管如此,还是有一些迹象表明葡萄糖暴露量可能是腹膜功能改变的原始推动力。首先,通过对一组最终发生硬化性包裹性腹膜炎患者的仔细分析,发现葡萄糖暴露量增加出现在腹膜功能改变之前,无论是溶质转运加快还是渗透压传导度降低。其次,高葡萄糖暴露量对腹膜的影响在无尿患者中同样存在,提示这种作用是独立于残肾功能下降的。这些观察提示,葡萄糖是腹膜损伤的原始驱动力,而残肾功能下降加剧了这一作用,主要是加剧了高葡萄糖透析液的需求,当然也可能有部分是通过加剧尿毒症本身的作用。至于尿毒症为何会引起腹膜功能变化目前仍不明确,但有一点是可以肯定的,那就是局部炎症对腹膜会造成损害。

5. 腹膜损伤的介质

如果葡萄糖暴露量、尿毒症和腹膜炎是腹膜损伤的驱动力,那么腹膜损伤是通过什么介质介导的呢?这些介质是否可作为监测腹膜损伤的生物学标志物呢?在这些介质中,最值得关注的是与局部炎症有关的前炎症性细胞因子,尤其是IL-6以及诱导腹膜间皮细胞上皮向间充质转化的前纤维化的转化生长因子-β(transforming growth factor-β, TGF-β)。一个小规模的研究显示两种TGF-β的基因多态性与透析开始时的腹膜功能无关,这并不奇怪,因为纤维化是在治疗开始后一定时间才开始发生的,需要长程的研究来明确基因多态性与腹膜纤维化的关系。其他可能的生物学标志物包括腹膜透析液中的癌抗原125（CA125）。CA125可以作为间皮细胞活力的标志物。局部产生的血管内皮细胞生长因子（vascular endothelial growth factor，VEGF）可能是血管新生的驱动力。有研究显示VEGF产生较多的基因多态性与溶质转运特性上升较快有关，且透析液的VEGF/CA125比例较高。一个支持葡萄糖暴露作为腹膜损伤驱动力的依据是，所有这些炎症因子的表达［IL-6、VEGF和转化生长因子-β（transforming growth factor-β，TGF-β）］和晚期糖基化终末产物（advanced glycation end product，AGE）及其受体在尿毒症期就有上升，但腹膜损伤在透析开始后显著加速。然而，能否使用这些介质作为生物学标志物仍然在探索阶段，究竟是挑选出最佳标志物还是采用多种标志物联合，或采用模式识别法，尚待研究。

6. 生物相容性腹膜透析液的作用

新型生物相容性腹膜透析液对于延缓长期腹膜损害的作用主要取决于目前的腹膜功能损害多大程度上与现有腹膜透析液中的高糖、高渗透压和高葡萄糖降解产物有关。

体内和体外研究都证实高葡萄糖降解产物对间皮细胞有毒性，间皮细胞虽然不直接影响腹膜功能，但可保护内层的腹膜结构不受到进一步损害。目前所有的低高葡萄糖降解产物透析液都显示可保存间皮细胞，透析液中的CA125浓度有上升，其中一个研究更提示可在形态学上减少上皮向间充质的转换。

然而低高葡萄糖降解产物透析液对腹膜功能的影响却还不是十分清楚。事实上，多项研究显示使用低高葡萄糖降解产物透析液使小分子溶质转运增加；且交叉试验显示这种改变似乎是不可逆的。溶质转运的上升也未见得一定是坏事，因为溶质转运的上升可能有不同原因。比如，前面提到的IL-6是溶质转运变异度的重要决定因素，局部腹腔IL-6的主要来源是间皮细胞的分泌。健康的间皮细胞很可能会产生更多的IL-6，从而导致局部IL-6水平升高，溶质转运速度加快。这样，溶质转运的升高可能恰恰是间质细胞得以保存的标志。艾考糊精透析液可能也存在同样的问题，腹膜透析液中IL-6和CA125的产生都有增加。要回答这一问题，最可行的途径是对使用低高葡萄糖降解产物透析液（含或不含艾考糊精）的人群进行长期队列研究。因为随机对照研究在时间上通常不够长，大型、非随机的登记资料显示生物相容的腹膜透析液（低高葡萄糖降解产物和艾考糊精）可能有生存率上的优势，但让人失望的是这些研究显示这类透析液对技术失败和腹膜炎发生率没有影响，也许提示这些透析液的优势不是通过保护腹膜而实现的。遗憾的是这些研究都缺乏动态观察腹膜功能的资料。

三、腹膜功能与临床实践

通过以上关于腹膜功能变化的研究，在临床工作中有几点值得思考。首先，对于长期使用传统透析液的患者，绝大部分都会发生腹膜损伤。损伤可大致分为3种：最普通的类型是小分子溶质转运的加快；少部分会发生渗透压传导度下降；很少的一部分会发生硬化性包裹性腹膜炎。每一种损伤都会是下一步更为少见和严重损伤的前奏，当然，对于多数患者而言，在有限的透析年限里，这些损伤和进展并不是必然的或不可避免的，多数患者可能不会发展到严重的类型。葡萄糖暴露量是腹膜损伤的驱动力，残肾功能下降会迫使葡萄糖的暴露量进一步增加，来自腹膜炎的打击也会改变腹膜损伤的原有进程。其次，腹膜功能的不同改变反映出不同腹膜的内在变化。溶质转运的上升提示局部（而非全身）腹膜的炎症，而渗透压传导度下降提示腹膜广泛纤维化。

1. 临床应用

监测腹膜功能是评估患者腹膜功能现状、优化腹膜透析治疗方案的基础，也是判断预后的重要手段。临床保护腹膜功能的途径包括：避免过多的葡萄糖暴露；保护残肾功能；降低腹膜炎风险。事实上，几乎所有的指南也都支持上述主张。

根据我国的腹膜透析标准操作规范，在透析开始2～4周应进行腹膜平衡试验，之后每6个月1次。也有指南推荐首次腹膜平衡试验评估的时间为开始透析后6周，而后至少每年1次。在患者临床情况出现变化时，也有必要重复进行。应根据腹膜平衡试验测定的结果，对患者的透析方案进行调整，一般遵循的规则如表1-3-2所示。

2. 对新型透析液的展望

艾考糊精透析液在超滤方面有独特优势，可降低患者葡萄糖的暴露量，有研究显示使用艾考糊精透析液可改善患者的整体预后。但关于艾考糊精的长期安全性尚有待研究。使用艾考糊精透析液对严重超滤衰竭的患者可在一定程度上维持超滤量，因此在这部分患者中常使用，也达到了相应的临床预期，使得这些患者能继续进行腹膜透析。然而，有观点认为，延长这些已经处于高危状态的患者腹膜透析的时间会增加其发生更严重并发症硬化性包裹性腹膜炎的风险，对于这一点尚需要更多研究证实。低高葡萄糖降解产物透析液在理论上是可行的，但还不能解决所有的问题（如患者本身的遗传特质）。另一个问题是目前还

表 1-3-2　腹膜转运特性及其临床应对

转运类型	特　　　点	处　方　推　荐
高转运	（1）Scr较快，双曲线型地达到平衡，4 h $D/P_{Scr} > 0.8$； （2）腹膜腔中的葡萄糖较快消散，超过 3 h的1.36%葡萄糖浓度的留腹常为负超滤； （3）钠筛效应有限，0 h和1 h的透析液钠浓度差值较小（< 5 mmol/L）	（1）留腹时间短，最好短于3 h； （2）考虑使用艾考糊精透析液作为长留腹，除非有足够的残肾功能； （3）评估炎症状态（腹膜蛋白丢失），如果为阴性，使用较大的留腹剂量来评估转运特性
平均转运	（1）Scr达到平衡的速度一般在留腹开始时较快，而后变得缓慢； （2）渗透性物质的消失速度一般； （3）如果留腹时间过长（> 240 min）会出现负超滤	除了每天1次的长留腹外，避免过短（< 120 min）或过长（> 300 min）的留腹时间
低转运	（1）Scr较慢，接近线性的达到平衡，4 h $D/P_{Scr} < 0.6$（甚至4 h $D/P_{Scr} < 0.55$）； （2）即使超过240 min的长留腹也能保持超滤； （3）钠筛作用明显，0 h和1 h的透析液钠浓度差值较大（> 5 mmol/L），且这一差值的峰值可在较晚出现	（1）留腹时间长（最好 > 240 min）； （2）加大每次留腹的剂量，而不是增加交换的次数来增加剂量； （3）注意钠筛效应，尤其是在短留腹时间 < 180 min 的情况下； （4）艾考糊精可能并不必要

注：参考《欧洲肾脏最佳临床实践（European Renal Best Practice，ERBP）指南》

没有切实的证据证实其在患者人群中保护腹膜功能的作用。最后，对新型腹膜透析液的探索是保护腹膜功能的新希望。例如，可替代葡萄糖的其他渗透性物质、葡萄糖和艾考糊精的混合透析液、氨基酸透析液及低钠透析液等，都需要深入的研究。

第四节　腹膜透析充分性评估

一、腹膜透析充分性评估的内涵和外延

讨论透析充分性的时候，首先需要明确一个问题是，"什么是充分的透

析?"透析旨在替代正常肾脏的功能,因此,充分的透析其实包含了替代肾脏的全部功能,如清除代谢废物、清除液体、平衡电解质、纠正贫血、平衡钙磷代谢。尽管透析作为肾脏替代治疗,不可能完全达到自体肾脏能够达到的全部功能,但无疑这是肾脏替代治疗充分性的最高目标,作为一个肾脏科医师需时时铭记。

与之相对应的是,腹膜透析充分性的评估包括又不止包括如下内容:① 小分子溶质的清除率;② 中分子溶质的清除率;③ 液体平衡;④ 贫血;⑤ 钙磷代谢;⑥ 生活质量;⑦ 患者生存率。

与此同时,不可否认的是小分子溶质的清除率是评估透析充分性不可替代的指标。目前最为常用的小分子溶质的清除率指标为尿素清除率指数(Kt/V)和肌酐清除率(creatinine clearance rate,Ccr)。原因如下:① BUN 是氮质代谢的主要终产物;② 小分子溶质的清除在一定区间内与腹膜透析患者的生存率有关;③ 小分子溶质清除的评估手段简单、快速,易于标准化;④ 透析剂量的改变与小分子溶质的清除率有直接的因果关系,因此成为透析处方在调整过程中随访的可靠指标。

然而,当我们将 BUN 和 Ccr 作为透析充分性的替代指标时,必须意识到以下几个事实。首先,BUN 和 Scr 本身的毒性作用有限。在动物实验中,D'Apolito 等发现 BUN 可诱导产生活性氧和胰岛素抵抗。但在人体研究中提示 BUN 的毒性作用有限。有人在血液透析的透析液中人工加入 BUN,结果发现患者并没有出现相应的尿毒症症状。而 BUN 的浓度与其他更具明确毒性的物质浓度的相关性,也并不像想象中的那么高。在 Koeth 等的研究中,高瓜氨酸与病死率直接相关,但描述高瓜氨酸浓度与 BUN 浓度相关性的 R^2 值仅为 0.14。其次,BUN 和 Scr 的清除动力学模型与其他可能更具生物学毒性的尿毒症毒素的相关性呈非线性关系。对多数患者而言,4 h D/P_{BUN} 水平接近 1(即接近达到平衡),可进一步延长留腹时间,不会显著升高 BUN 的清除率;4 h D/P_{Scr} 水平多数在 0.5 ~ 1 之间(从低转运到高转运);而对于像 β_2 微球蛋白(β_2 microglobulin,β_2-MG)、白蛋白等较大或大分子物质而言,在腹膜透析液留腹的有限时间段内(通常不超过 12 h),腹膜透析液和血液的浓度始终不会达到平衡,溶质的清除几乎与时间成正比;换句话说,这类物质的清除主要与腹膜透析液的总留腹时间有关。这一点在非全天留腹的腹膜透析模式中需要尤为关注。例如,在 APD 日间干腹的情况下,小分子溶质的清除率可能远超过目标值,但大中分子的清除率可能因留腹时间不足而低于需要量。

二、腹膜和残肾小分子溶质的清除

1. *Kt/V*

Kt/V 即尿素分布容积相关的尿素清除率,反映腹膜对尿素的清除效率。*Kt/V* 值越高,提示尿素的清除越多。其中 *K* 为尿素的清除率,*t* 为透析时间,*V* 为尿素分布容积。在有残肾功能的患者中,*Kt/V* 应包括残肾和腹膜 *Kt/V* 两部分。

2. **体表面积矫正**

Ccr 即肌酐的清除率,以体表面积矫正。肌酐的相对分子质量(113)较尿素的相对分子质量(63)高,故腹膜对肌酐的转运速率小于尿素。对于有残肾功能的患者,总 Ccr 也包括残肾和腹膜两部分。由于肾小管分泌肌酐干扰了残肾 Ccr 测定的准确性,故计算残肾 Ccr 时一般取残肾 Ccr 和残肾尿素氮清除率(CB_{UN})的平均值。

3. *Kt/V* 和 Ccr 测定中的注意事项

总 *Kt/V* 和 Ccr 的测定,需要收集 24 h 腹膜透析流出液和尿液,并取当日血标本。在 *Kt/V* 和 Ccr 的测定中,如下几点值得特别关注。其一,完整收集 24 h 腹膜透析流出液和尿液是准确测定的前提。其二,因存在葡萄糖干扰,对腹膜透析液肌酐浓度的检测必须进行校正。每个中心必须确定高浓度葡萄糖对其实验室肌酐检测的影响,并作矫正。其三,关于取血的时间,对 CAPD 患者,取血的时间无关紧要,而对于 NIPD 或 CCPD 的患者,血标本必须反映整个 24 h 的平均水平,对 NIPD 患者,取血应在白天干腹的中点时间;对 CCPD 患者,取血应在白天腹膜透析液留置的中点时间进行。

4. *Kt/V*~尿素~ 和 Ccr 的影响因素

*Kt/V*尿素 和 Ccr 的计算都应包括腹膜和残肾两部分,但为简化式,这里假设患者处于无尿状态。

K:尿素清除率

t:时间

V:尿素分布容积

$$\frac{Kt}{V}_{尿素} = \frac{24\ h腹膜透析液尿素清除量 \times 7}{体内总体液量}$$

$$= \frac{24\ h腹膜透析引流液量 \times 腹膜透析液尿素浓度(D_{BUN}) \times 7}{血清尿素浓度(P_{BUN}) \times 体内总体液量}$$

$$= \frac{D_{\text{BUN}}}{P_{\text{BUN}}} \times \frac{24\,\text{h腹膜透析引流液量} \times 7}{\text{体内总体液量}}$$

将测定的24 h腹水中的尿素浓度（D_{BUN}）和血中的尿素浓度（P_{BUN}），以及24 h总腹膜透析引流液量代入式中，在已知体内总体液量的情况下，即可得到Kt/V_{BUN}。从上述公式计算可见，首先，腹膜通透性可以通过影响D/P_{BUN}影响Kt/V_{BUN}；其次，24 h总引流量可影响Kt/V_{BUN}，这又受到总灌注量和超滤量两方面的影响；再次，体内总体液量同样是决定Kt/V_{BUN}的重要因素。体内总体液量一般由公式计算得到，参照正常人群的肌肉脂肪比例等得到的体内总体液量数据是否能反映腹膜透析患者的人体成分是值得推敲的。透析患者的肌肉含量通常下降，并常有容量负荷过多现象，这都会影响尿素的实际分布容积，但在目前Kt/V_{BUN}的常用计算式中，这些因素没有被考虑。因此，在运用Kt/V_{BUN}作为溶质清除指标时，应考虑到这一点。

Ccr：肌酐清除率

$$\text{Ccr} = \frac{24\,\text{h腹膜透析液肌酐排泄量} \times 7 \times 1.73\,\text{m}^2}{\text{患者体表面积}}$$

$$= \frac{24\,\text{h腹膜透析引流液量} \times \text{腹膜透析液肌酐浓度}(D_{\text{Scr}}) \times 7 \times 1.73\,\text{m}^2}{\text{患者体表面积}}$$

将测定的24 h腹水中的肌酐浓度（D_{Scr}）以及24 h总腹膜透析引流液量，代入计算式，在已知患者体表面积的情况下，即可得到Ccr。从如上计算式可见，与Kt/V_{BUN}类似，首先，腹膜通透性可以通过影响透析液中肌酐的浓度影响Ccr，（在固定的血肌酐浓度下，腹膜通透性高的患者腹膜透析液肌酐浓度较高，反之则较低）；其次，24 h总引流量可影响Ccr，这又受到总灌注量和超滤量两方面的影响；最后，与影响Kt/V_{BUN}的体内总体液量相对应，患者的体表面积是影响Ccr的主要因素。

三、小分子溶质清除率的目标值

早在1995年，Maiorca等的研究显示，总小分子溶质的清除率与腹膜透析患者的预后有关。其后多项研究旨在揭示溶质清除率与透析患者长期生存率的关系，寻求理想的透析剂量。所谓理想的透析剂量，即达到这一剂量后，再增加透析剂量患者的生存率也无明显改善，且给患者带来的不便和产生的医疗费用最低。

目前,各国关于腹膜透析的临床实践指南中都有关于透析充分性目标的指南。

CANUSA(加拿大-美国)研究是一项观察性研究,其结果提示低溶质清除率的患者病死率较高,透析剂量每减少0.1 Kt/V,病死率增加5%。很大程度上是基于这一研究结果,1997年美国肾脏病基金会(National Kidney Foundation,NKF)——肾脏病透析预后质量倡议(kidney dialysis outcome quality initiative,KDOQI)提出了临床治疗指南:对CAPD患者,Kt/V > 2.0/周,Ccr > 70 L/(周·1.73 m²)。在《透析充分性指南》的指导下,大多数患者的清除率逐步增长,但对一部分体型较大和(或)无尿的患者,为达到这一目标值,需增大每次的透析液灌注量和(或)增加交换次数,从而导致更高的费用和更低的生活质量,或最终不得不退出腹膜透析。

自1997年后,有数项前瞻性随机对照研究提示,在研究范围内增加腹膜小分子溶质的清除对患者的生存率并无明显提高。墨西哥腹膜透析充分性研究(adequacy of peritoneal dialysis in Mexico,ADEMEX)是一组前瞻性随机对照的干预性临床研究,主要观察提高腹膜透析小分子溶质清除率对CAPD患者生存率的影响。共计入选965名患者,随机分为对照组和干预组,对照组透析方案仍为8 L/d,干预组透析方案是可变的,达到腹膜Ccr为60 L/(周·1.73 m²)为止,随访时间为2年,结果发现两组患者的生存率相似。在矫正了年龄、糖尿病、血浆白蛋白、标准化的氮表现率蛋白相当量(normalized protein equivalent of nitrogen appearance rate,nPNA)、无尿等因素之后,两组患者的病死率差异仍没有统计学意义。香港的一项前瞻性随机对照研究中,入选了320例腹膜透析患者,随机分为3组:A组总目标透析剂量Kt/V为1.5 ～ 1.7/周,B组Kt/V为1.7 ～ 2.0/周,C组为Kt/V > 2.0/周;结果发现3组间生存率差异无统计学意义,但A组患者贫血较为严重,退出率较高,因而提出总最低透析剂量为Kt/V 1.7 ～ 2.0/周。荷兰透析充分性的合作研究(Netherlands Cooperative Study on the Adequacy of Dialysis,NECOSAD)是一项针对无尿腹膜透析患者的前瞻性研究,共计入选了130例无尿的腹膜透析患者,结果发现这些患者的2年存活率为67%,Kt/V < 1.5/周和Ccr < 40 L/(周·1.73 m²)的患者病死率较高。一项来自香港的回顾性研究结果显示,无尿的腹膜透析患者2年和5年的生存率分别为88.7%和66.7%,每周Kt/V < 1.67的患者病死率较高。2001年,对CANUSA研究的再分析发现,小分子溶质清除率高的患者生存优势主要来自较好的残肾功能。

以上研究结果最终影响了指南的修订。近年来各国指南对腹膜透析溶质清除的目标都有相应描述,其中既有相似之处又有一定差异,现将其归纳为表1-4-1。

表 1-4-1　不同指南溶质清除的目标值

指南/制定机构	公布时间（年）	Kt/V（/周）	Ccr[L/（周·1.73 m²）]
澳大利亚肾病指南委员会（CARI）	2005	1.6	L/LA-50 H/HA-60
腹膜透析欧洲最佳实践指南（EBPG）	2005	1.7	45（仅对APD患者）
美国肾脏病基金会——肾脏病透析预后质量倡议	2006	1.7	
国际腹膜透析协会	2011	1.7	
英国指南	2011	1.7	50
加拿大肾脏病学会（CSN）	2011	1.7	

四、超滤和容量平衡的管理

除小分子溶质的清除外，容量状态是充分透析的另一个重要标志，关于超滤量对患者生存率的影响，不同研究的结果不尽相同。在欧洲自动化腹膜透析预后研究（European automated peritoneal dialysis outcomes study, EAPOS）中，入选了多中心177名无尿APD患者，进行为期2年的前瞻性研究。腹膜透析处方的目标Ccr > 60 L/（周·1.73 m²），且超滤量 > 750 ml/d。结果发现，在多因素分析中，基线超滤量 < 750 ml/d提示预后较差（$P=0.047$）。在随访时间内平均超滤量与病死率之间的关系未达到统计学差异（$P=0.097$），这也许是由于样本量不足造成的。在另一项前瞻性多中心队列研究（NECOSAD研究）中，将130名无尿患者的日超滤量作为一个连续型变量，与2年的生存率显著相关（$P=0.04$）；但超滤量最低的一组（< 1.15 L/d）死亡风险虽为3.41，但未达到统计学差异。相似地，如果以超滤量高于和低于某个特定数值将患者分为两组，患者的2年生存率均无统计学差异（在所有分界点$P > 0.1$）。在一项86例无尿患者的单中心回顾性研究中，发现超滤量 > 1 L/d的患者预后较好。基于目前的研究结果，部分国家的指南中单独列出关于超滤量的建议值（如英国，无尿患者长期日超滤量 < 750 ml，应密切观察，转换治疗方式可能有益），但更多的指南没有对超滤量提出具体的目标值。

1. 超滤与容量平衡

在容量平衡的情况下，患者的容量处于适中的理想状态。对于腹膜透析患者，这显然受到液体入量和出量（包括超滤量、尿量和非显性丢失）的影响。假设患者初始处于容量适中的状态，如果能维持液体入量和出量的平衡，那么患者就可保持在容量适中的理想状态。然而，事实并非如此简单，患者的容量状态受到患者的自身因素，如并发症情况，尤其是心功能、炎症状态和低蛋白血症的影响。这一点在血液透析患者中更加显而易见，对于一个临床上显然存在容量过负荷的患者，即使设定了较高的超滤量，也常会因为低血压等原因，无法实现既定的超滤目标，患者仍处于长期的难以纠正的容量过负荷状态。这种情况在腹膜透析中显得较为隐匿，因为腹膜透析的超滤量无法精确设定，受到腹膜特性、腹膜透析管功能等因素的影响，但事实上，与血液透析类似，腹膜透析最终超滤量的实现，也受到患者全身情况的影响。

2. 容量平衡的评估

容量平衡的评估在腹膜透析患者是重要的，也是复杂的。常用的手段包括：① 临床体格检查：水肿、血压、体重变化、心肺听诊；② 辅助检查：胸部X线片、心脏彩色超声检查（左心房内径和腔静脉宽度）、生物电阻抗、生物学标志物［脑钠肽（brain natriuretic peptide，BNP）等］、双能X射线吸收法（dual energy X-ray absorptiometry，DEXA）。每一种手段都各有利弊，且不总是相互印证。例如，血压受到高血压药物的使用和心功能的影响，细胞外液/体内总体液量明显较高组（高于均数加1个标准差）仍有相当数量（12.5%）的患者临床无显性水肿。在一项欧洲的多中心临床研究中，有高达27.5%的患者以生物电阻抗法评估处于容量过负荷状态，而血压正常或偏低，而13.3%的患者正相反，生物电阻抗法显示容量不足，而血压偏高。因此，没有哪一种容量评估手段可以作为"金标准"，作为临床工作者应当分析各种容量评估手段所得到的结果，做出综合判断才是正确的方式。

3. 超滤与残肾功能

对于腹膜透析患者的残肾功能，因其通常在较长时间内得到保持，显得较血液透析患者更为重要，受到患者和医护人员的更多关注。不恰当的超滤会影响残肾功能的保护，这一点相信每一位临床工作者都深有体会，在大规模的人群研究中也得到验证。在一项由国际儿科腹膜透析联合会牵头的研究中，前瞻性地记录了401例患儿的尿量变化，发现超滤量是尿量十分重要的决定因素，超滤量高尿量下降较显著。早期观察到的艾考糊精透析液的使用与残肾功能更快丢失的现象，后被澄清更多的是由于艾考糊精带来的超滤量的"优势"所致，不恰当的高超滤量可导致低循环血容量,从而使残肾功能丢失的风险增加。事实上,在一定程度上,超滤和残肾功能的保存是一对矛盾,作为临床工作者,需要权衡超滤和残肾功能保护所带来的益处。值得一提的是,虽然诸多观察性研究都提示残肾功能较好的患者生存率较高,这并不直接地等同于残肾功能好导致了较好的生存率。这一生存益处至少一部分是由于残肾功能较好的患者容量平衡更易控制而导致的。同时,长期的容量过负荷也同样与预后不佳有关。因此,应当以使患者达到容量平衡状态为容量管理的目标,不应当因为担心残肾功能丢失而使患者处于长期的容量过负荷状态。

4. 超滤与钠排出量

超滤量的多少与患者容量平衡的关系显得直观而易见,因此也受到较多(虽然不一定足够)的关注,与之相比,钠的排出量远没有受到足够的重视。钠在透析患者容量平衡中的作用至关重要。首先,有研究显示,钠的清除量与患者的预后有关。其次,虽然钠的清除与超滤量关系密切,但并不平行。事实上,钠的清除量受到饮食钠的摄入、腹膜透析液特性、透析处方和腹膜特性的影响。因此,有必要直接测定钠的清除,而非通过超滤量估算。水分的清除而没有相应钠的清除,会导致体内钠的相对潴留,从而导致口渴并增加患者对水的摄取,使容量控制变得愈加困难。

三孔模型很好地注释了发生钠和水分清除不平行的原因。在三孔模型的3种孔道中,大孔因其数量很少,在水钠清除中的作用可忽略。超小孔即水孔蛋白-1通道,仅允许水分子通过,也就是说通过超小孔实现的水分的清除不伴有钠的清除。超小孔超滤的驱动力是由透析液葡萄糖浓度产生的晶体渗透压。小孔在数量上远少于超小孔,对流和弥散同时发生,值得注意的是,小孔允许小分子溶质半透膜两侧的双向通过。在透析液晶体渗透压高时,通过小孔有净超滤的情况下,钠也通过对流作用由血液侧向透析液侧转移。当渗透压梯度消失,发生液体的净重吸收时,钠也通过对流作用由透析液侧向血液侧转移。同时,弥散作用取决于血液和透析液中钠的浓度。由此可见,净水超滤发生在超小孔,在晶体渗透液差较大的情况下更多,也就是说,从透析处方的角度,在使用高浓度葡萄糖透析液和短时交换的情况下,水分清除和钠清除不平行的情况最为显著;反之,可减少这种情况。另外,如果使用艾考糊精透析液,因其超滤均通过小孔实现,故而没有水钠清除不平行的情况发生。

5. 超滤与营养状况

超滤与营养的联系是双向的。一方面,超滤为更多的营养素,包括水的摄入提供可能。尽管可以通过饮食宣教,实现相对的低钠、低水分、合理蛋白摄入量的饮食,但不可否认各种营养素的摄入在统计学上呈高度的相关性。在限制水和钠摄入的同时,患者也有营养素摄入不足的风险。另一方面,血浆白蛋白水平是影响患者容量状态的独立因素,一项详细研究腹膜透析患者体内液体分布的研究显示,腹膜透析患者的血浆容量基本在正常区间内,但体内总体液量较正常人群显著升高。体内总体液量主要由血浆容量、细胞内(与肌肉含量密切相关)和组织间隙的液体组成。肌肉消耗是透析患者普遍存在的现象,很难想象这些患者的体内总体液量升高是由于他们较正常人群有更多的肌肉含量,事实上通常恰恰相反。那么,可以看到,这些腹膜透析患者有过多的水分存在于组织间隙,而这种异常的水分积聚与白蛋白水平有关。

综上,合理的超滤量是确保无尿的腹膜透析患者足够营养摄入的基础,另一方面,超滤量是否足够因人而异,腹膜透析患者容量管理的目标是达到容量平衡状态,不必追求某个具体的超滤目标值。此外,理想的容量状态不仅与超滤量、尿量和摄入量有关,而且还与患者的自身情况、心功能、合并症和白蛋白水平有关。

第五节　腹膜透析营养状况评估

营养不良与腹膜透析患者的预后密切相关,且营养不良在腹膜透析患者中广泛存在,是影响患者生存率的重要因素。需要通过生化指标、蛋白分解率、人体成分分析和主观综合评估等多种手段,对患者的营养状态进行综合评估,才能及时有效地发现营养不良的存在。

一、腹膜透析患者营养不良的原因

营养不良在腹膜透析患者中广泛存在。一项横断面研究的结果显示,49.6%的CAPD患者存在营养不良,其中8%为重度营养不良。

恶心、呕吐和食欲缺乏在尿毒症患者中十分普遍。当肾小球滤过率(glomerular filtration rate, GFR)下降至25～50 ml/min时,就会出现自发性的饮食蛋白摄入降低。加之在尿毒症期出现的酸中毒,以及在治疗上限制饮食蛋白摄入,导致多数患者进入透析时存在蛋白质营养不良。适时地开始透析可能有助于避免这种状况。开始透析治疗后,食欲和蛋白质营养不良的问题并不能完全改善。尿毒症患者食欲下降部分与其味觉的改变有关,透析后味觉有改善但并不能完全恢复正常。同时,腹膜透析患者每天经腹膜透析液丢失5～15 g蛋白质、2～4 g氨基酸,对于高转运者丢失可能更多。研究显示,腹膜透析液的白蛋白丢失量与患者的血浆白蛋白水平有显著的统计学相关性。综上,腹膜透析患者存在摄入不足和丢失增加两方面的情况,然而,这不是腹膜透析患者营养不良的全部原因。事实上,患者的白蛋白水平取决于体内合成代谢、分解代谢及丢失的平衡。研究显示,相对健康的腹膜透析患者的白蛋白合成代谢水平较正常人更高,从而正常的白蛋白水平得以维持,而另一些患者白蛋白的合成代谢没有相应地提高,甚至降低,这时就会出现低蛋白血症、蛋白质营养不良的表现。营养不良-炎症-粥样硬化性疾病三者在透析患者中密切相关,被合称为MIA综合征(malnutrition-inflammation-atherosclerosis syndrome)。有人提出,在慢性肾功能不全患者中,营养不良可分为两类:一类主要与营养摄入低下有关,而另一类主要与炎症有关。低蛋白血症和营养不良与炎症密切相关。在炎症状态下,营养不良一方面与恶心、呕吐所致的摄入下降有关;另一方面与胰岛素抵抗和代谢性酸中毒所致的分解代谢增加有关,在炎症状态下静息能量消耗增加。前炎症因子可直接影响胃肠道动力,改变胃肠道激素的分泌,产生味觉改变,增加静息能量消耗,促进蛋白质分解代谢和肌肉分解;前炎症因子还可激活泛素-蛋白酶蛋白酶酶解系统,增加导致厌食的激素分泌,最终导致负氮平衡。关于炎症与低蛋白血症的关系有诸多理解。在急性炎症情况下,毛细血管通透性增加,存在血浆白蛋白向血管外转移的情况。然而,这样的炎症状态并非是在透析患者中常见的微炎症状态。事实上,有研究对腹膜透析患者全身经毛细血管的蛋白逃逸率进行了深入研究,结果发现低蛋白血症与单位时间经毛细血管性血管外间隙的蛋白逃逸量无关,这些蛋白可能又通过一些其他途径(如淋巴回流等)再次回到循环中。在炎症状态下,肝脏对白蛋白的合成会受到抑制,从而直接导致低蛋白血症。

二、腹膜透析患者营养状态的评估手段

营养状态的评估包括多种手段,每种手段各有优缺点,应采用一系列手段对患者进行综合评估,才能提高对患者营养状态评价的敏感性和准确性。

1. 生化指标

(1)白蛋白和前白蛋白:白蛋白是反映体内蛋白质储存最重要、最常用的生化参数。多项研究证实,白蛋白水平与腹膜透析患者的预后有关。但必须意

识到,白蛋白水平除受到营养状态影响外,还受到炎症和感染因素的影响,血清白蛋白是一个负性炎症时相蛋白。同时水负荷状态、尿及腹膜透析液蛋白丢失率等多种因素也影响血浆白蛋白水平。因此,白蛋白并非一个特异性营养指标。前白蛋白半衰期仅2天,有人认为它可能是评价营养状况的敏感指标,但是前白蛋白水平同样受到急慢性炎症的影响,因其从肾脏排泄,其值还受到残肾功能的影响。

(2)Scr:在腹膜透析中,Scr和BUN值不仅反映透析充分性,还反映了肌肉蛋白和近期蛋白质的摄入状况。在没有残肾功能情况下,Scr较低提示蛋白摄入量较低和(或)身体肌肉的减少,并且与病死率升高有关。若Scr和BUN变化一致,反映的是透析充分性的改变,若两者变化不一致(Scr下降而BUN上升),则可能是饮食摄入的变化(蛋白质摄入有提高),当然也可能是高分解代谢的表现。

(3)胆固醇:在腹膜透析患者中胆固醇水平过低,或者胆固醇水平逐步降低提示患者的预后不佳。低胆固醇血症可能与慢性营养不良有关,或提示存在并发症情况,包括炎症等。如患者胆固醇水平较低,一般低于3.9~4.68 mmol/L(150~180 mg/dl),或胆固醇水平进行性下降,应全面检测患者的营养状态。

(4)其他:其他指标如转铁蛋白、胰岛素样生长因子等在营养评估中也有一定价值,但因其影响因素较多,在分析结果时应充分考虑、综合判断。

2. 蛋白分解率

在稳定状态的腹膜透析患者中,蛋白质相当总氮呈现率(protein equivalent of nitrogen appearance, PNA)或蛋白分解率常被用来估计饮食蛋白的摄入量,较饮食日记法更为简单易行,是反映患者营养状态的常用指标之一。但是使用PNA来评估饮食的蛋白摄入量也有一定局限性。其一,它仅能用于稳定状态的患者,对于存在感染或生长期的儿童等非氮平衡状态的患者不能使用。其二,PNA随着每日饮食的变化快速变化,因此,单次PNA的测定可能无法反映较长期的蛋白质摄入情况。其三,当饮食蛋白摄入较高时,PNA可能低估蛋白摄入量,这可能与饮食蛋白摄入量较高时通过呼吸道、皮肤等其他途径丢失的氮增加有关。其四,当饮食蛋白摄入较低时(每天低于1 g/kg),PNA可能高估蛋白摄入量,这可能与内源性蛋白分解有关。其五,对于肥胖、营养不良或水肿的患者,使用体重对PNA进行校正时可能产生偏差,因此推荐当体重超出标准体重的90%~115%时采用矫正的无水肿体重对PNA进行矫正。

3. 人体测量

人体测量的指标主要包括体重、身高、皮肤皱褶厚度、中臂围、体脂比例、体重指数（body mass index，BMI）等。这些指标从不同侧面反映了身体的组成，但其测定受到多种因素的影响，包括测定的准确性、水肿的情况等，由于其价格低廉而简单易行，仍可将其作为评估营养状态的常规指标。而最近功能检测逐步受到重视，其中握力检测是最简单易行的一项，有研究显示握力与其他营养指标有很好的相关性，并且与腹膜透析患者的预后有关。DEXA较人体测量能更精确地反映人体的组成，但是DEXA法亦有其缺点，其一，需要有专用设备；其二，测定低体重时受到水肿程度的影响。生物电阻抗法是近年使用较多的另一种方法，这是一种测量电流通过身体时身体的电阻和电容，估算身体的细胞外水和体内总体液量的方法。再通过质量肌肉、脂肪、骨骼等组织水含量的不同，再次换算成人体成分数据。生物电阻抗法的主要局限性在于无法区分液体是存在于肌肉（细胞内），还是组织间隙或血管内，这在患者存在容量过负荷时显得尤为突出。

4. 主观综合性营养评估

主观综合性营养评估（subjective global assessment，SGA）即医师通过对病史的了解（如体重、饮食的变化和消化道症状）和体检的结果（皮下脂肪、肌肉萎缩和水肿的情况）判断患者的营养等级。SGA评分最初由Allan等在1987年首次进行描述。SGA评分最初用于胃肠道患者术前的营养评估，并认为它与胃肠道患者的手术预后有关。至20世纪90年代，SGA评分被广泛用于腹膜透析患者的营养评估。SGA评分是一种简单有效、方便易行、可重复的营养评估方法，已有多项研究证实其在腹膜透析患者营养评估中的有效性。其后又发展出改良定量的SGA评分方法，但目前尚没有研究证实这种定量的SGA评分方法在判断患者预后方面更有优势。

5. 营养状态与透析充分性

美国肾脏病数据系统（United States Renal Data System，USRDS）和透析预后与实践研究（dialysis outcomes and practice patterns study，DOPPS）的资料都显示透析患者的营养不良与病死率升高有关。USRDS DMMS-1研究共计入选5 058例患者，结果发现BMI每下降1个单位，心血管死亡的风险上升6%，血清白蛋白每下降10 g/L，心血管死亡的风险上升39%。鉴于多项研究结果提示蛋白质-能量营养不良与患者的不良预后有关，《KDOQI指南》提出，对于未进入透析的慢性肾功能不全（GFR < 15 ～ 20 ml/min）患者，如果经努力尝试仍不能达到理想的蛋白质和能量摄入，且除了营养物质摄入减少，没有明确的导致营养不良的原因，则推荐开始透析或肾移植。根据指南的推荐，标志营养不良的证据有以下几点可做参考：① 6个月内，除去水肿的实际体重无意识地减少6%，或低

于标准体重的90%；② 在没有急性感染或炎症的情况下，血清白蛋白浓度减少3 g/L或更多，并且低于40 g/L；③ SGA分数下降。营养不良的出现是开始肾脏替代治疗的指针之一。

早在1989年，Lindsay等研究发现，在血液透析患者中，如不先增加透析剂量，仅通过饮食指导或补充额外的蛋白质不能改善患者的营养状态。这一结果提示，透析充分性是确保足够的饮食蛋白摄入的前提。横断面研究结果显示，PNA与Kt/V呈线性相关。事实上，有人提议将由nPNA估算的蛋白摄入量作为监测透析充分性的指标。CANUSA研究中发现，透析开始后营养状况随之改善，这提示充分的透析和毒素的清除是营养状况改善的必要条件。《腹膜透析欧洲最佳实践指南2005》关于营养问题特别强调：如出现营养不良应评估透析充分性，排除透析不充分，证据等级为C。在临床实践中，如患者出现营养状况下降，应评估透析的充分性，排除透析不充分的可能。

第六节　腹膜透析处方的制订和调整

制订一个理想的透析处方，需要考虑3个方面的问题：能否达到溶质清除的目标值、能否达到容量平衡，以及患者的接受度。

一、溶质清除的目标值

制订透析处方可分为两个步骤，其一为初始处方，即新开始透析的患者，尚无腹膜转运特性资料；其二为处方调整，此时，已得到腹膜转运特性等相关资料。事实上，通过一些简单的数学计算可以估算出患者所需的透析剂量。透析充分性的最低目标值为腹膜和残肾得到的清除量的总和。这里为方便说明，假设为无尿患者。

K-尿素清除率

t-时间

V-尿素分布容积

$$\frac{Kt}{V}_{\text{尿素}} = \frac{24\,\text{h腹膜透析液尿素清除量} \times 7}{\text{体内总体液量}}$$

$$= \frac{24\,h腹膜透析引流液量 \times 腹膜透析液尿素浓度(D_{BUN}) \times 7}{血清尿素浓度(P_{BUN}) \times 体内总体液量}$$

$$= \frac{D_{BUN}}{P_{BUN}} \times \frac{24\,h腹膜透析引流液量 \times 7}{体内总体液量} = 1.7$$

$$\frac{D_{BUN}}{P_{BUN}} \times \frac{24\,h腹膜透析引流液量}{体内总体液量} = 1.7/7 = 0.243$$

由上述计算式演变可见,假设目标值固定为 $Kt/V = 1.7$ 周,则每日清除率为 0.243,由 3 个可测量的变量决定,① D/P_{BUN}:对于一名已开始规律透析的患者,收集 24 h 腹水和血液标本即可测得;② 24 h 腹水引流量:收集 24 h 腹水并计量即可得知,是处方灌注量和超滤量的总和;③ 体内总体液量:通常由 Watson 公式得到,需要年龄、性别、身高、体重等基本资料。图 1-6-1 展示的是,假设患者的每日清除量为 0.243,当 D/P_{BUN} 分别为 0.3、0.5、0.7、0.9 时,所需要的每日腹膜透析引流液量。D/P_{BUN} 受到患者本身腹膜功能的影响,转运越高,相同时间点的 D/P_{BUN} 越高;同时也受到透析处方的影响,腹膜透析液留腹时间越长,溶质越倾向于浓度达到平衡,即 D/P_{BUN} 越高。从图 1-6-1 可以看到,D/P_{BUN} 较高时,对于同样体型(体内总体液量反应尿素分布容积,很大程度上取决于体型大小,同时受年龄和性别影响)的患者,较少腹膜透析引流液量(处方剂量+超滤量)即可达到所需透析充分性。患者的腹膜特性不可改变,从处方的角度,选择留腹时间较长的透析处方,可提高 D/P_{BUN},从而更易达到充分透析。当然,也需要考虑到超滤的问题,留腹时间过长可能出现超滤下降,通过影响总腹膜透析引流液量

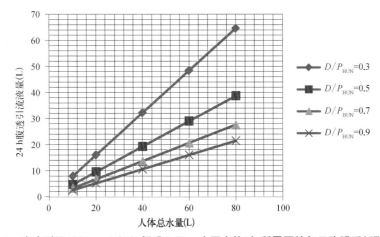

图 1-6-1　为达到日 $Kt/V_{BUN} = 0.243$,假设 D/P_{BUN} 为固定值时,所需要的每日腹膜透析引流液量

（处方剂量＋超滤量）降低溶质清除率。

另外，从图1-6-1也可看到，体内总体液量也是影响透析充分性的重要因素，总水含量较高的患者需要较高的透析剂量从而达到充分的透析。体内总体液量通常由Watson公式计算而得。Watson公式是基于年龄、身高、体重和性别这4个基本变量，根据大规模的人群研究得到的推算体内总体液量的公式。

体内总体液量(L)＝2.447－0.095 16年龄（岁）＋0.107 4身高（cm）＋0.336 2体重（kg）（男性）

体内总体液量(L)＝－2.097＋0.106 9身高（kg）（女性）

对于一名60岁，身高1.7 m，体重60 kg的男性，假设D/P_{BUN}为0.8，要达到Kt/V＝1.7/周，即每日清除率为0.243的目标值，24 h腹膜透析液引流量（处方灌入剂量＋超滤量）需达到10.7 L。

使用Watson公式的优势显而易见，且十分方便，无须任何设备或实验室检查，然而在使用过程中应当意识到Watson公式法，或者说所有公式法计算体内总体液量有局限性。首先，对于极度肥胖和消瘦的患者，因其脂肪和肌肉含量与正常人群相差过大，公式法计算的体内总体液量与实际测定的体内总体液量有较大的差异。其二，腹膜透析人群的肌肉脂肪比例与正常人群相比，肌肉消耗是常见现象，因此可能给体内总体液量的估算带来误差。其三，在容量过负荷或容量不足的患者中，使用公式法估算体内总体液量同样存在系统误差。公式法基于的参考人群都处于正常的容量负荷状态，将其使用在容量负荷不正常的患者中就会出现系统误差。其四，对于截肢患者，公式法同样不适用。

二、容量平衡

能否达到容量平衡较溶质清除率目标值是一个更为复杂的问题。容量平衡不仅取决于超滤量和尿量，还取决于患者的全身情况、并发症和白蛋白水平。下面将仅讨论与超滤有关的内容。

预测超滤量较预测溶质清除量要困难得多。这不仅表现在腹膜平衡试验结果相似的患者日超滤量可有较大差异，而且还表现在同一名患者超滤量的日间变异度，远较溶质清除率高。超滤量受到几方面的影响，包括腹膜特性、处方（透析液种类、葡萄糖浓度、灌注量、留腹时间）、腹膜透析管功能、腹腔渗漏、腹内压和腹腔淋巴回吸收。

在以上的因素中，腹膜透析管功能和腹腔渗漏是出现超滤量变化时需要时刻警惕，也需要及时纠正可变因素，如果没有这些情况存在，那么透析处方就是决定超滤量的最主要可变因素了。透析处方应适应患者的腹膜特性,包括体型大小、水钠摄入量、作息偏好,使患者的容量平衡以及生活质量达到最佳。处方的制订因人而异,原则上高转运的患者留腹时间过长会出现液体重吸收,需要避免;留腹容积加大,葡萄糖浓度下降速度也较慢,从而达到较高的超滤,但可通过增加腹内压力在一定程度上增加液体的重吸收;艾考糊精透析液可较长时间地保持渗透压梯度,从而在长留腹时间中仍然保持超滤。

对于透析患者来说,钠的平衡对于维持容量平衡有着更为重要的作用,主要包括两方面的原因。首先,钠的摄入是液体摄入量和超滤需要量的始动因素;其次,尤其是在高葡萄糖浓度合并短时交换情况下,经过超小孔的超滤较多,这时只有水的清除,而没有钠的清除,会出现水和钠清除不平行的情况,这时患者会出现钠潴留,患者的容量平衡更难达到。增加钠清除的手段,包括增加超滤量(尤其是经小孔的超滤)、使用艾考糊精透析液(完全为经小孔的超滤),或者理论上说使用低钠透析液(但目前尚无商业化使用的低钠透析液)。对于钠平衡的另一端,也就是摄入端,加强宣教当然是重要的;低钠饮食的指导也十分重要;再者,避免因不合理透析处方造成的钠潴留,也可减少患者的口渴感。

三、患者接受度

腹膜透析过程中,患者本人是整个治疗的主导者,因此患者对透析处方接受度至关重要。在处方过程中,如果没有充分考虑患者的诉求,势必会导致依从性下降,进而影响整个治疗的成败。USRDS DMMS Wave Ⅱ 的数据显示_ENREF_5,约12%的CAPD患者每周会漏掉1次交换,6%的患者每周会漏掉2～3次交换,约1%的患者每周会漏掉4～6次交换。

首先,在选择透析方式时应与患者充分沟通,慎重选择适宜腹膜透析的患者。其次,透析处方的制订需与患者进行共同协商,尽可能将透析对患者作息习惯的影响减少到最低。例如,对于有日间工作学习需求的患者,优先考虑使用APD;对于CAPD,交换次数 > 5次需要十分慎重;留腹容量过多,也可能增加患者的不适感,从而导致依从性下降。再次,持续的患者教育是重要而有效的。通过对慢性药物治疗患者依从性的研究可以发现,当患者对处方治疗的适宜性和所带来的益处深信不疑,并经常对其重复强调治疗的重要性时,患者的依从性将有所提高。

第七节　残肾功能保护的策略

一、残肾功能的重要性

多项研究显示残肾功能对于腹膜透析患者生存率的影响。CANUSA 研究是一项里程碑式的研究,它使人们认识到溶质清除率对腹膜透析患者长期生存率的重要性。然而 CANUSA 结果的得出是基于这样一种假设,即残肾的清除率与腹膜清除率是等同的,当时人们并没有意识到残肾功能的重要性。直到 1999 年,Jose 和 Cheuk-Chun 等的两项回顾性研究结果相继发表,结果都提示残肾功能而不是腹膜的清除率与患者生存率和技术存活率有关。2000年,一项有 1 446 名腹膜透析患者参与的队列研究结果显示,残肾 GFR 每上升 10 L/(周·1.73 m^2),患者的死亡风险下降 40%,而增加腹膜的清除率对预后没有显著的影响。2001 年,CANUSA 研究对资料进行再分析_ENREF_4,结果发现,残肾 GFR 每上升 5 L/(周·1.73 m^2),患者的死亡风险即下降 12%,而腹膜的 Ccr 与患者的死亡风险没有统计学差异。ADEMEX 研究是一项随机对照的前瞻性研究,结果显示提高腹膜清除率并不能改善患者的生存率,而残肾功能再次显示了其对生存率的影响,残肾 Ccr 每上升 10 L/(周·1.73 m^2),患者的死亡风险降低 11%。在 NECOSAD-2 中也显示,残肾 GFR 每增加 1 ml/(min·1.73 m^2),死亡风险下降 12%;同样未发现腹膜清除率与死亡风险的这种相关性。

可见,残肾的清除率和腹膜的清除率并不等同,造成这种现象的原因可能是多因素的。其一,残肾在中分子毒素的清除中发挥重要作用,虽然检测到的小分子毒素的清除相等,残肾较腹膜清除更多的中分子毒素,而这部分毒素在日常的随访中没有被检测。其二,残肾在液体和钠的清除中发挥重要作用。液体和钠的清除对腹膜透析患者的生存也至关重要。容量过负荷可导致难治性的高血压、左心室肥厚和心功能不全。有研究显示,残肾功能在维持腹膜透析患者的容量平衡中有重要作用。其三,有研究显示残肾功能的下降与体内的炎症因子,如 IL-6 和 C 反应蛋白(C-reactive protein, CRP)的升高有关。其四,残肾功能较好的患者,其内分泌功能可能也得到较好保持,在残肾功能较好的患者中观察到贫血较易控制。

二、残肾功能下降的原因

残肾功能逐步下降在透析患者中是不可避免的,然而其下降的速率在不同的患者中并不一致,且与多种因素有关。影响残肾功能下降速率的主要因素包括以下。

1. 患者相关因素

患者的相关因素如年龄、原发肾脏疾病、合并症及并发症情况。一般而言,间质性肾炎患者的残肾功能保持的时间较长;合并糖尿病或合并充血性心衰患者的残肾功能的丢失可能较快;肾移植患者进入透析后残肾功能将很快丢失;合并或并发感染情况下,残肾功能可能在短期内迅速下降。

2. 治疗相关因素

过度超滤可能导致残肾功能较快丢失。襻利尿剂的使用可能有利于患者容量的控制,避免过分超滤而造成残肾功能的丢失。应充分认识解热镇痛药、造影剂等肾毒性药物对透析患者残肾功能的可能影响。既往人们一直认为腹膜透析可能较血液透析能更好地保存残肾功能,近年来随着高通量透析膜和超纯水的使用,有研究显示在血液透析过程中合理地超滤,避免透析过程中低血压的发生,血液透析和腹膜透析患者残肾功能的下降速度可以接近。有研究认为,APD患者残肾功能下降可能较CAPD患者快,但也有研究得出不同的结论,认为两者在残肾功能保护方面并无差异,目前多数认为,无论APD或是CAPD避免残肾功能快速下降的关键在于避免过度超滤。生物相容性的腹膜透析液的出现是否有助于残肾功能的保护呢? 人们对此有很多期待,但早期相关研究的结果并不一致。例如,Fan等在2007年发表的研究中没有发现生物相容性的腹膜透析液较传统透析液在残肾功能保护方面的优势;但在2015年发表的一份荟萃分析中,共计纳入了11项研究的643名患者,认为中性pH值、低葡萄糖降解产物的新型透析液可更好地保持残肾功能和维持尿量,这种作用在早期就有体现并维持1年以上。之后陆续发表的关于新型透析液的研究,也较多支持新型腹膜透析液对残肾功能的保护作用。

三、合理保护残肾功能

就腹膜透析患者而言,避免肾毒性药物的使用、合理的超滤、逐步开发和使用生物相容性更好的腹膜透析液、合理地使用肾素–血管紧张素系统(RAS)阻断剂、理想的血压控制都可保护残肾功能,避免残肾功能过快衰失。

当致力于如何保护残肾功能的研究时,应意识到问题的另一面,即保存残肾功能,医师可能使患者处于亚临床的慢性容量过负荷状态。Gunal等通过严格限制盐的摄入和加强超滤使原有高血压的腹膜透析患者的干体重下降2.8 kg,结果发现这些患者的血压更易控制,心胸比例有所下降,同时观察到尿量下降了72%,这些患者的总Kt/V从2.06 ± 0.5下降到1.85 ± 0.4。Jones等通过加强超滤,使干体重和细胞外容量下降1% ～ 1.5%,患者的血压正常化,血浆白蛋白从34.6 g/L上升至35.9 g/L,但同时24 h尿量和残肾功能下降了21%。作为一名临床医师,应当充分地意识到保护残肾功能与达到透析充分性这两者之间的微妙平衡,通过严格地限制盐的摄入,以及缓和超滤逐步达到干体重。

第八节　血小板反应蛋白1在腹膜透析所致腹膜纤维化中的作用及机制

腹膜透析是一种成功有效的肾脏替代治疗方式,利用患者自身腹膜作为生物半透膜清除体内毒素和多余的水分,因此腹膜结构和功能的完整性是长期成功腹膜透析治疗的基础。然而腹膜透析治疗过程中存在多种危险因素,如非生物相容性透析液、反复发作的腹膜炎、微炎症状态等,可导致腹膜损伤和腹膜纤维化。腹膜纤维化是长期腹膜透析患者的常见并发症,其引起的腹膜超滤衰竭是影响腹膜透析患者技术生存率的重要危险因素,也是患者退出腹膜透析的常见原因。腹膜间皮细胞间充质转化是腹膜纤维化的主要机制。既往研究发现,多种细胞因子参与了腹膜间皮细胞间充质转化和腹膜纤维化的发生,其中TGF-β_1是一种重要的促纤维化因子,在间皮细胞间充质转化和腹膜纤维化病理过程中的重要作用已被多项研究证实。

TGF-β_1在多种细胞中以非生物活性复合物的形式分泌,必须活化后才能与细胞膜表面受体结合并发挥促纤维化作用。血小板反应蛋白(thrombospondin,TSP)-1是一种重要的TGF-β_1体内生理活化物,其位于 I 型重复序列的3个WxxW片段(WSPW、WSHW、WGPW)与TGF-β_1无生物活性复合物TGF-β_1-LAP中成熟TGF-β_1的位点结合,使得氨基酸序列(K)RFK作用于LAP的氨基末端序列LSKL，继而促使成熟的TGF-β1从复合物中释放并发挥生物活性。TSP-1通过活化TGF-β1及其下游通路促进细胞外基质合成增加，导致组织器官纤维化的发生。作者通过以下三部分研究，旨在探讨TSP-1对TGF-β1活性的调控在腹膜纤维化发生发展中的作用和机制。

一、TSP-1对促进人间皮细胞间充质转化发生的作用

本研究的第一部分探讨了TSP-1对人间皮细胞（Met-5A细胞株）中TGF-β1表达和活化的影响，及其在人间皮细胞间充质转化中的作用及机制。实验分为常对照组、TSP-1刺激组和TSP-1刺激+TGF-β1中和组，通过ELISA法检测培养上清中TGF-β1表达量；水貂肺上皮细胞生长抑制法检测TGF-β1活性；蛋白质印迹法和实时聚合酶链反应（real-time PCR）分别检测人间皮细胞间充质转化标志因子纤连蛋白、人Ⅲ型胶原蛋白（Col Ⅲ）、α平滑肌肌动蛋白（smooth muscle antibody，α-SMA）、Snail在蛋白质水平和mRNA水平表达的变化；以及间接免疫荧光法检测TSP-1对TGF-β1/Smad信号通路分子Smad2/3磷酸化的影响。结果发现TSP-1上调了Met-5A细胞中TGF-β1的表达量（$P < 0.05$）和活性（$P < 0.05$），刺激效果呈时间依赖性，并显著上调了纤连蛋白、Col Ⅲ、α-SMA和Snail在蛋白质水平和转录水平上的表达量（$P < 0.05$）；使用TGF-β1中和抗体阻断TGF-β1与细胞表面受体结合，可下调TSP-1引起的间皮细胞间充质转化标志因子的表达上调（$P < 0.05$）；TSP-1刺激Met-5A细胞可引起Smad2/3磷酸化并向细胞核内转移，使用TGF-β1中和抗体可部分下调TSP-1引起的TGF-β1/Smad信号通路活化。该部分结果表明，TSP-1通过活化TGF-β1/Smad信号通路，促进人间皮细胞间充质转化的发生。

二、TSP-1拮抗多肽对人间皮细胞间充质转化的作用

本研究第二部分探讨了使用TSP-1拮抗多肽LSKL阻断TSP-1对TGF-β1的活化，对高糖诱导的人间皮细胞（Met-5A细胞株）间充质转化的影响。实验分为正常对照组、高糖（4.25%，236.8 mmol/L）刺激组、高渗（236.8 mmol/L甘露醇）对照组、高糖+TSP-1拮抗剂（5 μmol/L）组和高渗+TSP-1拮抗剂（5 μmol/L）组。采用酶联免疫吸附试验（ELISA）法检测TSP-1和TGF-β1表达量；水貂肺上皮细胞生长抑制法检测TGF-β1活性；实时聚合酶链反应检测间皮细胞间充质转

化标志因子纤连蛋白、*Col* Ⅲ、*α-SMA* 和 *Snail* mRNA 的表达；间接免疫荧光法检测 Smad 信号通路分子 Smad2/3 磷酸化。研究发现高糖刺激可显著上调 Met-5A 细胞中 TSP-1 以及间皮细胞间充质转化标志因子纤连蛋白、Col Ⅲ、α-SMA 和 Snail 的表达（$P < 0.05$）。TSP-1 拮抗多肽 LSKL 可显著降低高糖诱导的 Smad2/3 磷酸化及细胞核内转移，下调高糖诱导的纤连蛋白、Col Ⅲ、α-SMA 和 Snail 的表达升高（$P < 0.05$）。这部分结果表明，高糖可刺激人间皮细胞中 TSP-1 的表达，TSP-1 拮抗多肽通过阻断 TGF-β_1 的活化，抑制高糖诱导的人间皮细胞间充质转化的发生。

三、TSP-1 拮抗多肽对腹膜纤维化的作用

本研究第三部分探讨了使用 TSP-1 拮抗多肽 LSKL 阻断 TSP-1 对 TGF-β_1 的活化后，对高糖腹膜透析液诱导的腹膜透析大鼠腹膜纤维化的影响。实验建立了腹膜透析大鼠模型（5/6 肾切除 + 腹腔置管术），大鼠分为正常对照组、尿毒症非腹膜透析组、腹膜透析组（4.25% 葡萄糖透析液）和腹膜透析 +LSKL（4 mg/kg）组。Masson 三色染色法观察腹膜间皮细胞形态改变和间皮下层胶原沉积；实时聚合酶链反应分别检测腹膜组织中间皮细胞间充质转化和纤维化标志因子纤连蛋白、Col Ⅲ、α-SMA 和 Snail 在蛋白质和 mRNA 转录水平上的表达。结果发现，4.25% 葡萄糖腹膜透析液腹腔注射 4 周显著上调了腹膜组织中纤连蛋白、*Col* Ⅲ、*α-SMA* 和 *Snail* mRNA 的表达（$P < 0.05$），并引起了腹膜间皮下层胶原沉积显著增加（$P < 0.001$）。TSP-1 拮抗多肽 LSKL 可显著降低高糖诱发的腹膜组织纤连蛋白、Col Ⅲ、α-SMA 和 Snail 的表达上调（$P < 0.05$），并显著减轻了高糖诱发的腹膜间皮下层胶原沉积（$P < 0.001$）。这部分体内研究结果表明，阻断 TSP-1 依赖的 TGF-β_1 活化可明显改善高糖透析液所致的腹膜透析大鼠腹膜纤维化。

综上，可得出以下结论：① TSP-1 是人间皮细胞中 TGF-β_1 的活化因子，其通过活化 TGF-β_1/Smad 通路，促进人间皮细胞间充质转化的发生。② 高糖可刺激人间皮细胞中 TSP-1 的表达，TSP-1 拮抗多肽通过阻断 TSP-1 对 TGF-β_1 的活化抑制高糖诱导的人间皮细胞间充质转化。③ TSP-1 拮抗多肽可明显改善高糖透析液所致的腹膜透析大鼠腹膜纤维化。本研究结果为腹膜纤维化的发生机制提供了新的理论依据，阻断 TSP-1 对 TGF-β_1 的活化可能是治疗腹膜透析患者腹膜纤维化的新靶点。

第九节 基因多态性在初始腹膜溶质
高转运预测中的应用

一、腹膜溶质高转运与腹膜透析患者预后的关系

腹膜透析是终末期肾脏疾病(end stage renal disease, ESRD)患者肾脏替代治疗的主要方法之一。随着全球ESRD患者数量的增加,腹膜透析由于减少血源性疾病传播、操作简便以及能更好地保护残肾功能等特殊优点,近年来已得到广泛的应用。目前,全球ESRD患者中10% ~ 15%应用腹膜透析作为肾脏替代治疗方式。对于这些患者,腹膜透析是其赖以生存的主要手段。保证腹膜透析的顺利进行依赖于腹膜对溶质的充分清除、水分的平衡以及腹膜炎的预防等。其中,腹膜溶质高转运引起的超滤障碍,从而引起容量负荷增加,是目前限制腹膜透析顺利进行的重要原因之一。1987年,Twardowski提出的标准腹膜平衡试验是目前临床应用最广泛的评估腹膜溶质转运功能的方法。通常以标准腹膜平衡试验4 h透出液和血浆肌酐浓度的比值(4 h D/P_{Scr})来表示腹膜对于小分子溶质的通透性。根据4 h D/P_{Scr}值可将腹膜溶质转运特性分为高转运、高平均转运、低平均转运、低转运4种类型。高转运的患者表现为小分子溶质清除好,但由于葡萄糖吸收过快,引起渗透梯度丧失,从而导致超滤的减少。腹膜的转运特性是腹膜透析处方制订和调整的重要依据,也是影响患者预后的重要指标。既往的研究表明高转运与腹膜透析患者不良预后相关,CANUSA的研究结果发现,腹膜高转运患者技术失败和死亡相对危险比与低转运相比较显著增高。澳大利亚新西兰透析移植登记数据(Australia and New Zealand Dialysis and Transplant Registry, ANZDATA)研究结果证实高转运/高平均转运患者的死亡相对风险分别是低平均转运者的1.3和1.2倍,腹膜高转运是腹膜透析患者全因死亡和技术失败的独立危险因子。2006年的一项荟萃分析结果提示:D/P_{Scr}每增加0.1,患者死亡相对风险增加15%,与低转运患者相比,低平均、高平均、高转运患者的死亡风险分别增加21.9%、45.7%和77.3%,并且高转运患者技术生存率较低。

笔者对入选2005年1月1日至2011年1月1日期间于上海交通大学医学院附属仁济医院腹膜透析中心开始腹膜透析的资料完整的358例ESRD患者,采用标准腹膜平衡试验评估患者的腹膜溶质转运特性,使用百特公司提供的PD

ADQUEST软件计算腹膜平衡试验结果。转运特性确定标准为腹膜平衡试验的4 h D/P_{Scr}值。4 h D/P_{Scr} 0.34 ～ 0.49为低转运者，0.50 ～ 0.64为低平均转运者，0.65 ～ 0.81为高平均转运者，0.82 ～ 1.03为高转运者。所有患者随访至死亡、退出腹膜透析、转其他中心、失访或研究终止日期。收集患者人口统计学资料、合并症、透析开始日期及实验室检查资料。所有患者在透析开始1 ～ 3个月进行首次腹膜平衡试验及透析充分性检查，收集蛋白分解率、Kt/V、残肾功能、4 h D/P_{Scr}，并记录患者的尿量、超滤量等指标。

结果显示：358例患者在首次腹膜平衡试验结果中，高转运24例（7%），高平均转运131例（37%），低平均转运170例（47%），低转运33例（9%）（见图1-9-1）。

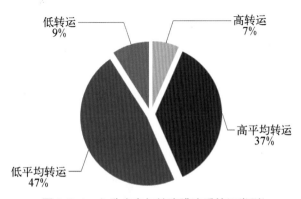

图1-9-1 入选患者初始腹膜溶质转运类型

根据首次腹膜平衡试验结果，将患者分为两组：L/LA组，包括低转运与低平均转运患者；H/HA组，包括高转运与高平均转运患者。比较发现H/HA组平均生存期为73.61个月，L/LA组平均生存期为83.38个月，两组患者Kaplan-Meier生存曲线提示，H/HA组生存率明显低于L/LA组的患者（Log rank=6.976，P=0.008）。与L/LA组患者相比，H/HA组患者心血管疾病病死率较高（Log rank 3.988，P=0.046）（见图1-9-2和图1-9-3）。

所有患者平均技术生存时间为93.07个月，其中H/HA组93.14个月，L/LA组92.85个月，比较两组的技术生存曲线，发现技术生存率无统计学差异（Log rank 0.216，P=0.642）（见图1-9-4）。研究期间，H/HA组患者共发生腹膜炎108例次，平均腹膜炎发生率为1次/68.3患者月，L/LA组患者共发生腹膜炎次数166例次，平均腹膜炎发生率为1次/63.29患者月。H/HA组患者平均无腹膜炎生存期为37.09个月，L/LA组患者的平均无腹膜炎生存期为36.82个月。两组患者的无腹膜炎生存期没有显著性差异（Log rank 0.574，P=0.449）（见图1-9-5）。

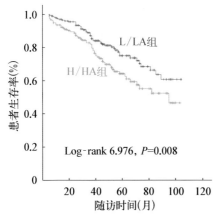

图1-9-2 两组患者Kaplan-Meier生存曲线

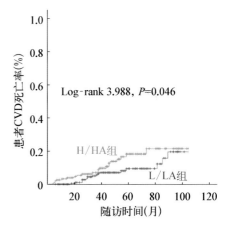

图1-9-3 两组患者心血管疾病的死亡曲线

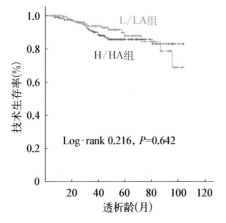

图1-9-4 两组患者技术生存曲线

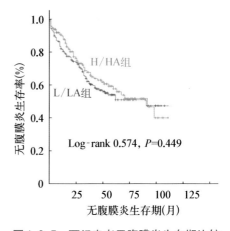

图1-9-5 两组患者无腹膜炎生存期比较

多因素Cox比例风险回归模型提示,初始腹膜转运为H/HA($HR=1.497$, 95% CI: $1.001 \sim 2.229$)、老龄($HR=1.052$, 95% CI: $1.036 \sim 1.068$)、糖尿病($HR=1.763$, 95% CI: $1.172 \sim 2.650$)是预测患者全因死亡的独立危险因素;糖尿病($HR=3.713$, 95% CI: $1.991 \sim 6.926$)是预测患者心血管死亡的独立危险因素。

本中心的研究结果表明,腹膜高转运显著影响患者的长期预后,与低转运和低平均转运相比,高转运和高平均转运患者病死率及心血管病死率较高,腹膜溶质高转运与年龄及糖尿病是腹膜透析患者全因死亡的危险因素,糖尿病是腹膜透析患者心血管死亡的独立危险因素,初始腹膜溶质高转运对腹膜透析患者的技术生存率和无腹膜炎生存期无显著影响,研究结果与国外研究相似。

目前,APD和艾考糊精透析液已被证实在减轻高转运患者水负荷,以及改善心血管预后方面具有重要作用,但很遗憾的是目前在国内APD仍难以推广使用,新型透析液也尚未得到应用。因此,高转运仍将会是影响腹膜透析患者特别是国内患者预后的重要屏障,探索无创、方便以及临床可行的预测患者高转运的方法,为ESRD患者选择更好的治疗模式显得十分重要。

二、腹膜初始溶质高转运的影响因素

既往研究发现,合并症(如高血压、糖尿病、营养不良)、年龄、性别可能参与了高转运的发生,但这些临床指标仍不足以预测患者的腹膜转运类型。近几年多项研究表明遗传因素是腹膜高转运形成的重要原因。单核苷酸多态性(single nucleotide polymorphism, SNP)是指由单个核苷酸变异所产生的DNA序列的多态性。SNP在所有已知基因多态性中占90%以上,其根据所在基因位置的不同,能够影响基因的表达水平和表达产物。与腹膜透析相关的基因多态性研究为预测患者的腹膜转运功能提供了新思路,但是这类研究目前研究还较少,不同研究结果之间存在矛盾。

炎症状态是导致腹膜溶质高转运的重要原因之一,其中IL-6是相对分子质量为22 000~27 000的多肽,参与了体内多种炎症反应,它能通过激活和促进B细胞及单核细胞分化、募集白细胞、淋巴细胞增殖以及诱导急性期反应分子并刺激肝细胞等途径促进炎症反应的发生。目前许多研究表明,腹膜透析液中IL-6水平与腹膜转运特性相关,提示IL-6可能参与了腹膜高转运的形成。

腹膜血管增生导致腹膜血管面积增加、有效溶质交换面积变大也是腹膜高转运的形成重要原因。酪氨酸激酶受体(tyrosine kinase-linked receptor, TIE)-2是血管生成素(angiopoietin, Ang)-1和Ang-2共同的受体,Ang/Tie-2已被证实在腹膜血管新生中具有重要的调控作用,抑制Tie2活性能够有效地减少腹膜微血管密度。也有文献报道,腹膜透析液中TIE2水平与腹膜转运类型相关。

三、基因多态性在预测腹膜溶质高转运中的应用

笔者收集了入选上海交通大学医学院附属仁济医院腹膜透析中心的220例腹膜透析患者的资料,包括基线数据、首次腹膜平衡试验及透析充分性检查结果。根据首次腹膜平衡试验结果,将患者分为H/HA和L/LA两组,采集外周

血提取DNA。应用NCBI的SNP数据库，搜索汉族人群IL-6、TIE2的所有SNP位点进行筛选。筛选条件为：① 最小等位基因频率（minor allele frequency，MAF）> 0.05；② 位于功能区内：5′UTR，5′端基因、外显子、3′UTR区域；③ 有文献报道和与腹膜转运、血管生成相关的SNP位点。经筛选，选择IL-6基因中rs 1800796、rs 1800795、rs 13306435作为测定位点。TIE2基因中rs657867、rs 10967717、rs 10967789、rs 9987817、rs2273718、rs 3737188、rs 542913、rs 2273719、rs 639225作为测定位点，比较两组基因多态性的差异。

结果显示：IL-6的3个基因多态性位点中，rs1800796和rs1800795两个基因多态性位点的基因型在H/HA和L/LA两组之间无统计学差异；在rs13306435位点，H/HA组的AT基因频率显著低于L/LA组（卡方检验，P=0.047）。TIE2的9个基因多态性位点中，rs10967789位点H/HA组的CG基因型频率显著低于L/LA组（卡方检验，P=0.039）；rs639225位点H/HA组的CC基因型频率显著低于L/LA组（卡方检验，P=0.047）。将临床资料及IL-6、TIE2基因多态性检测结果代入Logistic多元回归方程，IL-6 rs13306435中AT基因型与初始腹膜转运H/HA呈负相关（OR=0.222，95% CI：0.060 ~ 0.828），TIE2 rs639225中CC基因型与初始腹膜转运H/HA呈负相关（OR=0.501，95% CI：0.257 ~ 0.977）。

在高转运的产生机制中，炎症状态可能是其中的重要原因，C反应蛋白的增高和低蛋白血症反映了慢性炎症状态对尿毒症患者的重要影响。研究表明腹膜透析液中IL-6、肿瘤坏死因子（tumor necrosis factor，TNF）- α、IL-10等炎症相关因子的浓度与腹膜转运功能有密切联系，其中IL-6是研究比较深入的炎症介质。目前许多研究表明腹膜透析液中IL-6水平与腹膜转运特性相关，提示IL-6可能参与了腹膜高转运的形成，因此有研究者对IL-6基因多态性与腹膜转运功能进行了研究。Gillerot等的研究证实，IL-6基因多态性在高加索人群中与腹膜高转运有关；Young-Hwan Hwang等在韩国人群中的研究表明，IL-6基因多态性与腹膜高转运有关，Rs13306435位于IL-6基因外显子5，在汉族人群的MAF很低（MAF 0.02），因此以上两项研究结果不能直接应用于汉族人群，但目前尚未有IL-6基因多态性在汉族人群中的研究。在本研究中，IL-6的rs13306435基因多态性位点被证实与初始腹膜高转运相关（OR=0.222，95% CI：0.060 ~ 0.828），这个结果与高加索人群和韩国人群的结果相似。在Young-Hwan Hwang的研究中，测定了透析液中IL-6水平与该基因多态性的关系，结果显示该SNP位点的不同基因型腹膜透析患者的腹膜透析液中IL-6的水平存在显著性差异，具有TA基因型的患者透析液中IL-6水平较低，提示该SNP位点可能参与了IL-6的生成和调控，进而影响腹膜通透性。

在高转运的形成机制中，腹膜微血管生成增加也在其中起到了重要作用。TIE2与腹膜血管新生的关系目前已被研究证实。既往有研究表明*TIE2*基因多态性与肿瘤、血管畸形相关，其与腹膜溶质转运的关系目前未见报道。本研究发现，rs10967789位点中，H/HA组的CG基因型频率显著低于L/LA组，在rs639225位点中，H/HA组的CC基因型频率显著低于L/LA组。Logistic回归分析证实rs639225中CC基因型与初始腹膜转运H/HA呈负相关（*OR*=0.501，95%*CI*：0.257 ～ 0.977），首次发现了*TIE2*基因多态性与初始腹膜转运特性的关系。rs639225位于*TIE2*基因外显子13，曾有研究报道该位点的基因多态性与静脉血管畸形相关，推测可能该基因多态性位点影响了*TIE2*基因的选择拼接，此观点还需进一步功能研究证实。

本中心研究证实，*IL-6*、*TIE2*基因多态性与腹膜透析患者腹膜初始转运特性相关，提示*IL-6*、*TIE2*基因多态性可作为生物学标志物预测腹膜初始溶质高转运，将其应用于临床，对早期发现高危患者并进行干预，从而改善ESRD患者的预后具有重要意义。

第十节　紧急起始腹膜透析的临床应用和研究进展

由于ESRD具有起病隐匿、知晓率低、就诊晚等特点，不少患者需要紧急起始透析治疗。USRDS数据显示，在2010年新透析的患者中，有43%的患者透析时为首次由肾脏专科医师诊治。因此，尽管计划起始透析是理想的起始透析方式，但紧急起始透析在全球范围内仍是普遍而重要的问题，30% ～ 50%的患者需要紧急起始透析治疗。

一、紧急起始透析方式的应用现状

使用中心静脉导管（central venous catheter，CVC）行血液透析仍是目前主要的紧急起始透析方式。USRDS资料显示，紧急起始血液透析患者中超过80%的患者采用CVC作为透析通路；加拿大多中心研究显示，紧急起始透析患者中54%的患者采用CVC作为透析通路；我国的研究结果与上述结论一致，即超过60%的ESRD患者首次行血液透析治疗时采用的血管通路为CVC。

然而越来越多的研究表明,使用CVC紧急起始血液透析可增加透析患者导管相关感染、菌血症、血栓等并发症发生率,并增加透析患者的死亡风险,不利于患者的长期预后。USRDS数据显示,1993—2010年期间因血管通路相关感染的住院率增长了43%。脓毒血症在血液透析患者中的发病率也不断上升,2010年,脓毒血症在血液透析患者中的发病率为11.6%,较2000年增长了45%。使用CVC行血液透析治疗是发生血管通路相关感染的重要危险因素。研究显示,使用CVC的血液透析患者血管通路相关感染的发病率是使用自体动静脉内瘘和人造血管移植内瘘的3.8倍。此外,使用CVC紧急起始血液透析也是血栓形成的重要危险因素。美国统计数据显示,2007年使用CVC行血液透析治疗的患者中,32.5%的患者在41天(中位时间)内接受溶栓治疗,59%的患者需要接受2次以上溶栓治疗。

USRDS数据显示,使用CVC、自体动静脉内瘘、人造血管内瘘的患者在血液透析起始3个月内的病死率分别为9.7%、4.8%和3.1%;在血液透析起始1年内的病死率分别为26%、11%和16%。血液透析起始1年内将血管通路由CVC改为自体动静脉内瘘或者人造血管内瘘的患者病死率明显下降。因此,减少CVC的使用有助于降低血液透析患者的病死率,从而改善患者预后。

二、紧急起始腹膜透析的定义和透析处方

近年来,腹膜透析作为紧急起始透析方式的关注度不断上升。腹膜透析用于ESRD患者的紧急起始透析,能够减少CVC的使用率,从而减少使用CVC导致的血管通路相关感染、菌血症、脓毒血症和血栓形成的风险,进而改善ESRD患者的预后。

紧急起始腹膜透析的定义为慢性肾脏病(chronic kidney disease,CKD)患者需要在14天内接受透析治疗但无急诊透析指征,且尚无永久透析通路,以腹膜透析作为起始透析方式。紧急起始腹膜透析适用于绝大多数转诊时间晚、尚无透析通路且需要行紧急起始透析的ESRD患者,其绝对禁忌证与普通腹膜透析相同,包括:① 慢性持续性或反复发作性腹腔感染或腹腔内肿瘤广泛转移导致患者腹膜广泛纤维化、粘连,透析面积减少,影响液体在腹腔内的流动,使腹膜超滤功能减弱或丧失,溶质转运效能降低;② 严重的皮肤病、腹壁广泛感染或腹部大面积烧伤者无合适部位置入腹膜透析导管;③ 难以纠正的机械性问题,如外科难以修补的疝、脐突出、腹裂、膀胱外翻等会影响腹膜透析的有效性或增加感染的风险;④ 严重腹膜缺损;⑤ 精神障碍又无合适助手的患者。

　　《腹膜透析欧洲最佳实践指南2005》和《2010年国际腹膜透析协会指南》均指出，腹膜透析置管术后如需早期开始透析，可采用仰卧位低剂量透析方式。目前，国际上提出的紧急起始腹膜透析的透析处方为使用APD模式，交换次数和透析剂量的制定与患者的估算肾小球滤过率（estimated glomerular filtration rate，eGFR）和体表面积有关，标准如表1-10-1所示。

表1-10-1　紧急起始腹膜透析的标准操作流程和透析处方

每次交换剂量和交换次数

	体表面积 ≤ 1.7/m^2	体表面积 > 1.7/m^2
eGFR > 7 ml/(min · 1.73 m^2)	750 ml循环4次	1 000 ml循环5次
eGFR ≤ 7 ml/(min · 1.73 m^2)	1 000 ml循环6次	1 250 ml循环6次

总循环时间

循环4次，至少5 h
循环5次，至少6 h 40 min
循环6次，至少8 h（透析医护人员和时间允许的情况下）

透析液

无外周水肿时使用1.5%葡萄糖透析液
存在水肿或呼吸困难时使用2.5%葡萄糖透析液
临床医师根据需要使用4.25%葡萄糖透析液

特别说明

所有循环需在仰卧位下使用自动化腹膜透析机进行
患者连接透析机前排空膀胱
无论留腹容量的多少，患者需在透析过程中保持仰卧位
如患者需坐起或站立，应完全排空腹腔内的腹膜透析液
如患者存在咳嗽症状，请临床医师给予止咳药物
告知患者避免腹部牵拉，如患者存在便秘症状，请临床医师给予通便药物
指导患者着舒适服装
仅能在交换透析液时进行
如患者存在严重容量负荷过多，请临床医师给予大剂量口服利尿剂和4.25%葡萄糖腹膜透析液

目前，我国尚无紧急起始腹膜透析的标准操作流程和统一透析模式和处方。同时，由于亚洲人群的体表面积普遍偏小，与欧美人群的透析剂量有所不同；我国透析中心的腹膜透析模式主要以手工腹膜透析为主，APD尚未得到普遍应用，因此，尚需制定符合我国国情的紧急起始腹膜透析标准操作流程和透析处方。

三、紧急起始腹膜透析的研究进展

目前，多数研究显示，腹膜透析用于ESRD患者的紧急起始透析是安全可行的。巴西一项单中心前瞻性研究纳入35例紧急起始腹膜透析的ESRD患者，随访90天内腹膜炎发生率为14.2%，机械性并发症发生率为25.7%，技术生存率为85.7%，病死率为20%。美国一项多中心前瞻性研究纳入22个透析中心81例紧急起始腹膜透析的ESRD患者，随访1年期间，53%的患者从未住院，84%患者无腹膜炎发生，无患者死亡，仅1例因持续性导管功能障碍退出腹膜透析治疗。加拿大温哥华总医院单中心回顾性研究纳入22例紧急起始腹膜透析患者，随访90天内发生腹膜炎2例，疝1例，死亡2例，至90天时仍有72%的患者继续腹膜透析治疗。加拿大另一项单中心前瞻性研究纳入30例紧急起始腹膜透析患者，其中3例（10%）患者置管起始1周内出现轻度渗漏，予保守治疗后均好转，6例（20%）患者出现导管移位，置管4周内无患者出现腹膜炎、外出口感染。上述结果表明，在具有丰富腹膜透析置管和早期腹膜透析培训经验的透析中心，腹膜透析可作为一种安全有效的紧急起始透析方式。

Ghaffari等的一项小型前瞻性研究纳入27例腹膜透析患者，其中紧急起始腹膜透析组18例，非紧急起始腹膜透析组9例。结果显示，紧急起始腹膜透析组患者与非紧急起始腹膜透析组患者相比，除渗漏发生率较高外，腹膜炎、外出口感染和导管相关并发症发生率均无差异。但研究样本量较小，结果具有局限性。Plovsen等的一项回顾性研究纳入104例腹膜透析患者，其中紧急起始腹膜透析组52例，非紧急起始腹膜透析组52例，结果表明紧急起始腹膜透析组患者机械性并发症和需外科手术干预的并发症高于非紧急起始腹膜透析组，两组患者感染相关并发症发生率无统计学差异。紧急起始腹膜透析组和非紧急起始腹膜透析组的3个月技术生存率分别为75%和86.5%，两组技术生存率无统计学差异。See等的一项单中心配对病例对照研究纳入104例腹膜透析患者，其中紧急起始腹膜透析患者26例，非紧急起始腹膜透析患者78例，结果表明，紧急起始腹膜透析患者与非紧急起始腹膜透析患者相比，置管后渗漏和导管移位的发生率较高,两组总并发症和感染相关并发症的发生率相似;两组患者技术生存率和首次腹膜炎发生时间比较无统计学差异。丹麦透析登记系统数据显示,校正年龄、原发病、查尔森合并症指数(Charlson co-morbidity index,CCI)后,紧急起始腹膜透析与非紧急起始腹膜透析相比患者病死率无统计学差异。因此,目前研究普遍认为,尽管紧急起始腹膜透析与非紧急起始腹膜透析相比短期内并发症的发生率轻度升高,但其升高程度在可接受的范围内,且不影响患者技术生存率和远期生存率。然而,目前尚无大型前瞻性多中心研究临床研究对这一结论进一步证实。

　　Koch等对123例紧急起始透析患者进行回顾性研究,其中腹膜透析组66例,血液透析组57例,平均随访4.72个月,结果表明腹膜透析组菌血症发生率显著低于血液透析组,相对危险度(relative risk,RR)为0.16(0.04～0.59,$P=0.006$)。腹膜透析组与血液透析组相比患者生存率相同,紧急起始腹膜透析与紧急起始血液透析相比不是影响患者生存率的独立危险因素。Lobbedez等一项前瞻性观察性研究纳入60例紧急起始透析患者,其中紧急起始腹膜透析组34例,紧急起始血液透析组26例,紧急起始腹膜透析组置管术后平均4天开始透析,6个月和1年时技术生存率分别为90%和88%,6个月和1年时无腹膜炎生存率分别为73%和55%;腹膜透析组和血液透析组患者1年生存率分别为78.9%和82.9%,两组间比较无统计学差异。丹麦透析登记系统数据显示,校正年龄、原发病和CCI后,紧急起始腹膜透析与使用CVC行紧急起始血液透析相比患者病死率较低。因此,目前多数研究认为,紧急起始腹膜透析与紧急起始血液透析相比菌血症发生率较低,且远期患者生存率不低于紧急起始血液透析,表明紧急起始腹膜透析可能是一种安全、有效的替代紧急起始血液透析的透析方式。

　　上海交通大学医学院附属仁济医院在腹膜透析置管、管理、治疗、随访等方面具有丰富的经验。仁济医院腹膜透析中心与加拿大多伦多大学腹膜透析中心的数据比较显示,仁济医院腹膜透析中心患者生存率与多伦多大学腹膜透析中心相同,且技术生存率和腹膜炎发生率均优于多伦多大学腹膜透析中心。仁济医院在紧急起始腹膜透析方面也积累了丰富的经验。仁济医院对657例腹膜透析患者进行回顾性研究,比较腹膜透析置管术后7天内、7～14天、14天以上开始透析患者的90天内并发症情况。结果显示,腹膜透析置管术后7天内开始透析组患者机械性并发症发生率高于其他两组,3组患者需外科手术干预的机械性并发症发生率无统计学差异。Cox多因素分析表明,腹膜透析置管术后早期开始透析不是导致腹膜透析患者技术失败的独立危险因素。

四、紧急起始腹膜透析的应用前景

1. 紧急起始腹膜透析在老年ESRD患者中的应用

随着世界范围内人口老龄化进程的加速,老年患者在透析人群中的比例逐年上升。需紧急起始透析的老年ESRD患者具有合并症多、外周血管条件差等特点,在紧急血液透析时使用CVC发生并发症的风险相对较大、治疗较为困难。因此,在老年ESRD者紧急起始透析方式的选择具有争议。

目前,有关紧急起始腹膜透析能否适用于年龄 > 65岁的老年ESRD患者的研究较少。丹麦一项回顾性研究对年龄 > 65岁以上紧急起始腹膜透析的ESRD患者进行分析,结果显示在老年患者中紧急起始腹膜透析与非紧急起始腹膜透析无腹膜炎生存率、技术生存率、患者生存率无统计学差异,表明紧急起始腹膜透析用于老年ESRD患者具有一定可行性。此项研究强调了APD在紧急起始腹膜透析中的重要性,并提出了老年ESRD患者使用APD行紧急起腹膜透析的透析处方,如表1-10-2所示。

表1-10-2　老年ESRD患者紧急起始自动化腹膜
透析(APD)的标准化透析处方

指　　　标	体重 ≤ 60 kg	体重 > 60 kg
夜间透析时间(h)	12	12
每日总透析剂量(L)	9.5	12
最大留腹剂量(L)	1.2	1.5
潮氏量(%)	50	50
交换次数	14	14
留腹时间(min)	43	41

2. 紧急起始腹膜透析的卫生经济学效益

在世界范围内,腹膜透析与血液透析相比医疗费用更为低廉。在亚洲地区,无论是发展中国家或发达国家,农村或城市,腹膜透析的卫生经济效益是ESRD患者选择透析方式时的重要因素。我国数据显示,血液透析患者每年的透析费用是腹膜透析患者的1.16倍。美国一项卫生经济学研究纳入了5个透析中心,比较不同紧急起始透析方式90天内的医疗费用。研究发现,紧急起始腹膜透析和紧急起始血液透析患者90天内医疗费用分别为16 398美元和19 352美元。研究认为,在保证疗效的前提下,紧急起始腹膜透析与紧急起始血液透析相比费用更低。

综上,紧急起始腹膜透析可作为一种安全、有效的替代使用CVC行紧急起始血液透析的方式,具有良好的应用前景。开展紧急起始腹膜透析有助于提高尿毒症患者的救治率,降低医疗费用,减轻患者个人、家庭和社会的经济负担。

第十一节　腹膜——适应于腹膜透析: 转化科学的力量

腹膜为腹腔内容物,尤其是小肠和大肠,为它们提供了一个光滑、柔润的表面,使得肠蠕动更为顺畅。很幸运的是,由于它的大小、形态、表面积、血液供应以及它是一个潜在的腔隙,可以容纳液体这样的事实,腹膜可以适合于透析治疗的目的。但是,这种适应不是没有局限性和后果的,本节中将展示转化科学如何在理解这些问题中发挥核心作用。多个科学领域都发挥了转化科学的作用,包括复杂的物理学,如先进的数学模型和开发标准化膜模型来探索功能变异度和随时间的变化;基础科研探索透析液、尿毒症和感染,在分子水平、细胞和整体动物模型层面的作用(从小鼠到人类,从体内到体外);临床流行病学方法描述腹膜功能对患者预后以及透析对于腹膜的作用,临床研究评估干预,近期越来越多的后期转化将证据转化为临床实践。本节中将向大家展示,怎样通过这些不同的学科证实腹膜功能的个体变异度对腹膜透析确有影响,以及透析过程本身能随时间影响腹膜,导致损伤、功能衰竭以及潜在的害处。作者将对临床病例进行讨论并突出基于转化科学的治疗策略。

一、早期观察

20世纪80年代晚期至90年代早期为腹膜透析治疗发展的早期阶段。在这个阶段,多个重要现象被观察到,为研究指明了方向。由于腹膜炎的发生率高达数月一次,早期的研究集中在腹膜的宿主防御机制,尤其是固有免疫系统,以腹膜炎为表现形式的对细菌感染的应答。腹膜炎被定义为中性粒细胞的汇集替代天然巨噬细胞群体,导致细胞计数 > 100×10^6/L,引流液可见浑浊。同时,几个重要的原理被确定:首先,腹膜本身是急性腹膜炎症应答的合奏曲,由细菌和间皮细胞层的接触引发,导致局部细胞因子产生和中性粒细胞汇集;因此,就相关的免疫细胞应答而言,感染和非感染的腹膜截然不同。其次,宿主防御系统在非感染腹腔的研究,根据对腹膜透析流出液的判断,透析过的腹腔与从未透析过的腹腔是不同的。流式细胞仪检测结果显示,透析腹腔内的细胞群体更为不成熟,转换率更高,但同时也更活跃,提示透析本身对腹膜有影响,可能与灌注的透析液有关,也可能与潜在的亚临床的腹膜透析管定植感染,即生物膜(见图1-11-1)有关。再次,在某种程度上,Twardowski以一个最简单的方式(根据腹膜平衡试验定义)证明了腹膜功能在个体之间是有显著差异的。

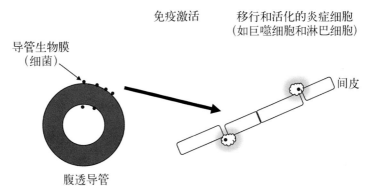

图1-11-1　腹膜透析管定植感染途径

这3个种子的发现为随后25年的多数腹膜相关研究确定了议程。尽管那时较现在关于炎症更为清晰的认识要早[如IL-6(尽管名称不同,当时刚被发现,于1986年首次被克隆出来)的核心作用],但已经暗示腹膜的炎症应答自成一体。在非感染时,透析腹腔中的免疫活化现象,联系生物不相容性概念,随之促进相容性更好的透析液的发展;再后来,将腹膜局部的炎症与腹膜功能的变异度联系了起来,将这些核心发现联系起来成为一个统一的假说,如图1-11-2所示。

二、生理学

Ernest Henry Starling的早期实验距今已超过100年,大概是对腹膜生理学影响最大的研究了。通过这些动物实验,Starling建立了其对毛细血管生理学影

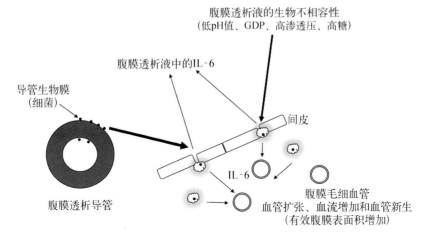

图1-11-2 非感染状态下透析腹腔中的免疫活化现象

响深远的理论,特称为"Starling定律"(**见图1-11-3**)。他证明了溶液置于腹腔内,如果较血浆张力高,则会有液体向腹腔净流入,使血浆超滤成为可能,这是跨毛细血管壁的压力差的作用。除了革命性地改变了对毛细血管生理学的认知,这一发现也为腹膜透析的原理提供了依据。腹膜透析一方面通过溶质弥散向低浓度梯度转移,另一方面液体通过对流转向低渗透压梯度(潜在地,包括静水压和胶体渗透压)。由此产生了腹膜透析的早期应用。具体而言,在20世纪40年代,Fred Boen等初次将其应用于AKI,显示了其潜在的使用前景。

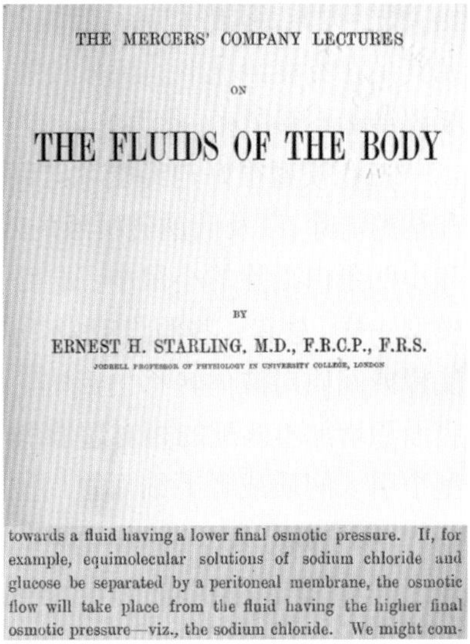

Starling的早期工作奠定了最初的腹膜可能的工作原理的简单"膜"模型。这

THE MERCERS' COMPANY LECTURES
ON
THE FLUIDS OF THE BODY

BY
ERNEST H. STARLING, M.D., F.R.C.P., F.R.S.
JODRELL PROFESSOR OF PHYSIOLOGY IN UNIVERSITY COLLEGE, LONDON

towards a fluid having a lower final osmotic pressure. If, for example, equimolecular solutions of sodium chloride and glucose be separated by a peritoneal membrane, the osmotic flow will take place from the fluid having the higher final osmotic pressure—viz., the sodium chloride. We might com-

图1-11-3 有关Starling定律论述的出版物

一模型描述膜是一个简单的屏障,允许溶质扩散通过,但是对于葡萄糖有足够的限制,使渗透梯度得以维持,液体以及液体中的溶质被"拖向"腹膜腔。这一模型预测了膜的解剖面积约为0.5 m²,不同小分子物质扩散速度的不同由屏障的限制特性来解释,分子越大屏障效应越明显;屏障可以理解为类似电泳中的凝胶。但是这一膜模型尚有不足。首先,实验研究显示超过一定的分子大小(约为白蛋白的相对分子质量,66 000),分子弥散的限制显著增大。小分子物质弥散的速率其实与其在自由水中弥散的速率一致，也就是说膜屏障对其没有限制，提示溶质跨膜最少有两种弥散途径（小分子和蛋白质）。其次，液体的跨膜转移较根据膜面积计算的预测值高。使用 Starling 公式，尤其是模拟艾考糊精透析液（多聚糖溶液，与血浆等渗）所达到的超滤量时完全不适用，会预测出现负超滤。再次，它不能解释长期以来被注意到的钠筛现象（使用高张透析液灌入腹腔的最初阶段透析液钠浓度会下降）。最后，对于钠浓度的下降，它能给出的解释是水进入腹腔的速度比溶质溶解在血浆水中的速度快，现在对这一现象已有明确解释，这是由于毛细血管内皮细胞水孔蛋白的存在并暴露于高渗透梯度所致。

膜模型的这些缺陷被后来由 Bengt Rippe 及其同事发展出的三孔腹膜模型所弥补。在这一模型中，孔的存在不是必需的，仍然可以凝胶模拟，但是预测的孔大小和已知腹膜上存在的解剖结构的高度相关性，使得这一方式更具吸引力。即水孔蛋白途径与超小孔关联，允许无溶质水通过，内皮间紧密连接与小孔途径相关联（尿素、肌酐和糖可自由通过）；大孔代表一过性细胞间隙，开放不固定，尤其是在炎症情况下。从某种意义上说，腹膜比肾小球基膜更难模拟，因为它的组织结构不够紧密、孔道更长，当然腹膜还有额外的超小孔通道。

三孔模型很好地经受了时间的考验，准确地预测了艾考糊精透析液的作用和钠的清除，以及低钠透析液的效果。在动物模型中也被验证，例如在水孔蛋白和小凹蛋白敲除的小鼠中，证实了推测中的孔与解剖结构的关系。与其他任何模型一样，总有一些假设或者"缺陷"使得它并不完美。比如，该模型未考虑血流量或间质对液体转移的影响。一些患者经过长时间腹膜透析后，通常出现与膜面积增加不匹配的相对超滤低下。这种不匹配，将在后面详细讨论，需要在模型中引入间质或者毛细血管周围纤维化，可能需要其他模拟腹膜的方式回答这些问题，比如分布式模型，考虑了毛细血管在腹膜中的深度以及渗透性溶液的梯度问题。这些模型增加的价值将在后续介绍中讨论。

三、临床流行病学

在 20 世纪 80 年代末对腹膜功能个体差异的评价手段为临床科学家开展流行病学研究证实其临床意义提供了便利。很多研究使用了这一手段，最著名的包括 Stoke 腹膜透析研究、CANUSA 研究、阿姆斯特丹学术中心队列、欧洲自动化腹膜透析结局研究（EAPOS）——纳入欧洲多个国家无尿的正在腹膜透析的患者、中国人队列和 ANZDATA 研究。近期重要的贡献来自美国的 Davita 数据库和 Global Fluid 研究。

这些研究采用不同的精巧的腹膜功能试验,但贯穿其中的核心测量是腹膜(小分子)溶质的转运速率、腹膜溶质转运速率和超滤能力。

腹膜溶质转运速率被标准化,4 h D/P_{Scr},典型的是在标准化腹膜平衡试验中(如果需要,可以从中计算出更为复杂的面积物质转运系数)。由于小分子溶质不受腹膜屏障的限制,腹膜溶质转运速率直接与透析液接触的小孔面积(即毛细血管内皮)成比例。这一数值在个体间有较大差异(4 h 的比例,变化范围为0.4 ～ 1.0,即超过100%的差异),短期内个体的可重复性很高(变异度 < 10%),但是测量方法上各研究中心有差异,也就是说不同各研究中心间绝对值可能有小的差异。

超滤能力被定义为 4 h 的净超滤,无论是使用高张力(3.86%浓度的葡萄糖)还是中等张力(2.27%浓度的葡萄糖)的透析液。这一指标有更多问题,因为误差较大(可达25%),这通常与导管功能有关的间歇性引流变异,以及可变的腹膜透析液袋的超量灌注被包含在引流液量中有关,同时也与多种生理学因素混合导致的真实超滤变化有关。其中最重要的因素就是腹膜溶质转运速率:如果升高会导致超滤效果不佳,这部分与渗透压梯度推动的超滤(小孔和水孔蛋白途径大约一半对一半)有关,另一部分与葡萄糖浓度与血浆平衡有关,即渗透压梯度消失后,Starling 力将液体反向推向循环中(液体重吸收),在腹腔内静水压和血管内胶体渗透压的联合作用下,液体反向吸入。但是,其他因素也很重要,或者说有潜在作用。腹膜的内在性质可能导致对于既定的渗透压梯度超滤效率较低,通常描述这一性质的术语是渗透传导度(也叫物质转运不依赖的超滤),腹膜的这一特性在腹膜面积大时会变大,水孔蛋白数量较少或者腹膜较厚、间质纤维化、影响液体流动时变小。区分这些引起超滤能力下降的因素可能是困难的,但是更为精巧的试验及其临床价值,将在本节最后讨论。

腹膜功能变异度和患者生存率

在治疗早期测量腹膜溶质转运速率的队列研究以及现患人群中,有一个被反复证实的发现,即高腹膜溶质转运速率与生存率不佳有关。这独立于其他已知的预测生存的因素,包括年龄、残肾功能、合并症和血浆白蛋白。这些研究中的另一个相当明确的信号是与透析模式的相互关系。使用APD能降低升高的死亡风险,这支持超滤下降是高腹膜溶质转运速率导致的高病死率的主要机制的假说。如之前已讨论的,高腹膜溶质转运速率意味着葡萄糖更快地被吸收,渗透梯度更快地消失,导致超滤减少,在Starling力作用下经过小孔途径的液体重吸收更显著,因为血管的表面积更大。APD的使用可以减轻这一问题,因为短的留腹时间可以在整个夜间治疗中维持渗透压梯度。APD不能解决长留腹液体的重吸收问题,这可能解释为什么仅依靠APD不能完全改变高腹膜溶质转运速率的负面作用。使用艾考糊精透析液,一种多糖腹膜透析液,与血浆等渗,但能产生胶体压力梯度,抵消血管内白蛋白的作用,从而避免长日间留腹出现的液体重吸收,改善液体状态。通过APD和多聚糖的联合使用,高腹膜溶质转运速率的负面作用被彻底解决是可能的,但有待进一步的流行病学数据来证实。同时,必须考虑到其他因素的重要性,例如腹膜溶质转运速率与局部炎症和腹膜蛋白丢失的关系。

尽管腹膜溶质转运速率与不良预后有关,但只有继发性的渗透压传导性下降才与超滤衰竭,以及虽然罕见但严重的并发症硬化性包裹性腹膜炎有关。

四、腹膜功能随时间的纵向变化

关于引起超滤衰竭原因的研究通常显示至少有两个纵向变化:首先,腹膜溶质转运速率的升高。根据定义,这意味着要么是腹膜毛细血管上的小孔数量增加,要么是通过这些毛细血管的血流量增加,当然也可以是两种的结合。换句话说,或者是由于局部炎症导致的有效毛细血管表面积增加,或者是血管新生,类似于在糖尿病血管新生时的视网膜血供异常。在腹膜炎严重的炎症情况下,前者肯定发生,而取材于腹膜的活检标本提示紧密层的血管数量有增加。

然而,也有流行病学研究证实第二个过程,随着时间超滤能力的下降比能用腹膜溶质转运速率的升高解释的效度更多。这种不成比例的超滤能力的下降最好地解释了腹膜渗透传导度下降的原因。像早前所说的,这可以是腹膜功能特定机制效率下降的反应,如毛细血管或毛细血管后静脉水孔蛋白表达的缺失,因此导致经自由水通道的超滤下降,或者腹膜更广泛的损伤导致液体经自由水和溶质偶联的转运均受到影响。后一种机制出现在更广泛的腹膜损伤时,如腹膜纤维化。从腹膜活检中得到足够的证据显示随着透析时间的延长,腹膜逐渐增厚和纤维化,尤其是血管周围纤维化。重要的是,这一机制能同时解释两个途径液体转运的下降以及与这类腹膜损伤相关的钠筛的下降。尽管钠筛的存在反映了水孔蛋白介导途径的存在,然而钠筛的消失不一定表示水孔蛋白的消失。事实上,在严重损伤的腹膜中,钠筛和超滤很大程度上消失,这时的腹膜仍然表达水孔蛋白,但存在纤维化。这是由于钠筛因多种因素很大程度地下降,包括钠扩散和渗透压梯度的快速下降(这类腹膜通常有继发性的快速腹膜溶质转运速率)导致水孔蛋白介导的超滤减少,也可以是由于通过增厚的纤维化的腹膜的水通量下降导致其下降。事实上，不管是何种原因导致超滤下降都会出现钠筛下降，这可以用扩展的三孔模型合并纤维–基质模型来证明。腹膜纤维化也可影响间质的葡萄糖梯度，从而导致毛细血管壁上的渗透性传导率的改变。

五、炎症

如前所述，不少的患者间差异以及腹膜溶质转运速率的纵向变化都提示炎症可能是潜在的机制。考虑到系统性炎症在透析患者中的高发生率，及其与营养不良、心血管疾病和生存率下降的关系，腹膜溶质转运速率的变异性被认为是这一问题的一种反应。Global Fluid研究的目的之一就是证实这一点。在这项研究中的10个来自加拿大、韩国和英国的中心，一致地显示腹膜溶质转运速率与透析液中细胞因子网络的高水平有关，尤其是IL-6，而系统炎症更多的是与老龄和合并症有关；而且透析液中的细胞因子水平总体而言代表了腹膜局部的细胞因子产生。重要的是，系统的而不是腹腔局部炎症与患者的不良预后有关（尽管仍然有证据显示在现症患者中高腹膜溶质转运速率与高病死率有关）。

就此提出一个问题，当腹膜溶质转运速率与生存率的关系随着更为合适的透析处方（包括APD和艾考糊精）的使用，在已经逐步缓和的今天，究竟腹腔内炎症是否仍然重要。可以这样假设，腹腔内的炎症是腹膜损伤的一个必要的或者加速因子。腹膜溶质转运速率的升高与透析液IL-6水平的升高有关。有很好的证据显示，反复发生的、与临床炎症显著相关的严重腹膜炎发生对腹膜有害，扩展到小鼠腹膜炎模型，在炎症通路被"敲除"并用淋巴细胞替代的研究中显示IL-6信号转导及转录激活因子（signal transduction and activator of transcription，STAT）途径发挥了核心作用。也有证据显示，硬化性包裹性腹膜炎发生前的纵向腹膜损伤与高透析液IL-6水平有关，但是这种差异还不足以成为一个预判指标。同样清楚的是炎症不是腹膜溶质转运速率纵向升高的唯一因素，因为腹膜溶质转运速率的升高可使用生物相容性的低葡萄糖降解产物的透析液来予以避免，但似乎不是通过局部细胞因子的产生来介导这一作用。

六、腹膜纤维化机制

局部炎症可能是促进进展性腹膜纤维化的重要因素之一。在最早的提示腹膜纤维化是透析后果的研究中,提示存在腹膜间皮细胞的上皮向间质转化。组织学图像强烈提示这些上皮来源的间皮细胞似乎埋入间质下致密层,表现出间质成纤维细胞的特征,反过来继续扩展,产生胶原在间质的堆积。更近一些的研究对这一机制产生一些质疑(但没有排除这一机制)。细胞系研究似乎提示成纤维细胞是间质来源而非上皮来源。

很可能是这样,炎症、血管新生和纤维化的过程奠定了腹膜衰竭的两个功能方面的基础,腹膜溶质转运速率升高和渗透传导性下降对腹膜损伤都很重要,多种通路(见图1-11-4)相互重叠,导致很多的冗余交叉。例如,高糖的暴露证明可激活这三条通路,同时,炎症可能在纤维化的出现中是必要的,但不是最终的效应器。随着通路网络和机制的逐步揭开,为临床工作者提供防止腹膜损伤的机会,如保护残肾功能或避免过度的葡萄糖暴露,也为未来药物防止腹膜纤维化提供靶向。

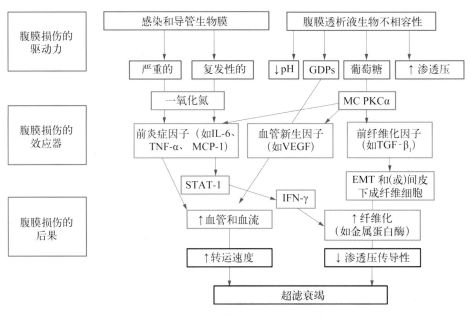

图1-11-4 腹膜纤维化的三条通路

七、腹膜的功能测定

所有这些研究提示测量腹膜功能不仅具有理论价值,而且可能对腹膜透析患者的临床管理也有价值,包括处方和监测腹膜损伤。相关指南就是出于这个原因制定的,尽管证明其实际益处的证据很少,不同中心的做法恐怕也很不相同。规律性的腹膜功能测量是一项耗费时间的工作,也可能与其他活动冲突,比如为防止腹膜炎进行的培训,这一更常见的引起技术失败的原因可能对促进更好地利用有限的资源有用。

最简单的测量腹膜功能的方式是腹膜平衡试验,尤其是对于测量腹膜溶质转运速率的测定被临床定义为最佳的指标。临床工作者应当意识到不同中心测定的腹膜溶质转运速率会有不同,通常是由于肌酐测量方法的不同,以及相应的实验室正常范围的不同。实验也有一定的误差,典型来说为10%,因此少于0.1的4 h D/P_{Scr} 的改变一般没有临床显著性。识别一名患者存在死亡、技术失败和住院风险的直接价值以及通过调整透析处方来缓解这些风险的可能性,使之成为一项有价值的测量。使用腹膜平衡试验来评估超滤能力的价值不那么明确,部分原因是数据较少。《国际腹膜透析协会指南》建议使用高张力(3.86%)葡萄糖透析液进行评估,提出超滤量 < 400 ml作为腹膜功能衰竭的标志;然而,多数发表的数据使用的是中等强度的葡萄糖交换(2.27%),提示当4 h的超滤将至0以下,出现临床问题的机会增加,强调注意引起液体重吸收的处方。总体建议是,标准的腹膜平衡试验应该作为一个筛选工具并结合所使用的透析处方和临床状况进行解读。推荐在透析开始后数周进行评估来认定有风险的患者,之后在需要时重复进行评估,比如变为无尿时,达到液体平衡出现困难,尤其是在日液体清除量少于750 ml时。

为诊断更为困难的患者,明确超滤衰竭的原因,下一个最有用的手段是测定1 h的钠筛,3.86%葡萄糖浓度的交换最为有效。可以帮助确定究竟是超滤衰竭还是过快的液体重吸收问题。更为精巧的手段是使用双重-短时腹膜平衡试验,需要进行两个1 h的腹膜平衡试验,第一个使用1.36%的葡萄糖交换,第二个使用3.86%的葡萄糖交换,分别计算渗透传导度和腹膜溶质转运率。这一试验显然需要更多的劳动力投入,但只有在特殊病例中才需使用。

综上,在过去的30年,人们对腹膜作为一个单纯透析器官的认识逐步提高。与肾脏的滤过单位相比,腹膜更为难以模拟,有数个液体通路,而且是双向的。尽管已有经得起考验的模型,也很清楚腹膜功能的个体差异性对临床的重要影响,透析过程会导致腹膜功能的长程改变。但这一腹膜损害的机制逐渐清晰,炎症、血管新生和纤维化的重要作用已被认定,这为治疗和预防手段的提高创造了机会,这些方式目前已经改善了腹膜透析患者的预后,并有望继续发展。

-------------------------------- 参 考 文 献 --------------------------------

[1] Chen Y T, Chang Y T, Pan S Y et al. Lineage tracing reveals distinctive fates for mesothelial cells and submesothelial fibroblasts during peritoneal injury[J]. J Am Soc Nephrol, 2014, 25(12): 2847–2858.

[2] Cho Y, Johnson D W, Vesey D A, et al. Dialysate interleukin-6 predicts increasing peritoneal solute transport rate in incident peritoneal dialysis patients[J]. BMC Nephrol, 2014, 15: 8.

[3] Churchill D N, Thorpe K E, Nolph K D et al. Increased peritoneal membrane transport is associated with decreased patient and technique survival for continuous peritoneal dialysis patients. The Canada-USA (CANUSA) Peritoneal Dialysis Study Group[J]. J Am Soc Nephrol, 1998, 9(7): 1285–1292.

[4] Davies S J, Brown E A, Frandsen N E, et al. Longitudinal membrane function in functionally anuric patients treated with APD: data from EAPOS on the effects of glucose and icodextrin prescription[J]. Kidney Int, 2005, 67(4): 1609–1615.

[5] Davies S J. Peritoneal solute transport and inflammation[J]. Am J Kidney Dis, 2014, 64(6): 978–986.

[6] de Arteaga J, Ledesma F, Garay G, et al. High-dose steroid treatment increases free water transport in peritoneal dialysis patients[J]. Nephrol Dial Transplant, 2011, 26(12): 4142–4145.

[7] Devuyst O, Rippe B. Water transport across the peritoneal membrane[J]. Kidney Int, 2014, 85(4): 750–758.

[8] Dias D B, Banin V, Mendes M L, et al. Peritoneal dialysis can be an option for unplanned chronic dialysis: initial results from a developing country[J]. Int Urol Nephrol, 2016, 48(6): 901–906.

[9] Ding L, Shao X, Cao L, et al. Possible role of IL-6 and TIE2 gene polymorphisms in predicting the initial high transport status in patients with peritoneal dialysis: an observational study[J]. BMJ Open, 2016, 6(10): e012967.

[10] Fielding C A, Jones G W, McLoughlin R M et al. Interleukin-6 signaling drives fibrosis in unresolved inflammation[J]. Immunity 2014, 40: 40–50.

[11] Ghaffari A. Urgent-start peritoneal dialysis: a quality improvement report[J]. Am J Kidney Dis, 2012, 59(3): 400–408.

[12] Guest S, Filho J C D, Krediet R T. Celebration of the 50th anniversary of the thesis on peritoneal dialysis by Dr. Fred S. T. Boen[J]. Perit Dial Int, 2009, 29(6): 601–604.

[13] Ha I S, Yap H K, Munarriz R L, et al. Risk factors for loss of residual renal function in children treated with chronic peritoneal dialysis[J]. Kidney Int, 2015, 88(3): 605–613.

[14] Htay H, Cho Y, Pascoe E M, et al. Predictors of residual renal function decline in peritoneal dialysis patients: the balANZ trial[J]. Perit Dial Int, 2017, 37(3): 283–289.

[15] Ivarsen P, Povlsen J. Can peritoneal dialysis be applied for unplanned initiation of chronic dialysis?[J]Nephrol Dial Transplant, 2014, 29(12): 2201–2206.

[16] Jin H, Fang W, Zhu M, et al. urgent-start peritoneal dialysis in end-stage renal disease:

complications and outcomes [J]. PLoS One, 2016, 11(11): e0166181.

[17] Kim S G, Ki, S, Hwang Y H, et al. Could solutions low in glucose degradation products preserve residual renal function in incident peritoneal dialysis patients? A 1-year multicenter prospective randomized controlled trial (Balnet Study) [J]. Perit Dial Int, 2008, 28 (Suppl 3): S117−S122.

[18] Koch M, Kohnle M, Trapp R, et al. Comparable outcome of acute unplanned peritoneal dialysis and haemodialysis [J]. Nephrol Dial Transplant, 2012, 27(1): 375−380.

[19] Lambie M R, Chess J, Summers A M, et al. Peritoneal inflammation precedes encapsulating peritoneal sclerosis: results from the GLOBAL Fluid Study [J]. Nephrol Dial Transplant, 2016, 31(3): 480−486.

[20] Lambie M, Chess J, Donovan K L, et al. Independent effects of systemic and peritoneal inflammation on peritoneal dialysis survival [J]. J Am Soc Nephrol, 2013, 24(12): 2071−2080.

[21] Lan P G, Johnson D W, McDonald S P, et al. The association between peritoneal dialysis modality and peritonitis [J]. Clin J Am Soc Nephrol, 2014, 9(6): 1091−1097.

[22] Lin X, Lin A, Ni Z, et al. Daily peritoneal ultrafiltration predicts patient and technique survival in anuric peritoneal dialysis patients [J]. Nephrol Dial Transplant, 2010, 25(7): 2322−2327.

[23] Liu Q, Mao H, Nie J, et al. Transforming growth factor beta1 induces epithelial-mesenchymal transition by activating the JNK-Smad3 pathway in rat peritoneal mesothelial cells [J]. Perit Dial Int, 2008, 28(Suppl 3): S88−S95.

[24] Liu Y, Zhang L, Lin A, et al. Impact of break-in period on the short-term outcomes of patients started on peritoneal dialysis [J]. Perit Dial Int, 2014, 34(1): 49−56.

[25] Lobbedez T, Lecouf A, Ficheux M, et al. Is rapid initiation of peritoneal dialysis feasible in unplanned dialysis patients? A single-centre experience [J]. Nephrology Dialysis Transplantation, 2008, 23(10): 3290−3294.

[26] Mehrotra R, Ravel V, Streja E, et al. Peritoneal equilibration test and patient outcomes [J]. Clin J Am Soc Nephrol, 2015, 10(11): 1990−2001.

[27] Morelle J, Sow A, Hautem N, et al. Interstitial fibrosis restricts osmotic water transport in encapsulating peritoneal sclerosis [J]. J Am Soc Nephrol, 2015, 26(10): 2521−2533.

[28] Povlsen J, Sørensen A, Ivarsen P. Unplanned start on peritoneal dialysis right after PD catheter implantation for older people with end-stage renal disease [J]. Perit Dial Int, 2015, 35(6): 622−624.

[29] Rippe B, Venturoli D. Simulations of osmotic ultrafiltration failure in CAPD using a serial three-pore membrane/fiber matrix model [J]. Am J Physiol Renal Physiol, 2007, 292(3): F1035−1043.

[30] Sikaneta T, Wu G, Abdolell M, et al. The trio trial-a randomized controlled clinical trial evaluating the effect of a biocompatible peritoneal dialysis solution on residual renal function [J]. Perit Dial Int, 2016, 36(5): 526−532.

[31] Twardowski Z J, Nolph K D, Khanna R, et al. Peritoneal equilibration test [J]. Perit Dial Int, 1987, 7: 138−147.

［32］ Wong L P, Li N C, Kansal S, et al. Urgent peritoneal dialysis starts for ESRD: initial multicenter experiences in the United States［J］. Am J Kidney Dis, 2016, 68(3): 500−502.

［33］ Yohanna S, Alkatheeri A M, Brimble S K, et al. Effect of neutral-pH, low-glucose degradation product peritoneal dialysis solutions on residual renal function, urine volume, and ultrafiltration: a systematic review and meta-analysis［J］. Clin J Am Soc Nephrol, 2015, 10(8): 1380−1388.

［34］ Yool A J, Morelle J, Cnops Y, et al. AqF026 is a pharmacologic agonist of the water channel aquaporin-1［J］. J Am Soc Nephrol, 2013, 24(7): 1045−1052.

［35］ Yu Z, Lambie M, Davies S J. Longitudinal study of small solute transport and peritoneal protein clearance in peritoneal dialysis patients［J］. Clin J Am Soc Nephrol, 2014, 9(2): 326−334.

［36］ Yu Z, Tan B K, Dainty S, et al. Hypoalbuminaemia, systemic albumin leak and endothelial dysfunction in peritoneal dialysis patients［J］. Nephrol Dial Transplant, 2012, 27(12): 4437−4445.

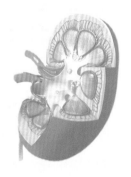

第二章

血液净化新技术的基础及转化研究

  终末期肾脏疾病（ESRD）作为严重威胁民众健康的慢性疾病之一，给国家的医疗资源带来沉重负担。血液净化技术是治疗ESRD的主要方法，它的飞速发展体现了基础医学与临床医学的完美结合，生动地诠释了转化医学的内涵。尽管如此，血液净化领域仍面临许多问题亟待解决。21世纪医学技术的发展为便携式人工肾的研究提供了重要的平台，最新的研究已证实便携式人工肾治疗理念的可行性及其在未来ESRD治疗中的潜力。本章详细阐述了血液净化技术的基础、相关的并发症以及存在的问题，同时对便携式人工肾的治疗优势与挑战进行了展望。

第一节 血液净化概述

自1854年苏格兰化学家Thomas Graham首次提出透析的概念以来,血液透析历经一百多年的发展,迄今已成为一项成熟的治疗技术。血液透析不仅是ESRD的重要治疗手段,而且在AKI、多脏器功能衰竭、毒物抢救等诸多领域有广泛的应用。血液透析的发展史,体现了基础医学与临床医学的完美结合,生动地展示了转化医学的内涵。

世界上最早的人工肾于1913年由美国的John J Abel教授等人用火棉胶制造成功,开始还仅限于犬的动物实验,利用水蛭素作为抗凝剂,实验取得了圆满的结果,标志着人类血液透析事业的开始。由于火棉胶极其易碎,1923年在北京大学工作的Heinrich Necheles教授尝试新的透析器,采用金箔肠衣透析,利用肾切除的犬进行透析试验(**见图2-1-1**)。1924年,德国的Georg Haas第一个将透析技术应用于人类,治疗仅持续15 min,抗凝剂为水蛭素。1928年,肝素发现后,Georg Haas又第一个将肝素用于透析患者。1943年,荷兰的Willem Johan Kolff在第二次世界大战极为困难的时期,设计出转鼓式人工肾(**见图2-1-2**),这是全世界透析史上的第一个里程碑式的人工肾,但由于其不能有效超滤,抢救成功率并不高。1946年,瑞典的Nils Alwall发明了采用正压原理超滤水分的装置,从此透析技术进入了快速发展时期。1954年,血液透析机开始投入批量生产。1955年,美国人工器官协会宣布人工肾正式应用于临床。20世纪60年代,动静

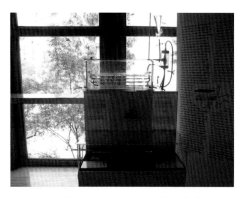
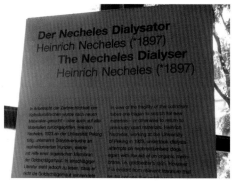

图2-1-1 1923年北京大学Heinrich Necheles教授尝试金箔肠衣透析

注:引自2009年米兰WCN会议

脉外瘘技术、CVC术及动静脉内瘘技术的先后发展,使血液透析及血管通路技术进入了新纪元。此后,血液滤过、血液灌流、血浆置换、免疫吸附、连续性肾脏替代疗法(continuous renal replacement therapy, CRRT)等治疗技术先后问世。近年来血液透析已成为一项成熟的治疗技术,并取得不少新的进展。

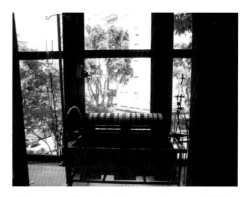

图2-1-2　1943年Willem Johan Kolff设计出转鼓式人工肾

注:引自2009年米兰WCN会议

目前,全球ESRD透析患者已超过200多万例,且仍有增多的趋势。得益于透析技术的发展,经正规治疗的透析患者存活率明显增高,条件较好的透析单位,透析龄超过十年的血液透析患者并不少见,部分患者透析龄已超过二三十年。血液透析技术的发展主要体现在以下一些方面。

一、透析器的改进

血液透析器是透析的关键部件,透析效率的高低主要取决于透析器的材质。既往生物相容性较差的铜仿膜等透析器逐渐退出历史舞台,新的高效、高通量的透析器日渐增多。新型透析器大多采用合成膜如聚砜膜、聚丙烯腈膜、聚甲基丙烯酸甲酯膜等,有更好的生物相容性。此外,还通过改进纤维丝的设计,例如使之成为波浪造型从而增加透析器的面积,减少透析膜厚度或增大膜孔径以增加透析器的通透性,从而提高透析效能,增加小分子及中分子毒素的清除。

二、透析机及透析监测装置的改进

在线血液透析滤过机(on-line HDF)的生产,极大地便利了HDF的应用。透析监测装置如漏血监测、各种压力监测、电导度监测、空气监测、血容量监测等,大大降低了透析相关急性并发症的发生。一些新的监测手段如血容量监测对评估干体重有实用价值。在线清除率监测(on line clearance measurement, OCM)可以在线评估Kt/V,不需要抽血就能够实时监测小分子毒素清除充分性。近年来,随着电子技术的发展,体积小、重量轻、便于携带,可供出差、旅游时使用的小型人工肾也已经面世。

三、透析液的改进

醋酸盐透析液由于其非生理性,许多患者不能耐受,目前基本被淘汰,碳酸氢盐透析液成为主流透析液。近年来,另外一项明显的进步是对透析用水与透析液质量有更严格的规定。研究表明,透析用水质量的好坏与患者的预后密切相关,超纯透析液能够减少患者的炎症状态与心血管并发症,改善预后。目前,全球各国对透析液的质量要求有严格的规定,美国医疗器械进展协会(the Association for the Advancement of Medical Instrumentation, AAMI)2014规定,标准透析液细菌含量不应超过100 CFU/ml、干预50 CFU/ml,内毒素含量不应超过0.5 IU/ml。超纯透析液细菌含量不应超过0.1 CFU/ml,内毒素含量不应超过0.03 EU/ml,置换液必须无菌、无致热源。我国相关规定及国际ISO规定与美国AAMI相似,而日本透析协会JSDT则有更苛刻的要求。

四、透析治疗方式的探索

每周3次、每次4 h是标准的血液透析治疗模式。但近年研究发现,每周透析5～7次较传统的每周3次透析有更大的优点。每日透析可以改善患者的预后,在控制高血压、改善左心室肥厚和左心室功能,改善高磷血症、提高生活质量和营养状态方面,优于传统的每周3次透析。每周2次血液透析既往是持排斥状态的,但发展中国家仍比较普遍。近年来国内外研究发现,每周2次血液透析在延缓残肾功能减退方面优于每周3次透析,部分群体两者总生存率相似,因此,还值得进一步前瞻性随机对照研究验证。

透析登记是血液透析质量控制的重要组成部分,发达国家开展的相关工作比较完善,而发展中国家往往比较薄弱。世界上最早开展透析登记的组织是欧洲肾脏病学会-欧洲透析与移植协会登记系统(ERA-EDTA Registry)。早在1964年,该组织即开始进行欧洲多国肾脏透析资料登记。USRDS是全球最有影响力的透析登记组织之一,自1989年以来USRDS每年发表年度报告,详细报告了美国ESRD的发病率、患病率、病死率、病因、患者特征等流行病学特征以及这些指标的年度变化规律,并预测未来可能的变化趋势,同时报告各国间这些指标的差异。其他比较有影响力的透析登记组织有日本透析医学会组织的日本长期透析治疗状况,以及英国透析登记(UK Renal Registry)、加拿大器官替代治疗登记（the Canadian Organ Replacement Register, CORR）等。我国在透析登记方面起步较晚，1996年，在上海市医学会肾脏病分会主持下，由上海仁济医院具体负责实施对上海市透析状况进行登记统计，这是国内肾脏病学界首次较规范、全面的透析登记。自1999年上海市卫生局成立血液透析质量控制中心以后，上海市年度透析登记工作成为质控中心的重要工作之一。2006年，上海市"透析登记网络"正式推广使用，该系统为上海各医院的透析中心提供了一个稳定可靠的登记平台，还为各中心提供了一定的管理和数据统计分析功能。2010年，在陈香美院士主持下，全国血液净化病例信息登记系统正式推广使用，使我国的透析登记工作上了一个新的台阶。

目前，我国潜在的透析患者超过100万例，但其治疗率不足1/5，各地区的透析技术参差不齐。总体说来，我国的透析水平整体上跟国际发达国家还有一定的差距，特别是透析设备大多需要进口，国产化的透析设备差距比较明显。随着我国大病医保的普及，透析患者的治疗率会有明显的提高，透析工作者可谓任重而道远。

第二节　影响血液透析质量及预后的因素

近年来，血液透析技术有了飞速发展，血液透析患者的预期寿命也有了显著提高，许多患者的透析龄已达十年以上，部分患者透析龄高达二三十年。尽管如此，血液透析领域仍面临许多问题亟待解决。这些问题虽然非常古老却没有完美地解决，某些问题还存在争议，如透析充分性的评估与达标、血液透析患者容量负荷管理、血液透析频率与临床预后等，都是影响透析质量及预后的重要因素，一些新技术、新理论都有待实践的进一步检验。

一、血液透析充分性评估

血液透析充分性是指与血液透析相关的发病率和病死率降至最低水平所给予的透析剂量，是影响血液透析质量及预后最重要的因素之一，也是规范化透析治疗的重要组成部分。正确评估患者的透析充分性，适时调整透析剂量及透析方案以达到充分透析，是改善透析患者预后的重要途径。为确定合适的透析剂量，首先需要有一个好的"溶质标的"，这种溶质标的应该是简便易测、重复性好的尿毒症毒素。根据尿毒症毒素分子量大小,可以分为小分子、中分子及大分子毒素,其中BUN、Scr是大家熟知的小分子毒素。尽管尿素这一小分子物质并非尿毒症患者的主要毒素,但由于BUN检测容易、重复性好,而且与患者预后密切相关,因而BUN成为广泛采用的"溶质标的"。相应地,与之相关的Kt/V与尿素减少率(urea reduction rate, URR)成为临床最常用的评估血液透析患者溶质清除是否充分的重要指标。

在Kt/V中,K代表透析器对血浆尿素的清除率,T代表透析的时间,V代表尿素分布容积。Kt/V值可以通过正规的血液侧可变容积的尿素模型、运用电脑很快计算出来。这一方法的原理是在透析过程中BUN水平呈对数下降,其呈对数下降的斜率即为Kt/V,而计算斜率必须测定透析前和透析后的BUN。当Kt/V检测取单室模型时,其得出的数据为单室Kt/V(spKt/V),由于推导spKt/V的数学公式很复杂,美国肾病学者Daugirdas提出了一个相对简单的公式,目前被全球广泛采用。公式如下:spKt/V = − Ln(R − 0.008 × T)+(4 − 3.5 × R) × UF/BW。其中,R=透析后单室BUN(spBUN)/透析前BUN,T=透析时间,0.008×T=透析过程中尿素生成的校正因子,UF=超滤量(L),BW=透析后体重(kg)。

近年来,某些透析机型如德国费森尤斯公司4008S、5008S、5008等均可以在OCM而不需要抽血(见图2-2-1),其原理是通过电导度传感器监测透析液经过透析器前后发生的电导率变化间接估算尿素的清除效果。多项研究表明,OCM监测得出的spKt/V值与常规采血根据Daugirdas公式计算得出的spKt/V值非常接近,有利于临床便利地监测透析充分性。

spKt/V的一个缺点是没有考虑透析后尿素的反弹,尿素反弹是指在透析后BUN水平先是急剧上升,之后缓慢上升。尿素反弹在透析后30 ~ 60 min内完

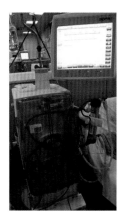
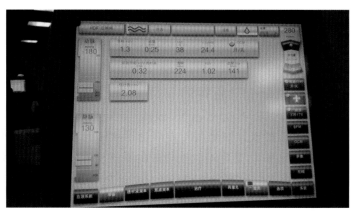

图2-2-1 费森尤斯5008S透析机,利用OCM可以在线监测Kt/V

成。当尿素反弹完成后采血检测BUN水平称为平衡BUN,由此计算出的Kt/V则称为平衡Kt/V(eKt/V),获得eBUN的方法之一是透析结束30 min后采血,也有研究者采用透析结束前30 min采血,这是因为有研究发现透析结束前30 min与在透析结束后30 min采血检测的BUN水平极为相似,这种方法由于不需要患者透析结束后再多等待30 min,因而更易为患者所接受。此外,还有学者通过公式,利用spKt/V推导出eKt/V的值,其公式如下:eKt/V=spKt/V − 0.6×(spKt/V)/T+0.03。

在评估Kt/V时,还需要考虑患者的透析频率。目前,国际上标准的透析频率是每周3次,但在发展中国家每周2次仍比较普遍,而在发达国家,每日透析也被证实存在一定的优点。显然不同透析频率的患者所需要的Kt/V值是不同的。对于透析频率低的患者,每次透析的Kt/V目标值应高一些。为了公平地比较不同透析频率的Kt/V值,Gotch提出了一个新的参数即标准Kt/V(stdKt/V),其原理是将能够达到相同BUN峰值浓度的间断透析和持续透析的剂量相等同,并认为不同种的透析方式只要达到相同的BUN峰值浓度,其效果就是一致的。对于无尿患者间断血液透析的stdKt/V值可以根据以下公式计算:stdKt/V = 168×$(1 − e^{-eKt/v})$/T/$\{[(1 − e^{-eKt/v})/eKt/V] + [168/(N×T)] − 1\}$,其中,$eKt/V$ = 平衡Kt/V,N= 每周透析次数,T= 透析时间(h)。

某些情况下,当缺少超滤等数据时,可以使用URR来评估患者的透析充分性,其公式为:URR=100×$(1 − C_t/C_0)$,其中C_0为透析前尿素浓度,C_t为透析后尿素浓度。尽管URR不如Kt/V来得精确,但在Kt/V不能获取的情况下,不失为一个可以接受的替代指标,且更为简单。

Kt/V和URR的出现,使人们对于透析充分性的指标有了一个较好的参考标的。大量研究表明,Kt/V与患者的预后显著相关,过低的Kt/V值患者病死率显著增高。为此,美国肾脏病基金会《KDOQI指南》对于传统的每周3次血液透析患者spKt/V要求的最低目标是1.2,为了应对在透析过程中各种可能引起透析不充分的事件发生,目标spKt/V应达到1.4。《腹膜透析欧洲最佳实践指南2005》则推荐spKt/V最低目标应为1.4。考虑透析频率及残肾功能的影响,《KDOQI指南》2006更新了对于血液透析患者spKt/V要求的最低目标,**如表2-2-1所示**。

《KDOQI指南》2015年有了新的更新,该指南对于非标准透析频率的患者采用标准Kt/V(stdKt/V)来评估透析充分性。根据该指南的要求,对于标准的每周3次血液透析患者目标spKt/V应达到1.4,最低spKt/V是1.2;对于每周不是排3次血液透析的患者,其每周总的标准Kt/V(stdKt/V)应达到2.3,最低目标为2.1,计算时应包括透析超滤和残肾功能两部分。

表2-2-1 《KDOQI指南》2006更新对于血液透析患者spKt/V要求的最低目标

透析频率	残肾 $Kr < 2$ ml/(min · 1.73 m²)	残肾 $Kr > 2$ ml/(min · 1.73 m²)
2次/周	不推荐	2.0
3次/周	1.2	0.9
4次/周	0.8	0.6
6次/周	0.5	0.4

Kt/V指标尽管是透析充分性评估的一个重要标的,但单纯依赖Kt/V是远远不够的,评估透析患者的充分性至少包括两大方面,即溶质清除充分和液体清除充分,此外还需结合患者的自我感觉、并发症、营养状态等。Kt/V仅代表溶质清除,而且是小分子溶质清除的重要指标,事实上,许多长期血液透析的患者尽管有很高的Kt/V,但却有腕管综合征等中大分子沉积所致的严重慢性并发症,在Kt/V公式中,有人用透析前后的β₂-MG浓度取代尿素浓度,得出的数据希望用于评估中分子毒素的清除情况,但目前尚无明确的清除靶目标。即使是Kt/V,理想的靶目标值也是存在争议的。早在20世纪80年代中期,Gotch和Sargent分析了美国国家透析合作研究(NCDS)的结果,结果显示当spKt/V < 0.8时治疗的失败率显著增加。20世纪90年代,美国的资料显示,spKt/V在达到1.3之前,每增加0.1,患者的死亡危险度就减少7%;spURR在达到70%之前,每增加5%患者的死亡危险度就减少11%。然而,当spKt/V和spURR超过1.3和70%后,患者的病死率并没有进一步下降。同期法国的资料显示,增加透析剂量可以进一步降低病死率,当平均spKt/V达到1.67时,5年生存率高达87%,20年生存率高达43%。日本的资料则显示,当spKt/V在上升到1.8之前,患者的死亡危险度都将持续下降,而且spKt/V ≤ 1.4的患者住院危险度要高于spKt/V > 1.4的患者。近年一项大规模前瞻性随机对照研究(HEMO研究)的结果显示,大剂量透析组(eKt/V, 1.53 ± 0.09,相当于spKt/V为1.71 ± 0.11、spURR为75.2% ± 2.5%)的患者其预后并不优于标准剂量透析组(eKt/V为1.16 ± 0.08,相当于spKt/V为1.32 ± 0.09、spURR为66.3% ± 2.5%)的患者。尽管存在这些争议,目前国际上仍普遍采用修订后的《KDOQI指南》。

总之,评估透析充分性目前已取得不少共识和进展,但仍存在一些盲区和争议,理想的评估工具有待完善。随着透析技术的发展,新的理论和新的方法有待实践的进一步检验和循证医学的支持。

二、血液透析患者容量监测及管理

随着透析技术的发展,小分子溶质清除不充分的状况趋向于减少,特别是新型高通量透析器的应用,大部分患者单次透析的Kt/V指标比较容易达标。然而,液体清除的情况仍不尽满意。有证据表明,血液透析患者容量超负荷的情况普遍存在。一项欧洲多中心的研究表明,28.3%的患者透析前存在显著的容量超负荷状态。过多的容量负荷容易导致高血压、心室肥厚、心力衰竭等并发症,并与患者病死率升高密切相关。因此,血液透析患者容量负荷的监测及管理就显得相当重要。

血液透析患者要达到容量平衡需要达到透析后干体重状态。所谓干体重,通常是指为不存在透析间期高血压和透析过程中低血压的情况下患者所能耐受的最低透析后体重。Charra指出干体重是指通过透析清除足够液体而达到的理想透析后体重。该体重能够使患者透析前及透析间期血压在不使用降压药的情况下仍能维持正常,且没有明显的水过多及脱水表现。然而,对该定义是有争议的。近年来,人们用生物电阻抗方法测定发现,在达到干体重的患者中仍有相当一部分血压是高的。欧洲一项研究发现,13%的血液透析患者容量状态理想却有高血压,而10%的血液透析患者尽管存在高血容量而血压却是正常的。可见正常血压不等于容量平衡,高血压也未必是高血容量。人们对此认识也是建立在循证医学基础上不断深化的。

干体重判断尽管非常重要,但目前临床上尚缺乏判断干体重便捷的“金标准”,还需要传统的临床方法评估结合实验室、生物电阻抗分析等综合判断,有时需要尝试着调整患者的透析超滤来确定在透析过程中所能耐受的最低透析后体重,从而摸索出合适的干体重。

传统判断干体重的临床方法是基于临床表现、体征,结合一些实验室检查如超声、X线片检查来判断,这也是最简单、最基本的方法。通过观察患者有无胸闷,憋气,颜面、下肢水肿,高血压等来判断是否存在容量负荷过重,通过低血压、肌肉痉挛、乏力等来判断容量不足,并结合超声检查有无胸腹腔积液、X线片显示有无肺瘀血、心胸比是否扩大等来判断干体重。该方法简便易行,但敏感性差,只有容量负荷显著增高或降低时才能发现,并且需要临床医师有丰富的临床经验。

为判断干体重有较为客观的标准,人们尝试了各种方法,诸如下腔静脉直径测定、在线血容量监测、生物化学标志物检测、生物电阻抗分析法、同位素测定等。下腔静脉直径测定采用超声方法检测，由 Natori 于 1979 年首次用于预测血容量，其后相继有肾脏科学者利用该指标评估透析患者的干体重。有报道下腔静脉直径与中心静脉压有良好的相关性，检测时通常取下腔静脉与肝静脉汇合远端 1 ～ 2 cm 处为测定点，为减少呼吸影响常用平静呼气末状态下的下腔静脉直径作为判断标准。透析患者正常容量状态的参考标准是下腔静脉直径 8 ～ 11.5 mm/m^2，< 8 mm/m^2 为低血容量状态，> 11.5 mm/m^2 则为高血容量状态。下腔静脉直径测量具有无创、快速、简便的优点，但该方法容易受到心力衰竭、三尖瓣反流等因素的影响，并且要求患者在透析后 2 h 需要有专门的技术人员测定。临床上，并没有得到大量的普及。

在线血容量监测是通过实时监测透析时血液中的血细胞比容和白蛋白浓度来了解血容量情况，从而判断干体重。其原理是透析中血液的红细胞比容和白蛋白浓度的变化与血容量变化成反比。由于是实时监测，该方法在一定程度上有助于确定透析患者合适的超滤量，以防止在透析过程中发生低血压和指导治疗透析患者难治性高血压。尽管有不少文献支持在线血容量监测有助于评估透析患者的干体重，但也有一些反面的证据。Reddan 领导的一项随机对照试验研究（CLIMB 试验）显示，血液透析患者在线血容量监测指导组的住院率和病死率均高于传统方法监测组；此外，由于该方法需要有专门的设备，对护士的培训要求也较高，并且血容量亦无标准值，这些都限制了它的广泛使用。

生物化学标志物测定用来评估透析患者的容量负荷状态、预测预后有较多的报道。目前，常用的生物化学标志物有心房钠尿肽、BNP、NT-ProBNP 及环鸟苷酸等。心房钠尿肽是一种含 28 个氨基酸的肽类激素。主要在心房肌细胞产生，当右心房壁因高血容量状态导致压力升高时，刺激心房肌细胞使心房钠尿肽分泌增加。有报道未达到干体重的透析患者常伴有高血浆心房钠尿肽水平，Kuriyama 等认为理想的透析后心房钠尿肽水平应为 50 ～ 60 pg/ml。然而，心房钠尿肽的影响因素除了容量负荷以外，其他因素如心功能不全、冠心病、瓣膜病、年龄等对其都有影响，而且其半衰期短，临床测定困难，限制了它在临床上的使用。BNP 是由心室分泌的利钠肽家族成员，最早由日本学者 Sudoh 等于 1988 年首次从猪脑内分离纯化得到。人们最早发现 BNP 与心血管疾病所致心力衰竭程度密切相关。有学者形象地将其比作心力衰竭的"白细胞计数"，心力衰竭患者血 BNP 水平显著增高。近年来发现 BNP 水平与肾功能状况及容量负荷均有关，CKD 患者血 BNP 水平普遍增高，并随着肾功能的减退逐渐增高。在透析患者中，达到干体重的患者血 BNP 水平较低，通过透析治疗降低患者的容量负荷可使血 BNP 水平下降。然而，BNP 同样受到心功能、残肾功能等诸多因素的影响,使用BNP来评估透析患者的干体重缺乏明确的阈值。此外,还有报道采用NT-ProBNP、环鸟苷酸来评估透析患者的干体重,总体说来,这些生物活性因子与容量负荷有一定的相关性,检测简便,在评估透析患者干体重上有一定的诊断价值,但受到心功能、肾功能、年龄等多种因素的影响,不能作为独立的评估干体重的唯一指标。

　　生物电阻抗分析法是近年来评估透析患者干体重颇有前景的一种方法,具有简单、易行、无创、客观、快速、低成本等优点。例如,费森尤斯公司生产的人体成分分析仪,其原理是基于生物阻抗波谱法,通过测量细胞对不同频率电流的阻抗发现细胞的传导性不同,据此获取细胞内外液及水负荷指标(**见图2-2-2**)。它使用数学模型和混合方程(例如,科尔-科尔图和Hanai模型)来测定细胞外液和细胞内液的电阻并计算每个成分的体积,借以评估体内的容量负荷状态。人体成分分析仪利用50个不同的频率测量生物电阻抗(5～1 000 kHz,低到高频),确定全身水含量和细胞外液的电阻。低频电流不能穿过细胞膜,因此电流只通过细胞外液,而高频电流可穿过所有的体内水,包括细胞内液和细胞外液。通过人体成分分析仪测量可以获得以下几个重要的参数:脂肪组织含量、肌肉组织含量、体内总体液量,以及细胞外液、细胞内液以及水负荷状态。正常情况下,水负荷介于-1.1～1.1 L,当水负荷 > 2.5 L时,提示有严重的体液超负荷;反之,当水负荷 < -1.1 L时,则提示机体处于脱水状态。Wizemann等研究发现,透析患者当水负荷/细胞外液比值超过15%时存在明显的体内水负荷过多。这些高血容量的患者心血管病死率显著增高。近年来,欧洲的几项前瞻性随机对照试验发现,透析患者使用人体成分分析仪的治疗组,其血压的下降程度、左心

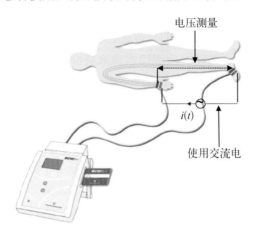

电压测量

$i(t)$

使用交流电

图2-2-2　费森尤斯公司人体成分分析仪示意图

注:工作原理是基于生物阻抗波谱法评估容量负荷及营养状态

室质量指数改善程度及生存率均显著优于对照组。然而,生物电阻抗检测也有不完美之处。例如,身上有金属材料的患者,其检测值将受到明显的干扰,不能提供正确的信息。

其他方法如同位素测定等由于比较烦琐,目前主要限于实验研究,难以在临床方便地开展。

总之,透析患者的血容量监测非常重要,干体重评估尽管是一项古老的课题,然而其测定仍有赖于传统的临床评估结合一些新的技术如生物电阻抗等的综合应用。

三、血液透析频率与临床预后

血液透析历经一百多年的发展,目前已成为一项成熟的治疗技术。早先血液透析采用每周2次,20世纪80年代开始增加至每周3次,尽管历史上并无循证医学的证据来证实这种透析频率上的变化是否合理,目前每周3次已成为国际上标准的血液透析模式。在欧美一些发达国家,每日透析被证实存在一定的优点,研究发现每日透析可以改善患者的预后,在控制高血压、改善左心室肥厚和左心室功能、改善高磷血症、提高生活质量和营养状态方面,优于传统的每周3次血液透析。而在发展中国家,每周2次血液透析仍相当普遍。例如,在泰国,只有每周2次血液透析医疗保险才能覆盖,而每周3次医疗保险覆盖则有困难。

既往有关每周3次与每周2次血液透析比较的研究相当少见。零星的资料显示,每周3次血液透析患者的预后并不优于每周2次的患者。早在1999年,来自美国的资料显示,在现有的血液透析患者中,每周2次透析患者的病死率显著低于每周3次的患者;而在新发的血液透析患者中,两者病死率相当,并无统计学差异。来自泰国的资料显示,每周2次血液透析与每周3次的患者营养状态相当。中国台湾地区一项历时7年的研究提示,与每周3次相比,每周2次血液透析患者残肾功能减退较慢,血清β_2-MG水平较低,透析期间低血压发生率及住院率均较低,而且两组心胸比例、营养及炎症指标均相似。

由于缺乏前瞻性随机对照研究的证据,目前每周3次仍是国际上标准的血液透析治疗模式,但在我国以及广大发展中国家,由于经济条件及医疗条件限制,仍在不少患者中广泛实施每周2次血液透析。根据上海市透析登记资料,上海市每周2次血液透析患者大约占总血液透析患者的1/3。既往国际上关于血液透析患者治疗的相关指南大多是基于每周3次的基础上设立的,那么,对于这部分每周2次的患者,其治疗是否符合规范,其生存率及预后如何,是否有必要转变透析模式,对于我国及广大发展中国家肾病学界而言,是一项迫切需要解决的任务。我国著名的肾脏病专家钱家麒教授最早发现了这个问题,为此上海交通大学医学院附属仁济医院肾脏科率先开展了系列研究,利用上海市透析登记资料,通过比较每周2次与每周3次血液透析患者的临床特征与临床预后,并对初始血液透析患者与透析龄超过5年的血液透析患者进行亚组分析,结果显示,每周2次与每周3次血液透析的患者2年生存率相当,并无统计学差异,尽管每周2次血液透析的患者年龄更轻、透析龄更短,营养状态相对更好,但在校正了上述因素后,多因素Cox风险回归分析提示两组的生存率仍无统计学差异。有意思的是,亚组分析显示,在透析龄1年以内的初始透析患者与透析龄超过5年的患者中,每周2次血液透析患者的生存率甚至优于每周3次者。上述研究结果与早先美国的资料相似,但由于种族的不同,我们的资料更能说明中国血液透析患者的实际情况。当然,必须注意到,在透析龄超过5年的患者中,每周2次血液透析患者的人数远少于每周3次者;而在初始的血液透析患者中,两组患者比例相当。提示每周2次并不能够取代传统的每周3次血液透析的治疗模式,临床上应该根据患者的具体情况合理应用每周2次血液透析。近年来,国际上有关每周2次血液透析与每周3次血液透析比较的研究争论相当热烈。最近,泰国的一项前瞻性研究仍然提示,每周2次血液透析患者与每周3次者比较,两组的生存率与住院率相似。国内复旦大学附属华山医院陈静教授等研究显示,每周2次血液透析患者残肾功能减退的速率显著低于每周3次者。美国Kalantar-Zadeh等学者认为,每周2次血液透析能够更好地延缓残肾功能减退,其原因可能是由于血液透析本身是一种非生理性的治疗模式,它可以引起间歇性肾缺血,导致类似AKI的病理改变,从而导致残肾功能下降。最近的FHN研究也证实,频繁的夜间血液透析会加重残肾功能的丢失。而透析患者更好的残肾功能与生活质量提高、前炎症介质减少及生存率提高有关,反之残肾功能的下降速率则与病死率呈正相关。

根据国际权威的血液透析相关的《KDOQI指南》,残肾功能 < 2 ml/(min·1.73 m²)的患者不适合每周2次血液透析,也即无尿患者不应该行每周2次血液透析,但我们的研究发现,部分每周2次血液透析的患者,透析龄已经超过5年或10年,最长的甚至超过20年,通常情况下,这些患者大多是无尿患者。以上事实提示,即使处于无尿状态,部分患者每周2次血液透析仍然是可行的,但适宜人群还需要大规模前瞻性的研究证实。为此,Kalantar-Zadeh等学者建议,大部分人可以考虑以每周2次血液透析作为初始治疗模式,以后逐渐增加透析剂量,这与我国的实际情况相似。

Kalantar-Zadeh等建议参考以下入选标准来选取每周2次血液透析模式：① 好的残肾功能，残肾尿量 > 0.5 L/d；② 相邻的2个透析治疗间隔期间液体潴留较少，低于2.5 kg或少于5%理想干体重；③ 无临床显著的容量负荷，有限的或即刻可控的心血管或肺部症状；④ 相对于残肾功能合适的身材大小，患者身材较高大且无高分解代谢状态可能适合每周2次血液透析；⑤ 高钾（血钾 > 5.5 mmol/L）不常见或即刻可控；⑥ 高磷（血磷 > 5.5 mmol/L）不常见或即刻可控；⑦ 营养状态良好无明显的高分解代谢；⑧ 无严重贫血（血红蛋白小于80 g/L），对贫血治疗有恰当的反应；⑨ 住院治疗较少，并发症易控；⑩ 令人满意的与健康相关的生活质量。作者强调，上述建议仅提供了一个总的框架而并非特异性要求，但由于该建议仅是专家的个人意见，因此也备受质疑。Vanholder等指出，大部分患者难以满足上述苛刻的条件，诸如残肾功能好、并发症少且易控、满意的生活质量等，因此每周2次血液透析的可行性令人怀疑，现有的支持每周2次血液透析的资料证据并不充分，极可能存在着偏差。对于Kalantar-Zadeh等提出的对于年龄太大和行动能力差的患者可以考虑每周2次血液透析，Vanholder等反驳道这些患者显然不符合Kalantar-Zadeh等制定的上述入选标准。

尽管如此，包括我们在内的国内外相关研究使国际肾病学界重新审视透析频率对预后的影响。近年来，国际上对每周2次血液透析的认识从早先几乎一边倒的质疑中回到理性看待的境界。并且越来越多的学者认为，血液透析患者特别是有残肾功能的患者不应采取一刀切的每周3次血液透析，初始患者可以从每周2次血液透析逐步过渡到每周3次血液透析。相关的研究正呈方兴未艾的态势，有待进一步循证医学的支持与验证。

四、透析器通量与超纯透析液

血液透析是治疗ESRD的重要手段，但透析的远期预后仍不乐观，尿毒症患者心血管疾病的发生率可达普通人群的5 ～ 10倍。在美国，血液透析患者每年的病死率高达20%左右，在欧洲为14% ～ 26%。长期血液透析患者容易出现心血管病变、继发性甲状旁腺功能亢进、透析相关性淀粉样病变等各种慢性并发症，这些并发症的发生很大程度上与中分子毒素沉积有关。长期以来，中分子毒素沉积相关的并发症一直困扰着尿毒症透析患者。高通量透析的出现，使得中分子毒素的清除有了明显的进步。

高通量透析是近年来血液透析领域的重要进展之一。通量指的是透析器对水的清除能力,用超滤系数 Kuf [ml/(mmHg·h)] 表示,即每小时每个 mmHg 压力下透析器超滤水的毫升数。根据透析器的 Kuf 值把透析器分为低通量、中通量、高通量透析器。高通量透析器定义为 $Kuf > 20$ ml/(mmHg·h) 的透析器,低通量透析器 $Kuf < 10$ ml/(mmHg·h),中通量透析器 Kuf 介于两者之间。使用高通量透析器进行常规血液透析的治疗技术即为高通量透析。高通量透析清除毒素的原理不仅在于弥散,还能通过对流及吸附作用清除毒素,因而高通量透析比低通量透析能清除更多的中分子量毒素。高通量透析的发展,首先得益于透析膜工艺的重大改进,近年来,生物相容性较好的合成膜得到了广泛的应用。与低通量透析相比,高通量透析具有以下一些优点:① 增加中大分子溶质的清除能力,降低 β_2-MG 水平,使得淀粉样病变、囊性骨病、腕管综合征、关节病变显著降低,延迟透析相关性淀粉样病变的发生。大量的研究证实高通量透析显著降低 β_2-MG 水平,而且对其他中分子毒素例如半胱氨酸蛋白酶抑制剂 C 也有明显降低作用。② 改善钙磷代谢紊乱,降低血磷和甲状旁腺激素水平。高通量透析能够通过吸附作用降低甲状旁腺激素水平,对血磷控制有利。Fu 等报道,高通量透析还能通过降低血清成纤维细胞生长因子-23 水平减轻血管钙化。③ 可以清除脂蛋白脂酶抑制物及载脂蛋白 C Ⅲ,使脂蛋白脂酶活性升高,三酰甘油 (triacylglycerol, TG) 水平降低,改善脂质代谢紊乱,减少心血管并发症。Wanner 等报道,与低通量透析器相比,高通量的聚砜膜显著降低血清 TG 及氧化型低密度脂蛋白 (low density lipoprotein, LDL) 水平,脂蛋白 C Ⅱ 及 C Ⅲ 水平均下降,而 C Ⅱ /C Ⅲ 比值显著增加。④ 减轻炎症反应、氧化应激对血管内皮的影响,保护残肾功能。Hartmann 等比较了高通量的聚砜膜与低通量的醋酸纤维膜,血液透析 1 年后,高通量组残肾功能下降显著低于低通量组。⑤ 改善营养状况和贫血。理论上说,高通量透析器由于通透性较大,血液透析时可能促进白蛋白等营养物质的丢失。然而,不少研究证实,高通量透析可能会使白蛋白基线水平较低的透析人群获益更明显,不但不会过多丢失白蛋白,且对大、中分子毒素有更好的清除作用,这可能与高通量透析生物相容性较好,通过改善透析患者的慢性炎症,增加中分子物质的清除有关。Marcus 等观察了 65 例患者,从低通量 F8 透析膜改为高通量 F80 透析膜 8 个月后,白蛋白水平从 38.4 g/L 增加到 40.4 g/L。⑥ 提高生存率、降低住院率及并发症。Kim 等比较了 893 例残肾尿量 > 100 ml/24 h 的透析患者及 913 例残肾尿量 < 100 ml/24 h 的透析患者,经过平均 31 个月的随访,结果发现,尽管高通量透析与低通量相比,两组残肾尿量 > 100 ml/24 h 的透析患者生存率无差异,但对于残肾尿量 < 100 ml/24 h 的患者却能够显著提高生存率。近年来针对高通量透析美欧相继出现了两个大规模的前瞻性随机对照

研究，即HEMO和MPO研究。HEMO研究提示，高通量透析相较低通量透析虽然不能降低透析患者的总体生存率，但与心血管死亡相关的风险及心血管病住院率均显著降低，特别是对于透析时间超过3.7年的患者，高通量透析组死亡风险显著降低达32%。MPO研究提示，高通量透析与低通量透析相比，可显著降低β_2-MG的蓄积，其对透析患者总体生存率的改善虽然无统计学差异；但对于血清白蛋白低于40 g/L的高风险、转归不良患者，高通量组的死亡风险降低51%。此外，二次分析显示，糖尿病肾病亚组中高通量血液透析组的死亡风险降低39%。

高通量透析尽管存在不少优点，但也存在缺点。由于透析膜通透性较高，存在反超滤现象，可能在引起透析液时内毒素进入血液，引起致热反应。为避免这些不利状况的发生，高通量透析需要使用超纯透析液。据美国AAMI规定，标准透析液细菌含量不应超过100 CFU/ml、干预50 CFU/ml，内毒素含量不应超过0.5 IU/ml。超纯透析液细菌含量不应超过0.1 CFU/ml，内毒素含量不应超过0.03 EU/ml，置换液必须无菌无致热源。要达到上述要求，必须要有高质量的反渗水装置以生产超纯水，反渗水需要经过双极RO膜处理。在透析液的制备过程中，由于碳酸氢盐容易污染、滋生细菌，推荐使用高质量的B粉浓缩液，在透析中水路的终端还需要加装细菌内毒素过滤装置，例如DIASAFE plus滤器（见图2-2-3），以保证产生超纯透析液。近来《欧洲最佳血液透析实践指南》强烈推荐在常规和高通量透析治疗中均使用超纯水透析。大量的研究证实，超纯透析液能够降低尿毒症患者的炎症反应，改善营养状况，改善患者对促红细胞生成素的反应，降低心血管疾病的发病率，同时有助于减少β_2-MG相关骨病。Arizono等研究发现，使用超纯透析液1年后，血液透析患者的CRP和β_2-MG水平均显著下降，而血红蛋白水平显著升高。Guth等研究证实，超纯透析液能够降低免疫活性细胞的活化，降低TNF、IL-6水平。Izuhara等报道，超纯透析液可以减少氧化应激的羰基产物戊糖苷啶，此外发现血浆TG水平显著下降。Schiffl等报道，48例透析患者分为常规透析液和超纯透析液各随访1年，治疗前两组有可比性；治疗1年后发现超纯透析液组

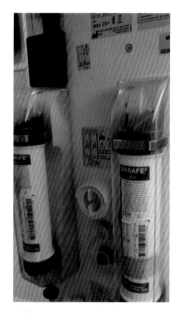

图2-2-3 费森尤斯5008S透析机，水路终端加装DIASAFE plus滤器以生产超纯透析液

IL-6和CRP水平均明显下降,而前臂中点肌围、血清蛋白水平均增加,对照组没有变化,提示超纯透析液可以改善患者的营养状态。Lederer等观察了60例透析患者,其中38例采用常规透析液,22例采用超纯透析液,研究终点为血管造影证实的脑血管病、心血管病或外周血管事件;结果提示超纯透析液可以预防或减少慢性微炎症、降低心血管事件发生率。一项纳入23项研究的荟萃研究提示,超纯透析液能够显著降低透析患者的CRP,其他炎症标志物和氧化应激产物如IL-6、IL-1Ra、TNF-α、细菌内毒素、β_2-MG、氧化型LDL胆固醇等均有明显改善,血清白蛋白和血红蛋白水平均明显上升,而每周的促红细胞生成素用量减少。超纯透析液还能够延缓透析患者残肾功能减退的速度。Schiffl等选择30例开始进行血液透析的患者,随机分为超纯透析液组和常规透析液组,观察1年,每半年评价1次Scr、CRP、IL-6水平以及水负荷状态、低血压次数;结果显示尽管两组患者的年龄、性别、基础肾功能、治疗剂量、高血压、降压药方面没有统计学意义,但是超纯透析液组显著降低了CRP和IL-6的水平,有效延缓了残肾功能的减退。

当然,尽管存在着上述进步,高通量透析并不能取代真正的肾脏清除功能,许多未知的毒素还不能完全清除,新型透析器及透析治疗仍有待在实践中进一步完善与发展。

第三节　血液透析并发症及研究进展

一、透析时急性并发症概述

维持性血液透析患者在行血液透析时会出现以下常见的并发症,包括低血压(25%~55%)、肌肉痉挛(5%~20%)、恶心呕吐(5%~15%)、头痛(约5%)、胸痛(2%~5%)、背痛(2%~5%)、皮肤瘙痒(约5%)、发热和寒战(<1%)等。这些并发症是由多种机制产生的,但是目前的科学研究对于各项并发症的发病机制并不十分清楚。例如,血液透析时会伴有低血压的发生,这可能是由多种原因所致,包括恶心、呕吐、头痛或者胸痛等。低血压的临床症状可以表现为肌肉痉挛,有时肌肉痉挛很难治疗,并且会反复发作。

下面将回顾各种并发症的病因、诊断和治疗,包括头痛、恶心、呕吐、胸痛、溶血、空气栓塞、心律失常、呼吸困难、肌肉痉挛、血液透析相关的低血压。

（一）头痛、恶心、呕吐

血液透析时出现头痛、恶心以及呕吐大多是因为透析时间或者超滤时间延长，导致溶液以及毒素清除过多导致，这些情况会增加患者头痛、恶心、呕吐的发生率。但是仅延长治疗时间与透析的并发症并没有必然的联系，在 Taussin 透析中心，延长血液透析治疗时间并没有出现这些不良反应，而且透析器膜的材质、表面积、生物相容性并不是透析时不良临床症状发生的主要因素。

长时间的透析会增加 BUN 的清除，这可能是产生不良临床表现的重要原因，这种透析失衡综合征的特殊临床表现可能在许多患者中都会存在。透析失衡综合征是由于毒素的清除导致渗透压改变，使水分透过血脑屏障进入大脑引起脑水肿的一种表现。失衡综合征通常是在血液透析不规律或者透析不充分的情况下发生，表现为恶心、呕吐或者头痛。当这种情况出现时需要调整透析处方，建议降低单次透析剂量，增加透析治疗的频率可能可以避免这种并发症的发生。

血液透析患者在透析时出现头痛，在没有低血压以及排除了失衡综合征的情况下，需要询问患者是否摄入咖啡因，这可能是引起头痛的原因之一。同时代谢性紊乱（例如，低血糖、高钠血症、低钠血症）、尿毒症毒素、硬膜下血肿，以及药物介导的头痛，都应该考虑。透析相关的头痛还可能与眼压有关，虽然这种情况发生较少，但是应该前往眼科就诊加以排除。

最后，在一些患者中心理因素可能会导致躯体疾病并发症的发生。一项研究表明，生活质量评分低的患者躯体症状比较明显，两者存在很强的相关性。

（二）胸痛

血液透析中发生胸痛者常伴有低血压或者透析失衡综合征。另外一些原因还需要明确，例如心绞痛、溶血、空气栓塞（罕见）等。空气栓塞在血液透析中极其罕见，这种病的发生一般是在处理血栓和/或封闭的血管通路时出现的。是否继续进行透析，基于患者胸痛的临床表现、血流动力学表现、病史和体格检查的结果综合考虑。

心绞痛应该归结于血液透析患者胸部不适的范畴。准确的病史、完整的体格检查，必要时还有心电图以及心肌酶谱等来支持或者排除该疾病。如果选择继续透析，需要持续吸入氧气以及口服阿司匹林，降低预期超滤量或者降低血流速度，根据个体情况可以给予硝酸酯类药物或者吗啡。

在血液透析时可以使用硝酸酯类以及β受体阻滞剂类药物来预防透析时心

绞痛的发作。但是这些药物的使用将会导致低血压的发生,所以需要适当减少液体的清除,即减少超滤量。

(三) 溶血

溶血时会表现为胸痛、胸部紧缩感或者背痛。如果患者出现这些症状,则需要考虑溶血,尤其当同时进行血液透析的患者多人出现同一个症状时,需要立即寻找病因并处理病因。如果溶血在早期没有被发现,严重的高钾血症会导致患者死亡。溶血的早期信号包括以下几点:① 静脉壶中血液呈现葡萄酒样色;② 主诉胸痛、呼吸短促或背痛;③ 血细胞比容下降;④ 离心血样本,发现血浆呈粉红色。

血液透析患者出现溶血的病因一般是由于透析液的问题,包括加热过度,水的比重降低导致低渗,水中的甲醛、漂白剂、氯或者硝酸盐污染,铜从铜制水管中脱落等。

透析机器运转异常会导致红细胞的挤压伤,血液管路扭曲及其质量粗劣也会造成红细胞损伤。溶血也有可能是由于动脉监测探头造成,而这是用来监测血液透析时各部分的压力,以防止压力过大。

一旦开始进行血液透析治疗,如果怀疑溶血,则必须立即停止透析,夹紧各管路(不能回血以防止高钾血症的风险),准备治疗高钾血症以及潜在的贫血,着手调查溶血的原因。如果在终止透析后,患者出现了威胁生命的高钾血症,则需要住院观察治疗,必要时需要再次进行血液透析。

(四) 空气栓塞

血液透析时发生空气栓塞是另一个胸痛的原因,常会伴随呼吸困难。如果早期不能够及时发现,将会导致死亡。但是庆幸的是,空气栓塞在临床透析中极其罕见,部分是由于在血液透析机器中空气监测的装置会起到一定保护作用。如果静脉管路出现泡沫则需要怀疑空气进入了透析管路系统。而连接帽或者血液管路的脱离会导致空气栓塞进入患者透析器以及中心静脉导管。

空气栓塞发生后的临床表现和体位密切相关。处于坐姿的患者,空气易进入大脑而不进入心脏;斜靠的患者空气首先进入心脏,然后进入肺部。结果是处于坐姿的患者发生空气栓塞可能先失去知觉和抓握力,躺着或者斜靠的患者表现为呼吸困难、咳嗽、也可有胸部紧缩感。空气进入动脉系统,大量的空气栓子不能被肺毛细血管过滤吸收,随后出现急性中枢神经系统的症状、心脏功能障碍,尤其是在横卧或倚靠患者中更易出现。

治疗空气栓塞需要立即停止血泵并且夹紧静脉回路；患者需要立即取左侧卧位，胸部和头部放低，脚抬高（头低脚高体位）；需要吸100%的纯氧，可以通过面罩吸氧，也可以通过气管内给氧，通过这些方法来达到心肺支持，也可以尝试经皮肤心脏穿刺从心室抽吸空气。预防空气栓塞尤为重要，可以通过透析机上的各种安全装置来监测，并且做到按照流程对机器和血液透析过程进行操作。

（五）心律失常

在血液透析中出现心律失常，最好使用Holter来监测。在血液透析中发生心律失常较为常见，文献报道其发病率也非常宽泛，为5% ~ 75%，即便是阵发性室上性心动过速也很常见。

在血液透析中发生心律失常和猝死的危险因素包括冠状动脉疾病、老龄、心肌功能障碍、左心室肥厚。自主神经功能障碍同样存在心律失常的风险。传导缺陷发病率更高，尤其是Ⅰ度房室传导阻滞（atrioventricular block，AVB）和束支传导阻滞伴二尖瓣钙化。

在血液透析时，心律失常的发生是因为血液透析中血流动力学的变化和电解质浓度的波动造成的，伴有心脏疾病的患者有可能导致血氧浓度降低。钾离子虽然和血液透析相关，但其在心律失常中的作用仍然存在争议。在钾离子、血液透析和心律失常的相互关系中，有报道认为，钾离子的浓度变化对于心律失常没有作用，因为在使用低钾透析液治疗时是安全的。但是在另一些研究中，研究者认为血液透析时血浆钾离子的浓度变化与心律失常关系十分密切。一项前瞻性多中心研究随机入组了42例患者，给予了两种不同浓度的钾离子透析液，并观察室性心律失常的发生。其中一组研究在血液透析时保持恒定的血浆-透析液钾离子浓度梯度，而另一组是给予标准的透析液钾离子浓度，钾离子将会出现较大的变化。相比较标准的透析液处方，保持恒定的血浆-透析液钾离子组其每小时发生的室性早搏及其二联率下降36%和32%。由于研究结果不一致，因此还需要更多的研究来证实透析液钾离子与心律失常之间的关系。

房颤似乎是在血液透析过程中更容易发生的不良事件，在一组40名置入心率转复器的血液透析患者中证实，房颤在透析时更容易发生。由于房颤在心律失常中最常见，还需要进一步明确房颤与血液透析的关系。

透析时心律失常的治疗与非透析患者的治疗相似，但是药物的剂量要根据患者肾功能的情况及药代动力学调整。

（六）呼吸困难

在血液透析时患者可能会出现呼吸短促，更多的时候呼吸困难是由于容量过负荷造成的，在血液透析治疗前患者会描述呼吸困难。但是在血液透析后出现呼吸困难，则应该考虑其他原因，比如心绞痛或者急性冠脉综合征、菌血症（与透析管路相关）、透析器的反应、心包积液伴或不伴心包填塞、肺炎。在透析时使用药物，如果出现呼吸困难，药物性原因也需要考虑，特别是静脉铁剂的应用，它可以发生较为罕见的过敏反应；肝素可以产生肝素诱导的血小板计数减少，导致透析器和管路凝血，形成的微血栓可以导致缺氧等表现。如果同时出现伴随症状（如发热、寒战、低血压、咳嗽）将有助于确定呼吸困难的原因。呼吸困难的时间可能为明确病因提供线索，例如血液透析患者在静脉注射抗凝剂后出现的呼吸困难，则需要考虑肺动脉栓塞。在透析时，周期性发生呼吸困难，最有可能是由于透析器相关的过敏反应，或者可能是肝素相关的不良反应。

（七）肌肉痉挛

肌肉痉挛是血液透析患者常见的并发症，发生率为33% ～ 86%。发生肌肉痉挛的患者往往会提早结束透析。但是关于肌肉痉挛的病因还不是很清楚，由于大多数肌肉痉挛发生时透析也接近结束，目前认为可能的相关原因有以下几点：血浆渗透压的变化、血浆容量的减少、低钠血症、组织缺氧、低镁血症、卡尼汀缺乏、血清瘦素水平提高。

容量减少和低钠血症可能是最常见的原因。在肌肉痉挛患者中调整钠浓度，肌肉痉挛的发生率明显降低。瘦素是一种中等分子量物质，可引起神经兴奋，并会导致肌肉痉挛的症状，但是这还需要进一步研究来明确。

在血液透析时出现肌肉痉挛一般发生在肌肉的末端，但手、臂、腹部也可能累及。肌肉痉挛在老年患者、糖尿病患者、焦虑患者中更容易发生。低甲状旁腺激素和高肌酸激酶的患者在透析中也更容易出现肌肉痉挛。影响血液透析患者肌肉痉挛的危险因素包括透析液溶质的浓度（特别是钠浓度的降低）；因超滤过多而出现低血压者。可以尝试通过以下措施来降低肌肉痉挛的频率，缓解症状。① 降低透析间期体重的增长，可以避免血浆容量的增长和低渗透压的发生，避免在一次透析中为了达到患者干体重而发生高超滤率。② 预防透析相关的低血压发生：由于透析相关的低血压可能发生在肌肉痉挛前或者同时出现症状，预防容量过度减少以及低血压可以有效地降低肌肉痉挛，通过输注高渗性生理盐水、右旋葡萄糖等可以预防低血压的产生。③ 使用高钠透析液：高钠透析液和口服盐负荷增加将降低血液透析相关肌肉痉挛的发生率,但是高钠透析液和透析间期液体负荷增长与导致患者口渴密切相关。④ 补充药物:最常用为补充左卡尼汀。缺少卡尼汀会增加肌肉痉挛的风险,在血液透析后可以静脉注射或者口服适当的左卡尼汀;还有一些药物诸如硫酸奎宁、维生素E也可以尝试。在一项双盲对照研究显示,9名患者在血液透析开始时服用奎宁,可以显著减少肌肉痉挛的发生率。这些有效的结果可能是由于神经终板的兴奋性下降增加了肌肉的耐受性,从而阻止非自主肌肉的紧缩。但是美国FDA警告,使用奎宁治疗肌肉痉挛并不推荐,因为其有许多不良反应,包括心律失常、严重的过敏反应、血栓性血小板减少性紫癜-溶血性尿毒症综合征(TTP-HUS)。在睡觉前使用维生素E可能有助于减少透析相关的肌肉痉挛。在一项随机对照研究中,维生素E和维生素C联合使用可以降低肌肉痉挛,单用维生素E也可以使肌肉痉挛发生减少68%;但是目前并不清楚这些药物的有效性和安全性。

(八)血液透析相关的低血压

在血液透析中低血压是常见的并发症。一些患者在离开透析中心前,由于体内液体被清除相对过多从而导致低血压的发生。透析时低血压会降低透析效率,患者与透析相关的病死率和发病率也显著增加。

透析时低血压的定义目前还未得到统一。《KDOQI指南》和《腹膜透析欧洲最佳实践指南2005》中定义,透析时低血压是指收缩压下降≥ 20 mmHg,或者平均动脉压下降 > 10 mmHg,同时伴有临床症状需要护士干预的血压。

透析时发生症状性低血压的发生率是5% ~ 30%。在一项包含1 137名透析患者(44 801次透析治疗)的研究中,75%的患者至少发生过1次透析中的低血压。在一些患者中超过50%的透析治疗出现低血压。与透析低血压相关的人口学危险因素包括老龄、长透析龄、糖尿病、透析前血压降低、女性、高BMI。

透析相关的低血压如果出现以下情况需要立即引起重视,如系统性感染、心律失常、心包填塞、瓣膜病变、心肌梗死、溶血、出血、空气栓塞、透析器过敏等。溶血一般会有许多患者同时出现症状或者静脉管路里面出现深葡萄色的血液外观;空气栓塞则伴随着特别的临床特征,如心脏杂音等;透析器过敏反应一般表现为胸背痛、荨麻疹、潮红、咳嗽、打喷嚏等。

透析相关低血压的发生多数情况下并没有伴随严重的医学状况,主要是由于快速或者过多的液体清除,血浆渗透压快速下降或者不正确的干体重处方,自主神经病变、心脏储备功能降低所导致。

另一些透析相关的低血压可能是由于服用抗高血压药物、在透析前或者透

析时进食所导致。降低透析液温度可能有助于改善透析相关的低血压。低血压
与透析醋酸盐、低钠、低钙的应用相关,透析温度高于体温也与透析相关低血压
相关。有研究者认为组织缺氧时腺苷释放、内源性舒血管因子的增加(如NO)、
不适当的血浆血管升压素的水平也是其潜在病因。

1. 超滤过多,干体重评估错误,血浆渗透压降低

提高超滤率,血液透析低血压的发生率就会显著提高。这种情况,低血压
是由于血管内容量的清除超过了血压维持的水平。血管内容量的清除可能是由
于超滤的清除率超过了血管内液体从组织间隙再灌注的速率。

快速超滤是为了达到目标干体重,干体重需要在3～5 h内一个透析单元
中达到。这种透析相关低血压的典型特征是透析间期体重增长过多、过快。即
便透析间期并没有过多增长体重,但是为了达到干体重有可能会出现过高的超
滤率。这是由于对液体状态的评估不准确造成的。透析期间快速降低血浆渗透
压会导致血管内容量降低。血浆渗透压降低是由于细胞外液的水分进入细胞,
降低了细胞外液的容量。

2. 自主神经功能失调

在维持性血液透析患者中自主神经功能失调(家族性自主神经功能异常)
大约占50%。糖尿病患者是自主神经病变的高危因素。自主神经功能失调破坏
了维持血压稳定的神经反馈,尤其是在超滤时会出现。在健康人群中,血容量下
降会导致血压下降,激活压力感受器,然后增加传出交感神经的活性。

3. 心脏储备下降

如果有心力衰竭、心脏扩大、缺血性心脏病等病史,在血液透析时低血压的
风险会显著增加。这些情况会导致左心功能下降以及心脏储备功能下降。在一
项研究中,入选了18名血液透析稳定以及18名血液透析不稳定的患者,通过多
巴酚丁胺负荷下使用心脏彩超观察,明确心脏储备功能。心脏储备定义为多巴
酚丁胺使用后增加的心脏指数。两组患者基线的心脏指数相同,心脏储备降低
的患者在透析时出现低血压的概率高。另一项研究表明,在透析前30min心脏
指数低和外周血管阻力高的患者更容易出现低血压。

(1)临床表现: 在低血压时通常会出现头晕目眩、肌肉抽筋、恶心、呕吐、呼吸
困难。迷走神经兴奋包括打哈欠、声音嘶哑,叹息等症状可能在血压下降前出现。

(2)紧急处理: ① 根据低血压的情况选择降低超滤或者停止超滤。② 立即
将患者放置成仰卧位,头低脚高1°～30°角。③ 快速补液,补充血管内有效循
环血容量。作者的经验是给予静脉快速补液250～500 ml,静脉补液对于血压
的维持很有效。一般的液体包括等张盐水、高渗糖水、5% 葡萄糖或者白蛋白溶

液，临床大多使用等渗盐水作为首选治疗。一项随机对照研究提示等渗盐水和白蛋白更容易恢复血压；但是另一项小规模的研究显示高渗葡萄糖（20%）可能对于恢复血容量最有效。④ 给予吸氧。⑤ 评估患者，主要包括体格检查，如心肺听诊、腹部触诊、检查血管通路明确有无感染；心电图检查；特别应该关注隐匿的脓毒血症，先前未被认识的心源性或者心包疾病和胃肠出血。

低血压对补液没有反应并且伴随着发热、寒战、胸腹痛或者呼吸困难者提示病情严重，一般需要住院治疗。一旦排除了严重病因，还需进一步评估以预防下次低血压的发生。

预防低血压周期性发生需要定期评估患者的干体重、避免透析时进食、调整或停用抗高血压药物、透析期间限制钠摄入；定期评估原发性心脏因素，必要时使用低温透析液、延长透析时间；也可以尝试使用盐酸米多君、调整透析模式等综合因素来避免低血压的发生。

二、血液透析成熟动静脉内瘘并发症

维持性血液透析患者的动静脉内瘘晚期功能障碍定义为，在成熟的动静脉内瘘建立3个月后，还不能稳定使用的内瘘。成熟的血液透析动静脉内瘘相对于其他类型的血管通路具有较少的并发症；如果出现并发症，对瘘管进行修补也比较方便有效。主要的成熟内瘘功能障碍的原因是动静脉内瘘的狭窄，这些狭窄表现为透析液流量显著下降，并且不能保证血液透析正常进行，最终导致栓塞形成。

（一）危险因素

虽然大多数患者可以接受动静脉内瘘，但是一些患者只适合特殊类型的透析血管通路。危险因素包括解剖不佳（小动脉直径小、流出道静脉细）、肥胖、老龄、女性、患者的一般情况差（如心力衰竭）、糖尿病、高血栓倾向。许多患者含有一个以上的危险因素。有能力连接各种类型血管通路的经验丰富的医师极为关键，他们可以调整动静脉内瘘的位置，建立适合患者的动静脉内瘘，延长患者动静脉内瘘的使用时间。

（二）监测成熟的动静脉内瘘

血液透析成熟的动静脉内瘘功能出现障碍，需要密切监测是否存在血管通路狭窄，避免出现血栓，可以通过患者的体格检查、血流量的监测以及多普勒超声来明确。血液透析成熟动静脉内瘘相关的病变包括动脉或者静脉狭窄（先天性或后天性）。

1. 内瘘体格检查

成熟的内瘘评价，第一步就是检查内瘘皮肤的完整性，不应有红斑、肿块、局部肿胀，穿刺部位应该愈合无结痂、无炎症。如果出现动脉瘤，应该检查皮肤覆盖区域是否变薄、溃疡或自发性出血。如果手臂上抬高于心脏水平，正常的动静脉内瘘表现为轻度塌陷；即使是巨大的动脉瘤，也表现为松弛。但是如果静脉存在狭窄，动静脉内瘘病灶远端表现为扩张，近端表现为塌陷。如果患者手臂抬高，整个瘘轻度塌陷，就可以初步判断瘘口流出道是正常的。

瘘管同侧的上肢与对侧应该是一致的，外观应检查有无缺血表现，如苍白、皮肤冰凉等。检查上肢应该检查到肩，观察胸部或者肩部有无静脉侧支循环、有无水肿，如果有上述症状，提示可能存在中央静脉流出道梗阻。触诊正常的动静脉内瘘是柔软温暖，并且可以压缩，触诊不应该引起任何疼痛。

评估患者的脉冲式脉搏一定要使用手指（不是手掌和拇指）来感觉，并且从动静脉吻合口开始沿着静脉流出道评估。一般脉搏脉冲强度降低可以通过内瘘的触摸感觉得到。如果内瘘闭塞处离瘘口处较近，可以明显感觉脉搏增强，通过常规的实践一般会很容易认识脉搏的正常强度。生理性缺血很常见，但手部缺血导致出现症状并不常见。

2. 血流量监测

血流量监测是理想的监测内瘘狭窄的方法，因为在内瘘狭窄时会出现低压表现。在一项随机对照研究中，瘘口狭窄流量监测的阳性预测值是临床监测的2倍。相对于移植物血管，动静脉内瘘如果出现狭窄，监测到的血流量理想阈值将会更低（450～500 ml/min）。在另一项研究中，血流量为465 ml/min的患者，其内瘘狭窄的敏感度和假阳性率分别为89%和32%。血流量<500 ml/min的患者提示有存在狭窄的可能。

3. 超声监测

多普勒超声应用在内瘘的研究相对较少。大多数研究主要是评估移植物动静脉内瘘患者，但是研究数据同样提示在自体动静脉内瘘中多普勒超声的应用依然是有帮助的。在一项系统性回顾中，4项随机研究评估了自体内瘘中血流量为基础的监测，虽然多普勒超声监测血管通路血流量可以发现动静脉内瘘的血栓，但是并没有降低血管通路失功的风险。

（三）狭窄的血管病变

成熟的动静脉内瘘在血管循环的任何部位都有可能发生血管狭窄病变，可以开始于靠近心脏端,也可以远离心脏端。虽然静脉和动脉又有可能出现病变,但是在血管通路中,静脉病变的发生率更高。静脉病变发生的部位有各自的特点,主要发生在容易出现湍流的部位,比如分叉处、静脉瓣处、手臂摆动弯曲点;而且一些狭窄病变还受到高流量的影响进而出现相应的临床症状,这种在动静脉内瘘中就更加明显,尤其是中心静脉狭窄和头静脉弓狭窄。

1. 摆动弯曲点狭窄

摆动弯曲点狭窄的特点是动静脉内瘘的静脉或者动静脉内瘘在抽吸时会出现一个极端的角度,这可以出现在动静脉内瘘的吻合口区域,比如旋转前臂使动静脉内瘘中的贵要静脉因为旋转而出现的角度。血流在这个点是非层流状态,并且出现剪切力下降。这些级联事件会导致内膜增生,最后导致静脉狭窄。近吻合口狭窄多见于桡动脉-头静脉动静脉内瘘。

在一项涉及 127 例静脉狭窄的研究中,46% 为摆动弯曲点的狭窄。在这些病例中最常见的是近吻合口狭窄,约占 63%。头静脉弓和肱动脉-贵要静脉连接角病变分别为 18% 和 19%。在肱动脉-头静脉中约有 35.4% 的弯曲摆动点狭窄,桡动脉-头静脉以及肱动脉-贵要静脉动静脉内瘘分别有 33.9% 和 30.7% 的摆动弯曲点狭窄率。

2. 近吻合口狭窄

近吻合口狭窄的定义为靠近动静脉内瘘邻近动脉吻合口 3～4 cm 的狭窄病变。这是初始动静脉内瘘最常见的病因,也是成熟内瘘最常见的失败原因。有 3 种病变可能会出现,分别是单近吻合口狭窄、单吻合口狭窄或两者皆有。由于这是流出道病变,临床多表现为血流量降低。

3. 肱动脉-贵要静脉转位角度的狭窄

由于肱动脉-贵要静脉动静脉内瘘是一个容易进针的部位,静脉狭窄的问题主要是转位角度的关系(比如静脉转到最佳位置时会产生角度)。由于近端位置是固定的,下端和中段那部分需要横向移动以及转移至表面,这样就会产生一个不同的角度,这是产生狭窄的原因。转变位置的狭窄在肱动静脉内瘘中已经有所报道。

在一项 93 例肱动脉-贵要静脉动静脉内瘘的研究中,静脉狭窄的发生率是54%。其中 74% 的患者因为出现转位角度而产生狭窄。在另一项研究中,包含10 例转位的肱动静脉内瘘和 19 例转位肱动脉-贵要静脉内瘘,狭窄的发生率分别为 42% 和 49%。一般肱动静脉内瘘和大多数肱动脉-贵要静脉病例存在摆动弯曲点狭窄。

4. 头静脉弓

头静脉弓是一个独特的血管结构,在上臂头静脉沿线三角肌肌间沟至锁骨下,最后汇入深部腋静脉,产生一个近90°的角度成为头静脉弓。在这个结构中,它会穿过胸锁筋膜。这是一个致密的筋膜,占据胸小肌和锁骨下血管之间。除了摆动点的解剖结构特别之外,这些独特的结构往往干扰血管增加血流量以及影响血管流出道的流量。

在动静脉内瘘研究中报道,头静脉弓的狭窄发生率为15%～18%。在肱动脉-头静脉动静脉内瘘中出现头静脉狭窄的发生率较桡动脉-头静脉内瘘更为常见(39% vs 2%)。这种差异是由于不同的血管连接血流通过头静脉造成的。桡动脉-头静脉动静脉内瘘血流更少通过头静脉弓,因为它有双重血流流出道——贵要静脉和头静脉,但是这种血管通路的血流量可能会较上臂动静脉内瘘血流量低。

5. 中心静脉狭窄

中心静脉狭窄的发生率不是很清楚,一般只是有症状的患者才会被发现,目前的证据显示许多病例是无症状的。中心静脉狭窄的发生主要取决于是否在中心静脉附近进行了操作,主要是中心静脉导管的使用。中心静脉病变可以发生在中心静脉的任何地方,最常见的部位是锁骨下头静脉连接处(约38%),然后是头臂静脉(约29%)、锁骨下静脉(约24%)和上腔静脉(9%),这些病变的发生以及复发都与动静脉内瘘血管通路的高流量有关。

主要的中心静脉狭窄病变首先出现在肋骨和锁骨的连接处(肋锁连接处),许多病例与外部受压有关。锁骨下静脉很容易出现病变,因为它经过锁骨和第1肋骨的交叉处,这些肋锁连接处的压迫是一个极其重要的问题。在血管造影中,在这个部位出现病变需要提高警惕。

6. 动脉狭窄

相对于静脉,动脉病变在动静脉内瘘失败的发生率是很低的。在一项入选101例病例的动静脉内瘘中,有约8%的患者出现动脉供血病变,其中21%的狭窄是动脉吻合口病变。相对于前上臂动静脉内瘘,前臂内瘘流出道狭窄的发生率较高。另有报道显示,动脉狭窄的发生率为6%～18%,这些病变导致血流量下降、透析不充分以及增加血栓的风险。

(四)血管狭窄的治疗

在血栓形成前处理狭窄病变可以延长瘘管的生存率。经皮血管成形术是治疗的有效手段,成功率高可以高达95%;3个月通畅率达到92%,6个月通畅率为57%～77%,一年的通畅率为35%～69%。自体内瘘与移植物内瘘在静脉狭窄的治疗方法上基本相同。

（五）内瘘血栓

在移植物动静脉内瘘中,血栓发生率大约为1/6。动静脉内瘘血栓和病理解剖的相关性高达100%。相对于移植物动静脉内瘘,自体内瘘的血栓出现狭窄后血流量会缓慢下降并经过很长的一段时间才会出现血栓。与血栓相关的移植物动静脉内瘘相比较,自体内瘘血栓发展过程时间更长,也更加严重。

动静脉内瘘中血栓的发生情况差别很大。一个极端的情况就是动静脉内瘘的狭窄进展到一定的程度,以至于血流不能通过,这种情况临床可能诊断为血栓,但在手术时可能并没有发现血栓形成。另一种极端情况就是巨大的动脉瘤性动静脉内瘘含有大量的血栓。

1. 血栓的治疗

对于动静脉内瘘血栓有多种方法可以治疗,但是并没有一种最好的方法。当动静脉内瘘出现血栓时,掌握其中一项技术来干预是很重要的。有研究报道初始血管内血栓治疗的成功率在88% ～ 100%;6个月的首次通畅率在20% ～ 56%;6个月和12个月的二次通畅率为54% ～ 83%和51% ～ 80%。

有研究提倡外科手术治疗动静脉内瘘血栓,成功率为70% ～ 90%,首次通畅率为51% ～ 84%,12个月通畅率为75%;二次通畅率6个月和12个月分别是69% ～ 88%和约77%,这些数据和血管内治疗的数据相比,并没有统计学差异。通常内瘘取栓术是复杂的,可能与瘘管老化、血栓黏附组织血管,尤其是与血管瘤扩张区域相关。血栓可能很难去除,目前一项有效的混合技术可能可以解决这个问题。这项技术就是先做一个小切口,然后在去除血栓时一边使用止血钳拖拽血栓,一边挤压血栓,再用血管成形术治疗相应的狭窄病变。不论取栓的方法是什么,远期干预的通畅率较早期出现狭窄就干预的动静脉内瘘血栓通畅率显著降低。

2. 取栓禁忌证

（1）感染:相对于移植物血管,自体动静脉内瘘感染并不常见。在一项4 500名透析患者的研究中,血管通路相关感染率为2.18/100患者月。在这些患者中,95/100患者月发生在移植物血管中,而自体动静脉内瘘仅为1.6/100患者月。在另一项研究中,纳入了239名患者随访超过7年,其中102例患者中发生了148次菌血症,发生率为0.52/1 000患者日。

这些数据提供了动静脉内瘘相关的感染发生率,但是并不说明血栓与感染发生率相关,这个并不常见。一旦发生,它的症状和血管炎的表现相似。如果试图用内镜治疗,血栓包含的大量感染性物质会随着血液进入循环系统,导致严重的并发症,包括感染性休克。

(2)右向左分流:血栓栓塞是常见的血栓性疾病。在尸检中发现约有27%的普通人群会出现卵圆孔未闭合,这些通常不会出现右向左分流的情况,但是会出现肺动脉高压的风险。一旦在透析患者中出现肺动脉高压,在行腔内血栓清除术时,就会出现因血栓脱落形成反常栓塞的可能。

(3)慢性闭塞:动静脉内瘘的血栓会导致炎症状态,其黏附在血管壁上,并逐渐开始机化。随着时间的推移,血栓完全机化。这种情况下试图取栓并不是绝对的禁忌证,但是需要依靠临床的综合判断。有两个特征可以预示是否成功:当血流不通畅时血栓的数量以及通畅消失时侧支循环是否形成;可以通过多普勒超声评估,如果评估提示依据当前的解剖结构还能重新建立可以使用的血管通道,那试图取栓是可以考虑的。如果没有做如上评估,不可以轻易干预动静脉内瘘。

(4)血栓过多的负担:当出现大量血栓时,病情也多种多样。在一些病例中,血栓可以很长,常见于上臂动静脉内瘘以及大型动脉瘤样动静脉内瘘,成为"巨大瘘"。一些血栓甚至可以超过200 ml,并且有可能会与组织相连。如果这些内瘘需要治疗,可能需要花大量的时间来处理,并且有可能和肺栓塞的发生风险相关。在一些病例中,抢救这些内瘘的成功率并无保证,如果需要治疗,外科手术值得推荐。

(5)取栓术的并发症:由于取栓属于血管成形术的一部分,因此血管成形术相关的并发症也会出现在取栓手术中,主要的并发症发生在动脉血栓中。动脉血栓栓塞的栓子与取栓术的技术密切相关。通常这些栓子都是小的无症状的,所以大多也没有办法发现。

文献报道的往往都是出现症状的栓子。有研究报道取栓术后出现动脉血栓症状的比例在0.9%~9.3%。相对于动静脉内瘘,移植物动静脉内瘘具有更高的并发症发生率。由于动静脉内瘘的壁是天然的血管壁,血栓是微炎症状态,它黏附于血管壁并慢慢与组织相融合,使得在血栓手术切除过程中不太可能出现破碎分离和栓塞形成。在一项12 169例动静脉内瘘取栓的回顾性研究中,动脉栓塞的发生率是0.17%(21/12 169);而在一项102 737例移植物动静脉内瘘研究中,血栓发生率是0.348%(358/10 2737)。

出现栓塞的表现是手缺血,手特别是手指会转冷,然后变蓝、变紫。这些变化一般是伴随着突然发生的疼痛。怀疑有血栓需要立即评估患者的手,很重要的一点就是需要参照另一只手。如果双手均发冷、发紫,这就不是急性病变的表现。腕关节的脉搏会持续触摸不到或者脉搏很微弱,如果能在取栓手术之前认真评估就会得到很多信息,通常可以应用多普勒超声检测腕部动脉。如果多普勒超声并没有什么发现,就不需要行急诊手术。有症状的血栓需要立即治疗,避免永久性损伤。治疗应该尽快恢复手的缺血,来减轻患者的痛苦及恢复手的功能,避免发生肌肉缺血坏死。预后取决于快速诊断和及时有效的治疗。

3. 总结和建议

晚期动静脉内瘘失败是指正常使用动静脉内瘘至少3个月,成熟的内瘘不能满足透析需要,最常见的是静脉和动脉狭窄。需要做体格检查、多普勒超声以及直接的血流测定来明确动静脉内瘘患者可能的狭窄病因。

检查是否有肢体水肿、动静脉内瘘脉搏搏动是否增强,当肢体抬高时动静脉内瘘是否塌陷,提示流出道可能出现病变。

血管通路搏动增强或减弱,提示流入道的问题。透析时监测直接血流量,流入道压力、流出道压力异常可能会反应出血管通路的问题。动静脉内瘘无脉冲或者震颤提示可能出现血栓或者严重的狭窄。多普勒超声可以鉴别这些情况。

伴有异常狭窄或动静脉内瘘血栓的患者,应该进行血管造影。动脉狭窄≥50%的患者,结合血流动力学、功能或者临床异常表现,如先前的血栓病史、体检异常或者血流量减少,建议腔内介入而不是手术修复。同样对于静脉狭窄≥50%的患者,结合临床和生理异常的表现,建议使用经皮腔内血管成形术而不是外科手术。对于伴有血栓的动静脉内瘘,建议初始治疗为腔内治疗。对于具有显著黏附的血栓患者,经皮去除血栓并不可取,建议采用混合治疗技术。如果有禁忌证(不管是绝对还是相对禁忌证),或者腔内治疗不成功,患者在决定放弃动静脉内瘘之前应该行外科手术治疗。

三、血液透析血管通路并发症

血管通路的最终目标是能够满足重复穿刺,在保证血液循环的同时并发症发生率最低。动静脉通路首先需要考虑自体动静脉内瘘,因为这样可以避免中心导管带来的并发症。

(一)血管通路推荐策略

首选血管通路是动静脉内瘘,优于血液透析导管。相对于动静脉内瘘,血液透析导管具有更多的并发症以及更低的导管生存率。《KDOQI指南》推荐在慢性血液透析患者中,应用动静脉内瘘的患者比例应大于65%。

动静脉内瘘的使用率即使在美国也偏低，但是近年来其使用的数量逐年上升，在血液透析治疗1年后动静脉内瘘的使用率可以达到65%左右。如果不能建立自体动静脉内瘘，那么移植物血管通路也可以考虑。血液透析导管应使用在其他血液透析血管通路都无法建立的患者中。有条件做自体动静脉内瘘或者移植物血管通路的患者，在做血液透析导管前都应该了解彼此的优缺点，但是也有一些患者，即使理解这些风险，还是会更加倾向于使用导管。

由于成熟的自身动静脉内瘘具有更低的病死率、较好的长期预后，因此相对于移植物血管通路，还是首先推荐自身动静脉内瘘。但是并不是所有的患者适用于这条规律，如预期寿命很短的ESRD老年人，在死亡率和发病率研究中的数据显示老年患者中自体动静脉内瘘与移植物血管相比并没有显著获益。2007年一项荟萃分析发现，老年患者较年轻患者12个月自体动静脉内瘘的通畅率显著降低。USRD数据中显示，年龄≥67岁的患者，如使用自体动静脉内瘘作为首选血管通路，其发生并发症的概率与移植物血管通路无统计学差异。

（二）动静脉血液透析血管通路

推荐首次透析前患者就应有功能良好的动静脉内瘘，因此及时进行血管通路手术尤为重要，这需要足够的时间来提前准备和评估，并且提前准备可以有充足的时间来决定通路的类型和位置。《KDOQI指南》推荐，在行动静脉内瘘手术之前需要使用多普勒超声来明确血管的条件。一项研究发现，在血液透析前4个月建立动静脉内瘘，发生脓毒血症以及死亡的风险显著降低，可能更多的获益是来自避免植入中心静脉导管所带来的并发症。

1. 自体动静脉内瘘

自体动静脉内瘘是连接自体的动脉和静脉，典型的是静脉-动脉端侧吻合。最常见的动静脉内瘘是桡动脉-头静脉吻合，或者是肱动脉-头静脉或者贵要静脉吻合。美国和加拿大指南一致推荐首次血管通路的建立最好选择桡动脉-头静脉吻合方法。肱动脉-头静脉内瘘和肱动脉-贵要静脉内瘘是第二、三选择。自体动静脉内瘘很少在肱动脉和肘正中静脉之间做瘘管。当自体静脉不合适时，血管通路还可以用另一种材料做静脉回路，如大隐静脉、脐静脉或者同种异体动脉或者牛的动脉。自体动静脉内瘘可以在下肢进行，但是一般比较罕见。

2. 移植物血管通路

移植物血管通路是在动脉和静脉之间植入一根人造血管，通常是一根膨胀直径在4～8 mm的聚四氟乙烯。移植物血管通路可以是桥式也可以是襻式，一般设计成锥形（一头直径8 mm，另一头直径4 mm）、管壁薄或者支撑环加强支撑。一般位置选择前臂桥式（桡动脉和头静脉）、前臂襻式（肱动脉和头静脉）、上臂桥式（肱动脉和腋静脉）和上臂襻式（腋动脉和腋静脉）。KDOQI工作组建议前臂襻式优于桥式。下肢移植物血管通路、胸部襻式移植物血管通路、腋-腋（项链式）移植物血管通路、腋-心房移植物血管通路也可以构建，但是很少见。

（三）自体动静脉内瘘与移植物血管通路的比较

自体动静脉内瘘和移植物血管通路的不同在于瘘管的失败率、使用时间和长期并发症。这些差异不管在什么情况下，自体动静脉内瘘总是优于移植物血管通路

1. 初始失败原因

失败的定义是指血管通路不能对血液透析提供稳定的血流，而自体动静脉内瘘比移植物血管通路具有更高的失败率。危险因素主要包括腕关节的动静脉内瘘、老年、肥胖、女性、糖尿病和/或外周动脉疾病及冠心病。

一项系统性研究回顾了自体动静脉内瘘的初始失败率。这项研究共纳入7 292例自体动静脉内瘘患者，瘘管失败发生率占23%。前臂低位动静脉内瘘显著高于上臂动静脉内瘘（28% *vs* 20%）；年龄 > 65岁的患者初始失败率显著高于年轻的患者（37% *vs* 27%）。但是在此后的研究中发现，初始失败的发生率显著下降。虽然还有少量研究的初始失败率还在上升。一项研究发现，动静脉内瘘的初始失败率从14%增加到36%，当试图在血液透析治疗中使用动静脉内瘘，其失败率在38% ～ 72%。另一项研究也提示类似的结果，当动静脉内瘘尝试使用时大约54%的患者会出现失败，而初始失败率在桡动脉-头静脉和肱动脉-头静脉内瘘分别为66%和41%。

相对于移植物血管通路，《KDOQI指南》建议，初始动静脉血管通路失败率应该控制在以下数字内：10%的前臂襻移植物血管通路、15%的前臂桥式移植物血管通路和5%上臂移植物血管通路。

虽然自体动静脉内瘘具有较高的初始失败风险，但是长期的通畅率明显优于移植物血管通路。在一项系统性回顾和荟萃分析中，自体动静脉内瘘的通畅率（包括初始失败）：初始通畅率为每年60%，再次通畅率为每年71%。相对应的一项针对移植物血管通路的系统性回顾和荟萃分析发现：初始通畅率为每年42%，再次通畅率为每年64%。

2. 首次穿刺时间

自体动静脉内瘘较移植物血管通路需要更长的随访时间等待内瘘成熟。

移植物血管通路通常需要等待3～6周才能进行首次穿刺。更好的移植物血管通路的设计可能可以允许在术后24～72 h进行穿刺。自体动静脉内瘘需要至少30天的成熟时间。

虽然一些自体动静脉内瘘需要30天的准备期才能穿刺,但是可靠稳定的血管通路成熟一般还需要更长的时间(最多需要6个月)。不同的国家,首次穿刺时间并不一致,跨度很大。在日本和意大利一些观察性研究中,首次穿刺的中位时间是30天,然而美国和英国报道的几乎都是100天。在一项意大利研究中,首次穿刺中位时间大约是1个月,但是跨度为3天至28个月。

在意大利研究中,多因素分析预测初始失败包括首次穿刺时间早于手术后1个月。具体地说,每增加2周成熟时间则会降低5%的初始失败的可能性。但是在另一项研究中,在内瘘手术14天以后的任何时间进行首次穿刺并不增加失败的风险,提示动静脉内瘘的使用时间可能要比以前认为的时间更早。在DOPPS研究中关于早期进行瘘管穿刺也有类似的发现。

3. 并发症

自体动静脉内瘘和移植物血管通路最常见的并发症包括栓塞、感染、血管窃血、动脉瘤扩张、静脉高血压、血肿、心力衰竭、局部出血。栓塞、感染和血肿在移植物血管通路中的发生率较自体动静脉内瘘明显增加。DOPPS研究发现移植物血管通路发生血栓切除术和血管干预手术的数量分别是自体动静脉内瘘的3.8倍和3倍。

移植物血管通路感染的风险大约是10%,相比自体动静脉内瘘5%的感染风险有所增加。移植物感染需要完整地切除感染灶,而自体动静脉内瘘感染仅需要静脉滴注抗生素治疗。真性动脉瘤和假性动脉瘤在自体动静脉内瘘和移植物血管通路中的发生率分别为3%和5%。使用扣眼穿刺技术可以降低并发症的风险。在接受高位血管通路的患者中,出现有症状的手缺血并发症高达20%。高位瘘出现在上臂(如肱动脉-头臂静脉内瘘),相对于前臂瘘出现缺血的风险(桡动脉-头静脉内瘘)为6% vs 1%。手缺血需要行血管再行成手术,严重的病例需要全部结扎。

不到1%的患者会出现高输出量性心力衰竭。心功能不稳定患者不适合立即做血液透析的动静脉内瘘。大约3%的内瘘和移植物血管通路中会出现静脉压高,并且与长期中心静脉狭窄相关。

4. 其他问题

(1)麻醉问题:动静脉内瘘需要局部麻醉。需要转位的自体动静脉内瘘和移植物血管通路需要局部神经的阻滞或者由于手术难度增加需要全身麻醉。有证据显示臂丛神经阻滞对于血管通路手术是有益的,虽然它可能阻滞交感神经的兴奋,并可以导致动脉和静脉的舒张。有时静脉扩张是由于建瘘管时临时的局部的血管阻断造成的。在一项研究锁骨下臂丛阻滞与局部麻醉的随机对照研究中发现,患者术后8周动静脉内瘘血流量在臂丛阻滞组中显著高于局部麻醉组,但是初始失败在两组之间并无统计学差异。

(2)护理问题:自体动静脉内瘘穿刺较移植物血管通路穿刺难度大,尤其是在刚开始使用时,这就解释了为什么有些医务人员喜欢移植物血管通路。有经验的透析护士和善于穿刺的团队经常被要求进行新瘘穿刺。

(3)美观问题:自体动静脉内瘘过度膨胀是患者关注的焦点。在这个问题上医患双方均应接受良好的宣教,不能因为出现并发症而不使用功能良好的动静脉内瘘,从而减少动静脉内瘘带来的获益。

5. 总结和建议

(1)慢性血液透析血管通路的3种形式分别为自体动静脉内瘘、移植物血管通路、植入中心静脉的血液透析导管。动静脉内瘘和移植物血管通路是精细地连接自身动脉和静脉。动静脉内瘘连接的方式主要是直接的端侧吻合。移植物血管通路的建立是由合成导管连接动脉和静脉形成。

(2)自体动静脉内瘘是血液透析患者血管通路的首选方法。在血液透析患者中,成熟的动静脉内瘘相对于移植物血管通路和血液透析导管具有更低的病死率和并发症发生率。移植物血管通路是继自体动静脉内瘘后的第二种长期血管通路的选择。血液透析导管的生存率较低,在等待自体动静脉内瘘或者移植物血管通路成熟的过程中,用于血管通路的过渡阶段。

(3)需要及时地进行血管通路手术,保证在透析前能有功能良好的动静脉血管通路。自体动静脉内瘘成熟最短不低于1个月,一般需要6周时间。如果自体动静脉内瘘无法建立,那么可以考虑建立移植物血管通路。一个值得商榷的问题是,转位的肱动脉–贵要静脉内瘘是否优于前臂低位移植物血管通路,目前仍无定论。

(4)自体动静脉内瘘存在不同的失败率、使用时间、通畅率以及长期的并发症。自体动静脉内瘘较移植物血管通路具有更高的初始失败率。初始失败率定义为内瘘难以提供稳定的血管通路进行血液透析。尽管如此,长期的、成熟的自体动静脉内瘘仍然优于移植物血管通路。

(5)自体动静脉内瘘和移植物血管通路最常见的并发症包括血栓、感染、血管窃血、动脉瘤、高静脉压、血肿、心力衰竭、局部出血。移植物血管通路在栓塞、感染、血肿等并发症中较自体动静脉内瘘的发生率高。

第四节　血液透析存在的问题及展望

尽管血液透析技术已取得很大的进展,透析患者的生存率也有显著提高,但血液透析领域仍存在许多问题亟待解决。首先,血液透析患者的治疗率明显不足,这与血液透析治疗费用昂贵并且需长期治疗有关。据推测,目前全球ESRD的治疗率不足20%。发达国家相对较高,而发展中国家治疗率甚至不足1%。在我国香港,ESRD患者的治疗实行腹膜透析优先原则,其中一个重要原因是血液透析的治疗费用较腹膜透析更为昂贵。近年来,随着我国大病医保政策的普及,血液透析患者的治疗率有明显的提高。在北京、上海等经济较发达的地区,绝大多数的城市居民ESRD患者均享受大病医保政策,且医疗费用报销比例高达90%以上,这极大地减轻了患者的负担,显著提高了ESRD的治疗率。但在我国广大经济欠发达地区,ESRD的治疗率仍很低,尿毒症仍是许多患者因病致贫、因病返贫的重要原因之一。提高血液透析患者的治疗率,仍是血液透析领域一项迫切需要解决的问题,需要国家及地区大力提高经济发展水平,并配以合理完善的医保政策支持。

其次,血液透析患者的生存率仍有待提高。据统计,血液透析患者的病死率是普通人群的5～25倍,其中心血管死亡占据主要的比重。血液透析患者的远期并发症控制不理想,这与中分子毒素沉积有关。中分子毒素积聚可以引起血液透析相关性淀粉样病变、慢性肾脏病-矿物质和骨代谢紊乱(CKD-MBD)等棘手的并发症,并促进血管钙化,加速心血管并发症的发生。现有的高通量透析并不能完全清除中分子毒素,发展生物相容性更好、毒素清除更佳的理想透析器仍是一项长期艰巨的任务。此外,随着透析技术的提高,透析龄超过一二十年的患者越来越多,长期血液透析患者由于血管钙化、血管狭窄、栓塞等并发症的发生,其血管通路越来越经受考验,部分患者有限的血管资源几乎消耗殆尽,成为长期血液透析的一项棘手问题。在血液透析的近期并发症中,交叉感染仍是值得重视的问题。2015年,新加坡中央医院曾发生血液透析患者群体性丙肝感染事件,我国历史上也曾发生血液透析患者群体性的肝炎病毒感染事件,这些给人们敲响了警钟,需要严肃对待。严格执行血液透析过程规范正确的操作流程,使用一次性透析器和透析管路有助于防范交叉感染的发生。

再次,血液透析患者的生活质量有待提高,重返社会、重新奉献社会面临挑战。许多血液透析患者生病后精神状态比较消极,重新工作的欲望不强,社会对他们的接纳度也明显不足。因此,对于年纪较轻、并发症少的患者应该鼓励他们做力所能及的工作,同时进行心理辅导,促其回归社会。社会也应该给予血液透析患者足够的包容,这方面仍有许多工作值得改进。

家庭血液透析在欧美发达国家比较普遍,其优点是治疗方便,能够满足个体化的治疗需求,提高患者的生活质量,有利于重返社会,避免交叉感染。近年来,全球ESRD患者发病率居高不下,这给医疗单位血液透析场所及透析资源带来了严峻的挑战,家庭血液透析有利于节约医疗成本,缓解医院透析设备不足的困境,并且费用相对较为低廉。尽管如此,我国由于种种原因的限制,家庭血液透析尚不能开展。与医院内传统的血液透析机相比,家庭血液透析机具有体积小、移动方便、操作简便等优点。例如德国费森尤斯医疗公司推出的一款家用透析机,其体积仅为 52 in × 21 in × 25 in[1 in(英寸)=2.54 cm],重量为160 lb[1 lb(磅)= 0.453 6 kg],采用"单针管式常规血液透析方法",配套试剂采用符合欧盟或美国标准的产品,机身上有彩色触摸显示屏,适合患者在家里进行自我血液透析操作。美国NXStage医疗器械公司开发的PureFlow SL,体积仅为 15 in × 15 in × 15 in,重量为70 ~ 90 lb。由于机器底座安装有4只万向滑轮,故移动时非常轻盈(见图2-4-1)。该机器使用生产商提供的袋装透析剂,并用符合美国环保局规定的纯水作辅助试剂用品。由于家庭血液透析能够使患者自主安排透析时间,因而极大地提高了患者的生活质量。通常患者可根据需要每周安排5 ~ 6次血液透析,不少文献报道家庭血液透析有利于控制患者血压、改善睡眠质量、降低血磷、纠正继发性甲状旁腺功能亢进等优点,此外还有利于改善心室重构,减少心血管并发症,从而改善预后。当然,由于家庭透析是由患者本人操作,患者事先需要有严格的培训,并且仍需医疗单位定期随访。近年来发展的动静脉内瘘扣眼穿刺法,减少了血液透析穿刺的一些并发症,极大地方便了血液透析患者家庭透析时自行穿刺。

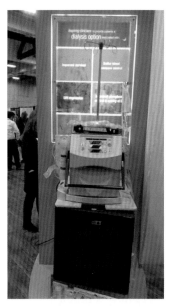

图2-4-1 美国NXStage公司生产的家庭血液透析机,底座安装4只万向滑轮,移动时非常轻盈

近年来,可穿戴式人工肾也已经问世,美国研制的一种可穿戴式人工肾已获FDA批准并进入临床试验阶段,不久的将来,可穿戴式人工肾有

望造福更多的尿毒症患者。我国虽然已经能够自行生产好几个规格的医院用血液透析机,但至今尚无一款适合家庭用的小型透析机上市。此外,我国自行生产的透析机、透析器质量上与国外仍有一定的差距,国内大多数单位使用的透析设备仍是进口设备。希望将来国产的透析设备能以其高质量被广大医务人员及患者所认可,占据国内市场甚至挺进国际市场,这方面我国的医疗科技工作者可谓任重而道远。

第五节 便携式人工肾的治疗优势与挑战

一、CKD流行病学和便携式人工肾

过去的30年,随着中国经济的快速增长,慢性疾病的流行病学也发生了巨大变化。晚近,一项横断面研究显示,中国的CKD患者约有1.195亿,总患病率为10.8%。在这些患者中近200万进展至ESRD,需要进行肾脏替代治疗。目前的肾脏替代治疗方式包括血液透析、腹膜透析和肾脏移植。由于肾脏供体的短缺,血液透析和腹膜透析仍然是ESRD患者的主要替代方式。根据中国肾脏数据系统的数据,截至2012年底,中国接受血液透析的患者数约为27万,接受腹膜透析的患者数约为3万。这显示,90%接受肾脏替代治疗的中国ESRD患者选择的是血液透析。2015年上海市透析登记报告提示,2007至2014年,上海市ESRD透析患者每百万人口的点治疗率呈逐年上升趋势,从2007年的409.8 PMP升至2014年的898.2 PMP。慢性肾小球肾炎仍然是ESRD患者的首要原发病。但是值得关注的是,随着国民经济的发展,糖尿病肾病和高血压肾硬化是继慢性肾小球肾炎后导致ESRD的第二、三位原因,并且这种趋势越来越与欧美国家保持一致。

国外的研究显示,30岁左右的年轻人群,CKD的发病率约为7.2%,随着年龄的增长,64岁以上的人群中CKD的发病率高达23.4%~35.8%。而且,全世界的CKD、ESRD和肾脏替代治疗的发病率呈现日益增高的趋势。2012年USRDS和2013年ANZDATA研究提示,透析患者分别新增3.3%和3.7%。在美国和欧洲,ESRD患者接受肾脏替代治疗治疗的点治疗率分别为730 PMP和1 665 PMP。美国政府每年在血液透析治疗上花费惊人,约35亿美元(包括医疗和非医疗费用)。尽管大量的资源投入透析治疗以及透析技术的发展,血液透析患者的生存率和生活质量仍然不理想,主要的原因可能是增加的心血管并发症。USRDS报告显示,在透析患者中心血管死亡仍然维持每年在84.7‰。因此,应用理想的透析治疗策略来改善透析患者的生存显得尤为重要。

健康人的肾脏每周168 h进行血液滤过,理想的肾脏替代治疗方式就是要模拟正常肾脏清除身体内的代谢废物,并且接连不断、昼夜不停地调节液体的量与分布。目前使用的透析机大多体积较为庞大、笨重,仅适合在医院使用,患者必须去医院接受透析治疗。在通常情况下,患者一般白天到透析中心接受治疗,每周3次,每次约有4 h被"捆绑"在透析机上。显然,相对于正常肾脏,每周进行12 h左右的血液透析是不充分的,最终会降低患者生活质量及导致病死率升高。因此,有研究者认为患者需要从传统的每周3次透析改为每日透析治疗,这种方法能够显著提高患者的生存率和生活质量。通过增加透析治疗的频率来增加透析剂量,会让ESRD患者更符合生理功能的去清除水分和毒素。高频率的透析会带来许多益处,比如体重和血压的控制,降低左心室肥厚,改善促红素抵抗和血清炎症因子,改善营养状况,钙磷代谢紊乱和生活质量,以及可以不再补充磷酸盐,无钠潴留,增加食欲及营养物质,减少降压药的应用,高钾血症、骨质破坏、贫血和代谢性酸中毒的发生率降低,最终使发病率及病死率降低。尽管高频血液透析会带来益处,但是在临床实施上会带来一些困难,尤其是大范围开展可能性较小。原因包括如果患者在医院进行透析,那么工作人员工作量会增加,患者需要每天到医疗机构,每天穿刺动静脉内瘘可能会带来血管通路功能不良的风险等;如果在家中自行透析,一方面没有专业的护士和技术人员来指导患者进行透析治疗,另一方面政府也不愿意承担这部分额外的透析费用。

许多专家都认为高频率血液透析使高剂量治疗成为可能,但是不能在现今的技术下实施,原因是机器太笨重,需要大量的透析用水,且必须靠近墙上的插座,因此急需技术上的突破,去改善高频率或持续性透析。因此,需要寻找一种持续的透析方法,使ESKD患者能够获得足够的透析剂量,脱离现有透析机的"束缚",进而提高透析效率,同时也减少人力支出和降低成本。新一代设备的发展,使得通过简单的输送系统可以为持续性携带及工作带来新的可能性,这些系统被称为便携式人工肾(wearable artificial kidney)。如果着眼于这些设备系列的研究,透析治疗可能会变得更简单、便宜,并带来重要的临床获益。因为在保证治疗连续性的同时,允许患者移动和提供给患者更多康复的机会,这种小型化、便携式、连续性的透析治疗方式成为目前透析领域发展的趋势。

在中国,CKD已成为继高血压和糖尿病后威胁民众健康的重要疾病之一,同时也给国家的健康资源带来沉重负担。尽管CKD的负担代表了一种巨大的挑战,但同时也为中国肾脏病学的进一步发展提供了机遇。便携式透析在这种环境下应运而生,这种治疗方式可以增加透析治疗的频率,在不干涉ESRD透析患者生活方式的情况下,让患者获得更好的生存率和生活质量。由于目前便携式透析在国内研究仍处于空白阶段,本节主要是介绍国外对便携式透析的研究进展,尤其是国际著名肾脏病专家、意大利San Bortolo医院国际肾脏病研究所(Internationale Renal Research Institute of Vicenza,IRRIV)Claudio Ronco教授在该领域的研究成果。

二、便携式人工肾的定义

血液透析机俗称"人工肾",是一种能代替部分肾功能,清除血液中有害物质,纠正体内电解质与维持酸碱平衡的体外血液透析装置。维持性血液透析治疗的一大缺点是患者必须频繁到医院接受治疗,对患者工作及生活造成极大不便。为解决这一问题,便携式人工肾的研究也是近几年的热点之一。便携式系统可以广义地认为是一种移动的电子设备,这种设备可以被携带或植入使用者的衣服或身上。这种系统被设计成能广泛地应用于移动设备中,并长期使用。然而,便携式医疗设备不是简单的伴有小型化元素的移动设备。随着科技的发展,远程医疗渐渐地从专业健康转移到个人或不基于医院的保健。因此,便携式医疗设备的技术特性被定义为流动性、小型化,尤其是患者定向管理。便携式人工肾就是具有便携式医疗设备典型特征的机器。早在1976年,就有学者提出便携式人工肾的概念。便携式人工肾不仅可以使患者活动自如,而且更重要的是由于其可以进行连续治疗,明显增加了透析剂量,从而提高了疗效。

便携式人工肾如同正常人的肾脏,可以24 h昼夜不停地进行连续、非间歇性透析和过滤,清除ESRD患者体内的毒素,维持稳定的生化和水电解质酸碱平衡,调节液体平衡,从而消除了因血流动力学不稳定所致的并发症。便携式人工肾可以稳定清除体内多余的水分,不论患者摄取多少液体,该设备均能保证体内的正常容量负荷,清除多余的液体,也有助于更好地控制血压等并发症。此外,超滤液中的钠含量与血浆中相等,因此,每天清除1 ～ 2 L液体量相当于清除13.5 ～ 18 g盐。由此不仅可以更好地控制血压,而且也放宽了ESRD患者对盐的摄入量。

便携式人工肾的核心技术是在线再生及循环使用透析液,其中再生是通过吸附技术清除透析液中的尿毒症毒素,使得透析液能重复使用。根据便携式透析的方式不同,目前有2种再生技术,一种是Gura等提出的便携式血液透析装置中的再生性透析（regenerative dialysis，REDY）吸附技术；第二种是Ronco等提出的便携式连续性腹膜透析装置中的腹膜透析液再生技术。

便携式人工肾的安全性和有效性最早在动物模型中开展研究，直至2007年，Davenport等学者将此设备首次应用于8位CKD患者中，并对研究结果进行了分析，提示该设备有良好的清除水分的能力，治疗期间没有发生心血管意外等不良事件，对患者的血清电解质浓度和酸碱平衡没有影响，同时也没有明显的溶血发生。仅有2例患者发生凝血，1例发生穿刺针脱落。应用该设备的安全装置进行停止血泵结束治疗时，没有发生任何并发症，8位患者对该治疗均表示满意。

便携式人工肾对于需长期维持性透析的ESRD患者展现了两大优势：一是改善患者的活动，使透析设备对患者活动的限制降低到最小；二是减少ESRD患者每次透析的费用。有研究者指出，连续性透析因便携式人工肾的可穿戴性与自动化而成为可能，这使得ESRD患者从目前有严格控制要求的常规血液透析的束缚中解脱出来，并能减少透析导致的并发症，延缓患者疾病进展，改善患者的生活质量，提高生存率。

下面将重点介绍Ronco教授研发的3种便携式人工肾，包括便携式血液透析、便携式腹膜透析和婴幼儿透析系统（cardio-renal pediatric dialysis emergency machine，CARPEDIEM）。

（一）便携式血液透析

血液透析技术是20世纪医学史上划时代的成就之一，但是维持性血液透析治疗依赖于一台无法移动的机器对患者来说十分不便。CAPD的问世，为便携式透析拉开了序幕。但是，尽管CAPD治疗实现了可移动这个目的，但是全世界范围内只有不到10%的ESRD患者在使用这种透析模式。原因可能是虽然腹膜透析技术较以前有了很大的改进，但腹膜炎仍然是一个十分棘手的问题。一旦腹膜透析患者的残余肾功能丧失，那么就需要应用高渗的腹膜透析液提高超滤功能，这会导致发生硬化性包裹性腹膜炎的风险增加，甚至危及患者的生命。从20世纪80年代就有学者致力于研究便携式血液透析仪，即便携式人工肾。便携式人工肾系统可以让患者在医院外实现延长的高频透析治疗，患者穿戴上该设备，可以自由地参加社交活动，同时也解放了医务人员的劳动力。早期报道的应用于血液透析的便携式人工肾装置过于庞大，且工作效率低下，缺乏有效性和安全性；最近的一些研究报道提示，随着纳米技术和微型化时代的来临，才真正使得便携式人工肾主要装置的精确度和安全性得到保证。

1. 便携式血液透析系统的技术要求

研究便携式人工肾的最终目的是将该技术应用于临床实践,这种可行性包括将血液透析系统的基础部件转换成便携式设备以满足流动性、小型化以及能达到治疗效果。该设备必须能满足Ccr达到30 ml/min,水分超滤达到30 ml/min。遗憾的是,由于一些关键技术包括透析器和透析膜、透析液及再生系统、血管通路、患者监测系统和电源供应等相关的问题,使得便携式人工肾目前还没有正式商业化应用于临床实践。下面介绍这些便携式人工肾的关键技术。

2. 透析器和透析膜

透析器应该轻巧,大小应为常规透析器的1/10。这种体积小的透析器清除率应为20 ml/min,超滤率 < 5 ml/min,抗血栓形成膜对于减少血液凝固是比较理想的。便携式人工肾在血流量 < 100 ml/min的情况下,每次治疗至少工作12 h,这对便携式人工肾装置中的透析膜提出了挑战。透析膜长时间在低血流量的情况下与血液接触,会引起透析膜和血液的相互作用,阻塞透析膜孔,透析膜功能下降,最终导致透析效率下降。此外,患者佩戴便携式人工肾走动时,透析膜孔分布的不一致可能会限制透析膜对溶质清除的能力。因此,应用于便携式人工肾的透析膜,除了需要具备一般透析膜的功能外,还需要有以下功能:① 使透析膜和可替换的一次性部件或泵相整合;② 在长时间治疗过程中,透析膜孔形状达到理想的过滤要求和透析膜形态的可持续性(如有效表面积和膜孔分布);③ 在患者行走时不会引起血细胞破坏;④ 模拟肾单位的生理功能。

目前,随着科技的发展,已能完全满足以上对便携式人工肾装置中透析膜的要求。Ronco教授等研制出将透析器和泵整合成一个单元部件,并将其应用于便携式超滤系统(wearable ultrafiltration system,WAKMAN)中,该单元部件紧凑、重量轻,可以置入口袋中。Kim等发现应用机械振动诱发透析膜表面高的血管壁剪切力,可以长时间保护透析膜的形态和功能,同时可以增加透析效率。Kim等在临床模拟实验中,试图通过优化机械振动状态,在患者移动时分析透析器中空纤维内血流动力学变化,结果发现有潜在的溶血风险。随后,Humes等提出肾脏辅助装置的概念,该装置不仅可以替代肾脏的超滤功能,还具有模拟代谢和内分泌的功能(见图2-5-1-B)。该装置的透析器是由血滤器和人肾小管上皮细胞充填的中空纤维组成,这些人肾小管上皮细胞是来自肾移植中配型不成功的捐献肾脏。临床研究显示,将肾脏辅助装置应用于急性肾衰竭(acute renal failure,ARF)的患者中可以取得良好的治疗效果(见图2-5-1-A)。近期,有研究显示高截留量(high cut-off)的透析膜可以增加中分子量尿毒症毒素的清除。理想的高截留量透析膜应具备高截留的分子大小需要尽可能的大,同时保证蛋

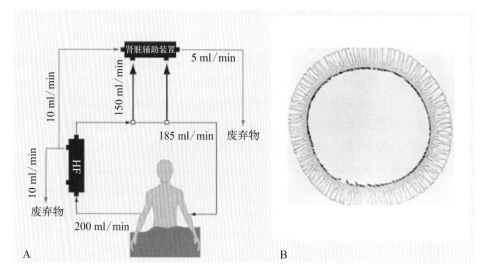

图2-5-1　肾脏辅助装置的临床应用和原理

注：A.生物人工肾的体外循环示意图；B.显微镜下，在透析器内侧面部分中空纤维上，苏木精-伊红染色的单层融合的猪近端肾小管细胞。

白质的丢失尽可能的少。基于硅元素的透析膜技术符合这个要求，同时还可以减少常规聚砜膜的内在抵抗力。Leonard等致力于将微流体工艺应用于肾脏替代治疗中。Nissenson和他的同事将纳米技术应用于可植入人工肾的透析膜中，该装置含有两个串联的膜，分别模拟肾小球和肾小管，称为人肾单位滤过系统（**见图2-5-2**）。研究显示，与常规的血液透析相比，使用人肾单位滤过系统模型的患者达到更低的时间平均尿素浓度值。Weinberg等研发出一种基于微电机生物人工设备替代单个肾单位。与人的解剖学和生理学相一致，该设备有3个特殊的部分，分别替代肾小球、近端肾小管和亨氏襻的功能。这些新的技术应用于

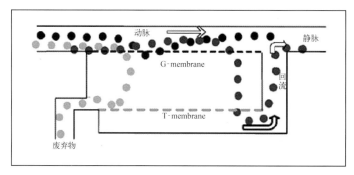

图2-5-2　人肾单位滤过系统示意图（2009年）

注：G-membrance和T-membrance均为透析膜

研制便携式人工肾装置的透析膜中,能使透析膜的功能更加优化。

3. 透析液及再生系统

在医院进行的常规透析中,水处理设备作为中央供给系统是血液透析过程中最重要的组成部分,其占地面积大,往往需要整个房间来安置水处理设备。而便携式人工肾要求整套设备小型化、轻便,这给便携式人工肾的实施提出了挑战。如何替代常规透析时巨大的透析液供给系统? 对于便携式人工肾的透析液也应该是小容量的,因此,这就需要这种小容量透析液能不断地回收再利用。在透析中,一种商业中经常用的、有效的吸附剂系统可以使用几十年,可考虑应用于透析装置中作为净化介质,但必须加以改进。这样,< 500 ml 的无菌、纯净的透析液将不会是难题。应用便携式人工肾装置替代肾脏功能时,其透析液系统需要满足以下条件: ① 小型化和轻便的透析液供给系统; ② 可替换的、能高效吸附尿毒症毒素的吸附剂; ③ 精确的透析液成分调节系统; ④ 透析液检测的传感器(如温度、容量、pH值、组成成分和细菌污染等)。

以上这些需求主要取决于吸附技术的应用。随着吸附技术的发展,使透析液供给系统小型化成为可能。早期有学者尝试研发一种基于树脂吸附联合氧化纤维素的透析液再生系统,该系统能在低pH值和高血尿素浓度的适合条件下进行尿素清除。但遗憾的是该系统没有后续的报道。随后,Tada 等应用带正电荷的膜,试图在超滤过程中通过排斥阳离子来降低离子交换剂的量。活性炭具有温度依赖的吸附特性,其在低温时具有高的吸附能力,在高温时具有高的去吸附功能,这种特性可以应用于透析液的再生系统中。体外和动物实验均证实了应用活性炭温度依赖的吸附特性进行透析液再生,治疗效果与常规血液透析相似。Falkenhagen 等学者提出基于微球体解毒系统,纳米结构的智能微球体材料显示了特异的吸附能力。尽管这套基于微球的解毒系统最初的设计是应用于人工肝系统,当它使用于便携式人工肾的透析液再生系统时,具有增加蛋白结合的毒素和中分子量毒素清除的潜能。但是值得注意的是,必须进行血浆分离以便血细胞和吸附剂不能直接接触。血浆中暂停运动的直径1 ~ 5 μm 的微球受到高速离心泵的驱动,使吸附剂达到最大限度的吸附作用。在20世纪70年代,REDY 吸附系统应用于临床实践,且非常流行。这套系统由炭、尿素酶、阳离子交换剂和阴离子交换剂组成,能完成每个透析周期约6 L 透析液的再生,且显示了与常规血液透析相似的临床预后。然而,早期的REDY 吸附系统遇到了一些问题,包括铝中毒、酸血症和锆逃逸等。随着REDY 系统中吸附剂的进展,以前的一些问题包括铝中毒、酸中毒等都被一一解决。但此装置的弊端在于需持续肝素抗凝,此外,吸附材料中的二价阳离子如 Ca^{2+} 和 Mg^{2+} 比起铵离子更加容易交换,同时必须持续地加入透析液中以保证酸碱及电解质平衡。商业化的REDY吸附系统(SORB™,美国SORB技术有限公司)在透析液流量为200～400 ml/min时,经过6～8 h的治疗可以清除9.5～35 g尿素。同时,尽管透析液中钠和碳酸氢盐浓度在透析过程中改变缓慢,但是可以通过数学模型进行精确判断。近期,一些新的技术对透析液再生吸附系统进行了改良,如铵渗漏的自动检测和控制过滤。另外,在治疗过程中,中分子毒素可以通过活性炭涂层的REDY再生吸附系统进行清除。因此,小型化、结构优化的REDY系统能为便携式人工肾装置提供优质的透析液供给系统。另外,在便携式人工肾的吸附再生系统使用过程中,如果远程的数据库服务器能支持光学图像处理,就可以应用含有不同抗体的多腔微流体学生物传感器对移动设备中透析液的细菌进行快速、高特异性和敏感性的发现和检测。

4. 血管通路

在过去的40年间,肾脏病专家们致力于研究便携式人工肾的透析器、透析膜和透析液再生系统,对于便携式人工肾的血管通路系统关注较少。CVC是最常用的应用于便携式人工肾临床研究的血管通路。但值得注意的是,血管通路系统包括连接和断开系统,可能是便携式人工肾发展过程中最具挑战性的一个难题。原因是常规透析用的深静脉置管伴有许多并发症以及动静脉内瘘使用在便携式人工肾时的局限性。首先,血栓形成或凝血可能是深静脉置管带来最严重的并发症之一。其次,可能会给患者带来潜在的不便,尤其是常规置管的位置包括颈内静脉或股静脉。最后,如果应用动静脉内瘘作为便携式人工肾的血管通路,当患者离床活动或用手进行日常活动时,可能会因为穿刺针位置改变或造成血管扭曲,导致血流量不稳定,引起漏血。

应用便携式人工肾进行长时、高频率的肾脏替代治疗时,需要改良血管通路系统。这需要开发出一种血流量在100 ml/min的血管通路,与常规维持性透析的血流量要求不同。因此,应用改良的双腔导管进行深静脉置管成为理想选择。这个改良的双腔导管应该是分离的、新型的,导管的形状、需要哪种生物材料以及穿出皮肤处的设计均需要进一步改良。在研究这条合适的血管通路时防止导管感染和管路凝血是需要解决的首要问题。连接和拆分方便应该是其主要的特征之一。管路的设计需要尽可能小的预冲容积,并且需要抗血栓材料以及简易的预冲、血液回流过程,使整个回路过程保持足够的安全,包括空气检测、压力敏感器、视觉和声音警报器。此外,该类导管还需要具有紧密连接和可拆卸等特点。因此,应用于便携式人工肾的血管通路希望同时能满足以下技术要求:① 在患者日常活动期间,安全的连接或断开系统;② 非侵袭性的血管通路监测或管理系统以避免炎症发生;③ 新的生物材料和抗凝血药物。

为进行每天透析治疗,采用定点穿刺(button hole)技术进行动静脉内瘘穿刺被推荐应用于在家庭透析治疗中,这种穿刺技术优于绳梯式穿刺法。尽管没有被广泛采纳,但是单针技术在患者获益上有独特的优势,包括帮助延长内瘘使用寿命以及减少内瘘相关的并发症。但是,便携式人工肾采取的是缓慢地延长治疗方案,低血流量会降低透析的充分性,原因是单针穿刺管路再循环。有研究报道双管路的皮下血管通路系统可以降低感染的发生率,它由一个单向阀控制的穿刺口和置入颈内静脉的含硅成分的深静脉导管组成。该血管通路系统的出口在锁骨下方,对于难以建立自体血管通路或人造血管的血液透析患者是一个很好的选择。

应用紫杉醇诱导的组织工程学方法在移植血管的内膜面进行涂层可以产生抗血栓形成的效果,在应用少量或不用抗凝剂的情况下,可能有助于体外的透析循环维持数小时甚至几天。另外,一些新型口服抗凝剂的发展和使用,包括Ⅹa因子或凝血酶的直接抑制剂,可能会使便携式人工肾在不依赖额外抗凝剂的情况下有效运行。关于便携式人工肾的抗凝目前仍然在研究中,如果能研制出一种涂层在透析膜表面的抗凝剂,那么这个问题就会被完全解决。

有文献报道,在家庭护理装置中,可以通过远程视频会议来评价血管通路系统。三种远程会议技术包括基于计算机的视频会议、基于互联网通信的电视电话和电话连接可以应用于透析治疗间期血管通路的评估和维护。有研究显示应用体温监测仪和在线清除率检测的方法来监测血流量与使用超声检测的结果一致;应用体温监测仪对便携式人工肾的血流量进行检测具有一定的优势,它可以做到实时监测血流量,同时不需要注射液体和使用单独的检测设备;应用近红外区光线和图像处理工具可以提供增强的静脉结构;应用光力学吲哚菁绿成像可以显示血管通路的病理生理学改变。

5. 患者监测系统

目前的便携式人工肾装置配备有一个小型的监测系统,和常规血液透析一样,包括超滤控制、流量和透析液流量控制、泵电池能源、漏血和气泡监测以及血管通路断开等。然而,考虑到便携式人工肾颠覆了患者的角色,患者将自行进行医疗检测和护理,因此便携式人工肾的检测系统需要在治疗期间和治疗后代替医疗专业人员对患者进行监护。

在治疗前,远程遥控数据库服务器允许医师将患者的治疗处方传输到患者的便携式人工肾中,并直接检测透析设备和机电设备功能是否良好。在这个过程中,对患者设置的所有治疗参数必须个体化,以满足不同患者的治疗需要。在得到医护人员和患者的双向确认后,便携式人工肾正式启动治疗。

在治疗过程中,远程监测系统允许患者进行自由活动,并记录生命体征和主要的透析治疗参数,同时将治疗过程中发生的报警发送给医护人员。在连接和断开血管通路时,设备将会应用植入的传感器对体外循环的预冲和血液输注状态进行自动识别和控制。这个治疗程序需要医护人员进行远程控制和操作。监测系统以及高特异性和敏感性的传感器可以将患者的治疗状态和位置发送给医护人员,以便在紧急状态时得到最优先的处理。

当治疗结束时,在医护人员的监测下,废弃的管路和滤器被移除,医护人员需要和患者进行几分钟的交流,包括治疗的充分性和患者的血压等信息。最后,便携式人工肾将发送本次治疗的数据到远程数据库服务器,为下一次治疗提供信息。

机器、患者和其他远程治疗部件相关的监测参数需要被仔细地挑选以迎合便携式人工肾的简单化。在以往的研究中发现家庭夜间血液透析的主要报警原因是由患者自身引起的体外循环血流量不畅,主要是动脉压和静脉压报警。在治疗过程中,植入的监测系统需要提供即刻自动识别报警的功能。随着信息通信技术的发展,个人健康管理系统试图建立个人和健康信息服务的连接,使得公民健康系统真正成为医疗全覆盖,包括预防、诊断、治疗和随访。为了监测生命体征、生理参数和身体运动参数,许多研究者应用穿戴在身上的电传感器设备或生物医学集成传感器装置通过无线连接,将信息传递至医疗设备。还有一些研究监测和评价患者的精神状态或在特殊环境下的个人状态。应用这些技术,患者在使用便携式人工肾的过程中,与治疗安全相关的生理和心理状态,包括情绪问题都可以被监测和评估。

6. 电源供应

通常便携式医疗设备的电源供应必须具备一些重要的功能,包括可靠性、可操作性、安全性、高的能量密度和电源储备。对于便携式人工肾的电源供应选择需要考虑电池的大小、能量消耗、电池的寿命和治疗方式(间歇性治疗还是持续性治疗)等方面。便携式人工肾的远程监测系统还需要额外的能量供应,以便患者、数据库服务器和医护人员之间进行沟通。另外,整个装置应该是便携的,因此便携式人工肾的能源供应必须脱离电源插座。可以连续24 h工作的便携式透析装置需要大量能源,必须要有充足的能量来源才能有效地运行。便携式人工肾装置的电源消耗通常在小于5 W的情况下,泵的最大流速为120 ml/min。目前,轻便、有效、价格合理的蓄电池及燃料电池是完全可以做到这一点,从而使便携式透析机能够连续工作。可充电的锂电池由于其高的能量密度和电路电压、安全性和可操作性等优点被首选为便携式人工肾的能源供应。但是,由于锂电池有限的能量储备,并经常需要充电,限制了其在便携式设备中的应用。为了克服电池能量储备的限制,一些新的能源研究包括应用高能量密度的能量储备材料如燃料电池,无线的能源传输和从周围的环境中获取能源。目前,随着科技的发展,一些新的技术如薄膜、固态电池和柔性电池等应用于医疗装置成为可能,这些技术可以提供出色的性能,并有机会将电池及便携式人工肾的其他元素整合在一起。

7. 便携式人工肾的泵系统

便携式人工肾的泵系统必须提供允许生物学液体移动的小型化体外循环管路,同时要考虑到便携式人工肾装置的小型化和可携带。因此,便携式人工肾的泵系统主要需要满足以下几方面: ① 尺寸小; ② 重量轻; ③ 低能量消耗。

此外,泵系统必须保证足够的血流量,正确的液体交换和精确的药物输入。

8. 透析装置的可携带性

可携带的透析装置可以使患者在一定范围内自由活动、正常生活且不容易被碰撞。因此,设计必须轻便和人性化,与人体高度相适应,还应尽可能减少他人的注意,并且适用于其躯体轮廓和周围环境。

9. 便携式血液透析的研究进展

便携式透析的概念诞生于20世纪70年代,当时主要的指导原则是制造一种可以在家中进行透析的设备,在治疗频率上比医院或卫星中心更多。Kolff等早期研制的便携式人工肾设备重3.5 kg,但是运行时还需要一台约20 L的外部储水器,患者穿戴这两个分开的设备进行移动几乎不可能(见图2-5-3)。

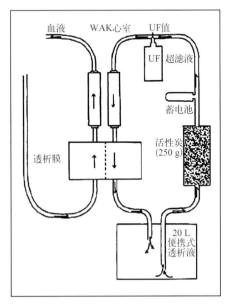

图2-5-3 Kolff等发明的世界上第一台便携式人工肾示意图(1976年)

20世纪80年代,Gura等应用REDY吸附技术,解决了外部储水器的问题。仅需要375 ml的透析液,通过由炭、尿素酶、磷酸锆、醋酸化的氧化锆以及活性炭组成的REDY系统,进行透析液的吸附再生。除了REDY系统外,该便携式人工肾设备还包括血泵、一个0.2 m²的透析器、肝素储存器和肝素泵、添加物储存器和泵、废液收集袋,总重量2.3 kg(见图2-5-4和图2-5-5)。2005年,Gura等

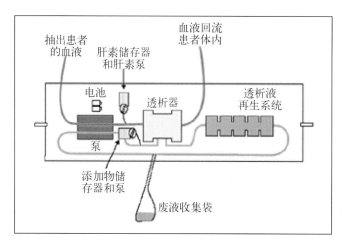

图2-5-4 Gura等发明的带有透析液再生系统（REDY系统）的便携式人工肾（2005年）

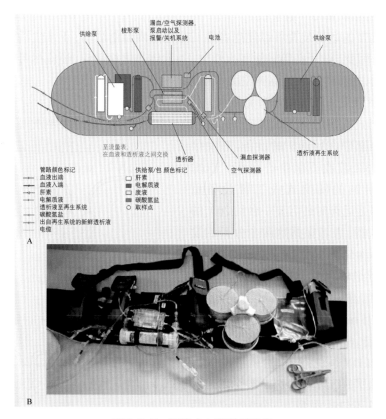

图2-5-5 便携式血液透析设备

注：A.便携式血液透析设备的电路示意图，包括两个基础部分：① 血液循环通路，红色的动脉管路将血液运输至透析器，然后通过蓝色的静脉管路回输至患者体内；② 透析液循环通路，新鲜的透析液经过透析器后，通过一系列吸附装置并加入碳酸氢盐后，再生成新鲜的透析液；B.便携式血液透析装置的实物图

应用该便携式人工肾设备进行体内研究，在实验猪上进行为期1周共168 h的持续超滤治疗，获得满意的结果。2007年，Gura等应用该便携式人工肾设备对8例患者进行了治疗，持续时间4～8 h，平均血流量58.6 ml/min，平均透析液流量47.1 ml/min，均获得满意效果。但是，该装置还有一些缺点，包括不精确的电解质酸碱平衡的控制和吸附系统中铵的蓄积等；可以采用双通道的蠕动泵来加强电解质和酸碱平衡的控制，通过升高透析液中的pH值来解决吸附系统中铵的蓄积问题。

至2007年，Davenport和他的同事应用小型化可穿戴式血液透析设备对ESRD患者进行治疗，并报道了初步研究结果。该设备由美国洛杉矶Xcorporeal公司生产，总重量5 kg。研究纳入8位罹患ESRD的受试者，包括5位男性和3位女性，平均年龄52岁，应用该设备进行每周3次的规律透析。另外，通过与常规血液透析相同的血管通路使该设备与受试者相连接并进行治疗，应用普通肝素作为透析过程中的抗凝方式。整个体外循环包括两个部分：首先是血路，是指血液从动脉端管路经过透析器然后返回至患者体内；其次是透析器部分，是指新鲜的透析液进入到透析器外壳后，然后进入一系列吸附装置，并加入碳酸氢盐，使透析液完成再生。该装置应用的是聚砜膜，面积为0.6 m^2的高通量透析器。透析液和血液的流动方向相反。该装置有4个微型泵，用于将肝素、碳酸氢钠、镁和钙泵入血液或透析液循环，其中有一个泵负责调解超滤。为了治疗安全，该设备还有两个传感器来检测血液中的空气或气泡。第一个安置在血泵后，如果第二个传感器探测到血流停止，则停止超滤泵。此外，该装置还配备断开和凝血传感器。透析液的再生是通过一系列包含尿素酶、活性炭、羟基氧化物和磷酸盐的吸附灌。受试者可以在血液透析治疗期间进行日常活动，主要是由于该装置的可携带性。

该研究的平均治疗时间是6.4 h。研究者发现，治疗后患者的平均体重、细胞外液体和全身体液比值的下降程度均有统计学意义，同时未发现心血管参数如心律、血压和心率等方面的不良事件；心电图也未发生改变；未发现血电解质和酸碱平衡异常。虽然尿素和肌酐的清除率比常规血液透析低得多，但是经过每天治疗后，毒素清除率比常规透析高。应用新型可穿戴式血液透析装置的患者中，有2例发生管路凝血问题，原因可能是由于肝素的用量较低。通过提高肝素浓度，这个问题很快就被解决。该项预实验提示新型的穿戴式血液透析设备对ESRD患者的治疗是有效和安全的。但是，该研究中未发现平均BUN和Ccr有显著改变。

越来越多的研究证实在超滤过程中，能清除细胞因子和心肌抑制因子，从而改善患者的预后。目前的超滤方法需要应用固定且庞大的设备,同时需要依赖电源供应,这些因素导致延长和持续的超滤不能实现。2008年,Gura等学者发表地一篇报道,是关于应用便携式血液过滤装置进行连续不卧床的超滤治疗,被认为是容量超负荷治疗的有效方法。这种便携式血液滤过装置设计的初衷是希望被应用于容量负荷过重的难治性心力衰竭(NYHA 4级)患者,但是该装置首先还是被应用于6例CKD规律血液透析的患者,这些患者均使用深静脉置管作为血管通路。这种治疗方式的最大特点是患者在治疗期间可以离开病床,外出自由活动。该研究发现水分的清除率高,且没有低血压和电解质平衡紊乱等并发症;同时,在整个治疗过程中没有技术上的并发症或者难以应付的不良反应,包括血泵故障、超滤泵和肝素泵失灵等。仅有1例患者因深静脉导管凝血被迫在4 h后停止治疗。没有患者有不适主诉,且均对这种治疗方式表示满意。研究期间,研究者还鼓励患者在连接便携式血液过滤装置时离开病床,进行常规的日常活动。由于这种便携式装置设计的原理仅是为了超滤水分,该装置不配备透析液或置换液,因此其对BUN和肌酐等溶质的清除要远远低于常规血液透析。在临床上,便携式血液滤过装置对改善急性肺水肿、腹水以及由于严重的心力衰竭(NYHA3级和4级)导致的容量负荷过重等疾病有着广泛的应用价值。近期,Ronco教授研究出一种安置在背心中的便携式超滤设备,取名WAKMAN。该设备穿戴简单,不影响患者的日常活动,并可以进行门诊治疗。WAKMAN由一个十分紧凑和轻便的集成的泵和血滤器装置,以及一个应用无线通信技术的控制检测系统和一个可充电的电池组成(见图2-5-6)。最大的血流量和

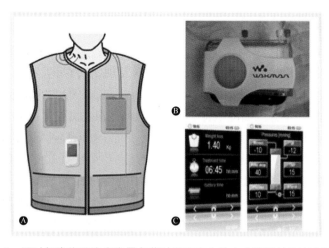

图2-5-6　通过超滤作用治疗容量负荷过重和充血性心力衰竭的WAKMAN装置

注:A. WAKMAN装置的图示;B. 泵和血滤器集成在一个装置中;C. 无线遥控装置的显示屏显示的治疗参数

超滤量分别为50 ml/min和300 g/h，同时拥有一次性使用的血液压力传感器
（−50～300 mmHg，1 mmHg = 0.133 kPa）和漏血报警装置。该背心还有两个
废液袋（0.75×2=1.5 L）可以随时更换以满足长时间的治疗。无线遥控装置有
一个2.4 in（1 in = 2.54 cm）的彩色触摸显示屏和话筒，允许患者监测治疗数据，
启动和停止血泵以及管理报警等。但是，该装置到目前为止只是一个初步的设
计原型，还需要未来大量的研究改进和临床试验的验证。

　　尽管便携式血液透析装置在安全性、有效性以及能提供高频率的血液透析
上显示了一定的优势，但是还需要前瞻性、大样本、随机对照的研究加以证实。
另外，该设备在临床应用和维护保养方面，还需要由训练有素的医护人员和工程
师应用。

（二）便携式腹膜透析

　　腹膜透析是家庭肾脏替代治疗最常见的方式之一。虽然前面提到有诸多
腹膜透析的并发症，包括腹膜炎等，但是腹膜透析在某些方面可能优于血液透
析，包括操作简单、需要较少的技术支持和电力。尤其是在偏远和农村地区的患
者可使用腹膜透析进行以家庭为基础的治疗。在中国，随着ESRD患病率的快
速增长，对腹膜透析作为一种治疗选择所发挥的作用进行评估将非常重要。晚
近，有研究报道，尽管腹膜透析的技术生存较前有了显著的改善，同时腹膜炎的
发生率也有所下降，但是，腹膜透析在大多数国家中仍未广泛推广。有许多原因
已被证实可能导致腹膜透析应用的不广泛，其中包括患者的意愿、需要患者花
时间进行腹膜透析的操作，尤其是不能让患者进行正常的日常活动可能是导致
ESRD患者不愿意接受腹膜透析治疗最主要的因素。

　　近年，随着科学技术的发展，过去可能要占用整个房间的设备，而今缩小其
体积和重量已成为可能，正如计算机由原先的庞然大物到个人电脑，再到现如今
的手提式电脑一样。在某些情况下，尤其是医疗设备领域，小型化已经可以达到
让患者将设备穿戴在身上，甚至植入体内的水平，起搏器就是其中一个典型的例
子。在20世纪80年代初，当大型的平板式透析器被小型化中空纤维透析器取代
时，透析领域的小型化趋势已经悄悄来临。然而，随后的几年中透析器的大小仍
然没有改变，现如今透析器的大小几乎与当初一致。

　　晚近，Gura等对体外透析系统的设计进行改良，使该设备不仅可以小型化，
还可以让患者可穿戴。由于特殊的"血液滤过"导管和腹膜透析液持续流动的
腹膜透析治疗的出现，使得体内持续的血液净化治疗成为可能。

　　2007年，Ronco教授团队研发的一种应用于腹膜透析的便携式人工肾称为

ViWAK PD（Vicenza Wearable Artificial Kidney for Peritoneal Dialysis）。该系统可以在早晨和傍晚进行CAPD，让患者可以在白天和晚上"摆脱"透析，有自己自由的时间。ViWAK PD的理念是基于用户友好的界面以及小型化的装备，减少了大量常规腹膜透析所需的液体，并使患者更容易接受。该系统由两部分透析组成：一是长时间的夜间留腹；二是应用一种特殊的腹膜透析管以及特殊的小型化循环吸附系统使得腹膜透析液得以再生来进行白天腹膜透析。通过双腔导管持续注入及引出腹膜透析液，后者经活性炭、聚苯乙烯及离子交换树脂再生。此装置存在透析液中糖和碳酸氢根如何加入的问题，尚处于研究阶段，未进入临床。

ViWAK PD包括以下几个部分：一个双腔的腹膜透析导管；一条腹膜透析液流出管路；一个微型的旋转泵；一个腹膜透析液再生装置，是一个防水吸附系统，包括由活性炭和聚苯乙烯树脂混合而成的4个并联药筒组成；一个滤器，是安全装置，目的是排气和过滤微生物；一条腹膜透析液流入管路；一台电脑作为远程遥控装置（见图2-5-7至图2-5-9）。

为了改善CAPD和APD的透析效率，肾脏病专家致力于研究透析液持续流动的腹膜透析治疗。然而，这种治疗方式最大的问题就是需要大量的透析液以便能达到最大的透析清除率。为解决这个难题，科学家们发明了透析液吸附再生系统，该系统能在腹腔内应用少量的透析液，经过该系统进行吸附后再生为新鲜的透析液继续使用。应用在线的吸附系统和改良的腹膜透析导管进行废液再

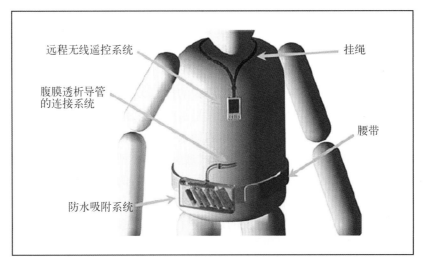

图2-5-7　ViWAK PD装置示意图，包括防水吸附系统、腹膜透析导管的连接系统组成的腰带和远程无线遥控系统

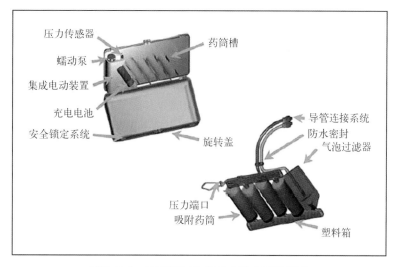

图2-5-8　ViWAK PD装置中防水吸附系统

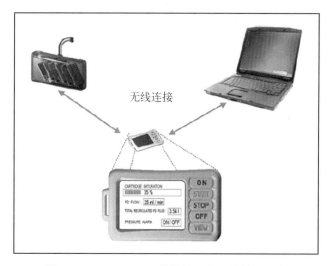

图2-5-9　ViWAK PD装置的远程无线控制系统

生以降低透析液的成本,清除毒性产物,使得透析液持续流动的腹膜透析治疗成
为可能。

应用于ViWAK PD系统的吸附剂有活性炭、离子交换树脂或非离子的大孔
树脂。所有吸附剂的吸附效力取决于表面孔隙度的高低和表面积的大小。传
统的无涂层的碳能将小分子毒素如肌酐、尿酸、碘化马尿酸钠和维生素B_{12}清除。
理论上,现代的碳吸附剂和合成疏水性树脂同样具有清除中分子毒素的能力。

现今的技术可以制造出吸附表面积大的树脂颗粒,能清除相对分子质量为 8～30 000 的物质如 β_2MG、瘦素、IL-6、IL-18 和血管生成素等。起决定性作用的是吸附剂填塞时的密度,事实上这方面决定了吸附再生系统的功能和腹膜透析液流动的阻力。对于腹膜透析液,它的黏滞度肯定比血液要小,但是不能忽略使用过的腹膜透析液中含有大量的蛋白质成分和聚集的纤维蛋白。因此,与吸附系统串联的小型滤器能改善吸附系统的功能,同时使吸附床的寿命延长。疏水性溶质可以被活性炭和非离子的大孔树脂清除,同时通过化学亲和力吸附需要离子交换树脂和化学吸附剂。因此,应用多种吸附剂组合,可以提供最合适的方法去获得高效和安全的腹膜透析液再生。多项研究证实,由锆、炭和尿素酶组合而成的吸附系统可以被应用于腹膜透析液的再生。

在 ViWAK PD 系统中,吸附剂混合后被填塞在并联的药筒中,以便改善吸附作用和降低透析液流动的阻力。这样,2 L 腹膜透析液在腹腔内可以进行长时间的再循环,实现了膜透析液持续流动的腹膜透析治疗。吸附剂的使用和血液透析同样可以提供独特的增强透析治疗的作用。另外,吸附剂还具有从热消毒透析液中清除有毒的糖基化终末产物和醛类毒素。已有研究证实,吸附剂具有增强溶质清除的作用,这可以应用于腹膜透析以便达到显著增加尿素和肌酐清除的目的。理论上,吸附剂还具有清除与蛋白结合的毒素的作用。

Ronco 教授团队对该装置进行了详细研究,该研究分为两部分:一是试验阶段,主要是评估 ViWAK PD 装置中的吸附系统对至少 12 L 使用过的腹膜透析液进行再生的能力,观察 3 种不同生物学标志物的相对分子质量,包括相对分子质量为 113 的肌酐、11 800 的 β_2-MG 和 14 000 的血管生成素的清除能力;结果发现,使用过的腹膜透析液经过吸附系统后,这 3 种物质几乎被完全清除。同时,吸附系统经过再循环 10 h 后,其吸附毒素的能力仅轻度下降;肌酐、β_2-MG 和血管生成素的"流通"值在经过 10 h 后仍小于 10%,足以证明该吸附系统清除小分子和中分子毒素的能力;经过 10 h 吸附后,肌酐的净清除为 11.2 L,β_2MG 为 11.4 L,血管生成素为 11.1 L(**见图 2-5-10**)。二是设计阶段,主要是作为便携式装置的小型化和可行性。为了确保腹膜透析液再循环的安全性和有效性,该系统必须与一个双腔的腹膜透析导管相连接,该导管由 Ronco 教授团队发明,称为 Ronco 导管(**见图 2-5-11**)。基于试验阶段吸附系统对腹膜透析液再生的可行性结果,ViWAK PD 系统作为一种简易实用的便携式装置成为可能。

ViWAK PD 系统的操作流程如下:清晨,2 L 新鲜的腹膜透析液留置腹腔;2 h 后,当溶质在透析液和血浆达到平衡时,透析液吸附再生循环系统被激活,流量约为 20 ml/min,持续 10 h;10 h 后,透析液再生循环停止。期间如果需要,可

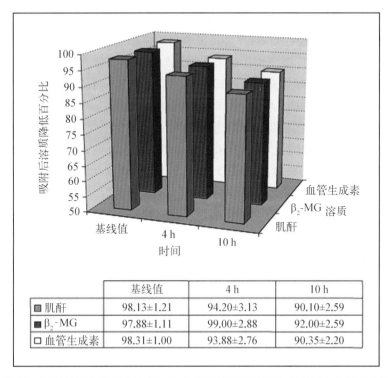

	基线值	4 h	10 h
■ 肌酐	98.13±1.21	94.20±3.13	90.10±2.59
■ β_2-MG	97.88±1.11	99.00±2.88	92.00±2.59
□ 血管生成素	98.31±1.00	93.88±2.76	90.35±2.20

图2-5-10　ViWAK PD装置中应用吸附再生系统对用过的腹膜透析液进行再生的能力

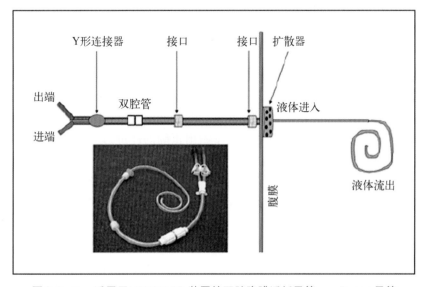

图2-5-11　适用于ViWAK PD装置的双腔腹膜透析导管——Ronco导管

以在腹腔内注射糖以达到超滤要求;再过 2 h,把体内的循环腹膜透析液排出,并灌入 2 L 艾考糊精透析液留腹过夜,以获得进一步的超滤。溶质的清除是通过 2 L 的腹膜透析液进行循环再生以及 2 L 艾考糊精透析液留腹过夜获得。研究显示,通过 ViWAK PD 系统 24 h 的运作,可以达到 15 ~ 16 L/d 的肌酐和 β_2-MG 清除,相当于 100 ~ 110 L/周。意味着 ViWAK PD 能为那些不能达到国际指南标准的 CAPD 患者提供重要的治疗方式。

ViWAK PD 系统的优势在于和 CAPD 相比,应用 ViWAK PD 系统可以减少腹膜透析液的交换次数;与 APD 相比,应用 ViWAK PD 系统可以减少腹膜透析液的使用量;此外,远程遥控电脑可以根据患者情况改变治疗处方,评估治疗情况,提供治疗信息(包括药筒状态、流量和压力情况以及提供远程无线操作的可能)。当然,ViWAK PD 系统还存在一定的局限性。目前的配置中还有一些没有解决的问题,包括当需要时,注入糖和碳酸氢盐的注射装置如何解决? 注入糖或碳酸氢盐等液体时,发生感染的机会可能会增多。减少纤维蛋白产生以及纤维蛋白进入吸附剂的装置(纤维蛋白进入吸附剂导致吸附剂功能减退,使得一些小分子物质包括 BUN 等清除不充分)有待进一步的研究。如何根据腹膜特性,选择何种类型或何种浓度透析液以达到溶质和液体的充分清除?

(三)CARPEDIEM

晚近,有研究显示,在住院人群中,AKI 的发病率日益增高,其临床预后较差,需要通过早期预防、早期诊断和早期治疗来改善预后。然而,临床专家在婴幼儿和新生儿中,关于 AKI 的流行病学以及防治方面的研究还比较少。Hsu 等报道,在住院的新生儿中,AKI 的发病率为 1% ~ 2%。然而,最近的一项单中心系统性调查发现,应用新的 AKI 诊断标准,在新生儿重症监护室(intensive care unit, ICU)中,出生体重 > 2 kg 的新生儿,其 AKI 的发生率约为 16%。先前的研究没有对婴幼儿和新生儿 AKI 的发病率做出正确的评价,以致该疾病被临床忽略,同时也阻碍了在新生儿中肾脏替代治疗技术的研究进展。

目前还缺乏应用于治疗婴幼儿或新生儿发生 AKI 的血液净化设备。现有的肾脏替代治疗设备的设计大多仅适用于成人,由于安全性和有效性因素,这些设备不适用于新生儿。同时,由于新生儿发生 AKI 时,往往合并各种严重的并发症,临床上急需研制一种专门为婴幼儿和新生儿使用的肾脏替代治疗设备来进行血液净化治疗和管理液体平衡。随着科学技术的发展,以及小型化和便携式透析技术的日趋成熟,Ronco 教授团队在近期成功开发出一种 CRRT 设备,该设备称为CARPEDIEM(见图2-5-12和图2-5-13)，是一种小儿心肾急诊透析机，适用于2 ～ 10 kg体重的患儿，尤其是新生儿和早产。相对于常规CRRT设备，CARPEDIEM主要有以下特征：有一个小型化的蠕动泵，< 30 ml的体外管路容量包括透析器，治疗时的低血流量为20 ～ 80 ml/min，低超滤率为1 ～ 8 ml/min，超滤控制精确度可达到0.1 ml/min。

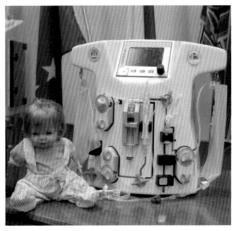

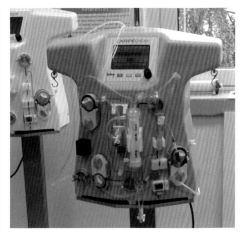

图2-5-12　CARPEDIEM雏形　　　　　图2-5-13　CARPEDIEM

Ronco教授团队应用CARPEDIEM设备对一位体重为2.9 kg的出血性休克、多脏器功能衰竭和严重容量负荷过重的婴幼儿进行了总计超过400 h的血液净化治疗，包括持续静脉静脉血液滤过治疗、蛋白透析治疗、血液置换和血浆置换治疗。经治疗，该患儿容量负荷过多，血肌酐和胆红素浓度升高以及严重的酸中毒等症状均被安全有效地控制。尽管疾病的严重程度非常高，但是通过CARPEDIEM设备的血液净化治疗，该患儿存活并顺利出院。出院时大部分损伤的器官功能得以恢复，仅存在轻度的肾功能损害但无须肾替代治疗。

在过去，成人的CRRT设备通过软件简单地改变操作参数以及将体外循环的灌注量降低后应用于儿科患者。然而，通过这些改变后的CRRT设备仅适用于体重 > 15 kg的儿童。因此，应用于新生儿的CRRT设备必须要跨越这个技术瓶颈。同时，新生儿肾脏替代治疗的指征在过去的十年间发生了重要的改变。适应证的扩大是目前的趋势，包括预防容量负荷过重、多脏器功能衰竭时的支持治疗。CRRT治疗模式中的持续性静脉血液透析滤过技术为体外替代治疗提供了可靠的保证，但是在应用改良的成人CRRT设备时，对于患儿容量的管理和治疗仍然是一个问题。CARPEDIEM为新生儿提供了一个可行、精确和安全的治疗方式。

在伴有 AKI 的新生儿患者中，可以应用不同的模式进行替代治疗。经典的间歇性血液透析由于其快速的液体清除和渗透压改变使得血流动力学不稳定，可能不适合新生儿。腹膜透析是目前新生儿进行肾脏替代治疗的选择，除非有禁忌证，如腹膜炎、腹腔疝气或出血。然而，腹膜透析的超滤和溶质清除往往较慢，且达不到理想的治疗效果。CRRT 在某些方面可能比腹膜透析更加适合，尤其是重症新生儿合并有容量负荷过多、脓毒血症或近期腹部手术。我们相信CARPEDIEM 设备的诞生，可能会改变新生儿伴有 AKI 的治疗效果。该设备具有精确的、安全的清除水分和毒素的能力。更重要的一项技术是，该设备和患儿连接进行治疗的双腔导管直径仅 4.0～4.5F。目前的 CRRT 设备中，还没有一个能与直径如此小的导管相连接进行治疗。目前应用于儿童透析的双腔导管直径最小为 7～8F，这种尺寸的双腔导管不完全适合应用于新生儿。

CARPEDIEM 是首台为新生儿设计的 CRRT 设备，该设备可在新生儿发生AKI 时提供多一个选择，并为改善预后带来益处。另外，该设备还具有其他的治疗模式，如血浆置换、全血置换、蛋白透析等，为重症患儿进行 CRRT 支持治疗带来更多选择。

三、便携式人工肾的发展前景

当血液透析作为 ESRD 的替代治疗方式被应用于临床时，就有学者意识到这种治疗的局限性，包括这种替代方式不能连续地、缓慢地对毒素和水分进行清除，这不符合肾脏的生理功能。更值得一提的是 3 次 / 周的血液透析不仅花费患者来回医院的时间，还需要在平时控制水分和饮食，严重影响了 ESRD 患者的生活质量。这些常规血液透析的局限性促使肾脏病专家研究便携式血液透析装置的兴趣。便携式透析装置能让患者接受持续的治疗，并允许患者进行正常的日常生活的能力。通过应用新的科学技术，包括小型化技术、微流体学和纳米技术等使人工肾脏领域得以创新，以上的这些需求最终会被实现。具体来说，小型化技术让该装置可携带，使得患者获得正常的日常生活能力；同时，微流体学和纳米技术使得该设备在工程技术上可行。继便携式透析装置后，更加新颖的植入性透析装置在不久的将来可能会应用于临床。

虽然目前临床上还没有广泛应用便携式装置进行透析治疗，但是一系列新的研究揭示便携式人工肾脏和超滤装置应用的前景。有些学者应用体外血液净化作为透析方式，还有学者应用腹膜透析作为治疗方式。为了让患者有更大的活动度,这些便携式透析装置依靠对滤出的液体或透析液进行再生实现,而再生系统主要是由炭和其他吸附剂组成。在最早期,患者可以持续应用这些便携式透析设备进行3~4个月的透析治疗,但是,遗憾的是再生系统需要每天更换3~4次吸附剂才能满足再生要求,这为患者的治疗带来不便,从某种程度上阻碍了便携式透析的发展和应用。随着吸附剂技术的发展,延长患者更换吸附剂成为可能,这已在一些动物和ESRD患者的预实验中得到证实。但是,我们最感兴趣的是希望研制出一种特异的吸附系统,能够支持患者持续应用便携式人工肾持续治疗7天,期间不需更换吸附剂。最近的一些关于便携式人工肾的研究主要聚焦于对患者的安全性以及设备运行时的可靠性。这些研究提示便携式人工肾能够获得精确的超滤控制和满意的溶质清除,最重要的是证实了该设备的安全性。

在这些便携式装置中,除了前面介绍的应用于容量负荷过重或充血性心力衰竭的WAKMAN和维琴察便携式人工肾(Vicenza Wearable Artificial Kidney,ViWAK)等以外,还有一些便携式的人工肾设备正在研发中。

生物人工肾小管辅助装置(bioartificial renal tubule assist device,BioRAD)是一个体外持续血液灌流和血液滤过串联的血液净化系统。BioRAD的概念是其不仅可以替代肾脏的超滤功能,还可以替代肾脏的代谢和内分泌功能。BioRAD是由血滤器和中空纤维内含有人肾小管上皮细胞的装置组成。这些人肾小管上皮细胞是从不适合进行器官移植的捐献者肾脏中获得。然而,由于该装置已经被临床验证只适用于和现有的血液滤过进行比较,还需要更多的研究证实其在临床实施的可行性。

自动化便携式人工肾(automated WAK,AWAK)是一种腹膜透析装置,它适用于任何能接受常规腹膜透析治疗的ESRD患者。相对于传统的腹膜透析,其首要的也是最重要的区别是不需要规律地补充新鲜腹膜透析液,因为该系统可以持续地再生腹膜透析液。AWAK和ViWAK的局限性相同——糖和碳酸氢盐的使用。

NEPHRON⁺是依赖于信息通信技术,应用WAK进行血液净化,该设备的主要优势是ESRD患者可以应用再生透析液,根据自己的身体状况进行个体化治疗。这种理想的再生透析液使患者可以离开医院进行持续的透析治疗,并达到良好的治疗效果。这样,患者可以融入社会、参加活动并提高日常生活能力(http://www.nephronplus.eu/en)。

人肾单位滤过系统是利用纳米技术,使得一种可植入体内的、便携式的以及可以持续工作的人工肾脏成为可能。该装置是由两种膜组成,这两种膜串联在一个设备盒里。第一种膜模拟肾小球功能,第二种膜模拟肾小管功能。人肾单位滤过系统装置,通过透析液清除和应用纳米技术建立的新型膜装置,可能是基于天然肾脏功能的肾脏替代治疗的历史性突破(见图2-5-10)。

为了使便携式人工肾能得到快速的发展和广泛的应用,一些存在的问题必须解决。为了实现真正的便携式,该设备必须小型、轻便,不依赖电源插座进行操作,同时其治疗费用必须能让患者承受得起。应用最小量的透析液,使用有效、廉价和安全的吸附系统对这些透析液进行再生。该设备的设计必须符合使用者的周围环境,要有友好的用户界面,以及小型、容易穿戴等特点。在使用血液透析作为治疗方式的便携式人工肾的发展中,改良的血管通路可能是另一个重要的挑战,主要是由于应用于常规血液透析的深静脉导管伴随着高的并发症包括感染和中心静脉狭窄。这需要我们寻找一种新的方式将血液从患者的血液循环中引出,然后经过便携式人工肾设备后再回输到体内,以减少感染的风险。应用新的抗血栓形成的生物材料、抗凝剂涂层的生物材料或植入由DNA或RNA组成的设计以减少血栓的形成,可能会帮助开放的血液透析循环维持几个小时甚至几天,期间只需应用少量的抗凝剂或不使用抗凝剂。值得一提的是,最近研发出的一种新型口服抗凝剂,它的机制主要是直接抑制Xa因子或凝血酶,该药物的使用或许能使便携式人工肾有效地运行而不需额外追加抗凝剂。

近期的一些研究都证实了便携式人工肾概念的可行性和其在未来发展的巨大潜力。然而,对于现有的便携式人工肾设备,还需要不断地进行改进和功能提升。在这个过程中,除非遇到不可逾越的挑战,否则大多数目前接受3次/周血液透析患者的预后将得到很大程度的改善。

四、结语

新型的血液净化装置需要足够简单,从而使患者自己可以操作;便携或可穿戴,从而使患者可以自由行动。一旦具备了这些特点,这种治疗的优势在ESRD患者中就会突显出来。21世纪是生命科学的世纪,医学技术的发展将继续得益于分子生物学、化学、物理学、信息技术等最新理论的应用,特别是正在进行的人类基因研究工程,为便携式人工肾的研究提供了重要的技术条件,最新的研究已证实了便携式人工肾治疗理念的可行性和其在未来ESRD治疗中的潜力。虽然目前的便携式人工肾装置仍有大量的问题需要解决,但它已经离我们日常生活很近了。我们期望便携式人工肾可以如同电话、电脑和起搏器这些曾经被认为是天方夜谭的装置一样,为肾脏替代治疗带来一个革命性的突破。而这个梦想的实现是在今年还是明年,又或是永远无法成真都最终取决于研发人员、政府和社会的共同努力,为便携式人工肾的研究提供财力和物力支持。

未来的便携式人工肾将向着能植入人体内的仿生肾发展,既能替代肾小球功能,又能替代肾小管功能,使患者能摆脱费时费力、冗长的常规血液透析,真正替代肾脏功能24 h工作,从而提高生活质量。便携式人工肾的发展与完善,在人工肾发展史上具有里程碑式的意义,给ESRD患者的治疗带来革命性的改变。肾脏是第一个用人工装置替代部分功能的实质性器官,也是第一个被成功移植的器官,相信也很有可能成为第一个被生物人工装置完全替代的脏器。

-------------------------------- 参 考 文 献 --------------------------------

[1] Abuelo J G. Low dialysate potassium concentration: an overrated risk factor for cardiac arrhythmia?[J]Semin Dial, 2015, 28(3): 266–275.

[2] Ahrenholz P, Taborsky P, Bohling M, et al. Determination of dialysis dose: a clinical comparison of methods[J]. Blood Purif, 2011, 32(4): 271–277.

[3] Al-Jaishi A A, Oliver M J, Thomas S M, et al. Patency rates of the arteriovenous fistula for hemodialysis: a systematic review and meta-analysis[J]. Am J Kidney Dis, 2014, 63(3): 464–478.

[4] Almasri J, Alsawas M, Mainou M, et al. Outcomes of vascular access for hemodialysis: A systematic review and meta-analysis[J]. J Vasc Surg, 2016, 64(1): 236–243.

[5] Chazot C, Kirchgessner J, Pham J, et al. Effect of membrane permeability on cardiovascular risk factors and β 2m plasma levels in patients on long-term haemodialysis: arandomised crossover trial[J]. Nephron, 2015, 129(4): 269–275.

[6] Cura V, Ronco C, Nalesso F, et al. A wearable hemofiltration for continuous ambulatory ultrafiltration[J]. Kidney Int, 2008, 73(2) : 497–502.

[7] Daugirdas J T. Bioimpedance technology and optimal fluid management[J]. Am J Kidney Dis, 2013, 61(6): 861–864.

[8] Davenport A, Gura V, Ronco C, et al. A wearable haemodialysis device for patients with end-stage renal failure: a pilot study[J]. Lancet, 2007, 370(9604): 2005–2010.

[9] Di Iorio B, Di Micco L, Bruzzese D, et al. Ultrapure dialysis water obtained with additional ultrafilter may reduce inflammation in patients onhemodialysis[J]. J Nephrol, 2017, 30(6): 795–801.

[10] Ettema E M, Zittema D, Kuipers J, et al. Dialysis hypotension: a role for inadequate increase in arginine vasopressin levels? A systematic literature review and meta-analysis [J]. Am J Nephrol, 2014, 39(2): 100–109.

[11] European Best Practice Guidelines Expert Group on Hemodialysis, European Renal Association. Section II. Haemodialysis adequacy[J]. Nephrol Dial Transplant, 2002, 17

(Suppl 7): S16–S31.

[12] FHN Trial Group, Chertow G M, Levin N W, et al. In-center hemodialysis six times per week versus three times per week[J]. N Engl J Med, 2010, 363(24): 2287–2300.

[13] Fu X, Cui Q Q, Ning J P, et al. High-flux hemodialysis benefits hemodialysis patients by reducing serum FGF-23 levels and reducing vascular calcification[J]. Med Sci Monit, 2015, 21: 3467–3473.

[14] Grebenyuk L A, Marcus R J, Nahum E, et al. Pulmonary embolism following successful thrombectomy of an arteriovenous dialysis fistula[J]. J Vasc Access, 2009, 10(1): 59–61.

[15] Hecking M, Karaboyas A, Antlanger M, et al. Significance of interdialytic weight gain versus chronic volume overload: consensus opinion[J]. Am J Nephrol, 2013, 38(1): 78–90.

[16] Humes H D, MacKay S M, Funke A J, et al. Tissue engineering of a bioartificial renal tubule assist device: in vitro transport and metabolic characteristics[J]. Kidney Int, 1999, 55(6): 2502–2514.

[17] Hung C Y, Chen Y L, Chen C S, et al. Association of leptin with hemodialysis-related muscle cramps: a cross-sectional study[J]. Blood Purif, 2009, 27(2): 159–164.

[18] Hwang H S, Hong Y A, Yoon H E, et al. Comparison of clinical outcome between twice-weekly and thrice-weekly hemodialysis in patients with residual kidney function[J]. Medicine (Baltimore), 2016, 95(7): e2767.

[19] Izuhara Y, Miyata T, Saito K, et al. Ultrapure dialysate decreases plasma pentosidine, a marker of "carbonyl stress"[J]. Am J Kidney Dis, 2004, 43(6): 1024–1029.

[20] Kalantar-Zadeh K, Unruh M, Zager P G, et al. Twice-weekly and incremental hemodialysis treatment for initiation of kidney replacement therapy[J]. Am J Kidney Dis, 2014, 64(2): 181–186.

[21] Karaboyas A, Zee J, Brunelli S M, et al. Dialysate potassium, serum potassium, mortality, and arrhythmia events in hemodialysis: results from the dialysis outcomes and practice patterns study(DOPPS)[J]. Am J Kidney Dis, 2017, 69(2): 266–277.

[22] Kim D H, Goo D E, Yang S B, et al. Endovascular management of immediate procedure-related complications of failed hemodialysis access recanalization[J]. Korean J Radiol, 2005, 6(3): 185–195.

[23] Kim H W, Kim S H, Kim Y O, et al. Comparison of the impact of high-flux dialysis on mortality in hemodialysis patients with and without residualrenal function[J]. PLoS One, 2014, 9(6): e97184.

[24] Kuriyama S, Yokoyama K, Hara Y, et al. Effect of aliskiren in chronic kidney disease patients with refractory hypertension undergoing hemodialysis: a randomized controlled multicenter study[J]. Clin Exp Nephrol, 2014, 18(5): 821–830.

[25] Levey A S, Coresh J. Chronic kidney disease[J]. Lancet, 2012, 379(9811): 165–180.

[26] Lin X, Yan Y, Ni Z, et al. Clinical outcome of twice-weekly hemodialysis patients in Shanghai[J]. Blood Purif, 2011, 33(1–3): 66–72.

[27] Lu R, Muciño-Bermejo M J, Armignacco P, et al. Survey of acute kidney injury and related risk factors of mortality in hospitalized patients in a third level urban hospital of Shanghai

［J］. Blood Purif, 2014, 38(2): 140−148.

［28］ Maheshwari K U, Santhi S, Malar R J, et al. An alternative dialysis adequacy marker in high flux hemodialysis［J］. Indian J Nephrol, 2015, 25(3): 143−145.

［29］ Moledina D G, Perry Wilson F. Pharmacologic treatment of common symptoms in dialysis patients: anarrative review［J］. 2015, 28(4): 377−383.

［30］ Mudoni A, Cornacchiari M, Gallieni M, et al. Aneurysms and pseudoaneurysms in dialysis access［J］. Clin Kidney J, 2015, 8(4): 363−367.

［31］ National Kidney Foundation. KDOQI clinical practice guideline for hemodialysis adequacy: 2015 update［J］. Am J Kidney Dis, 2015, 66(5): 884−930.

［32］ Nissenson A R. Bottom-up nanotechnology: the human nephron filter［J］. Semin Dial, 2009, 22(6): 661−664.

［33］ Obi Y, Streja E, Rhee C M, et al. Incremental hemodialysis, residual kidney function, and mortality risk in incident dialysisPatients: acohort study［J］. Am J Kidney Dis, 2016 , 68(2): 256−265.

［34］ Onofriescu M, Hogas S, Voroneanu L, et al. Bioimpedance-guided fluid management in maintenance hemodialysis: a pilot randomized controlled trial［J］. Am J Kidney Dis, 2014, 64(1): 111−118.

［35］ Panaput T, Thinkhamrop B, Domrongkitchaiporn S, et al. Dialysis dose and risk factors for death among ESRD patients treated with twice-weekly hemodialysis: a prospective cohort study［J］. Blood Purif, 2014, 38(3−4): 253−262.

［36］ Peritoneal Dialysis Adequacy 2006 Work Group. Clinical practice guidelines for peritoneal adequacy, update 2006［J］. Am J Kidney Dis, 2006 , 48(Suppl 1): S91−S97.

［37］ Reilly R F. Attending rounds: a patient with intradialytic hypotension［J］. Clin J Am Soc Nephrol 2014, 9(4): 798−803.

［38］ Ronco C, Davenport A, Gura V. Awearable artificial Kidney: dream or reality ?［J］. Nat Clin Pract Nephrol, 2008, 4(11): 604−605.

［39］ Ronco C, Davenport A, Gura V. The future of the artificial kidney: moving towards wearable and miniaturized devices［J］. Nefrologia, 2011, 31(1): 9−16.

［40］ Ronco C, Garzotto F, Brendolan A, et al. Continuous renal replacement therapy in neonates and small infants: development and first-in-human use of a miniaturised machine (CARPEDIEM)［J］. Lancet, 2014, 383(9931): 1807−1813.

［41］ Sands J J, Usvyat L A, Sullivan T, et al. Intradialytic hypotension: frequency, sources of variation and correlation with clinical outcome［J］. Hemodial Int, 2014, 18(2): 415−422.

［42］ Sav M Y, Sav T, Senocak E, et al. Hemodialysis-related headache［J］. Hemodial Int 2014, 18(4): 725−729.

［43］ Siriopol I, Siriopol D, Voroneanu L, et al. Predictive abilities of baseline measurements of fluid overload, assessed by bioimpedance spectroscopy and serum N-terminal pro-B-type natriuretic peptide, for mortality in hemodialysispatients［J］. Arch Med Sci, 2017, 13(5): 1121−1129.

［44］ Sousa Melo E, Carrilho Aguiar F, Sampaio Rocha-Filho P A. Dialysis headache: a narrative review［J］. Headache, 2017, 57(1): 161−164.

［45］ Stephens R L, Jacobsen S C, Atkin-thor E, et al. Portable/wearable artificial kidney (WAK)—initial evaluation［J］. Proc Eur Dial Transplant Assoc, 1976, 12: 511−518.

［46］ Upadhyay A, Susantitaphong P, Jaber B L. Ultrapure versus standard dialysate: A cost-benefit analysis［J］. Semin Dial, 2017, 30(5): 398−402.

［47］ Vanholder R, Van Biesen W, Lameire N. Is starting hemodialysis on a twice-weekly regimen a valid option?［J］Am J Kidney Dis, 2014 , 64(2): 165−167.

［48］ Wizemann V, Wabel P, Chamney P, et al. The mortality risk of overhydration in haemodialysis patients［J］. Nephrol Dial Transplant, 2009, 24(5): 1574−1579.

［49］ Zhang L, Wang F, Wang L, et al. Prevalence of chronic kidney disease in China: a cross-sectional survey［J］. Lancet, 2012, 379(9818): 815−822.

［50］ Zhang M, Wang M, Li H, et al. Association of initial twice-weekly hemodialysis treatment with preservation of residual kidney function in ESRD patients［J］. Am J Nephrol, 2014, 40(2): 140−150.

［51］ 林星辉, 严玉澄, 朱铭力, 等. 每周2次血液透析患者临床特征分析［J］. 中华肾脏病杂志, 2012, 28（8）: 602−605.

［52］ 张伟明, 钱家麒. 国内外透析登记现状［J］. 中国血液净化, 2007, 6（9）: 468−470.

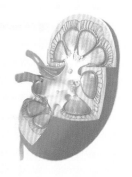

第三章

急性肾损伤的诊治新理念及临床转化

急性肾损伤(AKI)是造影检查及心脏手术后常见的并发症,一旦发生,将显著增加患者的病死率、并发症,延长住院时间。尽管其发病机制研究不断深入,临床上对AKI的早期诊断及治疗手段仍不够理想。如能及早诊断并采取干预措施,则可能改善患者的预后。目前有研究对高危人群进行AKI的风险评估和预测,以期及早地避免或减少AKI的发生。另外,结合AKI的一些血、尿诊断标志物,可大大提高临床上对AKI的早期诊断。这些手段可能有助于预防AKI的发生,减轻AKI的严重程度,改善患者预后。本章将详细讨论如何在对比剂肾病(CIN)患者中开发新型、特异性AKI早期诊断标志物以及心脏手术后AKI的早期预测模型与生物学指标的研究。

第一节 对比剂急性肾损伤概述

随着造影检查在临床的广泛开展，对比剂急性肾损伤（contrast induced acute kidney injury，CI-AKI）已成为住院患者AKI的第三大主要原因。我国近年来接受造影检查和介入治疗的患者亦呈明显增加的趋势。早期诊治对比剂肾病（contrast-induced nephropathy，CIN）对改善预后至关重要。目前，CI-AKI的诊断基于Scr水平的变化，但Scr反应肾损伤存在诸多缺陷，急需开发新型特异的AKI早期诊断标志物。

尿液N-乙酰葡糖胺（N-acetylglucosamine，NAG）、中性粒细胞明胶酶相关脂质运载蛋白（neutropil gelatinase-associated lipocalin，NGAL）等标志蛋白在AKI早期诊断中的价值已逐渐得到认识，其对CIN的早期诊断价值如何值得深入研究验证。我们前期蛋白组学研究发现了尿液甘露糖结合凝集素（mannanbinding lectin，MBL）这个CI-AKI尿液诊断标志物，但MBL与其他新型尿液标志物，如肾损伤分子（kidney injury molecule，KIM）-1、NGAL、半胱氨酸蛋白酶抑制剂C、IL-18等，对AKI的价值仍有待大量的临床研究来获得证实。

从临床流行病学研究发现AKI发病率高、缺乏特异诊断标志物，转而用基础研究方法特别是蛋白质组学方法开发尿液可能存在的诊断标志物，再回到临床通过大量的临床样本，对基础研究的结果进行验证。这一AKI尿液诊断标志物的开发过程，就是一个典型的转化医学模式。

一、CI-AKI的病因及流行病学调查

随着造影技术在临床的广泛应用，特别是在高龄、有严重合并症患者中的应用，使CI-AKI成为AKI的第三大主要原因，占发病率的11%。在美国，每年约有一百万次造影操作，CI-AKI的发生率达150 000次/年；至少1%的患者需要透析治疗，不需要透析的患者住院时间平均延长2天（每天500美元），每年因此而增加的医疗费用达148 000 000美元。而一旦发生肾功能衰竭后果非常严重，在院病死率为36%，2年生存率仅19%。在我国，随着冠心病、糖尿病和肿瘤等疾病发病率的上升，每年接受造影检查和介入治疗的患者亦呈明显上升的趋势。上海交通大学医学院附属仁济医院心内科行冠脉造影及介入治疗的患者比3年

前增加了近1倍,3年中主要造影剂的用量也增加了2.6倍。我们在心内科的临床研究显示,由于心内科患者多数存在动脉粥样硬化、高血压等CKD诱因,CI-AKI发病率高达10%左右,在急诊手术后紧急行搭桥术的患者中则更高,可达40%(见图3-1-1)。在心血管造影和心脏手术后的死亡患者中,肾衰竭是独立的危险因素,防治造影剂肾损伤已成为当务之急。而早期诊断有助于早期干预,对AKI的预后至关重要。

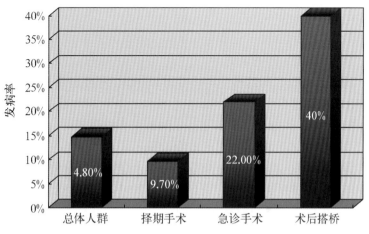

图3-1-1　不同手术方式CI-AKI发病情况

目前,对CI-AKI的诊断和监测依赖于Scr水平的变化,但Scr为非特异标志物,需要48～72 h甚至更长时间才会升高,对老年人适用性差,影响因素众多。故而,目前亟须在阐明发病机制的基础上,开发新型的较特异的早期诊断标志物。国内外对CI-AKI的发病机制、早期诊断以及干预治疗的研究尚未得出公认的结论。目前除水化外,无特异的治疗手段,问题的关键在于确切的发病机制不明。由于临床使用的非离子化低渗造影剂渗透压约2倍于血浆渗透压,可导致渗透性利尿,加重肾小管特别是亨利襻的离子转运负荷,增加了局部的氧耗量;即便是价格昂贵的等渗造影剂,由于其为非离子化二聚体,黏度较高,同样会造成肾脏血流灌注不足,造成肾脏损伤。虽然,较多观点认为高渗的造影剂导致肾小管局部缺血与发病密切相关,但是针对性的扩血管药物和抗氧化剂的治疗却未得出公认有效的结论。有研究认为,造影剂使内皮功能受损,削弱了内皮合成NO和PG的能力,而且会导致多种血管活性介质的改变(如PG、NO和腺苷、内皮素、血管升压素、5-羟色胺、缓激肽、白三烯、组胺、肾上腺素等),从而介导了肾脏的损伤。但到目前为止,相关的研究限于传统的方法;到底哪种因素在发病机制中起决定性作用，哪种因素对临床CI-AKI的诊断有价值，哪种因素起主要的保护作用等问题亟须解决。而尿液的检测由于直接、反应迅速、无创等优势，对急性肾脏病有重要价值；急性肾功能受损时，尿液NAG、RBP、NGAL和IL-18等已经成为新型的肾小管损伤的标志物。这些标志蛋白究竟何者在CI-AKI中会发生明显变化，何者具有早期诊断和指导治疗的价值，另外是否存在其他尚不为人知的较特异的标志蛋白，转化医学研究有助于深入探讨。

蛋白质组学（proteomics）是后基因时代出现的一个新兴研究领域，其突出的优点是可直接收集患者在特定生理条件下分泌到体液中的蛋白质进行检测，可以同时研究多种蛋白质，尤其适用揭示疾病的发病机制、发现疾病的目标蛋白质和新型生物标志物。随着高通量、快速研究手段的进展，特别是蛋白质芯片和新型质谱分析仪的应用，为这些生物样本的研究提供了便利的平台。

在AKI的发病过程中介导病理反应的物质是蛋白质而不是核酸；蛋白质还受多种因素的调节，如翻译水平和蛋白质降解水平的调节以及蛋白质的相互作用等，很多甚至不伴有mRNA水平的改变；药物、毒物等很多主要作用于蛋白质功能水平，而不是基因转录水平；所以，对CI-AKI尿液及血清的蛋白质组学的研究比基因组学的研究更有价值，而且是相对省时省力、敏感、重复性好的先进的研究手段。蛋白质组学研究技术的进展，为临床尿液标志物研究奠定了方法学基础，为研究提供了便利。目前，基于二维电泳技术的蛋白质组学研究已经发展到应用不同的荧光染料对不同的样本进行标记，对不同来源的样本在同一次双向电泳中分离蛋白，这样可以减少实验误差，得到的结果更有意义。而且后继的凝胶内蛋白酶解物便于下一步质谱分析鉴定蛋白，是一种比较实用的蛋白质组学技术。

我们在上海浦东地区开展的多中心、前瞻性临床研究发现，CI-AKI发病的早期，尿液NGAL、IL-18、Natrin-1、NAG及RBP等水平均与发病相关，分别在不同的时间点有诊断价值，对临床早期诊断CIN有非常重要的价值。我们还通过蛋白质组学方法，发现了MBL与CIN相关，并且可能成为一个有价值的尿液诊断标志物。

二、CI-AKI的危险因素分层

几乎所有使用造影剂的患者都有轻度而短暂的GFR下降，是否发展成AKI主要在于是否存在一定的危险因素。前瞻性多变量试验显示，肾脏损害的基础、糖尿病、慢性心功能不全以及造影剂用量的增加都与CI-AKI的危险性相关。其他的危险因素包括有效血容量减少(如脱水、肾病、肝硬化等原因),或者是同时使用肾毒性药物(如非甾体抗炎药和氨基糖苷类)。在所有这些危险因子中,基础肾功能损害是最重要的独立危险因素;如糖尿病肾病患者的CI-AKI发生率就明显增高(见图3-1-2)。

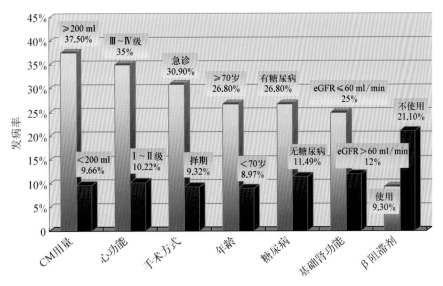

图3-1-2　各种CI-AKI危险因素发病率的比较

CI-AKI的发病危险在非糖尿病者中约为13%,在糖尿病中约为20%。CI-AKI需要透析的比例很小(0.5% ～ 2.0%),一旦发生后果严重,包括36%的在院病死率,2年生存率仅19%。最近有研究发现,经皮冠状动脉成形术后短暂的肌酐水平上升对远期结果有影响。主要原因在于肾功能下降,使异常的血管病理生理加剧,心血管疾病的进展加速。

CI-AKI常在造影剂使用后24 ～ 72 h发生,很少伴有少尿。尿液分析可见肾小管上皮管型或者粗颗粒状棕色管型,但有时可以没有。即便没有Scr水平上升,造影剂也可以改变尿液的沉淀物,显示不同程度的异常,如出现上皮细胞、上皮细胞管型、颗粒管型和棕色粗颗粒管型等,有时还会有透明管型。造影后24 ～ 48 h持续肾图对提示肾功能衰竭非常敏感(83%的肾功能衰竭者肾图阳性),特异性也很高(93%无肾功能衰竭者的肾图阴性)。如使用造影剂前Scr水平正常,常表现为非少尿型AKI。在少尿型AKI,少尿持续的时间和肌酐上升的程度依赖于接受造影剂之前的基础Scr水平。基础肾功能正常或轻度损害的患者,少尿持续2 ～ 5天,第7天肾功能恢复基础水平,常不需透析。30%的CI-

AKI患者的残肾功能有一定程度受损。

三、CI-AKI的诊断及实验室检查评价

慢性肾脏疾病根据预测的eGFR定义和分期。虽然Scr水平是反映肾功能的关键指标，但在老年人和妇女常不能有效反映肾功能不全，所以现在用Cockroft-Gault公式或MDRD公式来评估GFR或Ccr。

多数的心血管研究显示eGFR < 60 ml/(min·1.73 m²)，约为Scr > 133 μmol/L（1.5 mg/dl），是发展成CI-AKI、再狭窄、复发心肌梗死、收缩期或舒张期慢性心功能不全的转折点。多变量的预测评分体系已经发展起来，指出有多种危险因素的患者在冠脉造影后更容易发生CI-AKI。也有人提出用造影剂剂量与Ccr的比值（*D/CrCL*）反映CI-AKI的危险度，并且通过实验的方法测得浓度曲线下面积，发现两者高度相关。

如果对所有的造影患者均常规进行Scr水平的监测将会增加费用，并带来不必要的麻烦，大多数进行增强造影的患者并没有发展成CI-AKI的风险，所以临床实践中应对患者进行预测，仅对高危患者进行有效预防和监测。

四、CI-AKI的预防及治疗进展

1. 水化

在操作开始前3～12 h，以1～2 ml/(kg·h)的速度开始静脉输注0.9%的生理盐水或NaHCO₃。如存在心功能不全或担心血容量过多，应放置右心导管监护。水化目标是使尿量达到150 ml/h，同时需要静脉补充更多液体补偿尿液的丢失。这种策略要求，造影后至少以150 ml/h的速度输液6 h，当达到理想的尿量后，CI-AKI的发生率可下降50%。

2. 造影剂种类的选择和用量

一般认为，造影剂离子强度和渗透压越低，使用的造影剂量越小，肾毒性就越小。两个大样本的双盲随机对照实验可证实。碘海醇（商品名：欧乃派克）溶液合作研究（*N*=1 196）中，碘海醇比高离子强度的造影剂优越，特别在糖尿病和有CKD基础的患者中更是如此。有实验证实，用碘克沙醇比用碘海醇CI-AKI的发生率明显降低。在进行经皮冠状动脉腔内成形术的高危患者中，碘克沙醇也比其他造影介质有更低的栓塞发生率，比碘克沙酸葡（甲）胺减少45%的心脏不利事件的发生；所以碘克沙醇在肾脏病高危患者中应该成为首选。也有一

些小型试验发现,碘克沙醇与其他一些非离子化单体相比,并没有明显预防CI-AKI的优势。在任何情况下都应尽量控制造影剂的用量,两次造影间隔应在10天以上。

国内有报道认为,选用肾毒性小的造影剂、控制造影剂的剂量和水化能够使老年人安全使用造影剂。使用造影剂的剂量是肾功能不全患者发生CI-AKI的危险因素,造影前Scr水平以及造影剂是否超过安全剂量与肾功能不全患者发生CI-AKI的预后相关。

3. 造影前后的药物保护

大量预防CI-AKI的随机试验已经明确证实:① 如果没有随尿量补充血容量,襻利尿剂或甘露醇会加重CI-AKI;② 小剂量的多巴胺或者选择性多巴胺受体-1拮抗剂——非诺多巴没有肾脏保护作用;③ 肾毒性物质,包括NASID、氨基糖苷类、环孢霉素等在围造影期建议停用。

还没有发现确切的预防CI-AKI的药物,目前针对N-乙酰半胱氨酸(N-acetylcysteine, NAC)防治CI-AKI的研究较多。广泛使用的标准剂量是NAC 600 mg,造影前后各一天,2次/d口服。对紧急造影的患者,造影前1 h和造影后4 h各口服1 g。

在RAPPID试验中,把轻度到中度CRF的患者,随机分为两组,分别接受水化加NAC和单独水化治疗。造影前静脉注入NAC 150 mg/kg,造影后50 mg/kg维持4 h。对一名70 kg的患者,NAC总量达14 000 mg,这比以前用量明显增大。这两组的造影剂用量分别为238 ml和222 ml,CI-AKI发生率分别为5%和21%(P=0.045),证明水化加大剂量NAC可有效预防CI-AKI。但是,最近的一个小样本临床试验显示,口服NAC 600 mg,每天2次结合水化治疗,并不比单用水化治疗更有效。

在一项关于NAC预防CI-AKI的荟萃分析研究中,汇总了各种发表的数据后发现:口服NAC的作用还不肯定,即尚不能证实口服NAC对肾功能不全患者的附加保护作用。此研究的结论是:不支持常规使用NAC预防CI-AKI。

另一项关于预防CKD患者CI-AKI的荟萃分析抽取了已发表的研究数据,包含年龄 > 18岁的CKD患者的盲法和非盲法随机对照试验。CKD定义为基础Scr ≥ 106.1 μmol/L(1.2 mg/dl)或者CrCl ≤ 1.17 ml/s(70 ml/min)。使用NAC总体发生CI-AKI的RR为0.41(95% CI: 0.22 ～ 0.79;P=0.007)。研究者总结认为NAC对CKD患者有CI-AKI预防作用。

还有一些其他药物的小规模试验(如氨茶碱、内皮素受体拮抗剂和钙拮抗剂等),结果很不一致。最近一项研究茶碱类预防CI-AKI的荟萃分析显示统计学意义显著,但作者提出将此结果当作临床有效的证据还不足。另一项荟萃分析比较了茶碱和NAC在预防CI-AKI中的作用,发现两者作用相仿,但在各项研究中结果不一致,因此呼吁要完善临床试验。然而,氨茶碱不失为一种可选择的手段,而且适用于危重病伴肺部活动性病变时。

4. 血液透析和血液滤过

一项采用血液滤过预防CI-AKI的试验发现,CRF患者在围造影期接受血液滤过治疗可有效预防CI-AKI导致的肾功能破坏,可以改善院内和远期的结果;然而,最近Voget等在造影剂使用后即刻开始血液透析并持续3 h,目的是通过快速透析去除造影剂,减少肾脏接触造影剂,但他们发现这种策略和单用NS水化相比没有更多好处,相反更易导致肾功能受损,而且以后需要更多的透析治疗。

以上对血液透析和血滤不同结果的可能解释是:血液透析导致低血容量,随之加重肾脏缺血性损伤,延缓了肾功能的恢复。相反,血滤的血流动力学稳定,保持了稳定的血液循环,保证了肾脏的血液灌注。除了血流动力学稳定以外,血液滤过还可高容量水化,可通过对流滤过以及滤膜的吸附作用去除造影剂,这样就减少了肾脏造影剂的接触。

5. 操作后监护

住院高危患者Scr应在造影后24 h复查。对于门诊患者,特别是那些eGFR < 60 ml/h的患者,建议留院观察,或者出院后48 h内监测Scr水平。发展成严重CI-AKI的患者,都是在造影后24 ~ 48 h内Scr升高44 μmol/L(0.5 mg/dl)的患者。对那些Scr水平未上升也没有相关事件发生的患者,可予以出院,对CI-AKI的危险度也应该知情。当eGFR ≤ 30 ml/(min·1.73 m²)时,应对患者提及血液透析的可能。最后,对那些eGFR ≤ 15 ml/(min·1.73 m²)者,应请肾脏科医师会诊,做好造影后透析的准备。

第二节　对比剂急性肾损伤新型诊断标志物的研究

一、运用蛋白质组学技术开发CI-AKI特异标志蛋白

1. 研究对象

作者团队从上海市浦东地区开展的多中心前瞻性临床研究中选取12例接

受冠状动脉造影（coronary angiography，CAG）及介入诊疗术的患者。入选标准：男性、年龄 60 ～ 80 岁、BMI 为 22 ～ 28 kg/m²、有高血压史或糖尿病史、有明显的心绞痛症状、术前基础 Scr < 90 μmol/L；排除标准：2 周内接收过任何有创治疗、有急性肾功能衰竭和急性心肌梗死、泌尿系统感染和贫血者。对入选患者饮食盐分摄入定为 < 3 g/d，热量的摄入定为每千克体重 20.9 ～ 125.4 J（5 ～ 30 cal）/d，蛋白、脂肪和糖分的比例分别为 20%、20% 和 60%。对所有入选患者留取术前和术后 12 ～ 18 h 新鲜排泄的尿液，除进行常规的临床数据收集外，对入选患者术前和术后 24、48 h 的 Scr 进行监测。所有患者均使用低渗对比剂碘比乐 370（博莱科公司）。

2. 研究方法

（1）尿液准备：为进行双向差异凝胶电泳（two dimension difference gel electrophoresis，2D-DIGE）分析，每个入选患者术前和术后分别留取新鲜 20 ml 晨尿，即刻按照 100 ∶ 1 加入蛋白酶抑制剂（Cocktail 1 号；试剂盒购自默克公司），并立刻放入 4℃ 冰箱短暂保存后进行离心。尿液以 1 500×g 低温（4 ℃）离心 10 min 以去除不溶性杂质，上清液转入截留相对分子质量为 5 000 的 YM-3 超滤离心管（购自美国密理博公司）以 3 000×g 4 ℃离心 45 min，浓缩尿液和初步除盐。浓缩的尿液转入冻存管储藏于 −80 ℃低温冰箱备用。

（2）蛋白分离：浓缩的尿液为 1 ∶ 5 的比例加入 − 20℃丙酮过夜后，经 12 000×g 4 ℃离心 30 min 后，将获得的蛋白小块用冰丙酮再洗 2 次，冻干法去除剩余的丙酮。用预先配置好的裂解液（9 mol/L 尿素和 4% CHAPS）再次溶解蛋白小块，裂解过程以 10 s 脉冲 4 ℃超声裂解 3 min。蛋白浓度以 Bradford 法进行定量。用蛋白裂解液将样品浓度调整到 100 μg 分别储藏于 −80℃备用。

（3）荧光标记：将入选的 12 例患者随机分成 3 组，将每组 4 例患者的尿液混合后分别进行荧光标记。用 1 mol/L 的 Tris 碱将样品的 pH 值精确调整至 8.5。手术前后各 50 μg 样品分别用 400 pmol Cy3 和 Cy5 冰上标记，另 50 μg 所有入选患者等比例混合的尿液用 Cy2 进行标记作为内标，反应 30 min 后加入 1 μl 10 mmol/L 的赖氨酸冰作用 15 min 中止标记过程。最后，所有 3 种荧光染料标记的样品（内标、术前、术后）混合后在同一块凝胶上进行二维电泳。

（4）等电聚焦：在进行等电聚焦蛋白分离前，已经标记的样品和等体积的 2× 裂解缓冲液（1%IPG 缓冲液、2% DTT、9 mol/L 尿素、4% CHAPS）混合，200 μl 的混合液用于 11 cm、pH 值 4 ～ 7 的 IPG 胶条（GE 医疗集团）的水化过程（30V×6 h，60V×6 h，100V×1 h）。水化结束后，即刻进行第一向等电聚焦电泳过程（500V×1 h，1 000V×1 h，5 000V×1 h，8 000V×6 h）。所有水化和等电聚焦过程均在IPG-phor系统上进行（GE医疗集团）。等电聚焦结束后，即刻进行第二向SDS-PAGE蛋白分离过程。

（5）SDS-PAGE电泳：在进行第二向电泳前，IPG胶条平衡2次，每次15 min。第一步平衡液（0.05 mol/L Tris-HCL，pH值8.8；6 mol/L尿素；2%SDS；30%甘油；13 mmol/L DTT）可使变性的非烷基化蛋白处于还原状态；第二步平衡液（0.05 mol/L Tris-HCL，pH值8.8；6 mol/L尿素；2%SDS；30%甘油；2.5%碘乙酰胺）使蛋白质巯基烷基化，防治电泳过程中再氧化。

平衡后的胶条置入12.5%丙烯酰胺凝胶顶部的0.7%*w/v*的琼脂糖液中，第二向蛋白分离在SE600垂直电泳系统（GE医疗集团）中进行，凝胶电泳过程（10℃，10 mA/凝胶×15 min，20 mA/凝胶×5 h）以标记染料到达凝胶底部作为结束标志。电泳结束后，凝胶用去离子水清洗后，使用Typhoon扫描仪（GE医疗集团）进行扫描（见图3-2-1）。

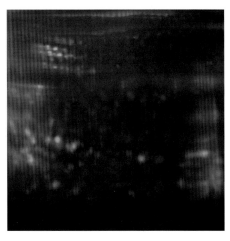

图3-2-1　荧光标记获得的彩色二维电泳图

（6）差异凝胶电泳（difference gel electrophoresis，DIGE）分析：运用DeCyder差异分析软件5.01版对手术前后尿液蛋白质差异表达进行分析。凝胶图像先用胶间差异分析模块进行处理，然后再用生物学差异分析模块处理图像数据，以寻找图像中的差异表达蛋白点。每块凝胶图像蛋白点预设为1 500。

（7）肽指纹图谱及质谱分析：另外制作一块含800 μg所有尿样蛋白质混合液的双向电泳凝胶，用考马斯蓝R-250染色。切割感兴趣的蛋白点，进行除色并用胰蛋白酶37℃作用24 h进行胶内消化。消化的肽段用60%乙腈和0.1%三氟醋酸萃取。0.5 μl的样品和CHCA基质液混合，加于384孔板上，室温干燥后，置入Shimadzu-Biotech AXIMA CFRPlus MALDI-TOF质谱分析仪（英国曼彻斯特Shimadzu-Biotech公司）获取数据。Bradykinin片段1～7（相对分子质量757.399 7）、P14R（相对分子质量1 533.858 2）和ACTH片段18～39（相对分子质量2 465.198 9）作为外标。Kompact 2.4.0（Shimadzu Biotech MALDI-MS）软件用于数据处理和控制。肽段识别和蛋白鉴定运用MASCOT软件，并通过MASCOT（http://www.matrixscience.com/）在美国国家生物技术信息中心（National Center for Biotechnology information，NCBI）数据库检索蛋白。

　　对MALDI-TOF-MS无法鉴定的蛋白，通过液质联用质谱分析进行鉴定（LTQ BIOWORKS 3.2，Finnigan LTQ Mass Spectrometer LTQ，Thermo Electron Corporation）。

　　（8）统计学分析：通过样品和内标蛋白中相应蛋白质的比较，运用DeCyder生物差异分析软件模块用于蛋白丰度的分析，比较差异表达的蛋白点。方差分析（ANOVA）用于差异表达统计学显著性分析，$P < 0.05$设为统计学差异显著，而且蛋白点必须出现在75%以上的图谱中（**见图3-2-2**）。

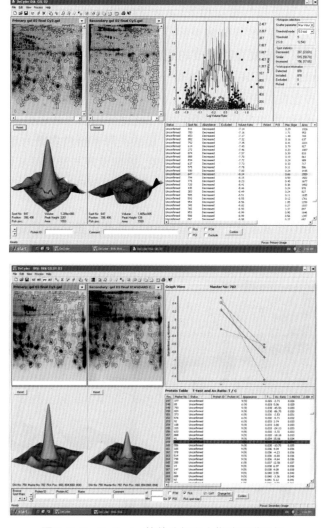

图3-2-2　DeCyder软件分析及太指纹图谱示例

3. 结果

通过Decyder软件胶间差异和生物学差异分析模块的比较，最终发现了56个差异表达（方差分析，$P < 0.01$）的蛋白点，其中39个蛋白点上调，17个蛋白点下调。将这些蛋白点从制备胶上切下分析肽段以进行蛋白质鉴定。结果显示56个差异点中21个来源于白蛋白前体等，有些点鉴定得到相同的蛋白。对这些检索到的蛋白进行分析显示，富含亮氨酸的α_2糖蛋白（leucine-rich alpha-2-glycoprotein，LRG）是一种急性时相蛋白，与细胞的分化有关，肾脏上皮细胞含量丰富；激肽原1的亚型1参与细胞的炎症反应，其中含有半胱氨酸蛋白酶抑制剂的片段与肾脏损伤密切相关；α_1-微球蛋白/双库尼茨抑制剂前体属于载脂转运蛋白超家族，参与许多炎症反应；CD59补体调节蛋白与脂肪代谢有关，有潜在抑制膜攻击复合物合成的免疫调节作用；prostaglandin H_2前列腺素H_2（prostag landin H_2，PGH_2）二聚体是一种前列腺素合成酶，催化PGH_2转化成PGD_2，也是一种急性时相蛋白。

脯氨酰4-羟化酶和β-亚基是蛋白质二硫键异构酶家族成员，与蛋白质折叠和空间结构有关，与疾病的相关性不明。硫酸类肝素蛋白多糖为基膜结构蛋白，与肾小球通透性及大分子和细胞黏附有关，近期发现与淀粉样变性有关。丝氨酸蛋白酶抑制剂A是纤溶酶原激活物的一种，类似免疫球蛋白λ轻链，目前功能不明。

MBL和MBL丝氨酸蛋白酶-2（MASP2）是补体激活外源凝集素通路的关键蛋白，在此都有明显上调（见图3-2-3）。

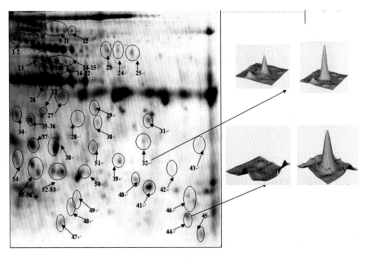

图3-2-3　差异表达蛋白MBL和MASP2

二、CI-AKI早期生物标志物验证

通过多中心研究,收集样本近1 000例,其中上海市浦东地区6家医院200余病例,收集患者术前和术后2、6、12、24、48、72 h的尿液样本。分析心内科行CAG患者中CIN的发病率和危险因素、CAG患者的预后、CIN与预后的关系,以及预后相关的危险因素。

通过蛋白质组学方法发现,MBL与CIN相关,并且可能成为一个有价值的尿液诊断标志物。对照研究发现在患者术后尿液中的MBL和MASP2水平都明显上调。MBL和MASP2是凝集素补体激活途径中的关键蛋白;而近年相关研究发现,MBL补体途径的激活对肾脏炎症性疾病(IgA肾病、糖尿病肾病、缺血再灌注肾病、肾脏移植、链球菌感染后肾小球肾炎)有不良影响。在CI-AKI中,尿液MBL蛋白水平的上调是否伴有基因水平的变化以及尿液MBL蛋白升高的主要来源尚未见相关报道,作者团队通过对动物模型以及临床患者血清及尿液的研究,以期初步证实MBL与造影剂所致肾损伤的相关性。

1. 动物模型研究

参考动物模型相关文献,对大鼠进行造模(CI-AKI模型组),以假手术组作为阴性对照组。

(1)Scr水平比较:模型组大鼠的Scr值和BUN水平均明显高于对照组,模型组尿量也较对照组明显下降。

(2)HE染色比较:模型组大鼠的肾脏组织损伤严重,出现了广泛的肾小管上皮细胞刷状缘消失、肾小管上皮细胞倒伏、空泡变性、坏死、脱落,而对照组肾脏组织小管组织结构完整;两组间小管损伤率比较差异有统计学意义($P < 0.05$)。

(3)TUNNEL染色比较:模型组大鼠的肾小管上皮细胞凋亡程度较对照组明显增加,切片内可见广泛的棕色颗粒(DAB染色化学发光法),提示肾小管上皮细胞损伤的发生。图像分析结果显示,模型组肾小管细胞凋亡程度显著上调,两组间差异有统计学意义($P < 0.05$)。

(4)免疫组织化学染色比较:模型组染色显示,MBL蛋白沿肾小管上皮细胞基底部表达增强,而对照组染色结果表达很低,两组间差异有统计学意义($P < 0.05$)(见图3-2-4)。

(5)*MBL* mRNA的表达:① 对抽提的mRNA进行紫外分光光度仪定量,并且测定$D_{260\,nm}/D_{280\,nm}$比值,处于1.6 ~ 1.8认为RNA抽提成功,可用于下一步检

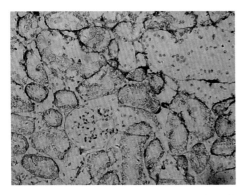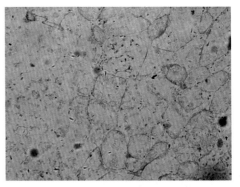

图3-2-4 造影剂肾损伤(CI-AKI)和对照组大鼠肾脏组织MBL免疫组织化学染色

测。② 随机抽取肝脏及肾脏组织反转录的cDNA进行18sRNA片段普通PCR扩增,以验证反转录的效果;证明反转录成功,所获得的cDNA可用于下一步检测。③ 随机抽取肾脏mRNA进行MBL-A片段的普通PCR扩增,证明MBL-A引物扩增成功,可用于下一步实时聚合酶链反应实验。④ 肾脏*MBL-A*基因表达的实时聚合酶链反应结果:造影剂肾损伤模型组和对照组比较,肾脏组织MBL-A的表达明显增加。在对照组中,肾脏MBL-A的表达量极低;而造影剂肾损伤发生后,*MBL* mRNA表达可以显著升高。

(6)MBL蛋白的表达:结果初步显示,在造影剂所致肾脏损伤的动物模型中,肾脏组织MBL-A蛋白表达明显上升,而肝脏组织的MBL-A表达在两组间无明显差异(见图3-2-5)。

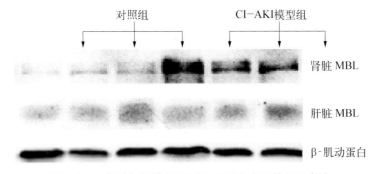

图3-2-5 肾脏和肝脏组织MBL-A蛋白水平的差异表达

2. 临床患者研究

(1)样本收集及检测:所有患者留取术前当日及术后24 h尿样及血样,离心后取上清液,放置-70℃冰箱备用。所有患者术前3天内测基础Scr水平,术后

24 h及48～72 h复查Scr。本研究中所应用的造影剂均为低渗非离子型造影剂碘比乐370，渗透压约800 mmol/kg。本研究经医学伦理委员会批准，患者均知情同意。

发生CIN的病例定为CIN组（$n=13$），另从未发生CIN的病例中选取配对患者（$n=18$）作为对照组，对照组从年龄、性别、BMI、出入液量、造影剂用量、基础肾功能及造影术后输液量上进行配对，用ELISA方法对血液和尿液MBL水平进行检测。

（2）CIN组术后血液MBL水平无显著升高：CIN病例组和非CIN对照组比较，基础血清MBL（mg/L）值无明显差异［1.073（0.725～1.579）vs 0.942（0.423～1.420），$P=0.671$］。手术后24 h，CIN组的MBL水平在两组间仍然无明显差异［1.081（0.725～1.629）vs 0.835（0.417～1.313），$P=0.943$］。在CIN组内，手术后24 h血清MBL值较术前也无明显差异［1.081（0.725～1.629）vs 1.073（0.725～1.579），$P=0.291$］。

（3）CIN组尿液MBL水平显著升高：基础尿液MBL（μg/L）水平在CIN组和非CIN组间无统计学差异［1.09（0.516～1.411）vs 1.266（0.930～1.473），$P=0.211$］。术后24 h，CIN组的尿液MBL水平显著上升［2.08（1.42～5.72）vs 1.09（0.516～1.411），$P=0.002$］。而在非CIN组，术后24 h尿液MBL水平无明显上升［1.057（0.738～1.885）vs 1.266（0.930～1.473），$P=0.943$］。CIN组的术后尿液MBL水平明显高于非CIN组，差异有统计学意义［2.08（1.42～5.72）vs 1.057（0.738～1.885），$P=0.008$］**（见图3-2-6）**。

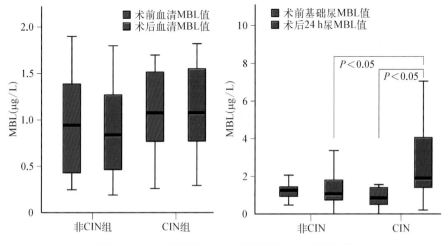

图3-2-6　手术前后患者血清及尿液MBL水平比较

三、新型生物标志物在CI-AKI早期诊断中的临床价值

1. CI-AKI发病情况多中心调查

2009年4—6月，前瞻性观察5个中心接受CAG治疗的197例患者，收集患者的临床数据、实验室检查指标和造影情况等资料，分析患者的发病率和风险因素。197例入选患者中17例发生了CI-AKI，总体CIN发生率为8.6%（17/197）。CI-AKI和非CI-AKI患者在年龄、性别、心功能、血红蛋白水平、对比剂用量、造影手术持续时间、多支冠脉病变方面比较，差异有显著性（$P < 0.05$）。CI-AKI的发病率在女性患者中为5.4%（7/130），高龄患者中为18.1%（13/72），高血压患者中为9.5%（14/148），2型糖尿病患者中为14.1%（10/71），陈旧性心肌梗死患者中为17.4%（4/23），心功能Ⅲ～Ⅳ级者中为22.7%（5/22），对比剂用量≥180 ml者中为22.2%（8/36），多支冠脉病变者中为13.5%（13/96），经皮冠脉介入术（percutaneous coronary intervention，PCI）患者中为12.7%（9/71）。其中高龄、女性、心功能Ⅲ～Ⅳ级、对比剂用量≥180 ml、多支冠脉病变的患者，CI-AKI的发生率显著高于非高龄、男性、心功能Ⅰ～Ⅱ级、对比剂用量< 180 ml、单支冠脉病变的患者。多因素分析显示，高龄（年龄≥70岁）、对比剂用量≥180 ml是CIN的危险因素。心内科住院患者合并多种危险因素，这些患者行冠脉造影检查后CI-AKI的发病率较高，应引起临床足够重视。

2. CIN早期诊断标志物的临床研究

收集5个中心2009年4—6月间接受CAG检查患者的临床资料和血尿标本。每个病例收集术前当天和术后2、6、12、24、48、72 h共7个时间点的尿液样本，并收集术前3天内和术后24、48、72 h共4个时间点的血标本。将发生CI-AKI的病例定为CI-AKI组，从未发生CIN的病例中选取与CI-AKI组配对的患者作为对照组，检测两组患者尿液NGAL、MBL、netrin-1、NAG蛋白各时间点水平，以及血清Scr和半胱氨酸蛋白酶抑制剂C值。结果发现，CI-AKI组尿液netrin-1在术后2 h即较对照组显著升高，NGAL、MBL在术后6 h显著高于对照组，NGAL在术后12 h仍维持较高水平，而两组各时间点NAG水平均无显著差异；NGAL、MBL、netrin-1这3个标志物能比Scr更早诊断CI-AKI，12 h内三者联合诊断CI-AKI的受试者操作特征曲线（receiver-operating characteristic curve，ROC曲线）下面积（area under the curve，AUC）更是达到0.886，可用于CI-AKI的早期诊断（见图3-2-7）。

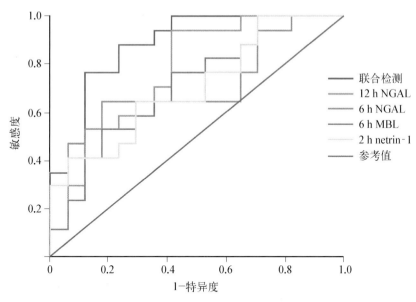

图3-2-7　多种诊断标志物联合提高诊断的特异度和敏感度

第三节　急性肾损伤的生物学诊断及预测指标

荟萃分析是指用统计学方法对收集的多项研究资料进行分析和概括,常用于临床研究的荟萃分析。其优点是通过增大样本含量来增加结论的可信度,解决研究结果的不一致性。荟萃分析是对同一课题的多项独立研究的结果进行系统、定量的综合性分析。它是文献的量化综述,是以同一课题的多项独立研究的结果为研究对象,在严格设计的基础上,运用适当的统计学方法对多个研究结果进行系统、客观、定量的综合分析。① 能对同一课题的多项研究结果的一致性进行评价;② 对同一课题的多项研究结果做系统性评价和总结;③ 提出一些新的研究问题,为进一步研究指明方向;④ 当受制于某些条件时,如时间或研究对象的限制,荟萃分析不失为一种选择;⑤ 从方法学的角度,对现阶段某课题的研究设计进行评价。

在AKI的转化医学研究过程中,结果的验证需要对多个不同的研究结论进行综合分析,以得到更加可信的研究结果,对临床运用此生物学标志物进行诊断及指导治疗提供较为可靠的依据。以下为两个AKI相关诊断标志物的荟萃分析实例。

一、KIM-1对AKI诊断价值的荟萃分析

KIM-1是一种 Ⅰ 型跨膜糖蛋白,胞外段相对较长,可在基质金属蛋白酶 (matrix metalloprotease, MMP)的作用下在跨膜区附近裂解并释放出可溶性片段,从尿液中排除。尿KIM-1能够反映肾组织KIM-1的表达水平。KIM-1在正常肾组织中几乎不表达,而在损伤肾近曲小管中高度表达,表达程度与肾小管损伤严重程度相关。动物实验已证实,KIM-1能够较血肌酐早期预测近端小管损伤。多个临床试验也提示,尿KIM-1能够早期诊断AKI,具有较高的灵敏度和特异度。然而,现有的临床试验样本量较少,且多为单中心研究,因此难以得出较为肯定的结论。作者收集了KIM-1诊断AKI的临床诊断性研究进行荟萃分析,旨在评价KIM-1的应用价值,为临床实践提供理论依据。近年,对KIM-1早期诊断AKI的研究广泛开展,但结果相差较大。因此,作者所在的研究中心采用荟萃分析的方法评价KIM-1对AKI的诊断价值,旨在为其应用与临床提供循证医学方面的证据。

计算机检索MEDLINE、EMBASE、PubMed、Elsevier Science Direct、Scopus、Web of Science、Google Scholar、Cochrane图书馆、中国知网期刊数据库、万方数据库等,文献检索时间均从建库至2013年7月,选择KIM-1诊断AKI的临床诊断学试验。由两名评价者分别检索收集资料,采用诊断精确性研究的质量评估方法(QUADAS)评价文献质量,应用Meta-Disc 1.4软件和Stata 12.0软件进行数据分析。根据纳入和排除标准共入选18篇文献进行荟萃分析,包括3 427例研究对象。结果显示,合并敏感度为0.67(95%CI: 0.63 ~ 0.70),合并特异度为0.80(95%CI: 0.78 ~ 0.81),合并阳性似然比为3.53(95%CI: 2.73 ~ 4.56),合并阴性似然比为0.30(95%CI: 0.21 ~ 0.42),合并诊断比值比为15.13(95%CI: 8.40 ~ 27.25),汇总ROC-AUC为0.865 2。亚组分析显示,术后2 ~ 12 h内尿KIM-1检测对心脏手术后AKI诊断的敏感度、特异度和诊断性比值比分别为0.88(95%CI: 0.81 ~ 0.93)、0.75(95%CI: 0.71 ~ 0.79)和30.22(95%CI: 16.19 ~ 56.42),汇总ROC-AUC为0.923 7。提示KIM-1对AKI仅有中等程度的诊断准确性,敏感度和特异度均欠佳。诊断比值比也可作为判断诊断性试验准确性的一项指标,其优点在于不受发病率的影响。纳入分析的18项研究报告的诊断比值有明显差异,合并后的诊断比值比仅为15.13,也提示采用KIM-1作为单独诊断AKI的指标准确性不高。亚组分析提示,KIM-1对心脏手术组AKI的诊断准确性可能优于ICU组、造影剂组和器官移植组。剔除心脏手术组中术

后即刻检测尿KIM-1的1项研究,进一步对剩余6项研究进行荟萃分析,结果提示心脏手术后2～12 h内检测尿KIM-1对AKI具有较高的诊断价值,合并敏感度、特异度和诊断比值比分别为0.88、0.75和30.22,汇总*ROC-AUC*为0.923 7,且合并敏感度和诊断比值比均小于50%。而ICU中,KIM-1对AKI的诊断价值较差,可能与ICU中患者发病原因复杂、异质性大有关。

另外,荟萃分析在收集数据时,除了要对已发表的文献数据库进行系统检索,还要尽可能收集那些尚未发表的文献,本文纳入的文献均已在国内外公开发表,并未收集尚未发表的相关文章,这也是偏倚发生的原因。KIM-1作为单指标对AKI的早期诊断准确性中等,而术后2～12 h内尿KIM-1检测对心脏手术后AKI的诊断准确性较高。因此,仍需大样本、多中心的临床研究评价KIM-1对AKI的诊断价值,且尚需联合其他诊断指标,以进一步提高诊断的敏感度和特异度。

二、NGAL早期诊断CI-AKI的荟萃分析

越来越多的基因、蛋白质组学及小样本临床研究发现,尿液NGAL与临床各种原因导致的AKI相关。很多临床及基础实验都非常关注NGAL与AKI的相关性,包括心脏手术后、危重病、对比剂导致及缺血再灌注AKI。但是也有相反的发现,故而导致NGAL作为新型生物学标志物的意义不明。为明确NGAL的临床意义,开展了国际性荟萃分析研究。

1. 文献收集

根据《荟萃分析和流行病学观察研究(MOOSE)指南》,由2名独立研究人员搜索MEDLINE、EMBASE和CENTRAL数据库的文章摘要,设立关键词"NGAL"或"neutrophil gelatinase-associated lipocalin",不限制语言,对搜索到的研究进行相关性筛选。筛选限于前瞻性临床研究,目的为预测NGAL与AKI诊断相关性、开始肾脏替代治疗时间及在院病死率。如果不是AKI相关的研究都被排除。对入选的研究者,发出关于AKI诊断、NGAL测定时间等相关内容的问询表格,问询表格还包括样本大小、年龄、性别、基线Scr水平、慢性肾脏疾病史、发生AKI数、需要肾脏替代治疗数、在院病死率等相关信息。同时也收集各组患者血清及尿液NGAL的数据及测试方法。一共发出26封问询邮件,收到有效恢复数据23个(见图3-3-1)。

2. 统计学分析

首先对纳入的每项研究的偏差进行了检测,运用Stata程序的分层二元广

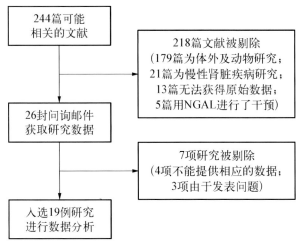

图 3-3-1 文献收集

义线性混合模型对样本量大小确定诊断的比值比,构建 *ROC* 曲线,获得荟萃研究的 *DOR* 和 95%*CI*,并且获得 *AUC-ROC* 的 95% *CI* 值和 NGAL 的截值,*ROC-AUC* 计算时还要对数据的异质性进行评估,阈值设为低(25% ~ 49%)、中(50% ~ 74%)和高(> 75%)。

3. 结论

经过对主要终点事件 AKI 及次要终点事件肾脏替代治疗和在院病死率的分析,得到结论,此项荟萃分析包含 19 项研究和 2 500 例患者,NGAL 水平对诊断和预测 AKI 有价值。经过大型前瞻性研究证实后,NGAL 水平应该可以用于预防及治疗 AKI 的随机对照临床试验。

第四节　转化医学在心脏术后急性肾损伤早期诊断中的应用

AKI 是心脏手术后常见的并发症,根据不同的定义,其发病率可达 1% ~ 30%,病死率平均为 15% ~ 30%,需行肾脏替代治疗的患者病死率更是高达 60% ~ 70%。如果能够在 AKI 未发生前对患者进行预测,发现高危患者,及早预防干预,可能有助于改善患者的预后。然而,目前临床上还缺乏确切有效的早期预测和诊断的方法。

心脏术后AKI临床评分系统是根据危险因素的流行病学调查研究结果,将患者的术前并发症、手术类型、术后早期并发症等变量加权或赋值,从而量化评价患者的病情,使临床医师对患者术后发生AKI及相关不良事件风险的预测变得客观而科学。这是将临床研究结果转化为临床实践中能够应用的方法。

尿肝型脂肪酸结合蛋白(liver-type fatty acid binding protein, L-FABP)及NGAL等标志蛋白最早在AKI的动物模型中被证实具有早期诊断价值。目前,其预测作用已在大量临床研究中得到认可,而在心脏术后AKI中的价值仍然有待大样本的研究证实,特别是两者的联合诊断值得进一步研究验证。研究从基础转化到临床,在实验室与病床之间架起了一条快速通道,是转化医学的典型。

一、心脏手术相关性AKI的风险因素研究

AKI是心脏手术后常见的并发症,尽管近年来心脏手术后合并AKI患者的病死率有所下降,但ARF患者病死率仍较高。急性缺血再灌注肾损伤的动物模型研究提示,在AKI发生的24 ~ 48 h内干预可有效逆转肾功能的进一步损害,然而由于目前临床上还缺乏足够有效的方法在AKI发生的早期立即做出诊断,往往使患者丧失了早期逆转肾损害的机会。而对高危人群进行AKI的风险评估和预测,及早避免和减少危险因素的作用,可能有助于预防AKI的发生,改善患者预后。

1. 研究对象与方法

选择上海交通大学医学院附属仁济医院心胸外科2004年1月1日至2007年6月30日期间所有行心脏手术的住院患者,包括行冠状动脉旁路移植术(coronary artery bypass grafting, CABG)、瓣膜手术、CABG联合瓣膜手术、先天性心脏病纠治术、主动脉瘤手术及其他手术(包括左心房黏液瘤摘除术、心脏肿瘤摘除术等)的患者,年龄≥18岁;排除术前慢性肾衰竭维持性透析患者。回顾性复习患者的住院病历,记录患者年龄、性别、原发病、术前、术中、术后情况、临床转归等资料,建立数据库后进行统计学分析。

2. 心脏手术后AKI定义

根据AKIN的标准,将AKI定义为:48 h内血清Scr上升≥26.4 µmol/L或较基础值增加50%以上和(或)尿量< 0.5 ml/(kg·h)达6 h。取术前最近一次Scr值作为基础Scr值。术后7天内发生的AKI定义为心脏手术后AKI。

3. 相关变量及诊断标准

(1)术前变量:包括性别、年龄、基础Scr值、基础eGFR[eGFR=186×

（Scr/88.4）－ 1.154×年龄 － 0.203×（0.742，女性）]、贫血、高尿酸血症、高血压、糖尿病、NYHA心功能评定、左心功能不全（定义为心脏彩超检测射血分数＜45%）、脑血管疾病史、周围血管疾病史、慢性阻塞性肺部疾病（chronic obstructive pulmonary disease，COPD）史、急诊手术、既往心脏手术史以及1周内使用造影剂史等。

（2）术中变量：包括手术时间、术中输血量、心肺转流术（cardiopulmonary bypass，CPB）时间、心脏停搏时间及主动脉阻断时间等。

（3）术后变量：包括术后低血压（定义为术后至诊断AKI前，曾发生过收缩压＜90 mmHg）、循环血容量不足（定义为术后至诊断AKI前，曾发生过CVP＜6 cmH₂O，1 cmH₂O=0.098 kPa）、低心排综合征、再次开胸、使用血管紧张素转化酶抑制剂或血管紧张素Ⅱ受体阻滞剂（angiotensin converting enzyme inhibitor/angiotensin Ⅱ receptor blocker，ACEI/ARB）等。

4. 结果

对患者术前、术中和术后与AKI可能相关的风险因素进行单因素危险度分析，将有统计学意义的变量包括男性、年龄（每增加10岁）、基础Scr＞106 μmol/L、基础eGFR＜60 ml/（min·1.73 m²）、贫血、高尿酸血症、高血压、糖尿病、脑血管疾病、周围血管疾病、COPD、急诊手术、左心功能不全、NYHA心功能评定＞2级、既往心脏手术史、CABG、瓣膜手术、先天性心脏病纠治术、CABG联合瓣膜手术、主动脉瘤手术、手术时间（每增加1 h）、CPB＞120 min、术中输血量≥400 ml、术后低血压、术后循环血量不足、术后低心排综合征、术后再次开胸、术后使用ACEI/ARB，选入多因素Logistic逐步回归方程，结果显示：患者年龄每增加10岁，术后发生AKI的风险上升1.40倍；术前合并高尿酸血症患者，术后发生AKI的风险上升1.97倍；术前存在左心功能不全的患者，术后发生AKI的风险上升2.53倍；行CABG联合瓣膜手术的患者，术后发生AKI的风险较其他类型心脏手术的患者上升2.79倍；手术时间每增加1 h，术后发生AKI的风险上升1.43倍；术后循环血容量不足的患者，发生AKI的风险上升11.08倍（见表3-4-1）。

表3-4-1　心脏手术后AKI危险因素的多因素Logistic逐步回归分析

	OR值	95% CI	P值
术前			
年龄（每增加10岁）	1.40	1.20～1.63	＜0.001
高尿酸血症	1.97	1.22～3.18	0.006

（续表）

	OR值	95% CI	P值
左心功能不全	2.53	1.24～5.13	0.010
术中			
CABG联合瓣膜手术	2.79	1.21～6.42	0.016
手术时间（每增加1 h）	1.43	1.20～1.71	< 0.001
术后			
循环血容量不足	11.08	6.39～19.19	< 0.001

二、心脏术后AKI预测模型的研究

一个好的疾病预测模型，不仅有助于提前确定之后可能发生AKI的高危人群，帮助制订治疗决策，而且也有助于为探索AKI新的预防措施提供研究人群。以往国外研究者们陆续报道了一些心脏术后AKI特异性的预测模型，其中最具有代表性的包括Cleveland评分、SRI及AKICS等。作者团队既往报道了一个基于中国人群的心脏手术后AKI的预测评分系统，称之为"仁济AKI评分（Renji acute kidney injury scoring，RAKIS）"，包含了心脏手术后患者术前、术中和术后早期的一些变量。对RAKIS系统进行验证，并与Cleveland、SRI及AKICS三个评分系统进行比较，观察其对心脏手术后AKI的预测价值，以期为临床早期诊断AKI、改善预后提供依据。

1. 对象与方法

应用上海交通大学医学院附属仁济医院心胸外科2004年1月1日至2007年6月30日所有行心脏手术的住院患者的临床资料建立RAKIS系统，并进一步纳入2008年1月1日至2010年10月31日期间所有行心脏手术的住院患者，排除术前有慢性肾衰竭行肾脏替代治疗和（或）在术中或术后24 h内死亡的患者，缺少RAKIS、Cleveland、SRI及AKICS4项评分系统中所涉及任意一项或多项变量者以及年龄< 18岁的未成年患者。回顾性复习患者的住院病史资料，记录患者的术前、术中和术后情况。根据RAKIS系统所包含的变量及相应分值，计算得到每例患者的总评分，通过统计软件计算4项评分系统预测心脏术后AKI及相关不良事件的准确性。4项评分系统所包含的变量及相应变量的定义见表3-4-2。

表3-4-2 各评分系统所包括的变量及相关变量的定义

变量	RAKIS评分		Cleveland评分		SRI评分		AKICS评分	
	定义	分值	定义	分值	定义	分值	定义	分值
术前变量								
年龄	18岁后每增加10岁	1.5	—	—	—	—	>65岁	2.3
性别	—	—	女性	1				
肾功能	—	—	Scr：106.1~185.6 μmol/L	2	eGFR：31~60 ml/min^2	1	Scr>106.1 μmol/L	3.1
			Scr>185.6 μmol/L	5	≤30 ml/min^2	2		
高尿酸血症	有	2.0						
充血性心力衰竭			有	1				
NYHA 分级	—	—					NYHA 分级>2级	3.2
糖尿病	—	—	正在使用胰岛素治疗	1	正在使用胰岛素或药物治疗	1	空腹血糖>7.7 mmol/L	1.7
COPD			有	1				
左室射血分数	<45%	2.5	<35%	1	≤40%	1	—	—
心脏手术史	—	—	有	1	有	1		
使用 IABP	—	—	有	2	有			
手术相关变量								
手术时机	—	—	急诊手术	2	急诊手术	1		
手术时间	1.5 h后每增加1h	1.5	—	—	—	—		
手术类型	CABG联合瓣膜手术	3.0	单纯瓣膜手术	1	除单纯CABG或房间隔缺损修补术以外的其他手术	1	联合手术	3.7
			CABG术＋瓣膜手术	2				
			除CABG外其他心脏手术	2				
CPB 时间	—	—	—	—	—		CPB时间>120 min	1.8

（续表）

变量	RAKIS评分		Cleveland评分		SRI评分		AKICS评分	
	定义	分值	定义	分值	定义	分值	定义	分值
术后变量								
低心排综合征	—	—	—	—	—	—	有	2.5
CVP <6 cmH$_2$O	有	11.0	—	—	—	—	—	—
CVP	—	—	—	—	—	—	>14 cmH$_2$O	1.7
分值范围		NA		0~17		0~8		0~20

2. 结果

总共 1 126 例患者组成最终的研究队列。患者平均年龄（58.43 ± 14.88）岁（18 ～ 88 岁），男女比例为 1.47∶1（59.6% *vs* 40.4%）。355 例（31.5%）患者发生了不同程度的 AKI，其中 AKI Ⅰ 期 232 例（65.4%），AKI Ⅱ 期 84 例（23.7%），AKI Ⅲ 期 39 例（11.0%）。AKI 患者的 RAKIS 评分显著高于非 AKI 患者（17.5 *vs* 9.0，$P < 0.001$）。RAKIS 评分预测本组患者发生术后 AKI、AKI Ⅱ ～ Ⅲ 期、行肾脏替代治疗以及院内死亡的 *ROC-AUC* 分别为 0.818、0.819、0.800 和 0.784。Cleveland 评分及 SRI 预测准确度仅为 0.659 ～ 0.710。AKICS 评分的预测准确度高于 Cleveland 评分及 SRI，其预测本组患者发生术后 AKI 和 AKI Ⅱ ～ Ⅲ 期的 *ROC-AUC* 为 0.766 和 0.793，低于 RAKIS 评分；而预测行肾脏替代治疗以及院内死亡的 *ROC-AUC* 为 0.804 和 0.835，准确度略高于 RAKIS 评分（见表 3-4-3）。因此，RAKIS 评分系统可以较好地预测心脏手术后发生 AKI 及相关不良事件，AKICS 评分评估患者术后行肾脏替代治疗以及院内死亡的风险可能更准确。

表 3-4-3　各评分预测患者发生 AKI 及预后的 *ROC-AUC*

项 目	RAKIS评分		Cleveland评分		SRI评分		AKICS评分	
	ROC-AUC	*P*值（95% *CI*）	*ROC-AUC*	*P*值（95% *CI*）	*ROC-AUC*	*P*值（95% *CI*）	*ROC-AUC*	*P*值（95% *CI*）
术后发生 AKI	0.818	< 0.001（0.791 ～ 0.846）	0.659	< 0.001（0.625 ～ 0.694）	0.682	< 0.001（0.648 ～ 0.715）	0.766	< 0.001（0.736 ～ 0.796）
术后发生 AKI Ⅱ ～ Ⅲ 期	0.819	< 0.001（0.778 ～ 0.860）	0.686	< 0.001（0.635 ～ 0.737）	0.660	< 0.001（0.608 ～ 0.711）	0.793	< 0.001（0.749 ～ 0.836）

（续表）

项　目	RAKIS评分		Cleveland评分		SRI评分		AKICS评分	
	ROC-AUC	P值(95% CI)	ROC-AUC	P值(95% CI)	ROC-AUC	P值(95% CI)	ROC-AUC	P值(95% CI)
AKI术后肾脏替代治疗	0.800	< 0.001 (0.684 ～ 0.917)	0.701	0.003 (0.574 ～ 0.827)	0.706	0.002 (0.595 ～ 0.817)	0.804	< 0.001 (0.699 ～ 0.908)
术后发生院内死亡	0.784	< 0.001 (0.695 ～ 0.873)	0.710	< 0.001 (0.614 ～ 0.806)	0.674	< 0.001 (0.571 ～ 0.777)	0.835	< 0.001 (0.749 ～ 0.920)

三、心脏术后AKI新型诊断标志物的临床研究

心脏术后AKI较差的预后与临床缺乏敏感而特异的早期诊断标志物，以及缺乏有效的特异治疗有关。近年来的研究已发现一些反映肾小管损伤和GFR变化的生物学标志物在心脏手术后可较早预测AKI的发生，如尿NGAL、尿L-FABP、KIM-1、IL-18及血半胱氨酸蛋白酶抑制剂C等，但是一些研究的样本量还较小，标志物在伴有混杂因素的人群中的应用准确性也还存在争议。

L-FABP是相对分子质量为14 400的小分子蛋白质，参与促进脂肪酸在线粒体或过氧化物酶体中的β-氧化。近年来的研究提示，L-FABP在一些类型的AKI（包括脓毒血症、CIN、肾移植和肝脏移植手术以及心脏术后AKI）中发挥着重要作用。

NGAL是载脂蛋白超家族中的一员，相对分子质量为25 000。越来越多的研究证实尿NGAL有助于心脏术后AKI的早期诊断。

研究报道术后即刻至术后12 h的不同时间点的2 ～ 5个标志物的联合使用可提高AKI诊断的准确性，但是一些研究中联合应用的标志物种类较多，而且标本采集的时间点也不同，为临床实际操作带来了困难。因此，我们进一步观察了同一时间点联合应用尿L-FABP及尿NGAL对AKI诊断的确立及Ⅱ～Ⅲ期AKI诊断的准确性是否较单一标志物更为提高。

1. 对象与方法

前瞻性选取2009年8月至2010年3月在上海交通大学医学院附属仁济医院心胸外科行心脏手术，包括体外循环下冠脉旁路移植术（CPB-CABG）、非停跳冠脉旁路移植术（OPCAB）、瓣膜手术及冠脉旁路移植联合瓣膜手术（CABG

联合瓣膜手术);并在术后1周内至少隔天有肾功能检查报告的住院患者。排除术前有慢性肾衰竭行肾脏替代治疗和(或)在术中或术后24 h内死亡的患者。根据AKI定义将患者分为AKI组和非AKI组,比较两组患者术前、术中、术后情况,以及两组间各标志物的差异。本研究经本院伦理道德委员会批准。

2. 标本收集及储存

经所有患者知情同意后,收集患者术前、术后即刻以及术后2 h时的血和尿标本各5 ml。新鲜尿和血标本留取后15 min内进行离心(4 000×g, 10 min),分别取上清尿和血清进行检测。

3. 结果

总共109例患者中26例(23.9%)发生了AKI,其中AKIN-Ⅰ、Ⅱ和Ⅲ期分别占46.2%、34.6%和19.2%。尿L-FABP和NGAL水平在AKI组术后即刻及术后2 h均显著高于非AKI组,其浓度变化明显早于Scr。两时间点各标志物单独预测AKI的发生及AKI Ⅱ～Ⅲ期的*ROC-AUC*均在0.81～0.87(见表3-4-4),运用Logistic回归方程联合术后同一时间点的尿NGAL和尿L-FABP,则AUC从原来的0.81～0.87提高到了0.91～0.93(见表3-4-5),提示联合诊断可更好地预测临床上AKI的发生,这可能是将来AKI标志物更好地运用于临床的一个切入点。然而,比较术后即刻的结果和术后2 h结果并没有显示出显著性差异,提示了这两个时间点标本的采集均是可以接受的,这为临床标本的采集提供了比较合适的时间窗,更有利于临床的实际操作。因此,心脏手术后尿L-FABP和尿NGAL在心脏术后AKI早期即显著升高,较Scr可以更早地预测AKI的发生和严重程度,两者联合应用则可使诊断的精确性进一步提高。

表3-4-4　术后即刻及术后2 h尿L-FABP、NGAL预测AKI的*ROC-AUC*

事 件	检测标志物的时间点	*ROC-AUC*（95%*CI*）	截止值	敏感度	特异度	*P*值
AKI	*L*-FABP 0 h	0.844（0.752～0.936）	2 226.50	0.846	0.819	< 0.001
	2 h	0.832（0.744～0.919）	673.09	0.808	0.747	< 0.001
	NGAL 0 h	0.866（0.776～0.956）	131.12	0.769	0.819	< 0.001
	2 h	0.871（0.775～0.967）	33.73	0.808	0.831	< 0.001

（续表）

事 件	检测标志物的时间点	ROC-AUC（95%CI）	截止值	敏感度	特异度	P值
AKI Ⅱ～Ⅲ期	L-FABP 0 h	0.818 （0.712～0.924）	2 511.92	0.857	0.747	< 0.001
	2 h	0.805 （0.678～0.931）	1 441.47	0.857	0.758	< 0.001
	NGAL 0 h	0.817 （0.676～0.957）	211.96	0.786	0.863	< 0.001
	2 h	0.861 （0.728～0.994）	91.23	0.786	0.884	< 0.001

表3-4-5　尿L-FABP与NGAL的联合应用诊断术后AKI及其严重程度的ROC-AUC

事 件	联合检测的时间点	ROC-AUC（95%CI）	P值
AKI	NGAL（0 h）+L-FABP（0 h）	0.927（0.868～0.986）	< 0.001
	NGAL（2 h）+L-FABP（2 h）	0.911（0.836～0.987）	< 0.001
AKI Ⅱ～Ⅲ期	NGAL（0 h）+L-FABP（0 h）	0.914（0.849～0.980）	< 0.001
	NGAL（2 h）+L-FABP（2 h）	0.919（0.862～0.976）	< 0.001

------------------------------ 参 考 文 献 ------------------------------

[1] Arentz G, Weiland F, Oehler M K, et al. State of the art of 2D DIGE［J］. Proteomics Clin Appl, 2015, 9(3-4): 277-288.

[2] Brown K M, Kondeatis E, Vaughan R W, et al. Influence of donor C3 allotype on late renal-transplantation outcome［J］. N Engl J Med, 2006, 354(19): 2014-2023.

[3] Che M, Li Y, Liang X, et al. Prevalence of acute kidney injury following cardiac surgery and related risk factors in Chinese patients［J］. Nephron Clin Pract, 2011, 117(4): c305-c311.

[4] Che M, Yan Y, Xie B, et al. Clinical usefulness of novel biomarkers for the detection of acute kidney injury following elective cardiac surgery［J］. Nephron Clin Pract, 2010, 115(1): c66-c72.

［5］ Chen C, Yang X, Lei Y, et al. Urinary biomarkers at the time of AKI diagnosis as predictors of progression of AKI among patients with acute cardiorenal syndrome［J］. Clin J Am Soc Nephrol, 2016, 11(9): 1536−1544.

［6］ Chen H, Busse L W. Novel therapies for acute kidney injury［J］. Kidney Int Rep, 2017, 2(5): 785−799.

［7］ Chen L X, Koyner J L. Biomarkers in acute kidney injury［J］. Crit Care Clin, 2015, 31(4): 633−648.

［8］ Ferguson M A, Vaidya V S, Waikar S S, et al. Urinary liver-type fatty acid-binding protein predicts adverse outcomes in acute kidney injury［J］. Kidney Int, 2010, 77(8): 708−714.

［9］ Friedrich M G, Bougioukas I, Kolle J, et al. NGAL expression during cardiopulmonary bypass does not predict severity of postoperative acute kidney injury［J］. BMC Nephrol, 2017, 21, 18(1): 73.

［10］ Haase M, Bellomo R, Devarajan P, et al. NGAL Meta-analysis Investigator Group. Accuracy of neutrophil gelatinase-associated lipocalin (NGAL) in diagnosis and prognosis in acute kidney injury: a systematic review and meta-analysis［J］. Am J Kidney Dis, 2009, 54(6): 1012−1024.

［11］ Haase M, Haase-Fielitz A, Bellomo R, et al. Neutrophil gelatinase-associated lipocalin as a marker of acute renal disease［J］. Curr Opin Hematol, 2011, 18(1): 11−18.

［12］ Kashani K, Cheungpasitporn W, Ronco C. Biomarkers of acute kidney injury: the pathway from discovery to clinical adoption［J］. Clin Chem Lab Med, 2017, 55(8): 1074−1089.

［13］ Klein J, Bascands J L, Mischak H, et al. The role of urinary peptidomics in kidney disease research［J］. Kidney Int, 2016, 89(3): 539−545.

［14］ Ling W, Zhaohui N, Ben H, et al. Urinary IL−18 and NGAL as early predictive biomarkers in contrast-induced nephropathy after coronary angiography［J］. Nephron Clin Pract, 2008, 108(3): c176−c181.

［15］ Liu S, Che M, Xue S, et al. Urinary L-FABP and its combination with urinary NGAL in early diagnosis of acute kidney injury after cardiac surgery in adult patients［J］. Biomarkers, 2013, 18(1): 95−101.

［16］ Liu Y, Guo W, Zhang J, et al. Urinary interleukin 18 for detection of acute kidney injury: a meta-analysis［J］. Am J Kidney Dis, 2013, 62(6): 1058−1067.

［17］ Maisel A S, Wettersten N, van Veldhuisen D J, et al. Neutrophil gelatinase-associated lipocalin for acute kidney injury during acute heart failure hospitalizations: The AKINESIS Study［J］. J Am Coll Cardiol, 2016, 27, 68(13): 1420−1431.

［18］ Malagrino P A, Venturini G, Yogi P S, et al. Proteome analysis of acute kidney injury-discovery of new predominantly renal candidates for biomarker of kidney disease［J］. J Proteomics, 2017, 16, 151: 66−73.

［19］ Mishra J, Dent C, Tarabishi R, et al. Neutrophil gelatinase-associated lipocalin (NGAL) as a biomarker for acute renal injury following cardiac surgery［J］. Lancet, 2005, 365(9466): 1231−1238.

［20］ Nakada Y, Kawakami R, Matsui M, et al. Prognostic value of urinary neutrophil gelatinase-associated lipocalin on the first day of admission for adverse events in patients with acute decompensated heart failure[J]. J Am Heart Assoc, 2017, 18, 6(5). pii: e004582.

[21] Nikolsky E, Mehran R, Lasic Z, et al. Low hematocrit predicts contrast-induced nephropathy after percutaneous coronary interventions[J]. Kidney Int, 2005, 67(2): 706–713.

[22] Palomba H, de Castro I, Neto A L, et al. Acute-kidney injury prediction following elective cardiac surgery: AKICS score[J]. Kidney Int, 2007, 72(5): 624–631.

[23] Pannu N, Graham M, Klarenbach S, et al. A new model to predict acute kidney injury requiring renal replacement therapy after cardiac surgery[J]. CMAJ, 2016 18, 188(15): 1076–1083.

[24] Parikh C R, Puthumana J, Shlipak M G, et al. Relationship of kidney injury biomarkers with long-term cardiovascular outcomes after cardiac surgery[J]. J Am Soc Nephrol, 2017, 28(12): 3699–3707.

[25] Parikh C R, Thiessen-Philbrook H, Garg A X, et al. Performance of kidney injury molecule-1 and liver fatty acid-binding protein and combined biomarkers of AKI after cardiac surgery[J]. Clin J Am Soc Nephrol, 2013, 8(7): 1079–1088.

[26] Ponce D, Zorzenon Cde P, dos Santos N Y, et al. Early nephrology consultation can have an impact on outcome of acute kidney injury patients[J]. Nephrol Dial Transplant, 2011, 26(10): 3202–3206.

[27] Thakar C V, Arrigain S, Worley S, et al. A clinical score to predict acute renal failure after cardiac surgery[J]. J Am Soc Nephrol, 2005, 16(1): 162–168.

[28] Thomas S, Hao L, Ricke W A, et al. Biomarker discovery in mass spectrometry-based urinary proteomics[J]. Proteomics Clin Appl, 2016, 10(4): 358–370.

[29] Tian L, Shao X, Xie Y, et al. Kidney injury molecule-1 is elevated in nephropathy and mediates macrophage activation via the mapk signalling pathway[J]. Cell Physiol Biochem, 2017, 41(2): 769–783.

[30] Vijayan A, Faubel S, Askenazi D J, et al. Clinical use of the urine biomarker[TIMP–2] × [IGFBP7] for acute kidney injury risk assessment[J]. Am J Kidney Dis, 2016, 68(1): 19–28.

[31] Waheed S, Matsushita K, Astor B C, et al. Combined association of creatinine, albuminuria, and cystatin C with all-cause mortality and cardiovascular and kidney outcomes[J]. Clin J Am Soc Nephrol, 2013, 8(3): 434–442.

[32] Wang K, Duan C Y, Wu J, et al. Predictive value of neutrophil gelatinase-associated lipocalin for contrast-induced acute kidney injury after cardiac catheterization: ameta-analysis[J]. Can J Cardiol, 2016, 32(8): 1033. e19–e29.

[33] Wang L, Ni Z, Xie Z, et al. Analysis of the urine proteome of human contrast-induced kidney injury using two-dimensional fluorescence differential gel electrophoresis/matrix-assisted laser desorption time-of-flight mass spectrometry/liquid chromatography mass spectrometry[J]. Am J Nephrol, 2010, 31(1): 45–52.

[34] Wang Y, Bellomo R. Cardiac surgery-associated acute kidney injury: risk factors, pathophysiology and treatment[J]. Nat Rev Nephrol, 2017, 13(11): 697–711.

[35] Weisbord S D, Hartwig K C, Sonel A F, et al. The incidence of clinically significant

contrast-induced nephropathy following non-emergent coronary angiography［J］. Catheter Cardiovasc Interv, 2008, 71(7): 879−885.

［36］ Wijeysundera D N, Karkouti K M, Dupuis J Y, et al. Derivation and validation of a predictive index for renal replacement therapy after cardiac surgery［J］. JAMA, 2007, 297(16): 1801−1809.

［37］ 车妙琳,严玉澄,郦忆,等.AKI网络定义的急性肾损伤在心脏手术后患者中的发生情况及其危险因素和预后分析［J］.中华肾脏病杂志,2009,25(4): 265−271.

［38］ 车妙琳,严玉澄,钱家麒,等.联合应用标志物在心脏手术后急性肾损伤的早期诊断［J］.中华肾脏病杂志,2011,27(3): 164−169.

［39］ 刘上,顾乐怡,严玉澄,等.RAKIS评分系统预测心脏手术患者发生急性肾损伤的价值［J］.中华肾脏病杂志,2017,33(3): 161−168.

［40］ 沈剑箫,王玲,张翙,等.多中心研究尿液Netrin-1在早期诊断造影剂所致急性肾损伤中的价值［J］.上海医学,2015,38(5): 354−359.

［41］ 田磊,邵兴华,徐维佳,等.肾损伤分子1对急性肾损伤诊断价值的Meta分析［J］.中华肾脏病杂志,2014,30(1)16−23.

［42］ 王玲,倪兆慧,何奔,等.冠状动脉介入诊疗术后造影剂肾病的临床研究［J］.中国实用内科杂志,2006,26(S2): 25−28.

［43］ 王玲,倪兆慧,何奔,等.尿NAG和RBP在冠状动脉介入术后的变化及早期预测造影剂肾病的价值［J］.中国综合临床,2009,25(9): 904−907.

［44］ 王玲,倪兆慧,牟姗,等.基于荧光差异二维电泳技术的临床尿液蛋白质组学研究方法探讨［J］.中国血液净化,2009,8(7)382−385.

［45］ 王玲,倪兆慧,谢振声,等.荧光差异电泳和质谱技术联合研究对比剂肾损伤尿液差异表达蛋白［J］.中华医学杂志,2011,91(32): 2250−2253.

［46］ 张翙,倪兆慧,王玲,等.尿液中性粒细胞明胶酶相关载脂蛋白应用于早期诊断对比剂肾病的价值［J］.上海医学,2013,36(3): 194−199.

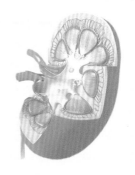

第四章

原发性肾小球疾病的
诊治新策略及转化应用

　　在我国，原发性肾小球疾病是导致尿毒症的最主要病因，早期诊治对于延缓ESRD的进程至关重要。本章选取了原发性肾小球疾病中常见的两种病理类型（IgA肾病和膜性肾病），重点阐述了IgA肾病危险因素分析、新型生物学标志物的探索及临床治疗新模式，对当前的一些研究进展进行了归纳与总结，并将部分技术进行转化应用于临床实践。同时，还详细地讨论了中西医整合治疗膜性肾病的基础与临床新进展，为难治性膜性肾病的治疗提供多种临床思路。

第一节　进展性IgA肾病的危险因素评估

IgA肾病是全球范围内最常见的原发性肾小球肾炎,在中国约占原发性肾小球疾病病理类型的40%左右,近10年来发病呈逐渐上升趋势。IgA肾病的临床表现多样,可表现为反复发作性肉眼血尿、隐匿性肾炎、程度不等的蛋白尿、急进性肾小球肾炎、伴或不伴有高血压和肾功能不全。IgA肾病的诊断主要依赖于肾组织在免疫荧光下见到肾小球系膜区典型的IgA沉积,但该疾病肾组织病理表现差异很大,可见不同程度的系膜增生、肾小球球性或节段性硬化、肾小管萎缩、间质纤维化等病变,部分患者还可出现新月体、毛细血管襻坏死等活动性病变。

既往认为IgA肾病一般呈良性病程,但近年研究发现,IgA肾病多呈进展性病变,40%～50%的患者将在10～20年内发展至ESRD,甚至约10%的患者在短期内迅速进展至ESRD。IgA肾病以中青年发病为主,发病高峰为20～30岁,已经成为年轻人发生ESRD最常见的病因之一。因此,对于进展性IgA肾病必须给予高度重视,早期诊断和早期干预对于改善IgA肾病患者的远期预后具有重要意义。

目前,进展性IgA肾病尚无确切定义,已有多项研究从流行病学、临床、病理组织学特征等多角度探讨预示IgA肾病进展的危险因素。研究结果发现,基线肾功能减退、持续蛋白尿、高血压、肾脏病理中较多的肾小球硬化和较重的肾小管间质纤维化均可能是影响IgA肾病预后的危险因素,但各个危险因素的内在关联及其单独预测预后的价值尚不确定。迄今,有多个国外研究建立了临床风险评分体系来预测IgA肾病患者进展至ESRD的风险,但各自得出的结论也并不完全一致。

我们选取了本中心IgA患者进行长期随访观察,研究结果显示:血压、血清白蛋白、血脂、尿酸、初始肾功能、肾活检病理表现中肾小球球性/节段性硬化及肾小管间质损伤程度与随访期间的肾功能减退程度显著相关(见表4-1-1)。

进一步行多元Cox回归分析发现,基础肾功能和肾小管间质损伤是预测IgA肾病患者肾脏疾病进展的独立危险因素(见表4-1-2)。

同时,另一项研究,多因素Cox回归分析结果表明,随访平均血清肌酐(TA-Scr)(见图4-1-1)、随访平均血清白蛋白(TA-Alb)(见图4-1-2)和随访1年

表 4-1-1　与肾活检时肾小球滤过率（GFR）相关的多因素回归分析

指　　标	β 值	t 值	P 值
尿酸（mmol/L）	−0.363	−4.884	< 0.001
年龄（岁）	−0.374	−5.259	< 0.001
肾小球球性硬化	−0.320	−4.140	< 0.001
24 h 尿蛋白定量（g）	−0.212	−2.808	0.006
BMI（kg/m²）	0.004	0.048	0.962
收缩压（mmHg）	−0.038	−0.487	0.627
舒张压（mmHg）	−0.010	−0.125	0.901
平均动脉压（mmHg）	−0.032	−0.410	0.683
红细胞沉降率（mm/h）	−0.062	−0.824	0.412
血清白蛋白（g/L）	0.123	1.390	0.168
甘油三酯（mmol/L）	−0.037	−0.472	0.638
低密度脂蛋白（mmol/L）	0.040	0.507	0.614
脂蛋白（mmol/L）	−0.047	−0.636	0.526
肾小管间质损害	−0.012	0.048	0.962

表 4-1-2　预测 IgA 肾病疾病进展的 Cox 回归分析

指　　标	P 值	β 值	95% CI
基线 Scr	0.016	1.096	1.017 ～ 1.181
肾小管间质损害	0.020	1.248	0.569 ～ 2.736
尿酸（mmol/L）	0.190	1.009	0.996 ～ 1.022
年龄（岁）	0.162	1.080	0.970 ～ 1.203
收缩压（mmHg）	0.534	0.964	0.857 ～ 1.083
舒张压（mmHg）	0.187	1.126	0.944 ～ 1.344
平均动脉压（mmHg）	0.689	1.329	0.329 ～ 5.360
24 h 尿蛋白定量（g）	0.804	0.900	0.392 ～ 2.064

（续表）

指 标	P 值	β 值	95% CI
血清白蛋白（g/L）	0.289	0.845	0.620 ～ 1.153
总胆固醇（mmol/L）	0.580	3.300	1.204 ～ 9.044
肾小球球性硬化	0.532	9.668	0.008 ～ 31.153

eGFR 变化率是影响治疗后缓解 IgA 肾病患者长期预后的独立危险因素。TA-Alb 是影响肾脏病进展的重要危险因素，TA-Alb 每降低 1 g/L，肾脏病进展危险度升高 17%。TA-Scr、TA-Alb 和随访 1 年 eGFR 变化率与治疗后缓解的 IgA 肾病

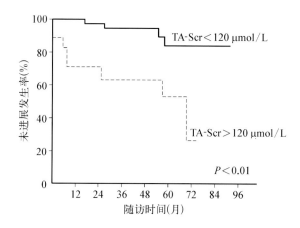

图 4-1-1 随访 TA-Scr 预测 IgA 肾病肾脏预后的 Kaplan-Meier 生存曲线

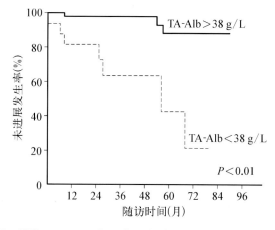

图 4-1-2 随访 TA-Alb 预测 IgA 肾病肾脏预后的 Kaplan-Meier 生存曲线

患者长期预后独立相关。监测患者平均白蛋白水平对预测肾脏预后具有重要价值。

IgA肾病复发在临床上很常见,这也是困扰临床医师的一个问题,这种情况是否与临床长期预后相关亦值得探讨。为此我们进行了多中心的队列研究。研究共纳入489例患者,这些患者在6个月内接受治疗并达到临床缓解。其中76例(15.5%)患者在达到缓解随访的过程中出现复发。这些患者在后续平均随访了66个月,无复发组6例患者(1.4%)出现肾功能恶化,而在复发组有22例患者(29.6%)出现肾功能恶化。研究中还发现基础舒张压每提高1 mmHg将增加4.5%复发风险;经过多变量Cox矫正分析后发现,男性的复发风险为女性的3.324倍。

IgA肾病患者结局多种多样,从中及时发现潜在进展性患者对其进行积极治疗,对改善其远期预后有极大帮助。我们的研究提示:血压和性别、基础肾功能和肾小管间质损伤、随访TA-Scr和随访TA-Alb等危险因素均可以提供些许信息。

第二节　进展性IgA肾病新型生物学标志物的转化医学研究

虽然多项研究从流行病学、临床、病理组织学特征等多角度探讨预示IgA肾病进展的风险因素,但各风险因素的内在关联及其单独预测预后的价值尚不确定。IgA肾病的发病机制尚未完全阐明,早期诊断进展性IgA肾病尚缺乏有效的、特异的生物学标志物。

蛋白质组学作为一种新兴、强大的生物医药研究手段备受关注。随着质谱和蛋白质组学技术的进展,关于疾病生物学标志物的研究已经成为21世纪研究的热点之一。在疾病诊断和预后预测中,体液(如血液、尿液和唾液等)可以提供大量的信息,而且由于体液样本收集便利、检测耗费低、获得无创等优势,使体液蛋白质组学开始成为寻找疾病生物学标志物的重要手段。尿液与血清等其他体液样本相比,其蛋白构成相对简单、稳定性好、易于分析,可用于人类多种疾病的检测,特别是泌尿系统疾病。目前,对尿液蛋白进行定性和定量分析已用于肾脏疾病的相关研究,差异凝胶电泳(differential gel electrophoresis, DIGE)已广泛用于识别人类尿液蛋白的变化。因此,我们采用蛋白质组学方法,运用DIGE及质谱技术比较进展性与非进展性IgA肾病患者的尿液标志蛋白,搜寻差异表达的蛋白质,并初步探索可能预示IgA肾病进展的生物学标志物。

研究结果显示,与非进展性IgA肾病患者比较(见图4-2-1和图4-2-2),进展性IgA肾病患者的尿液中有5个蛋白质表达下调,分别是MBL、视黄醇结合蛋白、组蛋白H2B、锌-α2-糖蛋白β链、氨基甲酰磷酸盐合成酶;另有18个蛋白质表达上调,包括甲状腺素转运蛋白、ATP合成酶、免疫球蛋白重链、T细胞受体β链、转铁蛋白等;具体的蛋白肽质量及数据库匹配结果见表4-2-1。

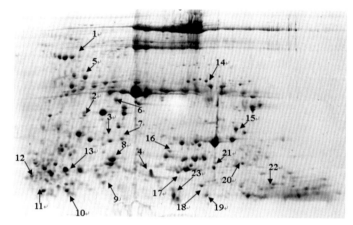

图4-2-1 进展性与非进展性IgA肾病患者的尿液差异表达蛋白点

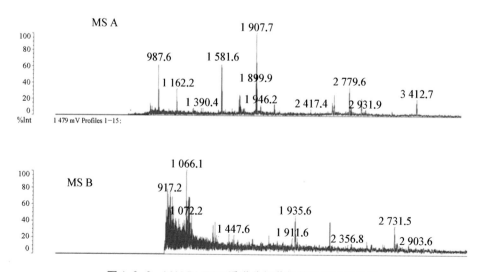

图4-2-2 MALDI-TOF质谱分析获得的肽质量指纹谱

表 4-2-1　进展性 IgA 肾病患者的尿液表达差异蛋白质

	蛋　白　质	上调(↑)/下调(↓)	基因信息号	相对分子质量	序列覆盖率(%)
1	甘露糖结合凝集素	↓	168 985 178	3 095/4 440	100
2	锌-α-2-糖蛋白 β 链	↓	4 699 583	31850/5 700	55
3	视黄醇结合蛋白	↓	4 558 179	20 750/4 940	74
4	组蛋白 H2B	↓	28 173 554	13 910/10 320	48
5	氨基甲酰磷酸合成酶1, 线粒体	↓	21 361 331	16 490/6 570	65
6	锌-α-2-糖蛋白A链	↑	4 699 583	31 850/5 700	49
7	甲状腺素转运蛋白A	↑	55 669 575	12 830/5 330	81
8	ATP合成酶、H^+转运、线粒体F1复合物、β亚基	↑	32 189 394	56 560/4 780	57
9	T细胞抗原受体VJ连接β链	↑	631 443	1 550/5 910	100
10	免疫球蛋白重链	↑	112 702 583	11170/7 830	75
11	α1-微球蛋白/bikunin前体	↑	4 502 067	39 000/5 950	72.3
12	四十肽重复干扰素诱导蛋白质2	↑	34 192 824	56 970/6 320	31
13	T细胞受体β链	↑	11 527 709	3 440/6 180	71
14	血清转铁蛋白n末端A链	↑	49 258 810	36 990/7 160	46
15	A链、来自人血清白蛋白的结构域3的溶液结构与针对Bcl-X1和Bcl-2的抗凋亡配体复合	↑	71 042 087	23 320/8 220	35
16	转铁蛋白	↑	339 989	7 294/7 850	55
17	RNA聚合酶Ⅱ亚基	↑	717 189	3 716/5 960	53
18	泛素共轭酶E2	↑	56 203 163	11 820/5 450	36
19	抑制肿瘤的特性	↑	73 544 648	4 754/8 940	57
20	MAP3K12结合抑制蛋白1	↑	119 586 268	32 440/6 280	38
21	转录因子HFK3	↑	1 082 852	13 130/9 810	45
22	T细胞受体α链	↑	10 304 637	3 183/4 220	89
23	假设的蛋白质	↑	169 217 323	1 710/10 390	85

第三节 甘露糖结合凝集素在IgA肾病进展中的机制

探讨IgA肾病的发生和发展机制一直是研究的热点和焦点,目前认为多种因素可能参与了IgA肾病的发生和发展,如黏膜免疫缺陷、机体对免疫复合物的清除能力减低、细胞因子、炎症介质,以及地域和遗传因素等,但确切的机制尚未阐明。晚近,多项研究发现IgA肾病患者血清及肾小球中的IgA并非黏膜分泌的IgA2,而是存在糖基化异常的骨髓源性IgA1和IgA1分子多聚体,IgA肾病患者血清中IgA1铰链区的糖基化异常,主要为半乳糖基化减少、唾液酸残基增多,导致血中异常的IgA1浓度升高,且可诱发针对唾液酸残基形成自身抗原的自身抗体产生,从而形成免疫复合物在肾小球系膜区沉积,进一步刺激补体系统的激活和炎症反应的发生,引起系膜细胞增生、系膜基质扩张和肾小管-间质病变等,这可能是IgA肾病致病的关键途径,而补体的活化可能在其中起了重要的介导作用。

笔者采用蛋白质组学方法,运用DIGE和质谱技术分析了进展性与非进展性IgA肾病患者的尿液蛋白质表达,发现MBL水平在进展性IgA肾病患者的尿液中表达显著下调,因此初步推断IgA肾病的发病机制可能与补体凝集素途径有关。

MBL是一种广泛存在于人和动物体内的胶凝素,属C型凝集素(Ca依赖型超家族)。人的*MBL*基因定位于10号染色体上,cDNA全长约30 kb,有4个编码区。其基本亚单位由一个长形胶原样区形成的尾部和一个球状区(C型碳水化合物识别区)形成的头部,以及连接头尾两端、富含半胱氨酸的N末端连接区组成。3个这样的亚单位在N末端连接形成一个基本结构单位,这些三聚体又以2~6个相互形成寡聚物,形成相对分子质量高达500 000、形似C1q的郁金香花朵样四级结构。人类MBL多以二聚物、三聚物和四聚物的方式存在。

MBL是补体级联反应的一个重要启动子,属于补体系统的固有成分。MBL首先与病原微生物的糖类配体结合,随后构象发生变化,激活MBL相关的丝氨酸蛋白酶(MBL associated serine protease,MASP),两种MASP(MASP-1、MASP-2)具有与活化的C1r/C1s类似的生物学活性,其中MASP-2可裂解C4和C2分子,MASP-1则可直接切割C3,继而形成C3转化酶,然后组成补体MBL途径的成分顺序激活,在机体的先天免疫防御中发挥重要作用。除了补体激活之外,MBL还具有调理素功能,可更好地与配体结合激活补体;并可促进补体受体进一步吞噬病原体,调控吞噬受体的表达。此外,MBL还可直接通过Toll样受体（Toll-like receptor，TLR）2/6调节炎症因子如TNF-α、IL-6、MMP、单核细胞趋化蛋白（monocyte chemotactic protein，MCP）-1及IL-10等的表达。

作者团队的研究结果如下。

1. 肾组织MBL沉积与IgA肾病的临床、病理及预后相关

肾组织MBL沉积阴性的IgA肾病患者收缩压、舒张压、平均动脉压、血小板、初始血清肌酐水平，均显著高于肾组织MBL沉积阳性的患者；MBL沉积阴性的IgA肾病患者合并免疫复合物IgG、IgM沉积阳性率显著高于MBL沉积阳性的IgA肾病患者，但两组患者的C3与C1q阳性率无统计学差异；肾组织MBL沉积阴性的IgA肾病患者Lee氏分级较高、肾小球球性/节段性硬化比例、肾小管-间质损伤指数以及新月体比例均较高，但未达到统计学差异（见图4-3-1）。

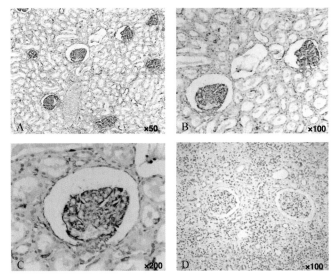

图4-3-1　IgA肾病患者肾小球MBL的沉积情况

注：A～C. 肾小球系膜区MBL沉积阳性；D. 肾小球系膜区MBL沉积阴性

与肾组织MBL沉积阳性的IgA肾病患者比较，肾组织MBL沉积阴性的IgA肾病患者随访期间每年的Scr上升幅度较大[11.90（3.90～20.85）μmol/L *vs* 9.60（6.5～16.60）μmol/L，*P*=0.028]。在12例达到观察终点的IgA肾病患者中，肾组织MBL沉积阴性8例（66.67%），卡方检验进一步证实进展性IgA肾病患者肾组织MBL沉积阴性率显著较高（*P*=0.029）。Kaplan-Meier分析结果也进一步证实肾组织MBL沉积阴性的患者肾脏预后显著较差（*P*=0.004）（见图4-3-2）。

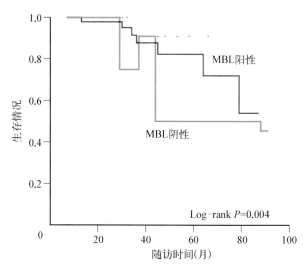

图4-3-2 肾组织MBL沉积阴性的IgA肾病患者肾脏预后显著较差

2. *MBL*基因多态性与IgA肾病的临床、病理及预后相关

*MBL*基因存在许多基因多态位点，目前已知最常见的突变位点有6处。其中3个点突变位于外显子1：D（密码子52）、B（密码子54）和C（密码子57）；另3对基因多态位点位于启动子区和5-UT：−550 G/C（H/L）、−221 G/C（Y/X）和+4 C/T（P/Q）。这些基因多态位点的发生频率在不同种族中分布存在差异。在人类循环中MBL浓度变异很大，可从0～104 ng/ml。90%的野生型纯合子（A/A）携带者血清MBL的浓度＞600 ng/ml，85%杂合子（A/O）携带者＜600 ng/ml，而突变型纯合子（O/O）携带者几乎在ELISA法不能检测到的水平。通常从遗传学角度定义*MBL*缺乏，即携带有低血清MBL浓度相关的单倍型，这个定义适用于40%的人群，对应的浓度＜600 ng/ml。因此，我们对中心长期随访的IgA肾病患者进行*MBL*基因型分析，同时检测其治疗前的血清MBL水平，探讨*MBL*基因型与血清MBL蛋白表达水平之间的关系，并将其与IgA肾病患者的临床、病理表现及肾脏预后进行初步分析。

本中心的IgA肾病患者中存在启动子区−221位点和外显子区54位点的SNP现象；外显子54位点突变（G→A）的IgA肾病患者血清MBL水平显著降低，该位点突变的IgA肾病患者临床、病理表现较严重，肾脏预后较差（见图4-3-3）；启动子区−221位点突变（G→C）对血清MBL水平的影响不明显，该位点是否突变对IgA肾病患者的临床、病理指标及肾脏预后无显著

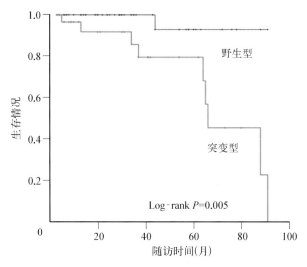

图4-3-3　外显子54位点变异的患者肾脏预后显著较差

影响。

3. MBL基因多态性与IgA肾病患者对来氟米特应答的关系

来氟米特(leflunomide)是一种新型的抑制嘧啶合成的免疫抑制剂,最初被用于肝、肾移植后的免疫抑制治疗。近年来,来氟米特在类风湿关节炎、增殖性狼疮性肾炎、难治性肾病综合征等疾病中取得了一定的疗效,并逐渐在临床应用。我们通过对单中心、前瞻性、开放、随机、平行对照研究,对来氟米特联合糖皮质激素治疗进展性IgA肾病的临床疗效进行评估,并探讨可能的作用机制。

来氟米特联合中小剂量糖皮质激素能显著降低进展性IgA肾病患者的蛋白尿,升高血清白蛋白,持续稳定肾功能;同时,来氟米特联合中小剂量糖皮质激素与大剂量激素比较治疗IgA肾病的疗效及安全性相当;MBL基因外显子1区54位点可能预示IgA肾病患者对来氟米特治疗不敏感。

第四节　IgA肾病临床治疗新模式

IgA肾病的治疗一直是肾脏科医师争论的话题之一。在2012年全球肾脏病预后组织(Kidney Disease：ImprovingGlobal Outcomes, KDIGO)发布的指南推荐,经最优化的保守治疗3～6个月后,持续性尿蛋白量超过1 g/24 h 且eGFR > 50 ml/(min · 1.73 m²)的患者给予6个月的糖皮质激素治疗。之后陆续有几项大型临床研究公布了结果,包括VALIGA研究、STOP研究和TESTING研究,虽然三项研究均提示激素治疗对蛋白尿和或肾功能具有一定的保护作用,但后两项研究发现激素治疗组不良反应的发生率较保守治疗组明显增多,甚至因为严重不良反应TESTING研究提前终止。在临床应用中也有部分患者存在激素使用相对禁忌证。因此,近年来许多学者尝试了单用免疫抑制剂或免疫抑制剂联合小剂量激素的方案治疗IgA肾病,以期降低蛋白尿保护肾功能,并且不增加不良反应的发生率,但所得结果并不统一,存在许多争议。

来氟米特是一种新型的抑制嘧啶合成的免疫抑制剂,有研究者提出用它来治疗IgA肾病,结果表明其可以减少蛋白尿和改善肾功能恶化且只有轻微的不良反应,但缺乏随机、长期的随访研究。因此,我们进行了一个随机、对照、前瞻性开放性试验比较小剂量激素联合来氟米特与足量激素治疗IgA肾病的安全性与有效性。经过12个月的治疗和88个月的随访,11.1%的激素治疗组患者和7.5%的来氟米特组患者达到ESRD(见图4-4-1);激素治疗组和来氟米特组分别有20%和10%的患者Scr增加浓度升高超过50%(见图4-4-2)。Kaplan-Meier分析未发现组间差异。

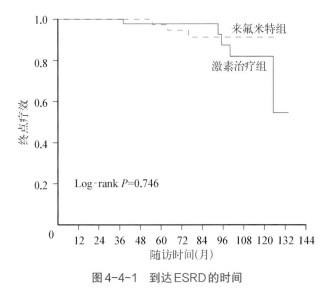

图4-4-1　到达ESRD的时间

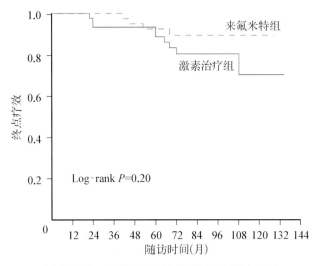

图4-4-2　到达Scr浓度升高超过50%的时

两组患者在治疗期间24 h蛋白尿都显著降低，但在随访观察阶段来氟米特组蛋白尿的减少更显著（**见图4-4-3**）。虽然两组患者不良事件的发生率相似，但严重不良事件仅在激素组发生。

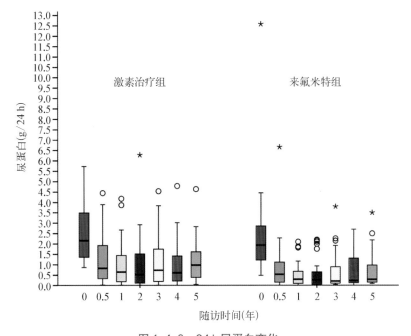

图4-4-3　24 h尿蛋白变化

因此,来氟米特联合低剂量激素治疗IgA肾病疗效至少与足量激素相当,能有效控制蛋白尿,且安全性较好。

第五节　膜性肾病的中医学诊断

膜性肾病(membranous nephropathy)是一个病理诊断名词,其特征性的病理改变为肾小球上皮下免疫复合物沉积,致基膜弥漫性增厚,可形成"钉突",临床上主要表现为大量蛋白尿。膜性肾病是原发性肾病综合征(primary nephrotic syndrome)最常见的病理类型之一,约占我国原发性肾病综合征的20%。中医学历代论著中并未提及膜性肾病的病名,因其临床常以高度水肿和大量蛋白尿为特征,可归属中医学的水肿、尿浊、癃闭、关格、虚劳等病范畴。现代医学对膜性肾病的认识仍不完善,治疗仍存在较多挑战。比如,由于膜性肾病发病机制及病理损害的特殊性,多年来对是否应用免疫抑制剂治疗一直存在广泛争议,人们对以激素和(或)免疫抑制剂为主的治疗理念已经产生动摇。有研究显示,免疫抑制治疗并没有改善膜性肾病患者的远期生存率和肾脏存活率,对于其能够提高临床缓解率的说法也缺乏强有力的证据,从循证医学的角度对免疫抑制剂治疗膜性肾病的有效性提出了质疑。近年来,中医中药在膜性肾病的认识及治疗方面积累了较为丰富的经验,取得了一些进展。

一、舌象诊断

舌象诊断是中医学研究人体生理功能或病理变化的一种有效工具。舌苔是苔状物质覆盖在舌的表面,能非常敏感地反映脏腑的生理和病理状态,以及疾病的严重程度。以往的研究显示,舌膜厚度与肾功能水平相关,与肾功能好的患者相比,肾功能差的患者舌苔更厚。一项研究对特发性膜性肾病(idiopathic membranous nephropathy, IMN)患者按照舌苔厚度评分进行分组(≤7分或≥11分),分为厚舌苔组与薄舌苔组,对比实验室指标包括血红蛋白、白蛋白、eGFR、谷丙转氨酶(GPT)、谷草转氨酶(GOT)、甘油三酯(TG)、总胆固醇(TC)、高密度脂蛋白(HDL)、低密度脂蛋白(LDL)、IgA、IgG、IgM、补体C3和C4,薄、厚舌苔组分别纳入12例和11例IMN患者。研究结果显示,薄舌苔组患者的TC、LDL、GPT、GOT水平明显低于厚舌苔组;两组之间在病理损伤上没有明显区别。因此,舌苔的厚度可能与CKD 1～2期的IMN患者的脂代谢水平有关。尽管大部分研究者认为,舌苔厚度可能与病理的进展程度有关,但是目前尚无证据支持。

二、中医学证型与临床病理相关性分析

证型是中医学所特有的一种名称。证,即证候,是指疾病发展过程中某一个阶段病理属性的概括。中医学将人体分为阴、阳、气、血,又将病因分为风、寒、暑、湿、燥、热、痰及虚实等。因此,证型就是不同的病因引起阴阳气血的不同变化导致人体不同的疾病状态。不同病理分型肾病有各自基本的临床表现和病情转归规律,为中医学辨证立法、组方选药提供了微观辨证的依据,有利于总结中医学治疗肾病的经验,进而上升为治疗规律。肾脏病理学也在不断发展,现已提出分子病理学说。由于各医家对肾脏病理的认识程度、对肾病临床涉猎的广度和深度以及对中医学理论认知度的差异,目前对肾病病理和中医学辨证关系也有多种观点。

夏金金等探讨了不同体质膜性肾病患者不同证型之间的病理差异,以及与临床病理的相关性。采用横断面调查的方法,分析102例肾病患者的中医学体质、证型与病理资料和临床指标的关系。结果显示,体质与证型差异较大的患者临床病理结果相对较重,提示膜性肾病患者的体质、证型与病理积分及临床指标显著相关;即使辨证属证型较重的患者(脾肾阳虚型),因体质不同,临床和病理表现也呈现差异性;因此同一证型、不同体质患者的预防和治疗应该有所差异,提示中医学体质辨识结合临床辨证对膜性肾脏病理的预测、诊断和治疗有一定的参考价值。黎民安等将113例IMN患者进行辨证分型、肾脏病理分期及临床生化指标检测,探讨中医学证型与病理类型、临床生化指标之间的关系。结果显示,IMN患者的中医学主证以气阴两虚证(42.5%)和脾肾气虚证(35.4%)为主,兼证以湿热证(25.7%)和瘀血证(23.9%)为主;脾肾气虚与脾肾阳虚证病理多见于Ⅰ、Ⅱ期;气阴两虚证除见于Ⅰ、Ⅱ期外,也见于Ⅲ和Ⅳ期。气阴两虚证患者24 h尿蛋白、LDL值较高、白蛋白较低;脾肾阳(气)虚证患者血Scr水平较肝肾阴虚证高,较气阴两虚证低;肝肾阴虚证患者白蛋白水平较高。研究者认为,IMN的中医学证型与其病理类型、临床生化指标有一定关系,结合病理和生化改变有助于IMN微观辨证。

罗月中等研究了IMN的足细胞裂隙隔膜相关蛋白基因*NPHS1*、*NPHS2*与中医学辨证分型的关联。收集原发性肾病综合征患者200例,其中IMN 38例,

非 IMN 162 例，对两组患者外周血淋巴细胞中获得基因组 DNA 进行序列分析、测定，分析 *NPHS1* 基因 G349A 位点、*NPHS2* 基因 G686A、C695T 位点的多态性及其与中医学证型关联性。结果显示，原发性肾病综合征患者中 IMN 患者年龄偏大，*NPHS1* 基因 G349A 位点基因型 AA 与 IMN 发病有相关性；IMN 中医学证型气（阳）虚证、血瘀证明显多于非 IMN 患者，阴虚证、湿热证明显少于非 IMN 患者，但未发现候选基因多态性与中医学辨证分型的明显相关性。王超等进一步探讨 IMN 激素敏感性与中医学辨证分型的相关性。根据患者对激素的治疗效应，将 IMN 组分为激素敏感 8 例、激素不敏感 30 例，非 IMN 组分为激素敏感 79 例、激素不敏感 83 例，对 200 例患者进行中医学辨证，分析 IMN 患者激素敏感性与中医学证型的相关性。结果显示，在原发性肾病综合征患者中，IMN 患者年龄偏大，但年龄与激素效应无明显的相关性，非 IMN 患者激素不敏感者年龄偏大；激素敏感性与病理类型有关，IMN 患者对激素不敏感；IMN 患者中医学证型的气（阳）虚证、血瘀证明显多于非 IMN 患者。

李园园等为探讨膜性肾病患者的临床表现、病理特点与中医学证型的相关性，回顾性分析了 50 例膜性肾病患者的相关实验室指标、病理特点及中医学证型分布。结果显示：膜性肾病以肾病综合征、慢性肾炎、高血压和镜下血尿多见，发生率分别为 52.0%、22.0%、26.0% 和 20.0%；病理分期以 Ⅰ 和 Ⅱ 期多见，分别占 46.0% 和 44.0%；肾小球内免疫球蛋白及补体沉积以 IgG、IgM、补体 C3 为主；中医学证型以脾肾阳虚、脾肾气虚型居多，脾肾阳虚型临床表现及病理损害相对较重。研究者认为，膜性肾病的临床、病理表现与中医学证型有一定的相关性。

近年来，公开发表的关于研究肾脏病理与中医学证型关系的文献呈逐年上升趋势。不少学者通过研究证实，肾脏病理改变与中医学证型具有相关性；结合肾脏病理类型对中医学辨证分型进行标准化研究，通过微观辨证，提高了中医学诊疗肾脏疾病的准确性和规范性。因此，近年来越来越多的中、西医肾脏病学者关注并研究肾脏病理与中医学证型的关系，这也是中西医结合治疗肾脏疾病的一大进展。但该领域仍缺乏多中心大样本临床观察资料，有待系统评价及荟萃分析等循证医学证据支持。

第六节　中药复方治疗膜性肾病的优势

中药复方作为中医学理论指导下的中药具体应用具有上千年的使用历史，

也是中医中药走向现代化和国际化的关键。中药复方药物的研发，是基于中医中药理论和现代科学对中药复方创新和二次研究的过程。中药复方药物特色显著，其治疗原则多样化，既可治标又可治本，组分间体现了协同与拮抗相互统一，多成分多靶点整合相互作用。中药复方药效研究，要求对中药复方作用的物质基础和作用机制，从整体、离体、细胞、分子各层面进行研究，是近年来中药现代研究的难点和热点，故目前的研究主要集中于临床观察。

　　中医学无膜性肾病的病名，根据其临床表现以水肿、蛋白尿为特征，可归属中医学水肿、尿浊、癃闭、关格、虚劳等病范畴。膜性肾病的发生和发展，正虚是主要矛盾。许多医家认为本病的病机中，正虚因素主要是肾、脾、肺的不足，而肾虚是诸脏虚的核心病位所在；湿热是致病之标，且贯穿于病程始终。本病病程绵长，迁延日久，脏腑功能失调，气机失于流畅，血行迟缓，易于形成血瘀，即久病多瘀、久病入络。故本病以肾虚为本，湿热和瘀血是两个重要的病理因素。基于对膜性肾病病机的认识，补肾健脾益气成为临床医家常用之法，以辨证论治为依据，辨证和辨病相结合，能显著提高疗效。西药治疗膜性肾病虽能较快缓解临床症状、降低蛋白尿，从而提高临床缓解率，但由于激素类药物会产生一些不良反应，如肥胖、骨质疏松、高血压、生长抑制等，不宜长期使用。各医家对本病的治疗有各自的见解及认识，通过辨证施治取得一定疗效。

一、益气活血系列方

　　陈以平在多年临床实践的基础上，率先将肾脏病理诊断引入中医学辨证论治中，根据膜性肾病的西医发病机制，提出膜性肾病肾小球基膜上皮细胞下弥漫性免疫复合物沉着属中医学"湿热胶着成瘀"，总结出贯穿于膜性肾病始终的"虚、湿、瘀、热"四大病机。认为免疫复合物在上皮下沉积、基膜增厚等病理变化当归于中医学微观辨证之"瘀血"证，补体活化、膜攻击复合物形成归属微观辨证之湿热或热毒之候，从而提出"湿热胶着成瘀"的中医学病机是影响疾病发生、发展的关键。在诊治膜性肾病的临床实践中，采用"健脾益气、清利湿热、活血化瘀"的治疗大法，逐渐形成了一整套以"益气活血化湿法"为主的治疗方案。该方案主要包括：所有患者口服益气活血系列方（由黄芪、苍术、白术、当归、半枝莲等组成），伴水肿者给予黄芪注射液静脉滴注，伴低蛋白血症者给予黑料豆丸（主要组成为黑料豆和黄芪等）口服，伴血瘀者给予活血通脉胶囊口服，恢复期患者给予清热膜肾冲剂（主要药物包括党参、当归、益母草、茯苓等）口服。

　　王琳等回顾性分析并长期随访观察170例运用该法治疗的膜性肾病患者，结果显示：1年总有效率达90.20%，完全缓解率达27.45%；2年总有效率为91.43%，完全缓解率为27.14%；4年以上总有效率为92.86%，完全缓解率达71.43%。比较发现，单纯采用本中药方案治疗，能显著减少尿蛋白排泄量，升高血浆白蛋白水平，其作用与联合激素和（或）免疫抑制剂治疗的中西医结合治疗方案相比无显著性差异。170例患者中重复肾活检3例，病理微观提示：中药治疗后患者病变显著改善，在光镜下观察只见肾小球轻微病变；免疫荧光显示免疫球蛋白IgG已大部消散；在电镜下观察未见明显电子致密物沉积，符合膜性肾病吸收期。可见，单纯采用"益气活血化湿"为主的中药方案有积极的治疗作用。邓跃毅等对激素和免疫抑制剂无效的44例IMN患者，在该法基础上加以调整，疗程24周，同样取得较满意的疗效。

　　更值得注意的是，陈以平、邓跃毅团队采用非盲、多中心、随机、平行、对照的临床研究方法，观察了参芪颗粒（益气活血系列方）对临床表现为肾病综合征的IMN的疗效，研究结果发表于《美国肾脏疾病杂志》(*American Journal of Kidney Disease*)。研究入选190例受试者，所有受试者随机分组，其中试验组采用参芪颗粒治疗，对照组采用激素加环磷酰胺（cyclophosphamide，CTX）方案治疗，治疗观察48周。结果显示，48周后试验组24 h尿蛋白定量明显下降，血浆白蛋白及eGFR水平升高，与治疗前相比，差异有统计学意义；对照组发生肺感染、肝损伤等严重不良事件更多。研究表明，参芪颗粒可有效降低临床表现为肾病综合征的膜性肾病患者24 h尿蛋白水平，提高血浆白蛋白水平；与激素加CTX方案相比，参芪颗粒在改善和保护膜性肾病患者的肾功能方面更具优势，且具有更高的安全性。《美国肾脏疾病杂志》评论认为，本项研究为未来类似研究提出了令人兴奋的方向。

　　此外，陈以平团队还开展了一系列益气活血系列方治疗膜性肾病的临床及实验研究，证实该系列方药能调节免疫，使外周血IgG上升，CD4/CD8比值升高，改善患者细胞免疫和体液免疫功能；能有效降低阳离子牛血清白蛋白诱发的家兔膜性肾病模型尿蛋白排泄量和血脂水平，显著提高血浆白蛋白水平，作用明显优于激素组。进一步研究发现，其作用机制与调整前列腺素-血栓素系统平衡、抑制肾组织血栓素A2（thromboxane A2，TXA2）的合成，升高6-K-PGF12，显著降低血浆纤溶酶原激活物和升高血浆纤溶酶抑制物水平，从而显著改善高凝状态，以及加强肾小球免疫复合物清除、促进基膜电荷屏障的恢复有关。另外，膜性肾病患者血超氧化物歧化酶（superoxide dismutase，SOD）水平显著上升，LPO显著下降，从而减轻了氧自由基对肾小球滤过膜的损伤作用。该研究团队还进行了基因拷贝数变异（copy number variation，CNV）的检测，在基因层面探讨了影响参芪膜肾方产生不同疗效的机制。研究发现，人白细胞抗原（human leukocyte antigen，HLA）的同族基因中存在大量的CNV，其中中药有效组的样本中多表现为拷贝数扩增，无1例表现为拷贝数缺失，而中药无效病例中有多例拷贝缺失。这一研究结果提示：基因背景差异可能是导致中药参芪膜肾方取得不同疗效的基因水平机制；HLA的同族基因可能是影响参芪膜肾方发挥疗效的因素；参芪膜肾方可能是通过调控该族基因而达到治疗IMN的目的；如果该族基因拷贝缺失，其基因功能就无法正常发挥，继而导致中药治疗的失败。

二、真武汤

真武汤为汉代医圣张仲景《伤寒论》中经典名方，由茯苓、芍药、生姜（切）各三两、白术二两、附子一枚（炮制、去皮、破八片）组成，功效为温阳利水，主要用于治疗太阳病发汗伤阳、阳虚水动，及少阴寒化之阳虚水泛诸症。现代医家多以真武汤治疗慢性肾炎、肾病综合征、慢性肾衰竭、糖尿病肾病等慢性肾病。

宋锦华等运用加味真武汤治疗肾病综合征，治愈率63.16%，总有效率92.10%。王坤明等用真武汤加味配合雷公藤多苷（Triperygium wilfordii multiglucoside）治疗肾病综合征患者，能明显减轻激素样不良反应及细胞毒性药物的作用，并可增强疗效。李卫民等利用真武汤联合低分子右旋糖酐和呋塞米（商品名速尿）治疗肾病综合征18例，利尿效果明显改善。王小青等将60例肾病综合征患者随机分组，对照组给予标准激素治疗，治疗组加服真武汤。结果治疗组总有效率90.0%，对照组为63.3%，真武汤加减治疗可明显提高肾病综合征治愈率，改善患者生活质量，降低不良反应，值得临床推广应用。对真武汤治疗原发性肾病综合征的系统评价表明，其治疗原发性肾病综合征确有一定疗效。

丑安等研究了真武汤对阳离子化牛血清白蛋白（C-BSA）模型大鼠的治疗作用。结果显示，真武汤高、中、低剂量组大鼠24 h尿蛋白、Scr、BUN、TC）、TG浓度明显降低，总蛋白（total protein，TP）、白蛋白水平升高，肾小球系膜区IgG沉积明显减少，证实真武汤可以降低大鼠尿蛋白和血脂、提高白蛋白水平，对肾脏具有一定的保护作用。Wu等探讨了真武汤在注射C-BSA介导的膜性肾病大鼠治疗中的抗炎和抗氧化作用，以及对AGE/RAGE/核因子κB（nuclear factor kappa-B，NF-κB）信号通路的影响。研究发现，真武汤科显著降低丙二醛的产生，提高SOD水平；降低AGE和炎症介质（TNF-α、IL-1β和IL-6）的水平，肾脏病理损伤明显减轻;此外,真武汤还能抑制RAGE1和NF-κBp65的表达,以及NF-κBp65的核转位。AGE在膜性肾病发病机制中起重要作用,AGE抑制剂可以减少膜性肾病的炎症反应和氧化损伤,而真武汤可以通过部分抑制AGE/RAGE/NF-κB通路治疗膜性肾病。

三、补阳还五汤

膜性肾病临床上常常表现为水肿,而《景岳全书》记载:"水肿证以精血皆化为水,多属虚败"。因此,中医辨证常以虚证为主,兼有外邪、水湿、瘀血等。治疗的重点应以扶正为主,培补脾肾,其次在于治标。李娅妮认为,补阳还五汤是根据益气和活血化瘀两大法则而组成的有名方剂,治疗中应立足气虚血瘀这一根本,既重视气虚也不忘血瘀,同时兼顾气滞、血虚、阴虚、阳虚、湿着等兼夹之症。采用补阳还五汤联合糖皮质激素治疗取得了显著效果,改善了患者体质,提高机体的免疫力及对激素的敏感性,防治激素及细胞毒药物的不良反应,抑制反跳,促进疾病的好转,并能巩固疗效,减少复发。

李秋芬认为,膜性肾病总以脾肾气虚为本、血瘀为标、气虚血瘀为膜性肾病主要病机,因此选用补阳还五汤为主方,并随症加减。对非肾病综合征患者单独应用中药,对肾病综合征患者配合激素和细胞毒药物治疗,共治疗IMN患者32例,总有效率为87.50%。荟萃分析结果显示,补阳还五汤治疗原发性肾病综合征总有效率比较的合并*RR*值既有临床意义又有统计学意义,95%*CI*均具有较好的精密度,且统计结果较稳定可靠,提示补阳还五汤对于治疗原发性肾病综合征有效。还有研究认为,补阳还五汤治疗原发性肾病综合征的作用机制在于对血栓素B2(thromboxane B2,TXB2)与6-酮-前列腺素1α、内皮素与降钙素基因相关肽的代谢失衡进行调整。

四、活血软坚方

杨洪涛团队认为,膜性肾病发病主要责之于肺、脾、肾三脏虚损及三焦气化功能失调,肺、脾、肾三脏虚损为本,瘀血、顽痰、水湿内阻为标;瘀血顽痰内阻,既是脏腑功能失调的病理产物,又是造成疾病迁延不愈、恶性循环的重要因素。临床实践中发现,采用传统的温补脾肾之法治疗膜性肾病效果不甚理想,而针对脾肾阳虚水肿伴见舌质紫暗有瘀斑、舌苔腻、脉沉涩等征象,采用以祛邪为主的活血化瘀、软坚散结之法可获良效。根据以上病机关键及临床特征,创立了活血软坚方,方中益母草和海藻活血化瘀、软坚散结,鹿含草和蝉蜕祛风除湿。随机对照试验显示,治疗组中医学疗效显著优于对照组,中医学症状积分较对照组显著降低($P < 0.01$),活血软坚方较常规基础治疗能显著减少尿蛋白排泄、升高白蛋白水平,降低 TC 和纤维蛋白原水平,改善全血还原黏度和血浆黏度,减少 NAG、GAL 排泌,提示活血软坚方能够有效改善膜性肾病患者的临床症状和血生化指标,对膜性肾病具有确切疗效。

杨洪涛等选用 C-BSA 所诱发的家兔膜性肾病动物模型,观察中药活血软坚方对其 24 h 尿蛋白定量、血清 T 细胞计数、中性粒细胞吞噬率及吞噬指数、血小板聚集率、TXB2、6-酮-前列腺素 1α、血及肾组织 SOD、丙二醛的影响。结果显示,该方能明显减少膜性肾病家兔尿蛋白,升高血清 T 细胞数、中性粒细胞吞噬率及吞噬指数;降低血小板聚集率及血浆 TXB2 含量,升高 6-酮-前列腺素 1α 含量,有效调节 6-酮-前列腺素 1α/TXB2 比值;升高血及肾组织中 SOD 含量,降低丙二醛含量。提示活血软坚方能有效阻止家兔膜性肾炎的病理进展,其作用是通过调节肾炎动物机体免疫功能、改善高凝状态、降低血及肾组织中氧自由基含量而实现的。该团队进一步的研究还证实,本方能减少膜性肾病模型家兔肾小球原位免疫复合物的形成,减轻基膜的增厚,阻止新月体和肾小球毛细血管内微血栓的形成,能够抑制膜性肾病家兔血浆中 TNF-α 活性,降低血浆中 IL-1、IL-6、PAF 的含量,从而减轻肾小球病理损害,延缓肾小球硬化的发生和发展。对大鼠膜性肾病模型的研究也得出了相似的结论,发现本方能明显降低蛋白尿及血清 TC、TG、Scr、BUN 浓度,升高血清白蛋白水平,减少免疫复合物沉积,改善肾小球及肾小管的病理损伤。

五、肾络通

赵玉庸团队根据中医学"久病必瘀"和"久病入络"理论,认为"肾络瘀阻"是贯穿 IMN 始终的基本病机,同时也是导致其发展和加重的根本病机,创制了"肾络通"方(地龙、乌梢蛇、僵蚕、蝉蜕、龟板、丹参、川芎等药物组成),以善入络脉、祛瘀通络的虫类药为主,配以活血化瘀之品,疗效显著。治疗 IMN 患者 36 例,与阿魏酸哌嗪片治疗组对照,观察到肾络通能减少尿蛋白,提高白蛋白含量,降低血脂,调节血凝及血黏度;降低 IMN(Ⅰ、Ⅱ期)患者纤溶酶原激活剂抑制剂-1(plasminogen activator inhibitor-1, PAI-1)及内皮素-1 水平,升高组织纤溶酶原激活物(tissue-type plasminogen activator, tPA),保护细胞内皮功能和改善凝血纤溶系统。

第七节　单味中药及其提取物治疗膜性肾病

目前,对多种单味中药的研究,充分体现了转化医学在临床—科研—临床循环上升的发展道路。以中药雷公藤为例,早期应用中药雷公藤进行蛋白尿治疗,发现其有效性,但对其作用机制了解不多,从而展开对其有效成分的分析,研发出有效成分更为突出、不良反应相对小、成分更为稳定的雷公藤多苷,体现了临床到实验室的转化;对雷公藤多苷的药理成分及作用机制的充分深入,回到临床,逐渐在肾病领域的应用更为广泛,体现了实验室到临床的转化。但科研与临床的探索并不止步于此,随着对雷公藤多苷药理成分分析的进一步深入,发现雷公藤甲素是雷公藤及雷公藤多苷的主要有效成分,并发现其不仅具有免疫调节作用,而且还具有抗癌作用,目前正在美国进行一期抗癌研究。可以看到,在临床—科研—临床的转化过程中,一方面对中药的成分进行梳理,适当的利用现代科学技术去除部分毒性物质,另一方面可以扩展其临床应用,发现新的作用位点,为"老药新用"开辟新的前景。

一、雷公藤

雷公藤是研究最广泛的药用植物,是多年生藤本植物卫矛科的一个成员。20世纪80年代,黎磊石教授首先将中药雷公藤用于肾小球疾病的治疗。在随后几十年的临床应用中发现,雷公藤对多种肾小球疾病,如微小病变、IgM肾病、IgA肾病治疗均显示独特的功效。

雷公藤多苷是从雷公藤根部提取和纯化的,具有抗炎和免疫抑制作用,目前在中国已广泛应用于多种自身免疫性疾病的治疗,如肾病综合征、类风湿关节炎和系统性红斑狼疮(systemic lupus erythematosus, SLE)。多项临床研究表明,雷公藤多苷是一种很有前途的治疗IMN药物;围绕雷公藤多苷治疗膜性肾病的疗效评价已经开展了众多的临床试验。刘晓云对比探讨了雷公藤多苷联合小剂量激素治疗IMN的疗效,随机分为对照组和观察组各39例,对照组给予基础治疗,治疗组服用雷公藤多苷和半量泼尼松(30 mg/d起量)。结果显示,治疗组效果良好,患者耐受性较好,不良反应较少。马丽巧等对比了基础治疗加足量泼尼松与泼尼松联合雷公藤多苷的疗效。结果显示,单用泼尼松总有效率为40.0%,泼尼松联合雷公藤多苷治疗有效率为80.0%,提示雷公藤多苷联合泼尼松治疗膜性肾病较单独使用泼尼松的疗效显著。冯四平等分析了雷公藤多苷治疗膜性肾病的疗效,以及对凝血纤溶系统、内皮细胞功能的影响。结果表明,半量激素加雷公藤多苷总有效率为87.5%,明显高于单用激素组的54.17%;尤其是半量激素加雷公藤多苷组治疗后PAI-1和内皮素-1水平均明显降低,t-PA水平明显升高($P < 0.05$),而对照组无此趋势,提示雷公藤多苷治疗IMN安全有效,且能够改善凝血纤溶系统、保护细胞内皮功能。王润秀对比了雷公藤多苷联合半量激素组或CTX联合足量激素组之间的疗效。结果显示,雷公藤多苷组总体疗效提高(84% vs 50%),且未出现胃肠道反应、肝功能异常和白细胞下降等不良反应。邱波等评价小剂量醋酸泼尼松、环孢素A(cyclosporin A, CsA)、雷公藤多苷三联疗法对Ⅰ膜性肾病的疗效及安全性。结果显示,三联疗法治疗Ⅰ膜性肾病的缓解率与激素联合常规剂量CsA方案的缓解率相当,但费用较低,不良反应发生率低。杨娜等研究显示,霉酚酸酯联合雷公藤治疗Ⅰ膜性肾病能够有效缓解患者的病情,改善临床生化指标,安全性较好。左科等研究显示,雷公藤多苷联合小剂量泼尼松能有效降低膜性肾病患者尿蛋白,与他克莫司联合小剂量泼尼松治疗方案的缓解率及平均缓解时间相当,停药后复发率更低,在治疗过程中Scr倍增的患者数量更少。彭健韬等研究显示,小剂量他克莫司联合雷公藤多苷靶点治疗IMN,起效较快,临床缓解率较高,复发率降低,且患者耐受性好。杜胜华等研究显示,雷公藤多苷、来氟米特联合小剂量激素治疗,能有效减少膜性肾病蛋白尿,患者耐受性好,不良反应少。冯少尊等研究显示,常规剂量雷公藤多苷、来氟米特、小剂量激素联合治疗,能多靶点抑制膜性肾病的免疫反应,疗效较好、不良反应小,小样本观察优于传统的激素加CTX方案,并能避免CTX的骨髓抑制、性腺毒性、膀胱毒性及致癌风险。

刘志红等对比了单纯雷公藤多苷治疗、雷公藤多苷联合小剂量泼尼松治疗IMN的临床疗效和安全性。结果显示,雷公藤多苷能有效减少膜性肾病患者的蛋白尿,患者耐受性好,不良反应少;但雷公藤多苷联合小剂量泼尼松的疗效明显优于单用雷公藤多苷。

周松林用小剂量雷公藤多苷联合贝那普利(商品名:洛汀新)治疗低度危险组IMN,取得了很好的临床疗效,观察1年无明显不良反应发生,值得借鉴。凌俐等证实雷公藤多苷联合ARB治疗膜性肾病疗效优于单用ARB(92.86% vs 74.42%),且均未见明显不良反应发生。王卫松等提出,非肾病综合征蛋白尿的IMN患者应用螺内酯联合雷公藤多苷治疗,疗效明显,能减少尿蛋白,且对肾功能无明显影响。

雷公藤的常见不良反应包括感染、肝功能损害、骨髓抑制、性腺抑制等,是限制其临床使用的重要原因。但经过多年的研究及临床实践，发现这些不良反应是可控的。雷公藤多苷的疗效和毒性皆呈剂量依赖性，常规剂量一般为20 mg，每日3次，不良反应发生较少。

中药制剂中常含有多种成分，雷公藤多苷通过何种机制发挥其对IMN的治疗效果目前尚不清楚。有证据表明，雷公藤甲素是最主要的活性成分。雷公藤甲素来源于中药雷公藤的根，是一种具有多种生物活性的二萜内酯。研究表明，它具有抗氧化、抗类风湿、抗老年性痴呆症、抗癌等功效。雷公藤甲素在体内化学性质恒定，生理活性强，有效性为雷公藤多苷的百倍以上。

首先，雷公藤甲素具有免疫抑制及抗炎作用。研究表明，雷公藤甲素能抑制IL-2、COX-2及iNOS的表达；诱导丝裂原刺激活性的T细胞凋亡，并抑制其成长。对肾小管上皮细胞，它还能显著抑制炎性细胞因子诱导的MHC II类分子B7-1和B7-2上调，从而抑制T细胞活化。雷公藤甲素也可以通过直接对足细胞损伤的修复达到治疗效果。一项研究显示，雷公藤甲素在体内和体外均可抑制嘌呤霉素介导的足细胞损伤。在此基础上，刘志红团队进一步探讨了雷公藤甲素在膜性肾病体内体外模型中的作用。结果显示，雷公藤甲素降低被动型Heymann肾炎（passive Heymann nephritis，PHN）动物蛋白尿水平以及循环大鼠抗兔IgG抗体滴度的同时，伴肾小球C5b-9沉积减少，结蛋白（desmin）表达降低，平均足突宽度定量分析表明足突融合出现大幅逆转。对C5b-9足细胞损伤模型的体外研究发现，雷公藤甲素可激活NADPH氧化酶、抑制活性氧的产生和p38丝裂原激活蛋白激酶（mitogen-activation protein kinase，MAPK），并恢复了RhoA信号活动，同时并不干涉足细胞膜补体C5b-9的形成。因此，雷公藤甲素能缓解PHN大鼠的重度蛋白尿及足细胞损伤，并防止c5b-9对足细胞的损伤。

其次，雷公藤甲素对足细胞具有直接保护作用。雷公藤甲素可以通过稳定足细胞骨架结构抑制足突融合，上调或增强nephrin和podocin，抑制细胞凋亡等机制来保护足细胞、改善肾脏病变。刘志红团队建立体外嘌呤霉素氨基核苷肾病（puromycin aminonucleoside nephropathy，PAN）所致足细胞损伤模型，发现经过雷公藤甲素预处理过的足细胞，其骨架结构未遭破坏；在损伤后加入雷公藤甲素，足细胞骨架破坏能够得到一定程度的修复。此外，雷公藤甲素还能通过拮抗Ang II诱导的骨架蛋白解聚和细胞间连接分子的重排来保护足细胞。

最后，雷公藤的作用机制与糖皮质激素、神经钙蛋白抑制剂［钙调磷酸酶抑制剂：CsA和曲安西龙（triamcinolone，TAC）］不同。雷公藤甲素抑制T细胞增殖和γ-干扰素（interferon-gamma，IFN-γ）产生的作用较他克莫司更有效，因此，雷公藤甲素可诱导泼尼松和钙调磷酸酶抑制剂无效的患者病情缓解。

二、黄芪

黄芪首载于《神农本草经》，具有2 000多年的药用历史，是一味具有益气作用的中药。《美国肾脏疾病杂志》曾先后两次报道，原发性耐药的IMN患者通过黄芪治疗获得完全缓解，认为黄芪可能对IMN具有治疗作用。但是目前尚缺乏黄芪治疗膜性肾病的大规模临床试验，大多数研究主要是围绕原发性肾病综合征开展。一项临床研究纳入21例IgA肾病、8例局灶节段性肾小球硬化及1例膜性肾病。结果显示，黄芪注射液（40 g/d）治疗3周，能显著降低尿蛋白［由（2 328 ± 3 157）mg/d降至（1 017 ± 765）mg/d］。冯永进等的研究显示，黄芪注射液治疗原发性肾病综合征，白蛋白、TC、TG、24 h尿蛋白定量、血清免疫球蛋白及补体C3明显改善，治疗效果显著。张福港等的研究显示，在激素治疗基础上配合黄芪注射液，能够显著提高原发性肾病综合征的临床疗效，降低尿蛋白水平，提高血浆白蛋白水平，还能够改善患者的免疫功能。一项黄芪治疗成人原发性肾病综合征的荟萃分析显示，该药能提高临床总有效率、降低24 h尿蛋白定量、改善白蛋白、TC水平。研究者认为，黄芪有助于提高糖皮质激素和免疫抑制剂治疗成人原发性肾病综合征的疗效，减少复发；复方黄芪水煎剂和单剂黄芪注射液均具有治疗作用。

目前，黄芪治疗IMN的机制研究尚不充分。中国中药化学成分数据库显示，黄芪主要成分包括黄芪多糖、黄芪皂苷、黄芪黄酮类化合物等68种有效化学成分，能增强机体免疫功能，提高血清白蛋白水平，促进水钠排泄，减轻肾脏损伤，调节脂质代谢，改善高凝状态。有研究显示，黄芪甲苷作为黄芪的有效成分之一，在防治膜性肾病中发挥了极为重要的作用，其机制为调节MAPK通路及细胞骨架蛋白，从而减轻足细胞的损伤。体内研究显示，黄芪甲苷能增加T、B细胞的增殖；体外研究表明，可以抑制巨噬细胞产生IL-1、TNF-α。值得注意的是，黄芪也被报道用于治疗肾缺血再灌注损伤，另一种与补体活化密切相关的肾脏疾病，其机制可能是促进补体调节蛋白的恢复或正常化。以上研究结果表明，黄芪具有增加膜结合的补体调节蛋白、和（或）刺激中和对膜攻击复合物等成分抗体的作用。另有研究显示，黄芪中的多糖还可以增强肾上腺皮质功能，清除自由基，对肾炎、肾病和肾衰竭模型均有保护作用，是良好的免疫调节剂。

三、黄葵

黄葵（黄蜀葵花）是锦葵科秋葵属植物黄蜀葵的花朵，主产于我国的中南、西南、华东、华北等地区。国内学者已经从黄蜀葵花中分离出20余种生物活性成分，主要包括黄酮类、多糖类、鞣酸类以及长链烃类等化合物。现代药理学研究表明，黄蜀葵花的黄酮类成分具有改善脑缺血和心肌缺血、消除钠潴留、改善肾功能以及修复口腔黏膜溃疡等作用。

黄葵及其制剂中的主要作用成分是黄葵总黄酮。黄葵总黄酮可明显降低C-BSA肾炎模型大鼠尿蛋白和血BUN水平，显著下调肾脏组织炎症因子水平，清除自由基。低、中、高剂量黄葵总黄酮组大鼠的尿蛋白、Scr和BUN水平呈剂量依赖性下降；病理检查结果显示，黄葵总黄酮各剂量组大鼠肾小球增大、基膜增厚、间质和小管病变等肾脏病理改变随着药物剂量的增加均有不同程度的减轻。黄葵总黄酮各剂量组大鼠肾脏组织中炎症因子IL-1β与TNF-α mRNA、蛋白质水平较模型组明显下降，而且随着药物剂量增加，IL-1β与TNF-α mRNA和蛋白质水平也逐渐下降。黄葵总黄酮各剂量组大鼠血清中丙二醛水平较模型组明显下降，SOD和NO较模型组显著升高。此外，黄葵还可以缓解阿霉素肾病大鼠的足细胞损伤。电镜下观察肾组织显示，黄葵治疗组足突融合、微绒毛化、足细胞脱落基膜裸露的程度轻于模型组，且以高剂量组最明显。结果表明，黄蜀葵花减轻阿霉素肾病大鼠蛋白尿可能与足细胞保护作用有关。

黄葵胶囊是由黄蜀葵花乙醇提取物制成的中成药。现代药理表明，该药具有抗炎、抗菌、抗缺血、抗氧化、抗血小板聚集、降血脂和保护肾功能等作用。国内学者进行黄葵胶囊治疗肾病的临床药效学研究，主要是针对肾病综合征、糖尿病肾病、紫癜性肾炎、IgA肾病、膜性肾病等各种常见原发和继发性CKD。临床疗效主要表现为，改善相应疾病的临床症状，减轻蛋白尿和血尿，改善肾功能等。胡桂才等研究显示，黄葵胶囊减少IMN患者尿蛋白，可能与其能一定程度上调节内皮细胞损伤有关，具体机制有待于进一步深入研究。韩世伟等研究显示，黄葵胶囊联合贝那普利可明显降低IMN低危患者（初始肾功能正常、24 h尿蛋白定量 < 4.0 g/d）的尿蛋白水平，改善高血脂和高凝状态。尹丽等研究表明，黄葵联合激素、CTX治疗Ⅰ～Ⅱ期膜性肾病患者疗效显著，能够明显改善病情，部分缓解率及总有效率显著优于传统的激素联合CTX治疗，提示对激素+CTX治疗抵抗或无效的病例，联合黄葵治疗仍能获得部分缓解率，从而显著改善总有效率，且不良反应发生率明显减少。陈茂杰的治疗结果显示：应用黄葵胶囊联合泼尼松治疗IMN优于单用泼尼松治疗，且不良反应较小。谭富媛等对于30例经激素标准疗程加CTX冲击治疗半年无效的难治性膜性肾病患者，使用黄葵胶囊治疗，收到较好的临床疗效，治疗组和泼尼松组有效率分别为92.9%和56.3%。

四、五味子

五味子具有滋肾、镇静安神、止咳平喘和益气生津等功效。现代药理研究发现,五味子中含有去氧五味子素、五味子酯、五味子醇、五味子素、新五味子素等多种有效成分。研究表明,五味子具有良好的保肝、镇静催眠、镇痛、抗衰老、增强免疫力和抗炎抗肿瘤作用。近年来研究发现,五味子对肾脏系统疾病也有较好疗效。

王佳天等采用基于气相色谱-质谱联用的尿液代谢组学技术,研究五味子水提液治疗C-BSA肾小球肾炎大鼠的机制。结果显示,给药12天后,给药组大鼠24 h尿蛋白含量较模型组降低;尿液代谢组学共确定15个内源性生物学标志物,涉及代谢通路包括不饱和脂肪酸的生物合成、丙酮酸代谢、糖酵解代谢等,证实五味子可能通过调节花生四烯酸及脂肪酸代谢发挥治疗肾小球肾炎的作用。五味子中分离出的高米辛A可减少尿中总蛋白量(TP)的排泄量,改善高胆固醇血症,对免疫性肾炎呈抑制作用。实验表明,五味子有效成分中的木质素对免疫性肾炎呈抑制作用。参芪五味子片可有效改善受损肾小管的功能,对原发性肾病综合征的治疗具有重要作用。

五脂胶囊是中药五味子的乙醇提取物制剂,能改善肝细胞代谢,国内广泛应用于治疗肝损伤。在我国,五脂胶囊和他克莫司往往联合给药用于治疗移植后的药物性肝炎。五脂胶囊和他克莫司联合用药可以提高他克莫司的血药浓度和生物利用度,接受五酯胶囊治疗的患者达到他克莫司治疗窗浓度和费用均明显低于对照组,与维持相同药物浓度的他克莫司组相比,联合用药组需要的他克莫司剂量明显减少。这一发现表明,五酯胶囊可以减缓他克莫司的代谢,从而减少他克莫司维持治疗的有效剂量;联合用药组使用的他克莫司剂量减少,但与他克莫司组血药浓度继续保持在同一水平上,并且两组的临床疗效相当。五酯胶囊比他克莫司更经济,因此五酯胶囊和他克莫司的联合用药可减少治疗费用。联合用药组和他克莫司组的成本分别为(13 702.62 ± 1 458.62)元人民币[(2 194.10 ± 233.56)美元]和(17 796.87 ± 2 469.27)元人民币[(2 849.69 ± 395.39)美元],与相应的成本-效果比分别为146.86 ± 15.63和197.73 ± 27.44。这些结果表明每增加一个单位的缓解率,在联合用药组和他克莫司组分别将额外花费的(146.86 ± 15.63)元人民币[(23.52 ± 2.50)美元]或(197.73 ± 27.44)元人民币[(31.66 ± 4.39)美元]。联合用药成本的降低,很好地减轻了患者及社会的经济负担。此外,五酯胶囊由于降低了他克莫司的剂量,减少肝肾毒性,具有更好的安全性。在联合用药的研究中未发现对肝或肾功能影响的严重不良事件。

还有研究表明，五酯胶囊活性成分五味子甲素能非竞争性抑制大鼠肝微粒体CYP3A酶在体内和体外的活性。因此可以推测，五酯胶囊可抑制CYP3A4酶在肝脏或小肠的活性，进一步抑制他克莫司的代谢，最终提高他克莫司的生物利用度。五味子甲素还能防止各种类型毒素（如病毒、酒精和他克莫司）对肝细胞的细胞膜损伤，从而保护肝脏；能增加NADPH-细胞色素C还原酶和苯并芘羟化酶的活性；拮抗氧自由基的活性；防止肝内谷胱甘肽供应耗竭；有助于肝糖原和蛋白质合成的形成。

五、鱼腥草

鱼腥草为三白草科植物蕺菜的带根全草，味辛性微寒，入肝肺两经。全草含挥发油，主要成分为甲基正壬酮（C11 h22O）、癸酰乙醛、月桂油、槲皮苷等，具有抗菌、利尿、镇咳作用，同时对免疫功能也有较好的调节作用。李红等采用单味鱼腥草治疗肾病综合征23例，结果显示，鱼腥草能明显减少尿蛋白，提高血浆白蛋白水平。刘先蓉等用鱼腥草注射液治疗40例肾病综合征患者，也获得较好的疗效。耿克明观察到鱼腥草注射液可以明显降低肾病综合征患者的血脂水平，促进尿蛋白的降低和血浆白蛋白回升，对感染后引发肾病综合征的尿蛋白降低效果更为明显。

钟瑜等探讨了鱼腥草注射液对膜性肾病大鼠的影响及作用机制。结果显示，鱼腥草注射液大、小剂量组24 h尿蛋白定量均较模型对照组显著减少；在光镜下，鱼腥草大剂量组较模型组肾小球周围炎性反应明显减轻，血管内仅有少量红细胞，统计学结果显示鱼腥草大、小剂量组分叶肾小球数量较模型组显著性减少；免疫组织化学染色显示：鱼腥草大剂量组肾小球及周围组织TGF-β_1表达下降，免疫反应明显减轻。提示鱼腥草注射液能降低造模大鼠的24 h尿蛋白定量，减轻病理损伤。

鱼腥草素是鱼腥草挥发油的主要活性成分，1952年首次由Kosuge从鱼腥草中分离。通常情况下，鱼腥草素的含量为鱼腥草挥发油的15%。鱼腥草素结构不稳定，提取后会因为聚合而很快失活，所以必须通过改变结构形成一种稳定的形式以保持其活性。鱼腥草素钠（SH，c12 h23o5sna，相对分子质量302.36）是亚硫酸氢钠和鱼腥草素的化合物，是鱼腥草素的稳定形式，具有相同的效果。SH在1971年首次合成，此后被制成鱼腥草素钠片和鱼腥草素钠注射剂，广泛用于临床治疗和药理研究。对蛋白尿和肾小球疾病如糖尿病肾病和肾小球肾炎，SH在实验动物和人类患者中都进行了研究。

SH治疗蛋白尿和肾脏疾病的分子机制尚不清楚。以往的研究提示,SH有许多与免疫相关的细胞看家功能,包括具有免疫佐剂活性、IL-1呼吸爆发、导致巨噬细胞合成酸性磷酸酶和IL-1、调节体外和体内溶菌酶活性,并促进巨噬细胞的吞噬作用。SH可以激活第二信使通路和即刻早期基因、提高巨噬细胞CaMK Ⅱ和CREB的磷酸化及c-fos表达。有研究发现,SH的母体化合物鱼腥草素可通过促进淋巴结的代偿机制和调节T细胞亚群,加强脾切除动物的免疫功能。Pan等研究发现,SH可以显著降低C-BSA膜性肾病动物模型的蛋白尿水平,缓解病理损伤(光镜和电镜下观察);在电镜下观察显示,肾小球基膜正常、系膜区没有电子致密物沉积,研究者认为可能与其对NF-κB和MCP-1的调节有关。

六、重楼

重楼为百合科植物云南重楼或七叶一枝花的干燥根茎,其味苦,性微寒,有小毒,有清热解毒、消肿止痛、凉肝定惊之功效,常用于疔疮痈肿、咽喉肿痛、蛇虫咬伤、跌扑伤痛、惊风抽搐等。现代药理研究表明,重楼具有抗菌、抗病毒、免疫调节及心血管保护作用等。

有研究证实,重楼具有辅助减轻慢性肾小球肾炎患者蛋白尿作用。对膜性肾病模型大鼠的研究显示,重楼能延缓病情恶化的进程,减轻肾小球基膜免疫复合物的沉积,促进肾小球细胞外基质分泌减少。进一步研究发现,C-BSA膜性肾病模型大鼠NF-κB p65和NF-κB mRNA表达量显著增加;重楼干预可以明显降低肾组织中NF-κB p65和Col Ⅳ的表达,且与雷公藤多苷之间无统计学差异。这一发现表明NF-κB的活化参与了膜性肾病肾小球的病理损害过程,重楼对实验性膜性肾病大鼠肾组织中NF-κB的蛋白和mRNA表达均有明显的抑制作用。提示重楼可能是通过对NF-κB的抑制,进而缓解细胞外基质(如Col Ⅳ)的表达,从而部分阻止大鼠膜性肾病病情的发生和进展,此作用机制与雷公藤多苷相似。

七、丹参

丹参为唇型科植物干燥根,性寒,味苦,可活血化瘀、凉血消肿、除烦清心。丹参作为我国的传统中药,不仅有悠久的药用历史,还拥有广泛的生物活性,不良反应很少。一项对常规治疗基础上加用丹参类注射液(丹参注射液、复方丹参注射液、香丹注射液、丹红注射液、丹参川芎注射液)治疗原发性肾病综合征的随机对照试验的荟萃分析显示,丹参类注射液能降低原发性肾病综合征患者的24 h尿蛋白水平,提高血浆白蛋白水平,提高疗效,降低TG、TC、LDL、血肌酐、BUN、全血低切黏度、血浆黏度、血细胞比容水平,差异均有统计学意义;对全血高切黏度的影响,无统计学差异。

丹参可通过降低患者血液黏度、改善血液流变学,使红细胞聚集性下降;通过降低血脂和拮抗血小板活化因子,阻止微血栓形成,使高凝状况得以改善;通过清除体内过多氧自由基、减少炎性细胞浸润,改善肾小球基膜通透性,减轻肾小球系膜基质积聚,防止肾小球硬化而减少尿蛋白丢失,使血浆白蛋白上升,增强临床疗效。

丹参的化学成分可分为水溶性和脂溶性两部分。水溶性成分主要是丹参多酚酸盐,主要成分为丹酚酸B(占80%以上);脂溶性成分主要是丹参酮,为松香烷型二萜类化合物,又称为总丹参酮。

丹参多酚酸盐是从丹参中提取的以丹参乙酸镁为主要成分的化合物,具有活血化瘀等作用,目前临床多用于治疗心血管疾病。近年研究表明,丹参多酚酸盐具有抑制血小板聚集、抑制LDL氧化修饰,以及抗炎、抗氧化作用。高脂血症是膜性肾病的主要临床表现之一,脂质代谢异常可直接导致系膜损伤,并逐步发展为肾小球硬化。膜性肾病存在高脂血症、高凝状态、极易发生血栓、栓塞性疾病等并发症。覃勋等研究结果显示,原发性肾病综合征患者在激素等常规治疗基础上加用丹参多酚酸盐治疗,TG、TC、HDL-C、LDL-C、ApoA、ApoB均较治疗前下降,提示丹参多酚酸盐对纠正脂质代谢紊乱有一定效果,可改善患者的血液高凝状态和脂质代谢紊乱,抗氧化,抑制炎性反应因子,且没有增加出血风险,从而减少肾病综合征并发症的发生,有利于病情缓解和提高临床疗效,是肾病综合征有效、重要的辅助治疗药物。

丹参酮是丹参的乙醚提取物中的主要成分,其中丹参酮ⅡA是丹参酮的主要有效成分之一,具有活血化瘀、养血安神、抗氧化、抗动脉粥样硬化等药理作用。蔡佳盈等研究结果显示,肾病综合征患者在常规治疗的基础上加用丹参酮ⅡA磺酸钠联合低分子肝素治疗,可有效改善高凝状态,减少血栓形成,扩张肾血管,增加肾脏血流灌注,有利于糖皮质激素发挥作用,进而更显著减少尿蛋白含量,提升血浆白蛋白水平,促进肾病综合征早期缓解,而且无明显不良反应。陈江林等研究显示,肾病综合征患者在常规应用激素治疗的同时加用丹参酮ⅡA磺酸钠注射液,可明显增加治疗效果,在降血脂、减轻肾小球病理损伤及保护肾功能等方面表现出明显的优势,优于单用激素的疗效。王军建等研究显示,丹参酮ⅡA可能通过改善nephrin及TGF-β_1的异常表达,影响足细胞的功能和(或)数量,延缓阿霉素肾病的发展。

八、水蛭

水蛭，俗名蚂蟥，在内陆淡水水域内生长繁殖，是中国传统的特种药用水生动物，在《神农本草经》中已有记载。水蛭具有很高的药用价值，其干制品泡制后中医入药，具有治疗中风、高血压、血瘀、闭经、跌打损伤等功效。姜鹤林等对比了口服激素加阿魏酸哌嗪片治疗基础上是否加用口服水蛭粉（将生水蛭焙干，加工成细粉）治疗原发性肾病综合征，结果显示，加用水蛭粉组的总有效率92.50%，对照组总有效率76.92%，治疗组疗效明显优于对照组，提示水蛭能减轻肾病综合征患者的高凝血症，防止肾小球硬化，保护肾功能，无明显不良反应。

水蛭含水蛭素、组胺样物质、肝素和抗血栓等成分，主要活性成分为水蛭素，能够提高白蛋白水平，降低纤连蛋白、血小板聚集率和尿NAG，从而实现抗凝、溶栓、降低血液黏稠度、升高血6-酮-前列腺素1α及降低TXB2等作用。实验观察发现，水蛭提取物能够明显延长小鼠的出凝血时间和家兔离体血复钙时间，抑制内源性凝血系统，具有抗凝作用。水蛭既可以与血浆中游离的凝血酶结合，又可以中和与纤维蛋白结合的凝血酶，具有直接溶解血栓的作用。水蛭醇提物对胶原蛋白-肾上腺素诱导的小鼠体内血栓和大鼠动-静脉旁路血栓形成有明显的抑制作用，并能提高红细胞和血小板膜脂流动性，表明水蛭提取物有抗血栓形成的作用。临床观察发现，高脂血症患者服用水蛭微粉后，TC、TG、LDL、HDL、ApoA1、ApoB100及ApoA I /ApoB100的水平明显改善。对部分肾切除大鼠的体内实验研究证明，采用人工重组水蛭素治疗，可明显降低伴有肾小球内凝血动物的尿蛋白，改善肾小球病理损伤程度。

在水蛭及其唾液腺中已提取出多种活性成分中，水蛭素是活性最显著、并且研究最多的一种成分，是由65～66个氨基酸组成的小分子蛋白质（多肽）。水蛭素是目前所知的一种强效凝血酶特异性抑制剂，可抑制凝血酶的催化作用，使纤维蛋白原分解及血小板反应降低，同时具有溶栓与抗凝功能。水蛭素对于IMN蛋白尿的缓解及肾功能的保护主要通过以下途径实现：① 水蛭素作为凝血酶特异性抑制剂，能与血浆中游离以及与纤维蛋白结合的凝血酶结合，具有抗凝、抗血小板聚集、抑制血栓形成、改善血液流变学等作用；能缓解凝血系统参与所致的肾脏局部炎症反应导致的肾组织损伤。② 水蛭素对炎性介质具有拮抗作用，能降低白细胞介素受体水平，调节免疫功能，并减少肾小球内纤维蛋白相关抗原沉积，减轻肾小球系膜细胞增殖和肾小球硬化。还有研究发现，水蛭素可显著抑制氧化LDL诱导活化的巨噬细胞导致的系膜细胞 *TGF-β* 和纤连蛋白的mRNA表达上调。③ 水蛭素还能减轻脂质代谢紊乱介导的肾脏损伤。

脉血康胶囊是以吸血水蛭活体入药,经过大规模的临床研究已广泛应用于临床抗凝、抗栓治疗的各方面,在合理剂量内鲜有出血的危险。在肾病治疗方面研究发现,水蛭素不仅能抗凝、预防血栓栓塞的发生,还能减少肾小球内相关免疫蛋白复合物沉积,减轻肾小球系膜细胞增殖及肾小球硬化,减少蛋白尿,改善肾脏微循环,同时对抗炎、治疗高脂血症也有一定疗效。研究证实,脉血康胶囊可降低凝血因子活性及纤维蛋白原水平,显著改善IMN患者机体高凝状态,明显缓解病情进展,改善患者预后。李开龙等对87例使用脉血康胶囊治疗的IMN患者进行观察总结,认为水蛭素在降低蛋白尿和TG、升高HDL水平和肾脏保护方面,比双嘧达莫(商品名潘生丁)具有更多的优势。

九、地龙

地龙在我国有着悠久的药用历史,具有清热定惊、通络、平喘、利尿的功效,主治高热狂躁、惊风抽搐、风热头痛、目赤、中风半身不遂、喘息、喉痛、关节疼痛、齿衄、小便不通、瘰疬、痄腮、疮疡等疾病。近年来,药理研究与化学成分研究越来越广泛深入,并取得了可喜的成果和进展。

地龙作为一种常用动物药材,其化学成分种类繁多,结构复杂,大多为高分子有机化合物,包括蚓激酶、蚯蚓解毒碱、蚯蚓素和多种氨基酸、有机酸及微量元素等成分。研究结果表明,地龙提取液对家兔具有抑制血栓形成的作用,可使血小板血栓和纤维蛋白血栓形成时间明显延长。地龙还能显著增强巨噬细胞的免疫活性,调节免疫,从而有效改善肾功能。尹友生等发现,地龙类药物能使C-BSA膜性肾病大鼠的24 h尿蛋白减少,血脂降低,血浆白蛋白上升,减轻肾脏病理损害,其作用可能是通过减轻血小板在肾小球局部的聚集、调节体内某些细胞因子有关。

现代药理实验表明,地龙具有抗凝血、溶血栓的双重作用。利用现代生物技术从特种地龙中分离出蛋白水解酶-蚓激酶,这种酶含有纤溶酶和类似组织纤溶酶原激活物。该激活物能降低纤溶酶原的含量,抑制纤维蛋白原生成纤维蛋白,或者直接水解纤维蛋白,其与纤维蛋白有特殊的亲和力,能够跟踪溶栓、抑制内源酶性凝血功能亢进,预防纤维蛋白血栓的形成。

在实验研究的基础上,已有蚓激酶(商品名百奥)广泛应用于临床。陈文芬等研究结果显示,蚓激酶能显著降低肾病综合征患者的血脂和全血黏度。周朝阳研究结果显示,蚓激酶可以降低肾病综合征患者的Upro、BUN、SC,sTeh等指标,升高血清白蛋白、Ccr水平,改善血液流变学指标。蚓激酶配合基础治疗可以明显改善原发性肾病综合征患者的临床症状,降低24 h尿蛋白,升高血浆白蛋白,改善血凝及血液流变学等指标,连续用药对肝功能无影响。因此,蚓激酶可能是通过改善微循环以及肾脏局部高凝状态而起作用。

　　疏血通注射液的主要成分是水蛭、地龙等,两药配伍可活血逐瘀、通经活络,具有抗凝血、抗血小板聚集、抑制血栓形成、溶栓、减少心肌缺血、修复内皮细胞等作用。李晓燕研究显示,在常规治疗基础上加用疏血通,能明显改善原发性肾病综合征患者的主要临床症状,在使用本药过程中也未发现任何不良反应。夏阳波等研究显示,疏血通能降低患者24 h尿蛋白定量,提高血清白蛋白水平,调脂,明显延长凝血酶原时间、活化部分凝血活酶时间、凝血酶时间,降低纤维蛋白原水平,从而有效改善原发性肾病综合征高凝状态;连续用药对白细胞、中性粒细胞、血小板无影响。宣永华等研究显示,肾病综合征患者应用疏血通治疗后,在临床症状改善的同时,血浆内皮素、D-二聚体水平显著下降,提示疏血通可能通过减少原发性肾病综合征患者内皮素释放及D-二聚体生成,减轻肾脏内高压及高凝状态,从而减少尿蛋白的漏出,对肾病综合征具有治疗作用。韩从华等应用疏血通注射液配以常规西药治疗膜性肾病,其治疗组总有效率达到91%,明显优于常规西药治疗组的60%,在降低患者24 h尿蛋白定量及血清胆固醇水平等方面疗效肯定。

十、蛹虫草

　　蛹虫草是一种广泛使用的中药,具有多种药理特性,能提高免疫力、减少炎症。目前研究显示,蛹虫草可以通过以下机制对IMN起治疗作用:① 调控白细胞介素。Song等研究显示,蛹虫草可以逆转C-BSA长期注射诱导的IL-2、IL-6和TNF-α水平升高,提示蛹虫草具有肾脏保护作用;② 调控局部组织黏附因子的表达异常。在炎症因子的刺激下,膜性肾病患者的黏附分子[如细胞间黏附分子-1(intercelluar adhesion molecule-1, ICAM)-1和血管细胞黏附分子-1(vascular cell adhesion molecule-1, VCAM-1)]的表达异常,不能捕捉流动的白细胞,从而持续渗透到炎症组织,而蛹虫草可以恢复膜性肾病大鼠肾组织中ICAM-1、MCP-1和VCAM-1的高水平;③ 减少肾脏炎症,特别是降低NF-κB活性,具有潜在恢复肾小球滤过屏障完整性的作用。在膜性肾病模型大鼠的实验中观察到蛹虫草对NF-κB、p65和Akt的调节作用,随着NF-κB失活,IκBα表达也降低,这提示了不依赖IκBα的非经典NF-κB通路在蛹虫草治疗C-BSA膜性肾病大鼠中对肾脏的保护作用。

虫草素又称冬虫夏草素、虫草菌素、蛹虫草菌素,是冬虫夏草和蛹虫草中(尤其是核苷类)的主要活性成分,也是第一个从真菌中分离出来的核苷类抗生素。洪涛等研究显示,虫草素能够保护补体膜攻击复合物(SMC)诱导的足细胞的足突和细胞骨架结构,抑制nephrin的重分布,并显著抑制补体介导的p38/JNK信号通路活化。

第八节　膜性肾病中药单体的机制及转化应用

中药有效成分研究是中医中药开发与应用的关键科学问题,是新药创制的重要源泉。基于中药有效单体成分的新药开发,是研发具有自主知识产权新药的一条重要途径,比如临床一线使用的药物小檗碱、川芎嗪和青藤碱等。

一、青蒿素

青蒿(*Herba Artemisiae Annuae*),古名"菣"(qìn),为菊科植物青蒿(*Artemisia annua L.*)的干燥地上部分,花蕾期采收,割取地上部分,切碎、晒干,能清热解暑、除蒸、截疟,用于暑邪发热、阴虚发热、夜热早凉、骨蒸劳热、疟疾寒热、湿热黄疸,是一种价廉的抗疟疾药。1972年,屠呦呦等从该植物中提取出具有抗疟活性的青蒿素(artemisinin)。青蒿素是一种内含过氧桥结构的倍半萜烯内酯类化合物,与其他大多数抗疟药物相比,青蒿素缺少含氮杂环结构,其突出的优点是比其他传统抗疟药物(如奎宁、氯喹等)疗效高、毒性低、不良反应轻,缺点是复发率高,但青蒿素与其他抗疟药合并使用可减少疾病的复发。青蒿素由于水溶性和脂溶性低、抗寄生虫治疗后复发率高、血浆半衰期短(3～5 h),以及口服该药的有效利用度低等,临床应用受到很大限制。但青蒿素内含过氧桥结构,可以生成大量的衍生物,如蒿甲醚、蒿乙醚、双氢青蒿素、青蒿琥酯等,这些衍生物在临床上均已得到了良好的应用。

SM934是一种新型的水溶性青蒿素衍生物,由上海药物研究所研发,已证实具有免疫调节作用,目前主要作为治疗SLE的候选新药。LI等认为,膜性肾病作为一种免疫调节相关的疾病,可以将SM934运用于膜性肾病的治疗。研究结果表明,SM934可以降低PHN大鼠的尿蛋白、升高血浆白蛋白、降低血清IgG水平。对肾脏组织的病理分析显示,SM934显著缓解PHN大鼠的小管损伤及间质炎症细胞浸润；免疫荧光检测显示，IgG、C3、C5b-9的表达也明显降低。进一步的机制研究表明，SM934可以修复足细胞损伤（透射电子显微镜显示足细胞结构恢复，podocin、nephrin表达恢复，desmin表达降低）、降低细胞外基质沉积（羟脯氨酸、α-SMA表达量明显减少）、抗炎（ED-1阳性的单核/巨噬细胞也下调）、抑制EMT。

二、人参皂苷Rg1

人参是最著名、使用广泛的草药之一，已被长期用于肾病等多种疾病的治疗。人参皂苷是人参的主要成分，已证实其可以通过活性氧代谢产物治疗膜性肾病大鼠。目前发现的人参皂苷已经超过30种，其中Rg1作为主要活性成分之一，已经发现具有多种药理作用。

人参皂苷能显著降低蛋白尿水平，降低血清及肾皮质中脂质过氧化终产物丙二醛含量，提高血清及肾皮质中SOD和GSH-px活性。组织学检查显示，人参皂苷能轻度改善IgG、补体C3和牛血清白蛋白沉积，显著改善上皮细胞肿胀和足突融合，提示人参皂苷与羟自由基清除剂去铁敏相似，能抗脂质过氧化，保护抗氧化酶活性，降低C-BSA大鼠尿蛋白水平。还有研究发现，Rg1可以降低SMC对足细胞的损伤，改善细胞活性、足细胞形态、F-肌动蛋白（F-actin）表达、活性氧水平等多个方面。进一步研究发现，可能是MAPK细胞通路发挥作用。

血栓通注射液：血栓通（冻干）主要是从中药三七块根中提取，三七总皂苷是其中有效的成分，而人参皂苷是三七总皂苷的主要的成分之一。对血栓通（冻干）的多项临床应用研究总结了其具有的多种药理作用：包括溶栓和抗血栓，降低血液黏稠度，抑制血小板集群；降低血脂；作为非特异性钙通道阻断剂，抑制钙离子激动导致的平滑肌收缩，扩张肾脏血管，保障肾脏的血流量，维持肾脏的血氧供应；增加SOD活性，促进黄嘌呤氧化酶氧化黄嘌呤时产生的氧自由基的清除。血栓通抑制血小板聚集方面成效较强，能快速降低血液黏度，改善血液高凝状态，增加血液流速，促进血液循环，促使肾脏局部循环明显改善；有效提高患者的血浆蛋白水平，降低尿蛋白和血胆固醇水平，增加尿量；保护患者肾脏各项免疫功能不受激素治疗的影响，临床疗效显著，安全性较高，具有很好的可行性。白庆梅等在常规治疗的基础上加用血栓通治疗，总有效率为95.56%，对照组患者治疗总有效率为81.25%，有统计学差异。占永力等对肾病综合征高凝状态患者，在中西药治疗基础上配合血栓通注射液治疗，并与丹参注射液组对照。观察发现，两组均可明显改善肾病综合征高凝状态，显著降低尿蛋白、升高血浆白蛋白水平,增加尿量,并发现血栓通注射液组的肾病综合征缓解率明显高于对照组。因此,血栓通注射液可提高肾病综合征的临床疗效,更好地改善肾病综合征高凝状态。

三、茵芋苷

圆锥绣球为虎耳草科绣球属植物,又名粉团花、土常山,生于山谷溪边、湿地及林缘灌丛中,广泛分布于我国安徽、江西、浙江、广西、云南等地。民间用于治疗咽喉痛、疟疾、食积不化、胸腹胀满、骨折等。药理学研究表明,其具有治疗肾功能不全、高血压、糖尿病等方面的作用;药理机制包括抗氧化应激、抗炎抗免疫、抗肾小管上皮细胞凋亡等。圆锥绣球提取物口服给药,能够缓解顺铂导致的小鼠AKI。近十年来,圆锥绣球的茎枝水提取物已被用来治疗多种肾脏疾病。利用各种色谱方法对圆锥绣球茎枝水提取物进行化学成分研究,根据理化性质和波谱数据鉴定化合物的结构,分离得到9个化合物,其中茵芋苷为最主要的化合物,约占茎枝水提取总成分的55%。

研究显示,茵芋苷对肾损伤具有改善作用。15 mg/kg和30 mg/kg的茵芋苷分别可以降低C-BSA模型大鼠13.5%和36.0%的尿蛋白,30 mg/kg茵芋苷的作用甚至优于20 mg/kg的霉酚酸酯(30.4%)。不仅如此,相较模型组,30 mg/kg的茵芋苷还可以使血肌酐降低55.7%,BUN降低42.7%,内生肌酐清除率(endogenous creatinine clearance rate, ECcr)升高51.6%。30 mg/kg的茵芋苷治疗组实验动物,肾组织在光镜下观察显示病理改变更轻;免疫荧光显示,系膜区及毛细血管壁免疫复合物更少沉积,IgG沉积较模型组下降约41%,IL-1β、IL-6的表达明显降低。茵芋苷还可以干预C-BSA诱导的nephrin和podocin表达下调,缓解CD3T细胞浸润。

四、耙齿菌

耙齿菌是多孔菌科真菌乳白耙齿的菌丝经深层发酵而成的产物,主要分布于长白山林区和黑龙江,以及河北、山西、甘肃、江西、福建、云南、西藏等地。临床主要用于治疗因肾小球肾炎所导致的尿少、水肿、腰痛、血压升高等症,能明显减少或消除慢性肾病患者的尿蛋白和红细胞。目前,对白囊耙齿菌中有效成分的研究主要集中在多糖及糖蛋白。

在体外实验中,从耙齿菌水提物中分离的多糖ILN3A可以抑制系膜细胞的增殖；体内试验中，ILN3A可以降低C-BSA大鼠的尿蛋白水平，升高白蛋白、降低TG和TC的水平。肾组织HE染色显示，大鼠肾间质炎症细胞浸润、系膜区扩张、毛细血管腔狭窄和毛细血管壁增厚等病理改变都得到了不同程度的改善。进一步研究显示，ILN3A具有抗炎作用，可以降低C-BSA诱导的IL-2、IL-6和TNF-α升高，并能调控6-酮-前列腺素和NF-κB的表达。

综上，中医药在膜性肾病具有良好的应用前景。中医学发展史是中国社会政治、经济、科技、哲学、人文发展的历史写照，中医学是数千年来中华民族赖以生存和繁衍的科学，虽然中医中药治疗膜性肾病取得了一些进展，部分研究受到国外同行的认可，但仍缺少多中心大样本随机对照的临床研究，多数报道治疗观察时间较短，缺乏长期随访，缺乏对治疗不良反应的观察，上述问题均有待在今后的研究中进一步探讨。

------------------------------ 参 考 文 献 ------------------------------

[1] Ahmed M S, Hou S H, Battaglia M C, et al. Treatment of idiopathic membranous nephropathy with the herb Astragalus membranaceus[J]. Am J Kidney Dis, 2007, 50(6): 1028-1032.

[2] Berthoux F C, Mohey H, Afiani A. Natural history of primary IgA nephropathy[J]. Semin Nephrol, 2008, 28(1): 4-9.

[3] Cai Q, Li X, Wang H. Astragali and Angelica protect the kidney against ischemia and reperfusion injury and accelerate recovery[J]. Chin Med J (Engl), 2001, 114(2): 119-123.

[4] Chaturvedi D, Goswami A, Saikia P P, et al. Artemisinin and its derivatives: a novel class of anti-malarial and anti-cancer agents[J]. Chem Soc Rev, 2010, 39(2): 435-454.

[5] Chen Y, Deng Y, Ni Z, et al. Efficacy and safety of traditional Chinese medicine (Shenqi particle) for patients with idiopathic membranous nephropathy: a multicenter randomized controlled clinical trial[J]. Am J Kidney Dis, 2013, 62(6): 1068-1076.

[6] Chen Z H, Qin W S, Zeng C H, et al. Triptolide reduces proteinuria in experimental membranous nephropathy and protects against C5b-9-induced podocyte injury *in vitro*. Kidney Int, 2010, 77(11): 974-988.

[7] Cheng G, Liu D, Margetts P, et al. Valsartan combined with clopidogrel and/or leflunomide for the treatment of progressive immunoglobulin A nephropathy[J]. Nephrology (Carlton, Vic), 2015, 20(2): 77-84.

[8] Chintalacharuvu S R, Yamashita M, Bagheri N, et al. T cell cytokine polarity as a determinant of immunoglobulin A (IgA) glycosylation and the severity of experimental IgA nephropathy[J]. Clin Exp Immunol, 2008, 153(3): 456-462.

[9] Chon W J, Josephson M A. Leflunomide in renal transplantation[J]. Expert Rev Clin

Immunol, 2011, 7(3): 273-281.

[10] D'Amico G. Natural history of IgA nephropathy: Role of clinical and histological prognostic factors[J]. Am J Kidney Dis, 2000, 36(2): 227-237.

[11] Dai Y Q, Jin D Z, Zhu X Z, et al. Triptolide inhibits COX-2 expression via NF-kappa B pathway in astrocytes[J]. Neurosci Res, 2006, 55(2): 154-160.

[12] Donadio J V, Grande J P. IgA nephropathy[J]. N Engl J Med, 2002, 347(10): 738-748.

[13] Hou J H, Le W B, Chen N, et al. Mycophenolate mofetil combined with prednisone versus full-dose prednisone in IgA nephropathy with active proliferative lesions: arandomized controlled trial[J]. Am J Kidney Dis, 2017, 69(6): 788-795.

[14] Hou L F, He S J, Li X, et al. Oral administration of artemisinin analog SM934 ameliorates lupus syndromes in MRL/lpr mice by inhibiting Th1 and Th17 cell responses[J]. Arthritis Rheum, 2011, 63(8): 2445-2455.

[15] Hur K Y, Seo H J, Kang E S, et al. Therapeutic effect of magnesium lithospermate B on neointimal formation after balloon-induced vascular injury[J]. Eur J Pharmacol, 2008, 586(1-3): 226-233.

[16] Ip SP, Ma C Y, Che C T, et al. Methylenedioxy group as determinant of schisandrin in enhancing hepatic mitochondrial glutathione in carbon tetrachloride-intoxicated mice[J]. Biochem Pharmacol, 1997, 54(2): 317-319.

[17] Iwata H, Tezuka Y, Kadota S, et al. Identification and characterization of potent CYP3A4 inhibitors in Schisandra fruit extract[J]. Drug Metab Dispos, 2004. 32(12): 1351-1358.

[18] Kim Y H, Lee S H, Lee J Y, et al. Triptolide inhibits murine-inducible nitric oxide synthase expression by down-regulating lipopolysaccharide-induced activity of nuclear factor-kappa B and c-Jun NH2-terminal kinase[J]. Eur J Pharmacol, 2004, 494(1): 1-9.

[19] Konkimalla V B, Blunder M, Korn B, et al. Effect of artemisinins and other endoperoxides on nitric oxide-related signaling pathway in RAW 264. 7 mouse macrophage cells[J]. Nitric Oxide, 2008, 19(2): 184-191.

[20] Lafayette R A, Canetta P A, Rovin B H, et al. A randomized, controlled trial of rituximab in IgA nephropathy with proteinuria and renal dysfunction[J]. J Am Soc Nephrol, 2017, 28(4): 1306-1313.

[21] Lai K N, Leung J C, Chan L Y, et al. Podocyte injury induced by mesangial-derived cytokines in IgA nephropathy[J]. Nephrol Dial Transplant, 2009, 24(1): 62-72.

[22] Leehey D J, Casini T, Massey D. Remission of membranous nephropathy after therapy with Astragalus membranaceus[J]. Am J Kidney Dis, 2010, 55(4): 772.

[23] Li H, Liu Z H, Dai C S, et al. Triptolide inhibits proinflammatory factor-induced over-expression of class Ⅱ MHC and B7 molecules in renal tubular epithelial cells[J]. Acta Pharmacol Sin, 2002, 23(9): 775-781.

[24] Li L S, Liu Z H. Epidemiologic data of renal diseases from a single unit in China: analysis based on 13, 519 renal biopsies[J]. Kidney Int 2004, 66(3): 920-923.

[25] Li P K, Ho K K, Szeto C C, et al. Prognostic indicators of IgA nephropathy in the Chinese clinical and pathological perspectives[J]. Nephrol Dial Transplant, 2002, 17(1): 64-69.

[26] Li T T, Zhang X H, Jing J F, et al. Artemisinin analogue SM934 ameliorates the proteinuria

and renal fibrosis in rat experimental membranous nephropathy［J］. Acta Pharmacol Sin, 2015, 36(2): 188−199.

［27］ Li W L, Xin H W, Su M W, et al. Inhibitory effects of schisandrin A and schisandrin B on CYP3A activity［J］. Methods Find Exp Clin Pharmacol, 2010, 32(3): 163−169.

［28］ Lou T, Wang C, Chen Z, et al. Randomised controlled trial of leflunomide in the treatment of immunoglobulin A nephropathy［J］. Nephrology (Carlton, Vic), 2006, 11(2): 113−116.

［29］ Lv J, Zhang H, Wong M G, et al. Effect of oral methylprednisolone on clinical outcomes in patients with IgA nephropathy: The testing randomized clinical trial［J］. JAMA, 2017, 318(5): 432−442.

［30］ Lv J, Zhang H, Zhou Y, et al. Natural history of IgA nephropathy and predictive factors of prognosis: a long−term follow-up of 204 cases in China［J］. Nephrology (Carlton), 2008, 13(3): 242−246.

［31］ Menon M C, Chuang P Y, He J C. Shenqi particle: a novel therapy for idiopathic membranous nephropathy［J］. Am J Kidney Dis, 2013, 62(6): 1027−1029.

［32］ Min L, Wang Q, Cao L, et al. Comparison of combined leflunomide and low-dose corticosteroid therapy with full-dose corticosteroid monotherapy for progressive IgA nephropathy［J］. Oncotarget, 2017, 8(29): 48375−48384.

［33］ Ni Z H, Qian J Q. A controlled, prospective study of efficacy of leflunomide in patients with nephrotic syndrome［J］. J Am Soc Nephol 2003, 11: 1025.

［34］ Ni Z, Yuan Y, Wang Q, et al. Time-averaged albumin predicts the long-term prognosis of IgA nephropathy patients who achieved remission［J］. J Transl Med, 2014, 12: 194.

［35］ Oortwijn B D, Rose A, Royle L, et al. Differential glycosylation of polymeric and monomeric IgA1: A possible role in glomerular inflammation in IgA nephropathy［J］. J Am Soc Nephrol, 2006, 17(12): 3529−3539.

［36］ Pan P, Wang Y J, Han L, et al. Effects of sodium houttuyfonate on expression of NF-kappaB and MCP−1 in membranous glomerulonephritis［J］. J Ethnopharmacol, 2010, 131(1): 203−209.

［37］ Perna A, Schieppati A, Zamora J, et al. Immunosuppressive treatment for idiopathic membranous nephropathy: a systematic review［J］. Am J Kidney Dis, 2004, 44(3): 385−401.

［38］ Pozzi C, Andrulli S, Pani A, et al. Addition of azathioprine to corticosteroids does not benefit patients with IgA nephropathy［J］. J Am Soc Nephrol, 2010, 21(10): 1783−1790.

［39］ Qiu D, Zhao G, Aoki Y, et al. Immunosuppressant PG490 (triptolide) inhibits T-cell interleukin-2 expression at the level of purine-box/nuclear factor of activated T-cells and NF-kappaB transcriptional activation［J］. J Biol Chem, 1999, 274(19): 13443−13450.

［40］ Rauen T, Eitner F, Fitzner C, et al. Intensive supportive care plus immunosuppression in IgA nephropathy［J］. N Engl J Med, 2015, 373(23): 2225−2236.

［41］ Ri Yang L, Hang Ying Y, Jun Yan Q, et al. Association between tongue coating thickness and clinical characteristics among idiopathic membranous nephropathy patients［J］. J Ethnopharmacol, 2015, 171: 125−130.

［42］ Roufosse C A, Cook H T. Pathological predictors of prognosis in IgA nephropathy: a review

[J]. Curr Opin Nephrol Hypertens, 2009, 18(3): 212−219.

[43] Shi B, Wang L, Mou S, et al. Identification of mannose-binding lectin as a mechanism in progressive immunoglobulin A nephropathy[J]. Int J Clin Pathol, 2015, 8(2): 1889−1899.

[44] Song J, Wang Y, Liu C, et al. Cordyceps militaris fruit body extract ameliorates membranous glomerulonephritis by attenuating oxidative stress and renal inflammation via the NF-kappaB pathway[J]. Food Funct, 2016, 7(4): 2006−2015.

[45] Sun Z, Ren M, Wu Q, et al. Co-administration of Wuzhi capsules and tacrolimus in patients with idiopathic membranous nephropathy: clinical efficacy and pharmacoeconomics[J]. Int Urol Nephrol, 2014, 46(10): 1977−1982.

[46] Tesar V, Troyanov S, Bellur S, et al. Corticosteroids in IgA Nephropathy: A Retrospective Analysis from the VALIGA Study[J]. J Am Soc Nephrol, 2015, 26(9): 2248−2258.

[47] Tumlin J A, Madaio M P, Hennigar R. Idiopathic IgA nephropathy: Pathogenesis, histopathology and therapeutic options[J]. Clin J Am Soc Nephrol, 2007, 2(5): 1054−1061.

[48] Wang D, Noda Y, Zhou Y, et al. Effects of sodium houttuyfonate on phosphorylation of CaMK Ⅱ, CREB and ERK 1/2 and expression of c-Fos in macrophages[J]. Int Immunopharmacol, 2004, 4(8): 1083−1088.

[49] Wang D, Yu Q, Eikstadt P, et al. Studies on adjuvanticity of sodium houttuyfonate and its mechanism[J]. Int Immunopharmacol, 2002, 2(10): 1411−1418.

[50] Wang Y P, Li X Y, Song C Q, et al. Effect of astragaloside IV on T, B lymphocyte proliferation and peritoneal macrophage function in mice[J]. Acta Pharmacol Sin, 2002, 23(3): 263−266.

[51] Wang Z, Qiu J, Guo T B, et al. Anti-inflammatory properties and regulatory mechanism of a novel derivative of artemisinin in experimental autoimmune encephalomyelitis[J]. J Immunol, 2007, 179(9): 5958−5965.

[52] Wu J, Duan S W, Sun X F, et al. Efficacy of leflunomide, telmisartan, and clopidogrel for immunoglobulin A nephropathy: arandomized controlled trial[J]. Chin Med J (Engl), 2016, 129(16): 1894−1903.

[53] Wu J, Liu B, Liang C, et al. Zhen-wu-tang attenuates cationic bovine serum albumin-induced inflammatory response in membranous glomerulonephritis rat through inhibiting AGEs/RAGE/NF−κB pathway activation[J]. Int Immunopharmacol, 2016, 33: 33−41.

[54] Wu Y, He S, Bai B, et al. Therapeutic effects of the artemisinin analog SM934 on lupus-prone MRL/lpr mice via inhibition of TLR-triggered B-cell activation and plasma cell formation[J]. Cell Mol Immunol, 2016, 13(3): 379−390.

[55] Xin H W, Wu X C, Li Q, et al. Effects of Schisandra sphenanthera extract on the pharmacokinetics of tacrolimus in healthy volunteers[J]. Br J Clin Pharmacol, 2007. 64(4): 469−475.

[56] Yang Y, Liu Z, Tolosa E, et al, Triptolide induces apoptotic death of T lymphocyte[J]. Immunopharmacology, 1998, 40(2): 139−149.

[57] Ye X L, Li X G, Yuan L J, et al. Relationship between the antibacterial and immunological activities of houttuyfonate homologues and their surface activities[J]. J Asian Nat Prod

Res, 2006, 8(4): 327-334.

［58］ Yu M Y, Kim Y C, Koo H S, et al. Short-term anti-proteinuric effect of tacrolimus is not related to preservation of the glomerular filtration rate in IgA nephropathy: A 5-year follow-up study［J］. PLoS One, 2017, 12(11): e0188375.

［59］ Yuan Y, Che X, Ni Z, et al. Association of relapse with renal outcomes under the current therapy regimen for IgA nephropathy: amulti-center study［J］. PLoS One, 2015, 10(9): e0137870.

［60］ Yuan Y, Wang Q, Ni Z, et al. Long-term kidney survival analyses in IgA nephropathy patients under steroids therapy: a case control study［J］. J Transl Med, 2015, 13: 186.

［61］ Yuling H, Ruijing X, Xiang J, et al. CD19+CD5+B cells in primary IgA nephropathy［J］. J Am Soc Nephrol 2008, 19(11): 2130-2139.

［62］ Zheng C X, Chen Z H, Zeng C H, et al. Triptolide protects podocytes from puromycin aminonucleoside induced injury *in vivo* and *in vitro*［J］. Kidney Int, 2008, 74(5): 596-612.

［63］ Zheng R, Deng Y, Chen Y, et al. Astragaloside IV attenuates complement membranous attack complex induced podocyte injury through the MAPK pathway［J］. Phytother Res, 2012. 26(6): 892-898.

［64］ 黎磊石, 刘志红. 雷公藤在肾脏病领域应用的前景［J］. 肾脏病与透析肾移植杂志, 1997, 6（3）: 3-4.

［65］ 刘美方, 刘同换, 卢富华. 真武汤治疗原发性肾病综合征系统评价［J］. 新中医, 2016, 48（5）: 289-292.

［66］ 齐炼文. 中医理论与转化医学框架下的中药新药研发——药学专业研究生的新知识拓展［J］. 医学研究生学报, 2014（12）: 1233-1236.

［67］ 是俊凤, 朱汉威, 张翀, 等. 黄芪注射液治疗慢性肾小球肾炎的观察［J］. 上海第二医科大学学报, 2002, 22（3）: 245-247.

［68］ 隋新兵, 张勤, 裘华森, 等. 丹参多酚酸盐预防大鼠术后肠粘连的机制［J］. 中西医结合学报, 2007 5（5）: 521-525.

［69］ 夏金金, 汪涛, 刘旭生. 不同体质、证型膜性肾病患者临床病理相关性分析［J］. 中国实验方剂学杂志, 2016（17）: 130-135.

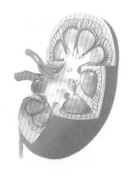

第五章

狼疮性肾炎的转化研究及新进展

　　系统性红斑狼疮(SLE)是一种累及多系统多脏器,具有多种自身抗体的自身免疫性疾病,其发病机制尚不完全明确。育龄期女性较易受累。肾脏是SLE较常累及的内脏器官,SLE凡有肾脏损害者即为狼疮性肾炎。狼疮性肾炎是中国常见的继发性肾小球疾病,主要特征是由免疫复合物沉积于肾组织从而引起一系列免疫损伤反应。狼疮性肾炎是亚洲人群中肾衰竭的重要病因之一,引发多种短期和长期并发症,如感染、肿瘤、心血管事件等,继而使患者病死率升高。因此,治疗狼疮性肾炎患者不仅为临床医师带来挑战,而且也给社会增加了沉重的医疗负担。本章将阐述炎症在狼疮性肾炎发病过程中的最新进展,开发狼疮性肾炎的新型生物学标志物,从整合医学角度提出了狼疮性肾炎治疗的新策略。

第一节 狼疮性肾炎的发病机制

系统性红斑狼疮（SLE）是一种自身免疫性疾病，表现为自身耐受性的缺失、自身抗体的产生和免疫介导多器官受损。狼疮性肾炎（lupus nephritis）是SLE累及肾脏的严重疾病。与其他种族人群相比，狼疮性肾炎在亚洲人群中高发，疾病病程表现更为严重。狼疮性肾炎是亚洲人群中肾功能衰竭的重要病因之一，引发多种短期和长期并发症，如感染、肿瘤、心血管事件等，继而使患者病死率升高。因此，治疗狼疮性肾炎患者不仅为临床医师带来挑战，而且也给社会增加了沉重的医疗负担。虽然近几十年来对狼疮性肾炎发病机制的理解有了很大的提高，如何解释这些复杂的病理机制并将其转化应用到临床仍十分困难。本节将阐述炎症在狼疮性肾炎发病过程中的最新进展，并对狼疮性肾炎关键病理机制的最新治疗进行讨论。

狼疮性肾炎的发病机制十分复杂，遗传因素、环境因素、致病性自身抗体的产生、先天固有和获得免疫反应如淋巴细胞亚群失衡和细胞因子环境变化等均能促进SLE和狼疮性肾炎的发病。其中淋巴细胞亚群和细胞因子环境的变化有可能成为评估狼疮性肾炎疾病活动度以及治疗靶点的有效生物标志物。自身抗体是SLE的标志性特征，它的出现意味着B细胞在病理机制中的重要角色。狼疮性肾炎发病中，B细胞的作用包括分泌致病性自身抗体、产生促炎症因子以及将自身抗体递呈给T细胞。确实，在SLE患者血液中，可见循环记忆B细胞和浆细胞的扩增伴随初始B细胞的减少。不仅如此，既往研究提示SLE患者循环浆细胞显著增多，且循环浆细胞的增多与SLEDAI评分以及疾病活动度的血清标志物相关。在狼疮性肾炎患者中，肾脏炎症程度与肾组织中B细胞浸润程度以及B细胞活化因子（B-cell activation factor, BAFF）的表达呈正相关。IL-6和BAFF等细胞因子对B细胞的生成、活化至关重要，这些细胞因子在狼疮性肾炎发病中的重要性已在多项人体和动物模型的研究中广泛报道，而有些拮抗关键细胞因子的生物制剂已经被用于SLE和狼疮性肾炎的治疗。在狼疮性肾炎的发病过程中，T细胞具备多种免疫功能，如协调免疫反应、与B细胞互相作用诱导抗体类别转换、激发促炎症因子的生成以及在受累器官中浸润并直接引起细胞毒性。虽然既往报道认为狼疮性肾炎患者肾小管间质中$CD4^+$和$CD8^+$T细胞均大量浸润,动物研究提示在SLE和狼疮性肾炎的发病中CD4$^+$T细胞可能起更主要的作用。然而,在NZBWF1和MRL/lpr小鼠中使用抗CD4单克隆抗体去除CD4$^+$T细胞,可以抑制抗双链DNA抗体的生成、降低CD8$^+$T细胞的聚集并延长生存时间,相对来说,使用抗CD8单克隆抗体可以加剧NZBWF1小鼠中狼疮性肾炎的病变累及范围,但对MRL/lpr小鼠中狼疮性肾炎的病程进展无显著效果。抗CD8抗体结果在NZBWF1和MRL/lpr小鼠中的不一致意味不同株系的狼疮小鼠中炎症通路和疾病易感性有不同之处,在阐述狼疮性肾炎的病理机制和治疗效果时小鼠模型的选择至关重要。动物和人体中的研究数据均提示,Th1或Th2反应的偏倚可引起狼疮性肾炎的不同肾脏疾病表现,前者多表现为增生性肾炎,而后者多表现为膜性病变。众多研究探讨了新近发现的T-辅助细胞亚群如Th17细胞和调节性T细胞(Treg细胞)在狼疮性肾炎中的作用。Th17细胞的特征为分泌IL-17细胞因子,既往研究提示其在SLE和狼疮性肾炎发病中诱发自身免疫并介导炎症反应。而一些研究发现更倾向于Th17细胞的病理作用,包括血液和肾组织中Th17细胞的增多以及其分泌的IL-17在人体和小鼠狼疮性肾炎疾病模型中的意义,然而Th17细胞在狼疮性肾炎中的确切作用仍存在争议,因实验数据显示IL-17拮抗剂不能改善MRL/lpr小鼠的肾炎。Treg细胞是CD4$^+$CD25$^+$FOXP3$^+$淋巴细胞,其作用是调节过度的免疫反应,越来越多的动物和人体研究数据提示其包括狼疮性肾炎在内的自身免疫疾病中起保护作用。不仅如此,B细胞和T细胞的相互作用在SLE的发病中起重要作用,共刺激信号的减弱(如抑制CTLA4)可导致B细胞/T细胞相互作用的显著抑制,并对B细胞成熟、类别转化以及自身抗体产生障碍。

临床观察发现SLE动物和患者中Ⅰ型IFN升高,SLE患者PBMC中广泛的Ⅰ型IFN诱发基因转录,全基因组关联研究(genome wide association studies, GWAS)发现Ⅰ型IFN相关基因易感性位点以及近期对病毒感染相关先天性免疫反应的诱发和调节机制关联明确,均提示Ⅰ型IFN(特别是IFN-α)在SLE发病过程中发挥上游核心致病因子的重要作用。新近的研究提示,在基因敏感性的宿主中,诸如病毒感染等环境因素可导致细胞应激或氧化损伤,进而激发浆细胞样树突样细胞(plasmacytoid dendritic cells, pDC)通过与toll样受体(toll-like receptors, TLR)结合反应产生Ⅰ型IFN。该Ⅰ型IFN反应可以通过其他免疫细胞的参与自身放大,并与适应性免疫系统交互作用,进而加重包括肾脏在内的多种器官的自身免疫损伤。狼疮性肾炎其他重要的病理机制包括可导致肾炎的自身抗体的出现,这些抗体可引起直接或间接的肾组织微炎症和损伤,前者由致病因素作用于肾脏固有细胞直接介导,而后者通过免疫复合物的形成和沉积引发。

第二节 狼疮性肾炎临床治疗的演化

过去几十年,狼疮性肾炎的治疗经历了显著的变化。从20世纪70年代开始,治疗重症狼疮性肾炎常规性使用高剂量长疗程的皮质激素治疗,这种治疗方案伴随着明显的并发症。皮质激素会对免疫反应细胞起基因相关和非基因相关的作用。皮质激素经典的基因作用通过与普遍存在的细胞质中的糖皮质激素受体(glucocorticoid receptor, GR)α-亚型结合介导激活或者抑制炎症过程中的多个基因,其激活糖皮质激素受体并将皮质激素与受体复合物转运至细胞核,在细胞核中与糖皮质激素反应因子直接结合并产生免疫调节反应。皮质激素的非基因作用通过与细胞膜GR结合介导产生,抑制淋巴细胞特异性蛋白酪氨酸激酶活性以及下游T细胞受体信号通路、细胞因子的合成、细胞迁移和增殖。既往研究提示,皮质激素静脉冲击较口服治疗起的非基因作用更强,可抑制循环系统和肾组织中的促炎症因子,但不同的临床医师在重症狼疮性肾炎中使用静脉激素的方案存在不少差异。

环磷酰胺是一种烷基化制剂,对所有血细胞种类都有强烈抑制作用,包括髓细胞和淋巴细胞。多项随机试验以及后续随访研究确立了大剂量(NIH方案)或减低剂量(欧洲狼疮方案)的环磷酰胺在活跃性重症狼疮性肾炎中的短期和长期有效性,前者对一般尤其是高肾衰风险的非洲或拉丁裔患者有效,而后者只在白种人中证实有效。这些结果奠定了近20年来很多中心使用皮质激素联合环磷酰胺继以硫唑嘌呤为治疗狼疮性肾炎序贯诱导-维持免疫抑制方案的基础,直到1990年代末期霉酚酸酯的出现才取代了环磷酰胺成为一线治疗药物。

霉酚酸酯原本是用于预防肾移植排异的免疫制剂,其通过抑制肌苷酸脱氢酶干扰淋巴细胞中嘌呤的合成,从而选择性抑制B细胞和T细胞。随机临床试验发现在活跃性增殖型狼疮性肾炎中,霉酚酸酯联合皮质激素可以达到同环磷酰胺为基础的诱导方案相当的疗效,且后续随访研究亦肯定了其在连续诱导-维持治疗中的有效性。

虽然硫唑嘌呤在激活的淋巴细胞中也干扰嘌呤的合成,其与霉酚酸酯相比对淋巴细胞抑制的选择性较低、对预防移植肾排异的作用较弱。然而,MAINTAIN研究显示在白人患者硫唑嘌呤和霉酚酸酯在预防疾病复发上效果相当,ALMS研究维持期和其他研究的数据则显示在更大样本量的患者中,作为维持治疗霉酚酸酯比硫唑嘌呤对预防复发的效果较佳。

基于以上临床数据,高剂量皮质激素联合环磷酰胺或霉酚酸酯是目前活跃性重症狼疮性肾炎的标准诱导方案,霉酚酸酯因其药物耐受性较佳且在非洲裔或拉丁裔的重症患者中疗效更佳而较易被采纳,低剂量皮质激素联合霉酚酸酯或者硫唑嘌呤则为最常用的维持治疗来预防复发。

第三节　临床治疗新进展——转化研究和临床实践接轨

一、钙调磷酸酶抑制剂

CsA和他克莫司(tacrolimus)均为钙调磷酸酶抑制剂,最初是用于预防移植器官排异。钙调磷酸酶抑制剂通过抑制激活之T细胞的细胞核因子以下调IL-2的产生,因而针对性抑制T细胞的激活和繁殖。除透过免疫抑制之外,钙调磷酸酶抑制剂亦通过稳定足细胞肌动蛋白细胞骨架发挥降蛋白尿的作用。对于狼疮性肾炎的治疗,含他克莫司的两联或三联免疫抑制方案(包括皮质激素联合或不联合霉酚酸酯)与标准治疗方案比较,表现出同等或更佳的效果,亦有较迅速降低尿蛋白的优势。近期的初步研究数据发现于皮质激素配合霉酚酸酯的标准诱导治疗方案之上,加用一种药代动力学表现一致的新型钙调磷酸酶抑制剂伏环孢素(voclosporin),可以取得更佳的短期疗效。

二、生物制剂和共刺激通路抑制剂

随着对狼疮性肾炎免疫病理机制越来越深入的了解,激发了生物制剂治疗的发展。生物治疗以主要免疫反应细胞(如B细胞抗CD20抗体)或狼疮性肾炎发病相关细胞因子(如BAFF、IL-6、Ⅰ型IFN和TWEAK/Fn14)为靶点。

虽然在狼疮性肾炎小鼠模型中使用抗CD20抗体或抗BAFF抗体可以缓解肾炎,在临床上活跃性狼疮性肾炎的治疗中仅有部分患者尤其是非裔美国人对这些以B细胞为靶点的治疗药物联合标准免疫抑制剂的方案治疗有显著益处。尽管如此,抗CD20抗体治疗后狼疮血清指标改善明显,提示其具有生物有效性。随着贝利单抗(belimumab)在治疗肾外狼疮的Ⅲ期临床试验中结果正面,该制剂正在被试验用于狼疮性肾炎的治疗。

共刺激通路抑制剂是抑制B细胞和T细胞的相互作用、其各自以及下游与狼疮性肾炎相关的免疫过程的新型治疗方法。在NZBWF1小鼠中应用抗CTLA4抗体抑制共刺激通路可以减轻肾小球炎症和小管损伤,并伴随着肾组织中TNF-α、IFN-β、IFN-γ、MCP-1和RANTES表达的下调。但临床试验中抗CTLA4抗体阿巴西普(abatacept)未能得到阳性结果。

当活跃性红斑狼疮患者在经过标准治疗后仍持续出现中至重度活跃的病证,使用抗IFN-α抗体(sifalimumab)可以改善疾病活跃指数和关节症状,但是由于重症狼疮性肾炎患者在该研究中被排除了,抗IFNα抗体对肾脏的益处仍有待研究。在一项Ⅱ期随机研究中,一种Ⅰ型IFN-α受体拮抗剂(anifrolumab)治疗中至重度非肾脏累及的狼疮患者有效且表现出良好的耐受性,该药物目前正在试验检测用于狼疮性肾炎患者的治疗。在狼疮小鼠中拮抗IL-6可以缓解肾小球肾炎,然而在使用标准诱导方案后仍有蛋白尿的狼疮性肾炎患者中使用抗IL-6抗体(sirukumab)并不能降低蛋白尿。此外,使用生物制剂抑制拥有多种免疫功能的细胞因子如IL-6时需格外小心,因其临床试验中出现了严重的感染并发症而导致研究提前中止。

第四节　认知缺口及转化研究的意义

一、生物标志物的进展

一些细胞因子和细胞粘连分子例如MCP-1、TWEAK、NGAL和IP-10在尿液中的浓度表现出与狼疮性肾炎很好的相关性,因此被发展成为狼疮性肾炎的生物标志物。这些细胞因子和细胞粘连分子作为生物标志物的局限性在于缺乏特异性,在其他原因导致的AKI如缺血性损伤、中毒以及病毒性损伤中同样会升高。一些作用于C1q或肾固有细胞的自身抗体曾被报道显示与狼疮性肾炎有致病联系及临床相关性。但是,使用这些自身抗体预测狼疮性肾炎的敏感性和特异性没有明显优势。最近在GWAS的进展中鉴别出一些遗传相关因子,例如ITAM、IRF5、BLK和STAT4,被认为可用来预测SLE患者狼疮性肾炎的进展和预后。可惜因为它们不会随着临床活动和治疗而改变,因此难以作为疾病的活性标志物,而且这些基因标志物作为预后标志物的临床应用仍需大量长期的研究数据来评估。

霉酚酸

目前治疗狼疮性肾炎的霉酚酸酯剂量是基于肾移植患者的数据以半经验式制定。值得重视的是由于个体间霉酚酸药代动力学存在不少差异,通过监测狼疮性肾炎患者霉酚酸血液浓度可优化使用此药的治疗方案。初步数据显示,霉酚酸的暴露量和治疗效果有关。我们最近的数据也显示在患者的维持治疗中,服药12 h后血液中的霉酚酸含量和曲线下面积和血液学的参数展示了良好的相关性,因此可以被用作药物暴露量的方便指标。

有证据表明霉酚酸对固有肾细胞的炎症反应和纤维化进程有着直接的作用且有别于它的免疫抑制作用。我们曾报道过霉酚酸可以降低IL-10、IL-8、MCP-1、TNF-α、TGF-β_1和纤连蛋白在人体肾小球膜和邻近管道表皮细胞的含量,这是由多交系dsDNA抗体诱导并经由低活性的MAPK和PKC信号通路介导的。在患病的NZBWF1小鼠中,确认霉酚酸和甲泼尼龙相对于环磷酰胺和甲泼尼龙,更能够保护肾组织和抑制肾内纤连蛋白和骨胶原蛋白积聚,这是由于霉酚酸能降低PKA-α的活性和TGF-β_1的表达。此外,霉酚酸酯治疗曾被报道可以通过下调iNOS和尿中亚硝酸盐的生成以及纤连蛋白的表达来降低MRL/lpr小鼠的氧化损伤和肾小球硬化。

二、mTOR 抑制剂

哺乳动物或机械雷帕霉素靶向蛋白(mammalian or mechanistic target of rapamycin, mTOR)是一种相对分子质量为289 000的丝氨酸-苏氨酸激酶,属于磷脂酰肌醇-3激酶(phosphatidylinositol-3-kinase related kinase, PI3K)家族。mTOR在细胞生长、增殖、生存中发挥重要作用。活跃性狼疮性肾炎小鼠中mTOR活性增加,在NZBWF1小鼠出现蛋白尿之前使用mTOR抑制剂雷帕霉素治疗,可以延缓肾炎的发生、抑制淋巴细胞增殖并下调肾脏组织中MCP-1的表达。在NZBWF1小鼠建立活动性肾炎之后使用雷帕霉素可以下调抗dsDNA滴度、减少肾实质中免疫复合物的沉积、提高肾脏功能并延长生存期。既往报道,雷帕霉素还能逆转SLE患者和小鼠中骨髓源性间叶细胞的老化,当骨髓源性间叶细胞与CD4$^+$细胞共培养时,雷帕霉素可以提高Treg细胞和Th17细胞比值。在Ⅲ/Ⅳ±Ⅴ型狼疮性肾炎患者中的初步经验显示值得进一步研究mTOR抑制剂作为治疗狼疮性肾炎患者的一种方案,其优势在于无肾毒性而且可能减少癌症发生率。

新型治疗方法

狼疮性肾炎发病中长寿命的浆细胞产生致病自身抗体从而引发肾脏炎症。活跃的狼疮性肾炎患者和NZBWF1小鼠的骨髓和肾脏小管间质中均发现了IgG抗dsDNA特异性浆细胞。这些浆细胞已经完全分化不能分裂,对传统针对分裂细胞的治疗如环磷酰胺、霉酚酸酯或硫唑嘌呤皆无反应。不仅如此,由于这些细胞不表达CD20,它们不能被利妥昔单抗去除。浆细胞具备高度发达的粗面内质网,这是产生自身抗体的关键因素。在诸如化学入侵等破坏内质网中蛋白质折叠结构的条件下,可以活化非折叠蛋白质反应,这是一种可抑制蛋白质合成的应激信号通路。这些错误折叠的蛋白质保留在内质网中,不能进入蛋白质成熟过程,从而被胞质26S蛋白酶体降解。当浆细胞暴露于蛋白酶体抑制剂可引起内质网中错误折叠的蛋白质蓄积并引发凋亡以及NF-κB活化。硼替佐米(bortezomib)是一种蛋白酶体抑制剂,在治疗多发性骨髓瘤中有效,可有效地去除浆细胞。在狼疮小鼠中,既往报道提示硼替佐米可以去除产生抗dsDNA抗体的浆细胞,从而缓解肾小球肾炎、降低蛋白尿、降低IFN-α的产生并延长生存期。在12例疾病反复的SLE患者中(其中5例患者伴有狼疮性肾炎),使用硼替佐米治疗3个月导致SLEDAI度下降、抗dsDNA抗体滴度及蛋白尿水平降低,但是58%的患者由于不良反应需要提前中止用药。新一代蛋白酶体抑制剂如埃沙佐米(ixazomib)神经毒性似乎较低,目前一项 I 期随机双盲、安慰剂对照的临床研究正探讨埃沙佐米对霉酚酸酯、环磷酰胺或硫唑嘌呤反应欠佳的 III 型或 IV 型狼疮性肾炎患者的疗效(临床试验编号: NCT02176486)。

过去几十年在免疫学和分子医学方面的认识,发展、增进了对狼疮性肾炎免疫病理机制上的理解。虽然在新型治疗方式方面的一些发现已经转化到临床操作,但并非所有的基础研究发现的临床转化都取得了显著的临床成果。这反映出实验方案设计的不足以及未能足够重视临床患者特征的差异,而非是新药没有生物有效性。发现狼疮性肾炎中的关键炎症介质和调节炎症反应的潜在机制因其多元化作用从而变得更具挑战性,这在起病时期和出现肾损伤的疾病效应时期皆是如此。通过转化研究了解这些分子如何调节肾脏稳态平衡和疾病发生将成为制定更精准治疗方案的关键。诸如病毒感染或紫外线等环境因素加上遗传基因引发SLE相关的细胞应激、氧化损伤或细胞坏死,从而激发pDC通过TLR结合产生 I 型IFN反应。该 I 型IFN反应可以通过B和T细胞的参与自发放大,继而通过BAFF、IL-6、IL-2、TWEAK/Fn14、IP-10和MCP-1的分泌加剧免疫介导的肾脏组织损伤。部分由CTLA4介导的B和T细胞的相互作用在SLE发病过程中起关键作用(见图5-4-1)。

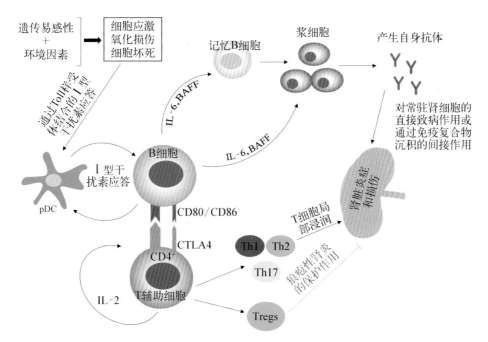

图5-4-1 聚焦于Ⅰ型干扰素、B和T细胞及肾脏炎症的狼疮性肾炎发病机制

第五节 狼疮性肾炎的新型生物学标志物

　　狼疮性肾炎是常见的引起ESRD的继发性肾小球疾病之一，有近2/3的SLE患者并发狼疮性肾炎。环磷酰胺、硫唑嘌呤、霉酚酸酯等免疫抑制剂是现有狼疮性肾炎的首选治疗药物，但近十年的数据显示，患者预后并无显著改善。在新型有效的药物研发成功以前，更有效地运用现有药物治疗狼疮性肾炎仍然是改善患者预后的唯一方法。若临床医师可以更客观准确地评估患者的疾病活动状态并对疾病进程进行预测，则可以选用更合理的个体化方案进行治疗。即除了现有评估疾病活动的临床检测指标之外，仍需要更客观和反映体内免疫情况的生物标志物。

一、常用的生物学标志物

　　肾穿刺活检是明确狼疮性肾炎患者肾脏损伤情况、病变严重程度及病理分型的"金标准"，但其为有创性检查。在无创性生物学标志物中，目前常用的尿液标志物包括尿蛋白、尿蛋白肌酐比(urine protein-to-creatinine ratio, uPCR)、尿沉渣检测;血清学标志物包括Ccr、抗dsDNA抗体及补体C3、C4。

1. 肾活检——"金标准"

肾脏病理活检在狼疮性肾炎诊疗过程中是必须的。目前在狼疮性肾炎诊疗指南中均根据肾脏病理分型选用不同的治疗方案。肾脏病变不仅决定了治疗用药,而且对患者预后有预测价值。肾活检的最大优势在于可以直观地观察肾脏损伤情况,对狼疮性肾炎患者肾脏损伤进行评估和分型。除疾病活动指数外,肾活检的慢性化指数也可能为免疫抑制剂治疗效果提供参考。

但多项研究结果均提示,狼疮性肾炎患者组织学缓解与临床缓解并不一致。Zickert等在狼疮性肾炎患者诱导期结束时进行了重复肾活检,并将组织学疗效与临床疗效进行了比较。近60%的患者组织学表现为未缓解,且在重复肾活检中慢性化指数更高。研究发现,30%临床表现为完全缓解和60%部分缓解的患者仍有活动性的组织损伤,重复肾活检时的组织学损伤评分并不能有效预测10年随访后的预后。仅发现诱导结束时重复肾活检的慢性化指数是ESRD患者与非ESRD患者的唯一显著差异。

肾活检虽然被认为是良性手术,但可能会有严重的并发症,因此临床上并不能多次采用肾活检来评估肾脏病变情况。手术成本、住院费用和执行手术方面的专业知识要求也是重复肾活检不能常用于评估肾脏状态的其他原因。肾活检运用的最大限制是如何正确解读活检结果。研究发现,即使是最优秀的肾病学家,在不同学者间评估同一患者的病理类型(Ⅲ型和Ⅳ型病变)和病理学评分的一致性 < 50%。这说明了肾脏活检病理评估的高度主观性,与其作为"金标准"相悖,因此,需要更客观的非侵入性生物标志物来监测及评估狼疮性肾炎疾病状态。

2. 常用尿液标志物

尿蛋白是狼疮性肾炎目前最为常用的尿液标志物,是SLE疾病活动指数(SLEDAI)和BILAG指数的重要组成部分。蛋白尿直接反映尿液中蛋白质的排泄量。目前临床常用反应尿蛋白的指标包括:随机尿蛋白定量、24 h尿蛋白定量、uPCR及尿白蛋白肌酐比(urine albumin-to-creatinine ratio, uACR)。随机尿蛋白定量标本便于获得,留取较为方便,但受尿比重等因素的影响,并非是一个理想的标志物。与之相比,24 h尿蛋白定量能更好地反映患者的尿蛋白排泄情况。研究显示,随机uPCR与24 h尿蛋白定量有很好的相关性,留取简便,能够替代24 h尿蛋白作为监测患者尿蛋白排泄情况的指标。美国风湿病协会(ACR)在最新指南中推荐采用该指标作为监测尿蛋白的指标。uACR是近年来运用的另一评估指标。在糖尿病肾病患者,其已替代24 h尿蛋白定量成为新的监测指标。一项针对狼疮性肾炎患者的研究发现,uACR与uPCR有非常高的相关性,有趣的是,在uPCR比在0～0.3时,uACR比随uPCR升高而升高,且升高程度更甚,提示uACR能够更好地反映肾脏复发。但uACR和uPCR在狼疮性肾炎中的监测价值仍有待研究进一步确认。虽然尿蛋白便于留取和检测,但在疾病非活动时如膜性病变和ESRD患者均会表现为持续性尿蛋白阳性;尿蛋白也不能反映亚临床型肾脏损伤,因此尿蛋白并非是检测狼疮性肾炎疾病活动情况的最佳标志物。尿沉渣检测包括尿红细胞和尿白细胞测定,虽然能部分提示患者疾病活动,但其可能受到尿路感染等多种因素的影响,因此也并非是检测狼疮性肾炎疾病活动的优选标志物。

3. 常用血液标志物

目前,狼疮性肾炎常用的血清标志物包括Ccr、抗dsDNA抗体、补体C3和C4。在活动性狼疮性肾炎患者中,诱导治疗后Scr较治疗前升高是患者最终进展为ESRD的危险因素。然而,当患者长期处于疾病稳定期,肾脏病变不活动时,Ccr对预测患者疾病活动和肾脏慢性化病变的不具有敏感度。众所周知,实验室检查可发现肾功能恶化时,患者肾脏损伤情况已经较为严重。目前更常用的标志物是抗dsDNA抗体及补体C3和C4。但对这些标志物在判断SLE患者疾病活动性的敏感度和特异度方面仍存有争议。多项研究报道这些指标在预测狼疮性肾炎患者肾脏复发的敏感度和特异度均不高。仅有25%的狼疮性肾炎患者表现为补体C3、C4降低或dsDNA抗体升高,50%的患者在肾脏复发前出现补体C3、C4降低或抗dsDNA抗体升高。因此,抗dsDNA抗体和补体C3、C4也并非是狼疮性肾炎活动的理想生物学标志物,对判断SLE患者是否合并肾脏损伤的敏感度和特异度均不高。

综上,虽然目前临床常用血、尿指标来检测狼疮性肾炎患者疾病活动情况,但仍然缺乏特异性生物学标志物以弥补上述标志物的不足之处,以更好地评估和监测患者的病情。

二、新型生物学标志物的研究进展

在过去十年来,临床医师和研究者们始终致力于寻找狼疮性肾炎的新型生物学标志物。通过进一步明确狼疮性肾炎的发病机制,寻找在狼疮性肾炎发生和发展过程中起作用的基因和生化因子等,探索它们与疾病活动及预后的关系,以期通过转化医学,寻找到更合适的生物学标志物。通过基因组学、蛋白质组学研究,研究者们发现了一些潜在的新型狼疮性肾炎生物学标志物。

1. MCP-1

MCP-1(CCL2)具有介导白细胞浸润的生物学作用。在动物研究中已证实MCP-1参与并加重狼疮性肾炎肾脏损伤。临床研究也证实尿MCP-1与疾病活动性密切相关,在复发前2~4个月尿MCP-1水平就已升高,且在疾病复发时持续升高。但也有研究发现,尿MCP-1并非肾脏复发的预测因子。另一重要发现是,增殖型狼疮性肾炎患者MCP-1较V型狼疮性肾炎患者明显升高。虽然MCP-1对SLE患者是否存在肾脏损伤有较高的特异性,但并非狼疮性肾炎患者所独有,其他类型肾小球肾炎患者MCP-1也有升高。因此,MCP-1在狼疮性肾炎的作用仍有待进一步证实。

2. TWEAK

TWEAK是TNF家族中的一员,由活化的单核细胞和巨噬细胞分泌,通过Fn14受体起作用。Fn14受体在多种肾脏固有细胞如足细胞、小管细胞和系膜细胞上表达。TWEAK与受体结合后诱导多种促炎症因子如MCP-1、IP-10表达,促进白细胞增殖,加重肾脏的炎症反应。小鼠模型研究发现,*Fn14*基因敲除小鼠虽有自身抗体的合成,但其肾脏病变较野生型小鼠显著减轻。横断面研究提示,活动性狼疮性肾炎患者尿TWEAK水平显著高于非活动患者,在肾脏疾病复发前4~5个月时,尿TWEAK水平已开始上升,且在复发后4~5个月仍维持在高值水平。尿TWEAK水平与血清TWEAK水平并无显著相关性,提示尿TWEAK可以独立反映肾脏炎症情况。与补体C3、C4和抗dsDNA抗体相比,尿TWEAK判断SLE是否合并肾脏损伤具有较高的敏感度和特异度(尿TWEAK诊断狼疮性肾炎的AUC为0.72,C3为0.58,C4为0.63,抗dsDNA抗体为0.6)。

3. NGAL

中性粒细胞、肾小管上皮细胞等多种细胞表达NGAL。NGAL已被证实是AKI的标志物之一。狼疮小鼠模型研究显示,在注射了致肾病性自身抗体后,小鼠肾脏组织NGAL表达增加。横断面研究提示,活动性狼疮性肾炎患者尿NGAL显著高于非活动狼疮性肾炎患者及正常对照组,也显著高于其他炎症性疾病患者;治疗后尿NGAL水平也有显著下降,与疾病活动密切相关。尿NGAL对肾脏疾病活动具有特异性,且并不受肾外疾病活动的影响。在肾脏疾病复发前3~6个月时尿NGAL即开始升高,且与抗dsDNA抗体相比,尿NGAL对于预测疾病复发更有优势。与MCP-1相似的是,NGAL在其他非狼疮性CKD中也可能升高;而增殖型狼疮性肾炎患者尿NGAL水平也较膜性病变患者显著升高,尿NGAL水平也与病理慢性化病变密切相关。

4. IP-10

众所周知,IFN诱导的一系列细胞因子在趋化T细胞浸润至靶器官的过程中起重要作用。IP-10(interferon-c inducible protein-10)是重要的IFN诱导蛋白。单核细胞、上皮细胞在受到IFN刺激后合成并分泌IP-10,即CXCL 10。研究发现,血清及尿液IP-10水平在活动性肾炎患者中显著升高,但仅有尿IP-10可以区分狼疮性肾炎与SLE无肾脏损伤患者。虽然IP-10水平随治疗而下降,但与目前常用的疾病活动指标相比,其对于疾病活动的判断价值并无显著优势。

5. 可溶性CD25

可溶性CD25(sCD25)是IL-2的受体,是T细胞活化的标志物。在对119例SLE患者的研究中发现,尿sCD25与疾病活动指标SLEDAI评分正相关;且尿sCD25与血sCD25、尿蛋白均无显著相关性,提示尿液中的sCD25来源于肾脏,由于炎症反应的存在而在尿液中升高。虽然研究数据有限,但结果仍提示尿sCD25可能对狼疮性肾炎患者疗效和预后不佳具有预测作用。

6. IL-6

IL-6是由抗原提呈细胞合成分泌的促炎症细胞因子。IL-6同样能够作用于B细胞,辅助B细胞分化成熟为浆细胞,促进抗体生成;IL-6也是效应T细胞成熟的重要因子之一。动物研究发现,IL-6敲除的狼疮性肾炎小鼠尿蛋白、血尿显著减轻,肾脏淋巴细胞浸润显著减少,小鼠生存率较野生型小鼠升高3倍。IL-6受体拮抗剂同样能延缓小鼠蛋白尿发生时间。Tsai等研究证实,活动性狼疮性肾炎患者较非活动性狼疮性肾炎患者及正常对照组尿IL-6水平显著升高,在经CTX治疗后尿IL-6水平显著下降。结果提示IL-6可能可以成为疾病活动的良好生物学标志物。

7. VCAM-1

VCAM-1具有诱导白细胞浸润至肾脏的趋化作用。研究发现,血尿VCAM-1与狼疮性肾炎疾病活动密切相关。与其他细胞因子标志物相似,在增殖型狼疮性肾炎患者中,血尿VCAM-1浓度显著升高。Singh等研究发现,尿VCAM-1与狼疮性肾炎患者AI密切相关。但VCAM-1并非仅在SLE或狼疮性肾炎患者血尿中显著升高,在其他病因所致肾小球肾炎中血尿VCAM-1也可升高。因此,VCAM-1在狼疮性肾炎中的作用仍有待进一步研究证实。

8. miRNA-130b-3p

多项研究均提示miRNA在狼疮性肾炎的发生和发展中有重要作用。我们的研究发现miR-130b-3p在早期狼疮性肾炎患者血清中表达升高,作为生物学标志物可以区分狼疮性肾炎患者与健康对照组,循环miR-130b-3p与狼疮性肾炎患者肾损害具有一定相关性,但循环miR-130b-3p与狼疮性肾炎患者狼疮活动性关系不明显。体外研究提示,miR-130b-3p可以促进肾小管上皮细胞HK-2中TGF-β₁诱导的上皮间充质转化(epithelial-mesenchymal transition, EMT)的作用。miR-130b-3p与疾病活动及预后的关系仍有待进一步研究。

狼疮性肾炎的有效治疗依赖于早期诊断、早期干预及对疾病复发的早期治疗,能够精准地反映疾病活动性的生物学标志物是所有以上早期干预措施赖以实施的基础。综上,现有常用的血、尿标志物和新型生物学标志物,均能在一定程度上反映狼疮性肾炎患者的疾病活动情况,但其特异度和敏感度仍未达到令人满意的效果。目前仍需要进行深入研究寻找更特异、有效的生物学标志物,以改善狼疮性肾炎患者的长期预后。

第六节　从整合医学角度论述狼疮性
肾炎治疗新策略

SLE是一种慢性炎症性自身免疫性疾病,好发于育龄期女性,常累及全身多个脏器。狼疮性肾炎是SLE最常见的并发症,也是患者预后不佳的重要影响因素。若不能有效地控制狼疮性肾炎患者疾病活动,患者肾小球逐渐丢失,最终将不可避免地进展为ESRD,需接受肾脏替代治疗,严重影响患者的预后。大数据研究显示,有10%～15%的狼疮性肾炎患者最终会发展为ESRD。虽然近年来对SLE及狼疮性肾炎的发病机制有了更进一步的了解,但狼疮性肾炎的疗效仍不尽如人意。本节拟从整合医学的角度简要阐述狼疮性肾炎的诊治方案。

一、诊断标准

狼疮性肾炎是SLE的严重并发症之一,在中国的发病率逐年升高,也是目前中国肾活检中最常见的继发性肾小球肾病。随着疾病谱的变化,糖尿病发病率逐年升高,糖尿病肾病也越来越多见,可以预见在不久的将来,糖尿病肾病作为继发性肾小球肾病的发病率会更高。但狼疮性肾炎仍是不可忽视的疾病之一,其仍高发于中国育龄期女性。若能越早开始狼疮的治疗,能达到持续缓解并改善疾病预后的机会就越大。狼疮治疗的最佳时间窗是发病后3～5个月,至少是在肾脏受累及的3～5个月,否则治疗缓解率下降、临床复发率及进展为ESRD

的概率会显著增加。因此,在狼疮的治疗目标中,早期诊断、早期治疗是关键点之一。

狼疮性肾炎的诊断需基于SLE的诊断,仅凭肾活检无法确诊狼疮性肾炎。SLE是一种全身性的自身免疫性疾病,必须先明确SLE诊断,方能结合肾脏病变情况确诊狼疮性肾炎。目前,临床诊断最常用的SLE诊断标准仍是美国风湿病学会(American College of Rheumatology, ACR)于1997年修订的SLE诊断标准,患者需满足11条诊断标准中的4条方能诊断为SLE(**见表5-6-1**)。但在临床上医师们常会遇见四不像的患者,四不像是指患者在11条标准中符合3条,另外1条没有,那么患者到底能不能诊断为SLE,在很多情况下,发病后数年,患者会出现符合第4条诊断标准的症状,可以诊断为SLE。那么是否能更早期合理诊断SLE呢,这一问题引起了很多风湿病学者的疑问。

表5-6-1　SLE诊断标准(1997年ACR修订)

1. 颊部红斑:遍及颊部扁平或高出皮肤的固定性红斑,常不累及鼻唇沟部位

2. 盘状红斑:隆起的红斑上覆有角质性鳞屑和毛囊栓塞,旧病灶可有萎缩性斑

3. 光过敏:日光照射引起皮肤过敏

4. 口腔溃疡:口腔或鼻咽部无痛性溃疡

5. 关节炎:非侵蚀性关节炎,累积2个或2个以上周围关节,特征为关节肿、痛或渗液

6. 浆膜炎:① 胸膜炎:胸痛、胸膜摩擦音或胸膜渗液或
　　　　　② 心包炎:心电图异常,心包摩擦音或心包渗液

7. 肾脏病变:① 蛋白尿:大于0.5g/d或 + + +
　　　　　　② 细胞管型:可为红细胞、血红蛋白、颗粒管型或混合性管型

8. 神经系统异常:① 抽搐:非药物或代谢紊乱,如尿毒症、酮症酸中毒或电解质紊乱所致
　　　　　　　　② 精神病:非药物或代谢紊乱,如尿毒症、酮症酸中毒或电解质紊乱所致

9. 血液学异常:① 溶血性贫血伴网织红细胞增多或
　　　　　　　② 白细胞计数减少,$< 4 \times 10^9/L$,至少2次或
　　　　　　　③ 淋巴细胞计数 $< 1.5 \times 10^9/L$,至少2次或
　　　　　　　④ 血小板计数减少,$< 100 \times 10^9/L$(除外药物影响)

10. 免疫学异常:① 抗ds-DNA抗体 + ,或
　　　　　　　② 抗Sm抗体 + ,或
　　　　　　　③ 抗心磷脂抗体 +(包括心磷脂抗体,或狼疮抗凝物,或持续至少6个月梅毒血清假阳性反应,三者中具备1项)

11. 抗核抗体阳性:免疫荧光抗核滴度异常,或相当于该法的其他实验滴度异常,排除了药物诱导的"狼疮综合征"

以上11项中满足4项或4项以上即可以确诊为SLE

于是SLE国际合作组织（Systemic Lupus International Collaborating Clinics, SLICC）于2009年提出了新的SLE分类标准，于2012年整理成文。此标准更加清晰化，将临床诊断标准和肾活检标准分开，同时也将临床标准和免疫学标准分开，评价标准非常简练。在新的诊断标准中，仍需满足4项标准，其中至少须满足1项临床标准和1项免疫学标准即可诊断（见表5-6-2）。若患者肾活检证实狼疮性肾炎，且同时有抗ds-DNA阳性或ANA阳性，也可以诊断为SLE。研究发现，与《1997年ACR修订版标准》相比，SLICC诊断标准敏感度较高，但特异度较低，误诊率较低，其诊断效能高于《1997年ACR诊断标准》。因此，当患者临床及实验室指标呈现四不像时临床医师可根据SLICC的分类诊断标准和ACR诊断标准，整合使用即可以提高狼疮性肾炎的诊断率和救治率。

表5-6-2　系统性红斑狼疮（SLE）分类诊断标准（2009年SLICC修订）

临 床 标 准	免 疫 学 标 准
1. 急性或亚急性皮肤型狼疮	1. ANA阳性
2. 慢性皮肤型狼疮	2. 抗ds-DNA抗体阳性（ELISA方法需2次阳性）
3. 口鼻部溃疡	3. 抗Sm抗体阳性
4. 脱发	4. 抗磷脂抗体阳性：狼疮抗凝物阳性，或梅毒血清学实验假阳性，或中高水平阳性的抗心磷脂抗体，或β2-GPI阳性
5. 关节炎	5. 补体降低：C3、C4或CH50
6. 浆膜炎：胸膜炎和心包炎	6. 直接抗人球蛋白实验（Commbs）阳性（无溶血性贫血）
7. 肾脏病变：24 h尿蛋白 > 0.5 g或有红细胞管型	
8. 神经病变：癫痫、精神病、多发性单神经炎、脊髓炎、外周或颅神经病变、急性精神混乱状态	
9. 溶血性贫血	
10. 至少一次白细胞计数减少（ < 4×10^9/L）或淋巴细胞计数减少（ < 1×10^9/L）	
11. 至少一次血小板计数减少（ < 100×10^9/L）	

患者必须满足至少4项诊断标准，其中包括至少1项临床诊断标准和至少1项免疫学诊断标准，或患者经肾活检证实为狼疮性肾炎伴抗核抗体或抗ds-DNA抗体阳性

　　2017年6月在西班牙马德里举行的欧洲抗风湿病联盟（The European League Against Rheumatism, EULAR）年会上，由EULAR和ACR共同推出了SLE诊断的新分类标准（**见表5-6-3**），该诊断标准在ANA阳性（Hep2免疫荧光法≥1 : 80）的基础上，根据标准评分≥10分即可诊断为SLE。该诊断标准旨在更好地提高狼疮的早期诊断率，但由于是新分类标准，因此其诊断的敏感度及特异度如何，仍需更多临床实践数据验证。

表5-6-3　系统性红斑狼疮（SLE）分类诊断标准（2017 EULAR/ACR修订）

进入标准：ANA阳性（Hep2免疫荧光法≥1 : 80）		
	临床邻域及标准	权重
全身状况	发热 > 38.3℃	2
皮肤病变	口腔溃疡	2
	非瘢痕性脱发	2
	亚急性皮肤狼疮	4
	急性皮肤狼疮	6
关节病变	≥2个关节滑膜炎或≥2个关节压痛 + ≥30 min的晨僵	6
神经系统病变	谵妄	2
	精神症状	3
	癫痫	5
浆膜炎	胸腔积液或心包积液	5
	急性心包炎	6
血液系统损害	白细胞计数减少（< 4×10⁹/L）	3
	血小板计数减少（< 100×10⁹/L）	4
	免疫性溶血	4
肾脏病变	蛋白尿 > 0.5/24 h	4
	肾穿病理符合Ⅱ或Ⅴ型狼疮肾炎	8
	肾穿病理符合Ⅲ或Ⅳ型狼疮肾炎	10

（续表）

	进入标准：ANA阳性（Hep2免疫荧光法≥1∶80）	
	免疫学领域及标准	权重
抗磷脂抗体	抗心磷脂抗体IgG > 40GPL单位或抗β₂-GP1 IgG > 40GPL单位或狼疮抗凝物阳性	2
补体	低C3或低C4	3
	低C3和低C4	4
高度特异抗体	抗dsDNA抗体阳性	6
	抗Sm抗体阳性	6

每条标准均需排除感染、恶性肿瘤、药物等原因，至少符合1项临床标准，在每个方面，只取最高权重标准得分计入总分，总分≥10分可分类诊断SLE

明确SLE诊断后，若患者有肾脏方面的临床表现，则可确诊为狼疮性肾炎。狼疮性肾炎的治疗则需根据患者肾脏病理分型确定，因此肾活检确定狼疮性肾炎的治疗方案非常重要。根据《2003年国际肾脏病学会/肾脏病理学会（International Society of Nephrology/Renal Pathology Society, ISN/RPS）的分型诊断标准》，狼疮性肾炎可分为6型（见表5-6-4）。2018年，ISN/RPS对2003版狼疮性肾炎的病理分型、活动及慢性化指数积分进行修订。修订内容包括对各种病变的定义予以明确和修正，并将一些临床意义有争议的评判标准予以取消，如球性/节段病变、急性/慢性病变；同时引入更为准确的评估指标。如活动性及慢性化指数（AI/CI）积分。

表5-6-4　ISN/RPS狼疮性肾炎病理学分型标准（2003年）

分　型		病　理　表　现
Ⅰ型	正常肾小球	在光镜下肾小球正常，在免疫荧光下系膜区可见免疫复合物沉积
Ⅱ型	系膜增生性病变	在光镜下见单纯系膜细胞增生或系膜区增宽，在免疫荧光或电镜下可见系膜区免疫复合物，可能伴有少量上皮下或内皮下复合物沉积
Ⅲ型	局灶型病变	活动或非活动性的局灶节段（或球性）毛细血管或毛细血管外肾小球肾炎，累及少于50%的肾小球。一般可见局灶内皮下免疫复合物沉积伴或不伴系膜区改变

（续表）

分　型		病　理　表　现
Ⅲ型	Ⅲ（A）	活动性病变：局灶增生性狼疮性肾炎
	Ⅲ（A/C）	活动性和慢性病变：局灶增生和硬化性狼疮性肾炎
	Ⅲ（C）	慢性非活动性病变伴肾小球硬化：局灶硬化性狼疮性肾炎
Ⅳ型	弥漫型病变	活动或非活动性的弥漫节段（或球性）毛细血管内或毛细血管外肾小球肾炎，累及超过50%肾小球。一般可见弥漫内皮下免疫复合物沉积伴或部颁系膜区改变。此型被分为：弥漫节段性（Ⅳ-S）狼疮性肾炎，即50%以上受累小球为节段性病变；弥漫球性（Ⅳ-G）狼疮性肾炎，即50%以上受累小球为球性病变。节段性定义为少于50%血管襻受累的一种肾小球病变。此型包括弥漫性wire-loop沉积，但很少或无肾小球增生的病例
	Ⅳ-S（A）	活动性病变：弥漫节段增生性狼疮性肾炎
	Ⅳ-G（A）	活动性病变：弥漫球性增生性狼疮性肾炎
	Ⅳ-S（A/C）	活动性和慢性病变：弥漫节段增生和硬化性狼疮性肾炎
	Ⅳ-G（A/C）	活动性和慢性病变：弥漫球性增生和硬化性狼疮性肾炎
	Ⅳ-S（C）	慢性非活动性病变伴肾小球硬化：弥漫节段硬化性狼疮性肾炎
	Ⅳ-G（C）	慢性非活动性病变伴肾小球硬化：弥漫球性硬化性狼疮性肾炎
Ⅴ型	膜型病变	在光镜、免疫荧光和电镜下可见球性或节段性上皮下免疫复合物伴或不伴系膜区改变。Ⅴ型狼疮性肾炎可能与Ⅲ型或Ⅳ型同时出现，在这种情况下，两种类型都需诊断
Ⅵ型	晚期硬化型病变	超过90%的肾小球球性硬化，且残余肾小球无活动性病变

二、狼疮性肾炎的治疗——《KDIGO指南》

狼疮性肾炎需根据患者临床及病理进行个体化治疗。其治疗主要分为两阶段，分别是诱导缓解及维持期治疗。治疗目标为早期诱导缓解、控制狼疮活动、减少蛋白尿；维持期降低复发率、维持长期缓解、降低病死率和ESRD发生率。诱导治疗时需注重尽快地控制体内炎症状态、诱导疾病缓解，这对患者的远期预后非常重要；而晚期则应尽量维持疾病缓解状态、减少复发率、长期保护肾功能,不同时期治疗时的侧重点不同。当然,在整个治疗过程中,也要注意尽量减少药物不良反应。狼疮性肾炎是一种免疫炎症性疾病,激素联合免疫抑制剂是目前临床常用的治疗方案。若用药过程中,医师忽略了药物的不良反应,患者很可能会死于严重感染。因此,目前对狼疮性肾炎治疗方案的选择,充分体现了整合医学在治疗上的运用。

对所有诊断为狼疮性肾炎的患者,临床上均建议给予一般治疗。如凡诊断为狼疮性肾炎的患者均需接受羟氯喹治疗,除非患者有该药物的禁忌证;而对伴随持续性蛋白尿和(或)高血压的狼疮性肾炎患者应给予肾脏保护治疗,包括降血压和降蛋白尿治疗。此时,就必须根据患者的全身情况来评估病情,将整合医学运用于治疗中;由于长期血压升高不仅对肾脏有进一步的损害作用,且是心脑血管事件发生的重要危险因素,因此在注重诱导狼疮性肾炎缓解治疗的同时,也要注意控制血压的治疗。

目前,《KDIGO指南》推荐,根据狼疮性肾炎患者的病理分型确定治疗方案。Ⅰ型狼疮性肾炎主要根据患者的肾外表现确定临床治疗方案,需要医师从整体整合评估患者全身各器官受累情况,评估患者的全身疾病活动状态,选择治疗方案。如果患者肾外狼疮并无活动,那么治疗方面就无须选用糖皮质激素,更无须运用免疫抑制剂,只需运用羟氯喹、适时降压药物等治疗即可控制患者疾病活动。只有当患者有严重的肾外狼疮表现,如狼疮性脑病、肺狼疮等情况时,临床医师需要选用激素冲击治疗和或免疫抑制治疗,以及时控制疾病活动、诱导疾病缓解。Ⅱ型狼疮性肾炎的治疗方案也与Ⅰ型类似,需根据患者肾外疾病活动情况确定治疗方案。当然,临床医师也不能忽视肾脏的病变,若Ⅱ型狼疮性肾炎患者存在肾病范围内的蛋白尿,则推荐选用激素或钙调磷酸酶抑制剂进行治疗。作为一名临床医师,需要有整体观念,不仅要关注肾脏损害,同时也要评估和考虑全身疾病情况,以选用最适合患者的治疗方案。

Ⅲ型和Ⅳ型狼疮性肾炎,是肾脏科最常见的狼疮性肾炎病理类型,目前推荐的初始治疗方案为激素联合环磷酰胺或吗替麦考酚酯;具体治疗方案包括糖皮质激素联合静脉使用环磷酰胺、糖皮质激素联合低剂量环磷酰胺、糖皮质激素联合口服环磷酰胺或糖皮质激素联合口服吗替麦考酚酯治疗。在此类型患者的诱导治疗过程中,临床医师常会遇到感染的问题,若患者就诊时存在严重的感染状态,则需全面评估患者病情,在抗感染治疗的同时,合理选用适量的糖皮质激素及免疫抑制剂,以达到控制感染和诱导狼疮性肾炎缓解的治疗目的。当诱导缓解治疗结束后,治疗方案将过渡到维持治疗阶段。此时,长期维持方案中,就应选用小剂量激素联合小剂量免疫抑制剂,如采用硫唑嘌呤[1.5～2.5 mg/

（kg·d）］或吗替麦考酚酯（1 000～3 000 mg/d）联合小剂量糖皮质激素维持治疗，也可采用钙调磷酸酶抑制剂联合小剂量糖皮质激素维持治疗。需要注意的一点是，长期维持治疗使用的是小剂量激素而非大剂量，这主要是考虑到在维持治疗阶段，既需要维持疾病稳态不活动、不复发，也需要尽可能减少激素和免疫抑制剂的不良反应。由于感染、心脑血管疾病、肿瘤等不良反应常见于狼疮性肾炎患者，因此临床医师在患者的诊治过程中尤其要全面考虑患者的全身状态，合理用药，以减少感染等并发症和不良反应的发生。

　　Ⅴ型狼疮性肾炎患者，若合并有Ⅲ型或Ⅳ型狼疮性肾炎，则应根据Ⅲ型和Ⅳ型狼疮性肾炎方案进行治疗。若为单纯Ⅴ型狼疮性肾炎患者，则较为推荐糖皮质激素联合免疫抑制剂治疗，免疫抑制剂可选用环磷酰胺、钙调磷酸酶抑制剂、吗替麦考酚酯或硫唑嘌呤。在用药过程中的注意事项同Ⅲ、Ⅳ型狼疮性肾炎。

　　若患者确诊时，病理分型为Ⅵ型狼疮性肾炎，那么是否需要像平时一样用激素治疗呢，还是需要使用免疫抑制剂治疗呢？这时要借助整合医学的观念全面评估、判断病情。当患者肾脏病理已达Ⅵ型狼疮性肾炎时，90%以上的肾小球均已硬化，建议使用肾脏保护治疗，而且是免疫抑制治疗。但与此同时，应评估患者肾外狼疮的情况，如患者肾外狼疮活动度高，那么还是必须要使用激素联合免疫抑制治疗。这时如何使用激素及免疫抑制剂又将是临床医师面临的另一个重要问题。这时激素和免疫抑制剂的使用并非是针对患者的肾脏病变，因为患者的肾小球大部分已经丧失功能，无法挽救、逆转肾功能损伤；此时的治疗目的则是控制全身狼疮疾病活动情况，在确定药物用量时也需慎重。由于此时患者的肾功能恶化，对药物的排泄作用也已基本消失，需要根据肾功能调整药物剂量，这点十分关键。有时，临床医师会忽略了这一点而选用大剂量激素及免疫抑制剂治疗，导致患者短期或长期预后不佳。目前，KDIGO正在修订2012版狼疮性肾炎的诊疗指南，预计2020年初将发表新修订的指南。

三、狼疮性肾炎的治疗——新型生物制剂

　　目前针对狼疮性肾炎的治疗有不少手段，药物治疗也达到了一定疗效，几十年来改善了狼疮性肾炎患者的预后，提高了患者的存活率。在20世纪70年代前免疫抑制剂还没有被引入狼疮性肾炎的治疗，能选用的仅仅是激素；到20世纪70年代中期开始用环磷酰胺，大幅度提高了患者的治疗效果；到80年代起环磷酰胺序贯治疗及维持治疗方案开始运用于临床；至1990年到2000年，吗替麦

考酚酯开始被运用于增殖型狼疮性肾炎的治疗。随后生物制剂也被研发,临床试验证实部分生物制剂对狼疮性肾炎有一定疗效,但仍没有其他药物的疗效能优于环磷酰胺。且新型免疫抑制剂的不良反应较大,因此到目前为止,尚没有出现非常完美的治疗方案。研究数据显示,狼疮性肾炎患者的诱导期缓解率约在70%,仍有10%～20%的狼疮性肾炎患者最终会进展为ESRD,需肾脏替代治疗。药物的研发也从另一方面体现了狼疮确实是一种复杂性的、具有高度异质性的疾病,单一的传统用药确实难以根治。目前,更安全有效的治疗药物及方案仍在不断探索中。

近年来,随着生物靶向药物的研发上市,发现其与传统免疫抑制剂相比,相对安全、低毒,可能对改善狼疮性肾炎患者的长期预后有帮助。靶向药物的研发主要是基于狼疮性肾炎的发病机制。T、B细胞的活化,细胞因子均在狼疮性肾炎的整个发生和发展过程中起重要作用,因此目前生物制剂有针对B细胞或某些分子的靶向治疗,也有针对刺激因子抑制剂的靶向治疗,还有细胞因子的导向治疗。

1. B细胞靶向药物

利妥昔单抗(rituximab)是第一代CD20单克隆抗体,是针对B细胞的靶向治疗药物。利妥昔单抗通过与B细胞表面标志物CD20结合,引发补体依赖和抗体依赖的细胞毒作用,导致B细胞凋亡,从而清除自身免疫性B细胞,减少自身抗体的产生;通过清除B细胞,能进一步减少T细胞的活化,抑制炎症因子、趋化因子的产生,从而减轻组织损伤。研究还发现,利妥昔单抗还可能通过增加Treg细胞产生跨膜受体CTLA4,抑制足细胞表面的CD80的激活,保护足细胞,减轻蛋白尿,因此其对肾病综合征有治疗效果。利妥昔单抗最早期并非用于治疗狼疮性肾炎,而是用于治疗SLE。2010年发表于《关节炎与风湿病》(*Arthritis & Rheumatology*)杂志上关于利妥昔单抗治疗重症活动性SLE的大型临床研究结果提示,在主要研究终点及次要研究终点上,利妥昔单抗治疗并无显著优势,但在西班牙裔及黑种人患者中,其疗效具有一定优势。而在血清学方面,利妥昔单抗治疗组的患者血清抗dsDNA抗体及补体水平改善较对照组更为显著。在此基础上,LUNAR研究对利妥昔单抗在狼疮性肾炎中的疗效进行了验证,这是第一个使用利妥昔单抗治疗狼疮性肾炎的多中心研究,研究结果与利妥昔单抗在SLE中的研究结果相似;主要研究终点的评价上,利妥昔单抗治疗组应答率为57%,与安慰剂组的应答率46%相似;但利妥昔单抗对血清学改变有优势,尤其是在黑种人和西班牙裔患者的治疗中体现出疗效的优势。Moroni等研究结果也提示,利妥昔单抗能诱导狼疮性肾炎的缓解,且其作用与吗替麦考酚酯、环磷酰胺并无显著差异，3种药物治疗后患者尿蛋白和Scr并无显著差异。因此，目前《KDIGO指南》将利妥昔单抗作为一种替代治疗药物纳入指南，指出可在其他药物如环磷酰胺、吗替麦考酚酯治疗无效时选择用利妥昔单抗。目前在临床上也越来越多地开始使用利妥昔单抗治疗狼疮性肾炎，其疗效也得到肯定。

奥瑞珠单抗（ocrelizumab）是第二代CD20单克隆抗体，其最早是运用于多发性硬化患者的治疗，具有非常良好的疗效，且安全性较好。但在狼疮性肾炎的Ⅲ期临床研究中，由于奥瑞珠单抗治疗组患者感染等严重不良事件发生率显著高于安慰剂组，研究提前终止，研究并未发现奥瑞珠单抗的疗效高于安慰剂组，因此奥瑞珠单抗在狼疮性肾炎治疗中的应用仍有待进一步临床研究证实。

依帕珠单抗（epratuzumab）是抗CD22人源性IgG1单克隆抗体，通过与CD22结合，磷酸化酪氨酸激酶，调节BCR信号通路，抑制B细胞活化，减少自身抗体的形成。对重度活动性SLE患者的Ⅲ期随机、双盲、安慰剂对照临床研究结果显示，在基础治疗上加用依帕珠单抗虽能有效减少SLE患者外周循环中免疫球蛋白量，但其疗效并不明显，治疗缓解率与安慰剂对照组无显著差异。因而，此类生物制剂在狼疮性肾炎治疗中的长期疗效还有待进一步认证。

贝利木单抗（elimumab）是特异性B细胞激活因子（BAFF）抑制剂，主要是通过阻断BAFF受体与可溶性BAFF的结合，抑制B细胞的活化发挥生物学作用。Ⅰ～Ⅲ期临床研究均证实，贝利木单抗能有效降低SLE患者疾病活动度。BLISS研究是一项多中心、安慰剂对照研究，比较了贝利木单抗与安慰剂治疗SLE的疗效，结果提示贝利木单抗治疗组患者蛋白尿缓解率更高，达缓解所用时间更短，且复发率较低。目前，关于贝利木单抗治疗狼疮性肾炎的全球多中心临床研究正在进行中，其疗效静待研究结果揭示。

阿塞西普（atacicept）是另一种BAFF单克隆抗体，是一种包括TACI受体细胞外区域和人IgG1 Fc段的重组融合蛋白，与贝利木单抗相比，阿塞西普可以同时阻断BLyS和APRIL对B细胞的刺激，更有效地清除B细胞。Ⅱ期临床研究发现，阿塞西普能有效缓解SLE患者疾病活动，减少疾病复发。但由于在临床研究中，采用阿塞西普治疗组的患者出现严重感染等严重不良事件，关于阿塞西普治疗狼疮性肾炎的临床研究提前终止，目前尚不能确定其在狼疮性肾炎中的疗效。

2. 共刺激分子阻断剂

阿巴西普（abatacept）为CTLA4-IgG1 Fc融合蛋白，是一种针对CD80的靶向药物，能够抑制T细胞活化。在Ⅲ期临床研究中发现，阿巴西普能够有效降低狼疮性肾炎患者蛋白尿及血清dsDNA抗体滴度，并降低血清补体C3、C4水平；但研究并未达到主要观察终点，在完全缓解率及缓解所用时间上，阿巴西普治疗组并未优于安慰剂组。但在随后的ACCESS研究中又发现,阿巴西普治疗组患者虽然在总体缓解率上与安慰剂治疗组患者无显著差异,但阿巴西普可有效降低患者复发率。因此,阿巴西普对狼疮性肾炎的疗效仍有待进一步观察研究。

3. 细胞因子抑制剂

英夫利昔单抗(infliximab)为抗TNF-α单克隆抗体,目前广泛运用于溃疡性结肠炎及类风湿关节炎的治疗中。在狼疮性肾炎患者中曾开展过两项临床研究,但均在未完成时叫停。一项在Ⅴ型狼疮性肾炎患者中的临床研究也由于未纳入足够病例数而结束。

托珠单抗(sirukumab)为抗IL-6单克隆抗体,研究发现托珠单抗能剂量依赖性地减少SLE患者的中性粒细胞数量。在一项纳入24名狼疮性肾炎维持治疗期患者的临床研究中发现,托珠单抗组患者蛋白尿有显著下降,肾功能也较稳定,但与安慰剂组相比并无统计学差异,可能与入组例数少相关。但目前的研究结果尚不能确定托珠单抗在狼疮性肾炎患者中的疗效,仍有待进一步临床研究明确其作用。

四、狼疮性肾炎的治疗——中西医结合治疗

如前文所述,目前针对狼疮性肾炎的现代医学治疗仍以糖皮质激素联合免疫抑制剂为主,但在使用这些药物时仍有不良反应,且存在停药后易复发的问题,对免疫抑制剂的疗效和安全性研究以及优化的联合方案研究也一直是研究的热点。中医中药在狼疮性肾炎的治疗中有一定优势,随着研究的深入,逐渐发现在西医治疗的基础上配合中医学的辨证论治、组方用药,较单纯西医治疗具有减毒增效的优势,使狼疮性肾炎的治疗缓解率得到较大提高。

古代中医学文献中尚无狼疮性肾炎的确切对应名称,根据患者不同的临床表现,将本病归属阴阳毒、肾痹、水肿、虚劳、腰痛、蝶疮流注、日晒疮等范畴。中医学认为狼疮性肾炎病因病机为先天禀赋不足、饮食劳倦、肝肾亏损、气阴两虚、正不胜邪,邪毒乘虚浸淫筋骨经络,流窜脏腑,导致热毒灼炽、津液耗伤、血脉凝滞、湿浊不化、气血失调,损害肾脏而发病,故热、毒、湿、瘀是其病理变化的关键因素。因此,本病以肾虚为发病之本,热毒瘀结为致病指标。在本病的治疗过程中应注重清热解毒、活血化瘀相结合,使热毒得去、湿浊得化、血脉得通,做到扶正与祛邪兼顾,祛邪而不伤正,补益而不留邪,从而达到邪祛正复的目的。

狼疮性肾炎的中医学治疗,也应根据不同病情阶段的病机演变而辨证用药,本病应分活动期和缓解期来实施辨证论治。活动期分为两个不同证型,热毒炽

盛型和阴虚火旺型。热毒炽盛型可选用犀角地黄汤加减或清瘟败毒饮合清营汤加减以清热解毒、凉血化瘀;阴虚火旺型可选用知柏地黄汤加减滋阴降火。缓解期可见气阴两虚、脾肾阳虚证候。气阴两虚型治以益气养阴,方用四君子汤合六味地黄汤加减,或予以参芪地黄汤加减以益气养阴、清热活血;脾肾阳虚型,以温补脾肾、利水化瘀为法,用真武汤加减,或选济生肾气丸、理中汤、实脾饮等。

　　现代药理学研究也证明,清热解毒、活血化瘀类中药可以改善微循环、抗凝降脂,减轻肾小球硬化,延缓肾衰竭。活血养阴药能刺激网状内皮系统增生,增强白细胞的吞噬功能,改善机体免疫状态、减少疾病的发作。养血补肾药可减轻环磷酰胺对骨髓和性腺的抑制,还能减少药源性库欣征的发生。感染常是狼疮性肾炎复发和加重的原因,运用中医中药扶正祛邪,提高机体的抵抗力,可延长狼疮的缓解期。中医学在整体观念、辨证论治原则的指导下,注重对气血阴阳和脏腑功能的调节,以达"阴平阳秘,精神乃治"的状态。中西医结合治疗狼疮性肾炎有一定的优势,若能在常规的西医治疗过程中,辨证使用中医药治疗,不仅可以起到减毒增效的效果,而且可以有效防止激素撤减期狼疮性肾炎的复发。当然,中西医结合治疗狼疮性肾炎的具体治疗方案及作用机制仍有待进一步研究证实,以便更好地在临床上推广应用。

　　总之,狼疮是一种全身性疾病,具有多环节、多因素、发病机制非常复杂的特点,在疾病的不同阶段影响全身各个脏器。在整个治疗过程中应全面判断,既要明确治疗的必须性,也要注意有没有条件治疗,能不能治疗,一定要做好利弊权衡,根据诊疗指南结合患者具体情况选择个体化诊疗方案。且在决策狼疮性肾炎的诊疗方案时,不能仅从肾脏的角度评估病情,一定要注意从全身多脏器保护角度确定患者的治疗方案。希望临床医师能更好地以整合医学的思维指导临床诊疗,以让患者最大获益。

------------------------------ **参 考 文 献** ------------------------------

［1］ Alexander T, Sarfert R, Klotsche J, et al. The proteasome inhibitior bortezomib depletes plasma cells and ameliorates clinical manifestations of refractory systemic lupus erythematosus［J］. Ann Rheum Dis, 2015, 74(7): 1474−1478.

［2］ Anders H J, Rovin B. A pathophysiology-based approach to the diagnosis and treatment of lupus nephritis［J］. Kidney Int, 2016, 90(3): 493−501.

［3］ Appel G B, Contreras G, Dooley M A, et al. Mycophenolate mofetil versus cyclophosphamide for induction treatment of lupus nephritis［J］. J Am Soc Nephrol, 2009, 20(5): 1103−1112.

［ 4 ］ Austin H A 3rd, Klippel J H, Balow J E, et al. Therapy of lupus nephritis. Controlled trial of prednisone and cytotoxic drugs［ J ］. N Engl J Med, 1986, 314(10): 614−619.

［ 5 ］ Bajema I M, Wilhelmus S, Alpers C E, et al. Revision of the International Society of Nephrology/Renal Pathology Society classification for lupus nephritis: clarification of definitions, and modified National Institutes of Health activity and chronicity indices［ J ］. Kidney Int, 2018,93(4):789-796.

［ 6 ］ Bertsias G K, Tektonidou M, Amoura Z, et al. Joint European League Against Rheumatism and European Renal Association-European Dialysis and Transplant Association (EULAR/ERA-EDTA) recommendations for the management of adult and paediatric lupus nephritis ［ J ］. Ann Rheum Dis, 2012, 71(11): 1771−1782.

［ 7 ］ Brunner H I, Bennett M R, Mina R, et al. Association of noninvasively measured renal protein biomarkers with histologic features of lupus nephritis［ J ］. Arthritis Rheum, 2012, 64(8): 2687−2697.

［ 8 ］ Cassia M, Alberici F, Gallieni M, et al. Lupus nephritis and B-cell targeting therapy［ J ］. Expert Rev Clin Immunol, 2017, 13(10): 951−962.

［ 9 ］ Chan T M, Leung J K, Ho S K, et al. Mesangial cell-binding anti-DNA antibodies in patients with systemic lupus erythematosus［ J ］. J Am Soc Nephrol, 2002, 13(5): 1219−1229.

［ 10 ］ Chan T M, Li F K, Tang CS, et al. Efficacy of mycophenolate mofetil in patients with diffuse proliferative lupus nephritis. Hong Kong-Guangzhou Nephrology Study Group［ J ］. N Engl J Med, 2000, 343(16): 1156−1162.

［ 11 ］ Chan T M, Tse K C, Tang C S, et al. Long-term outcome of patients with diffuse proliferative lupus nephritis treated with prednisolone and oral cyclophosphamide followed by azathioprine［ J ］. Lupus, 2005, 14(4): 265−272.

［ 12 ］ Chan T M, Tse K C, Tang C S, et al. Long-term study of mycophenolate mofetil as continuous induction and maintenance treatment for diffuse proliferative lupus nephritis ［ J ］. J Am Soc Nephrol, 2005, 16(4): 1076−1084.

［ 13 ］ Clowse M E, Wallace D J, Furie R A, et al. Efficacy and safety of epratuzumab in moderately to severely active systemic lupus erythematosus: results from two phase Ⅲ randomized, double-blind, placebo-controlled trials［ J ］. Arthritis Rheumatol, 2017, 69(2): 362−375.

［ 14 ］ Costenbader K H, Desai A, Alarcon G S, et al. Trends in the incidence, demographics, and outcomes of end-stage renal disease due to lupus nephritis in the US from 1995 to 2006 ［ J ］. Arthritis Rheum, 2011, 63(6): 1681−1688.

［ 15 ］ Crow M K. Type Ⅰ interferon in the pathogenesis of lupus［ J ］. J Immunol, 2014, 192(12): 5459−5468.

［ 16 ］ Dooley M A, Jayne D, Ginzler E M, et al. Mycophenolate versus azathioprine as maintenance therapy for lupus nephritis［ J ］. N Engl J Med, 2011, 365(20): 1886−1895.

［ 17 ］ Furie R, Nicholls K, Cheng T T, et al. Efficacy and safety of abatacept in lupus nephritis: a twelve-month, randomized, double-blind study［ J ］. Arthritis Rheumatol, 2014, 66(2): 379−389.

［18］ Group A T. Treatment of lupus nephritis with abatacept: the Abatacept and Cyclophosphamide Combination Efficacy and Safety Study［J］. Arthritis Rheumatol, 2014, 66(11): 3096−3104.

［19］ Hahn B H, McMahon M A, Wilkinson A, et al. American College of R. American College of Rheumatology guidelines for screening, treatment, and management of lupus nephritis ［J］. Arthritis Care Res (Hoboken), 2012, 64(6): 797−808.

［20］ Hahn B H, McMahon M A, Wilkinson A, et al. American College of Rheumatology guidelines for screening, treatment, and management of lupus nephritis［J］. Arthritis Care Res (Hoboken), 2012, 64(6): 797−808.

［21］ Hahn B H. Belimumab for systemic lupus erythematosus［J］. N Engl J Med, 2013, 368(16): 1528−1535.

［22］ Holdsworth S R, Gan P Y, Kitching A R. Biologics for the treatment of autoimmune renal diseases［J］. Nat Rev Nephrol, 2016, 12(4): 217−231.

［23］ Houssiau F A, D'Cruz D, Sangle S, et al. Azathioprine versus mycophenolate mofetil for long-term immunosuppression in lupus nephritis: results from the MAINTAIN Nephritis Trial［J］. Ann Rheum Dis, 2010, 69(12): 2083−2089.

［24］ Houssiau F A, Vasconcelos C, D'Cruz D, et al. The 10-year follow-up data of the Euro-Lupus Nephritis Trial comparing low-dose and high-dose intravenous cyclophosphamide ［J］. Ann Rheum Dis, 2010, 69(1): 61−64.

［25］ Illei G G, Austin H A, Crane M, et al. Methylprednisolone improves long-term renal outcome without adding toxicity in patients with lupus nephritis［J］. Ann Intern Med, 2001, 135(4): 248−257.

［26］ Kidney Disease: Improving Global Outcomes (KDIGO) Glomerulonephritis Work Group. KDIGO Clinical Practice Guidelines for Glomerulonephritis［J］. Kidney Int Suppl, 2012, 2: 139−274.

［27］ Korbet S M, Schwartz M M, Evans J, et al. Severe lupus nephritis: racial differences in presentation and outcome［J］. J Am Soc Nephrol, 2007, 18(1): 244−254.

［28］ Lertdumrongluk P, Somparn P, Kittanamongkolchai W, et al. Pharmacokinetics of mycophenolic acid in severe lupus nephritis［J］. Kidney Int, 2010, 78(4): 389−395.

［29］ Liu Z, Zhang H, Liu Z, et al. Multitarget therapy for induction treatment of lupus nephritis: a randomized trial［J］. Ann Intern Med, 2015, 162(1): 18−26.

［30］ Lui S L, Tsang R, Chan K W, et al. Rapamycin attenuates the severity of established nephritis in lupus-prone NZB/W F1 mice［J］. Nephrol Dial Transplant, 2008, 23(9): 2768−2776.

［31］ Lui S L, Yung S, Tsang R, et al. Rapamycin prevents the development of nephritis in lupus-prone NZB/W F1 mice［J］. Lupus, 2008, 17(4): 305−313.

［32］ Mitrev N, VandeCasteele N, Seow C H, et al. Review article: consensus statements on therapeutic drug monitoring of anti-tumour necrosis factor therapy in inflammatory bowel diseases［J］. Aliment Pharmacol Ther, 2017, 46(11−12): 1037−1053.

［33］ Mok C C, Ying K Y, Yim C W, et al. Tacrolimus versus mycophenolate mofetil for induction therapy of lupus nephritis: a randomised controlled trial and long-term follow-up

[J]. Ann Rheum Dis, 2016, 75(1): 30−36.

[34] Osio-Salido E, Manapat-Reyes H. Epidemiology of systemic lupus erythematosus in Asia [J]. Lupus, 2010, 19(12): 1365−1373.

[35] Pendergraft W F, Tumlin J A, Rovin B H, et al. AURA-LV: Successful treatment of active lupus nephritis with voclosporin[C]. J Am Soc Nephrol, 2016, 27: 2B (Late-breaking clinical trial).

[36] Radhakrishnan J, Cattran D C. The KDIGO practice guideline on glomerulonephritis: reading between the (guide)lines — application to the individual patient[J]. Kidney Int, 2012, 82(8): 840−856.

[37] Rovin B H, Furie R, Latinis K, et al. Efficacy and safety of rituximab in patients with active proliferative lupus nephritis: the Lupus Nephritis Assessment with Rituximab study[J]. Arthritis Rheum, 2012, 64(4): 1215−1226.

[38] Rovin B H, Song H, Birmingham D J, et al. Urine chemokines as biomarkers of human systemic lupus erythematosus activity[J]. J Am Soc Nephrol, 2005, 16(2): 467−473.

[39] Rovin B H, van Vollenhoven R F, Aranow C, et al. A multicenter, randomized, double-blind, placebo-controlled study to evaluate the efficacy and safety of treatment with sirukumab (CNTO 136) in patients with active lupus nephritis[J]. Arthritis Rheumatol, 2016, 68(9): 2174−2183.

[40] Sinha A, Bagga A. Rituximab therapy in nephrotic syndrome: implications for patients' management[J]. Nat Rev Nephrol, 2013, 9(3): 154−169.

[41] Smolen J S, Landewe R, Bijlsma J, et al. EULAR recommendations for the management of rheumatoid arthritis with synthetic and biological disease-modifying antirheumatic drugs: 2016 update[J]. Ann Rheum Dis, 2017, 76(6): 960−977.

[42] Tedeschi S K, Johnson S R, Boumpas D, et al. Developing and refining new candidate criteria for SLE classification: an international collaboration[J]. Arthritis Care Res (Hoboken), 2018, 70(4): 571−581.

[43] Touma Z, Urowitz M B, Fortin P R, et al. Systemic lupus erythematosus disease activity index 2000 responder index-50: a reliable index for measuring improvement in disease activity[J]. J Rheumatol, 2011, 38(5): 868−873.

[44] Trouw L A, Pickering M C, Blom A M. The complement system as a potential therapeutic target in rheumatic disease. Nature reviews rheumatology[J]. 2017, 13(9): 538−547.

[45] Wang S, Li X, Qu L, et al. Tacrolimus versus cyclophosphamide as treatment for diffuse proliferative or membranous lupus nephritis: a non-randomized prospective cohort study [J]. Lupus, 2012, 21(9): 1025−1035.

[46] Wang W, Mou S, Wang L, et al. Up-regulation of Serum MiR-130b-3p Level is Associated with Renal Damage in Early Lupus Nephritis[J]. Sci Rep, 2015, 5: 12644.

[47] Yap D Y, Ma M K, Mok M M, et al. Long-term data on corticosteroids and mycophenolate mofetil treatment in lupus nephritis[J]. Rheumatology (Oxford), 2013, 52(3): 480−486.

[48] Yap D Y, Ma M K, Mok M M, et al. Long-term data on tacrolimus treatment in lupus nephritis[J]. Rheumatology (Oxford), 2014, 53(12): 2232−2237.

[49] Yap D Y, Ma M K, Tang C S, et al. Proliferation signal inhibitors in the treatment of lupus

nephritis: preliminary experience［J］. Nephrology (Carlton), 2012, 17(8): 676−680.

［50］ Yap D Y, Tang C S, Ma M K, et al. Survival analysis and causes of mortality in patients with lupus nephritis［J］. Nephrol Dial Transplant, 2012, 27(8): 3248−3254.

［51］ Yap D Y, Yung S, Zhang Q, et al. Mesangial cell-binding activity of serum immunoglobulin g in patients with lupus nephritis［J］. PLoS One, 2014, 9(7): e101987.

［52］ Yung S, Chan T M. Anti-dsDNA antibodies and resident renal cells — their putative roles in pathogenesis of renal lesions in lupus nephritis［J］. Clin Immunol, 2017, 185: 40−50.

［53］ Yung S, Chan T M. Autoantibodies and resident renal cells in the pathogenesis of lupus nephritis: getting to know the unknown［J］. Clin Dev Immunol, 2012, 2012: 139365.

［54］ Yung S, Cheung K F, Zhang Q, et al. Anti-dsDNA antibodies bind to mesangial annexin Ⅱ in lupus nephritis［J］. J Am Soc Nephrol, 2010, 21(11): 1912−1927.

［55］ Yung S, Cheung K F, Zhang Q, et al. Mediators of inflammation and their effect on resident renal cells: implications in lupus nephritis［J］. Clin Dev Immunol, 2013, 2013: 317682.

［56］ Yung S, Ng C Y, Au K Y, et al. Binding of anti-dsDNA antibodies to proximal tubular epithelial cells contributes to renal tubulointerstitial inflammation［J］. Clin Sci, 2017, 131(1): 49−67.

［57］ Yung S, Ng C Y, Ho S K, et al. Anti-dsDNA antibody induces soluble fibronectin secretion by proximal renal tubular epithelial cells and downstream increase of TGF-beta1 and collagen synthesis［J］. J Autoimmun, 2015, 58: 111−122.

［58］ Yung S, Tsang R C, Sun Y, et al. Effect of human anti-DNA antibodies on proximal renal tubular epithelial cell cytokine expression: implications on tubulointerstitial inflammation in lupus nephritis［J］. J Am Soc Nephrol, 2005, 16(11): 3281−3294.

［59］ Yung S, Zhang Q, Chau M K, et al. Distinct effects of mycophenolate mofetil and cyclophosphamide on renal fibrosis in NZBWF1/J mice［J］. Autoimmunity, 2015, 48(7): 471−487.

［60］ Yung S, Zhang Q, Zhang C Z, et al. Anti-DNA antibody induction of protein kinase C phosphorylation and fibronectin synthesis in human and murine lupus and the effect of mycophenolic acid［J］. Arthritis Rheum, 2009, 60(7): 2071−2082.

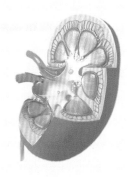

第六章

中西医整合医学防治
慢性肾脏病的临床转化

据统计,我国慢性肾衰发病率为100 ~ 150/百万,约有1亿CKD患者,其中约10%进入透析治疗,如能延迟透析一年,则每年每位患者可节省约5万元(以透析费用约6万元/年,治疗方案费用约1万元/年计算)。因此,延缓CKD的进展保护肾功能显得尤为重要。积极寻找和研究有效的中药制剂对于提高CKD的疗效、丰富临床治疗方法具有重要临床指导意义。本章从CKD进展与肾纤维化关系着手,从临床实验和体内外角度探讨抗纤灵方(丹参、制大黄、当归、怀牛膝、桃仁)以及传统中药黄芪改善肾功能和抗肾纤维化的作用和机制。

第一节　肾脏纤维化与慢性肾脏病

慢性肾脏病(CKD)已成为全球威胁公众健康的公共卫生问题,给患者本人、家庭、社会都带来一定的负担。引起CKD的原因较多,且各因素之间互相影响,经过一系列复杂的生化反应,最终导致CKD的发生和发展。通过对CKD发病原因、发病机制等文献总结,可以了解其发病规律,并针对相关病因治疗,才能做到延缓CKD的进展,防止ESRD的发生。

肾小球硬化和肾间质纤维化,即通常所说的肾纤维化,是指肾脏在感染、毒性损害等各种因子作用下的自身病理修复过程。肾纤维化的形成过程有固有细胞损伤、炎性细胞浸润、促/抑纤维化因子的平衡失调、细胞外基质聚集和降解的动态平衡紊乱等多个环节,最终导致细胞外基质在肾组织中过度沉积,进而致使肾功能丧失而发展为ESRD。肾纤维化是CKD发展成为ESRD的必经通道,也是其发展的最终结局,主要表现为肾小管间质纤维化、肾小球和肾血管的硬化,硬化和纤维化造成肾小球毛细血管襻闭塞;另一方面,还可引起细胞外基质增多,特别是基质蛋白的合成增加,降解减少,最终引起细胞外基质成分堆积过多。细胞外基质沉积又进一步形成纤维瘢痕,引起肾组织形态学重构,导致肾实质毁损和肾功能丧失。

一、引起肾脏纤维化改变的原因

1. 促/抑纤维化因子的不规律释放

促/抑纤维化因子的不规律释放,细胞的受损或者活化,抑/促纤维化因子释放的动态平衡,目前已知的抑肾间质纤维化分子有肝细胞生长因子(hepatocyte growth factor, HGF)、INF-γ等,促肾间质纤维化分子有TGF-β、组织金属蛋白酶抑制物(tissue inhibitor of metalloproteinase, TIMP)等。

2. 细胞外基质降解酶动态变化

细胞外基质生成和降解之间的动态平衡被打乱,引起细胞外基质聚集在肾脏而形成纤维化,细胞外基质的降解主要由细胞外基质降解酶系统调控,其中常见的如MMP激活物/抑制物、纤溶酶原激活物/抑制物,上述细胞因子的活性异常或者和表达失常,都可以导致肾脏纤维化。

3. 肾小管 EMT

肾小管 EMT 是以肾小管细胞失去其上皮表型并获得间充质细胞特性的一个过程。当疾病发展到一定程度时，损伤的小管基膜就会出现小管上皮细胞迁移进入管周间质现象，进入间质的肾小管上皮细胞失去其分子标记而得到间充质的特性表达。成纤维细胞特异性蛋白 1（fibroblast specificprotein 1, FSP-1）是一种伴随细胞骨架的钙结合蛋白，正常情况下不能在上皮细胞表达，当肾小管基膜出现疾病后，肾小管上皮能表达 FSP-1。在单侧输尿管梗阻（unilateral ureteral obstruction, UUO）模型鼠中亦发现大量共处于上皮和间充质的转化阶段的细胞。实验显示，EMT 能够使肾上皮细胞失去黏附作用，或者使 α-SMA 的原位表达发生变化，或者能使肌动蛋白骨架结构异常，导致肾脏纤维化。

4. 炎症细胞因子的参与

IL-10、TNF-α、中性粒细胞等参与或者直接介导炎症损伤，结果是肾小管上皮细胞的活化异常，或者导致肾间质单核/巨噬细胞的浸润，最终发生肾脏纤维化改变。

5. 慢性缺氧

目前研究认为长期缺氧导致细胞生成缺氧诱导因子（hypoxia-inducible factor, HIF）-1α 的增多是缺氧诱导纤维化这一过程中的重要因素，它通过激活体内缺氧性基因的表达，促使肾小管萎缩和间质纤维化。Stravodimos 等发现在介导缺氧适应性反应的众多因子中，HIF-1α 是细胞缺氧的可靠标志物，能持续地表达而较少受到其他因素的影响，并且在氧含量极低的环境中，仍能保持一定的表达水平。此外，研究还发现在缺氧环境里的实验大鼠肾组织中出现了大量成纤维细胞和肾小管上皮细胞转分化为肌成纤维细胞的现象，提示 HIF-1α 可能在缺氧诱导的肾间质纤维化过程中扮演了重要角色。

肾脏纤维化是指成纤维细胞及其分泌的细胞外基质（如 Ⅰ～Ⅳ 型胶原、层黏连蛋白和纤维连接蛋白）等取代正常的肾脏组织结构。大量动物实验证实，不伴有肾间质纤维化的肾脏疾病中，肾功能的损害进展较慢，因此肾间质纤维化越来越受到关注和重视。在其发生过程中，肾间质中 30%～50% 新增纤维细胞来源于 EMT。在肾纤维化过程中，EMT 经历了一个有序的调节过程：① 上皮细胞失去黏附能力；② α-SMA 的表达；③ 肾小管基膜破坏；④ 细胞迁移和侵袭能力增强。在正常情况下肾小管与肾间质之间有肾小管基膜间隔，对肾间质起保护作用；只有当肾小管基膜完整性受到破坏后，肾小管上皮细胞表达的细胞因子及发生 EMT 的肾小管上皮细胞才有可能进入肾间质，诱发肾间质炎症和纤维化。在 EMT 过程中，α-SMA 阳性肾小管上皮细胞移行到肾间质中，活化并增殖为肌成纤维细胞,其合成并分泌大量胶原,使细胞外基质过量分泌并积聚排列紊乱,进而导致肾小管间质纤维化。EMT后的细胞由鹅卵石形变成梭形,类似成纤维细胞形态,不再表达E-钙黏蛋白等,而表达 α-SMA、波形蛋白(vimentin)及FSP-1。因此, α-SMA、vimentin、E-钙黏蛋白等是EMT发生及肾小管间质纤维化的标志性蛋白。

二、常见的抑制肾脏纤维化的抑制因子

1. 骨形态发生蛋白 (bone morphogenetic protein, BMP) -7

BMP-7通过抑制上皮细胞转分化为间充质、肾脏上皮细胞的凋亡、小管间质炎症,阻止TGF-β诱导的纤溶酶原活化抑制因子1表达,维持MMP-2的表达及活性;减少TNF-α刺激人近曲小管上皮细胞产生的多种促炎性因子表达及TGF-β_1诱导的Smad2,P3P4复合物的核转录,对肾间质纤维化起到预防及逆转作用抑制纤维化发生发展。

2. 促红细胞生成素

有观察显示,促红细胞生成素可以减缓慢性肾小管间质性肾炎的病理过程,减轻慢性肾间质纤维化病变程度,这可能与促红细胞生成素可以① 抑制TGF-β_1及 α-SMA的表达;② 抑制肾小管EMT;③ 减轻肾间质的炎性细胞浸润、减少胶原合成、抑制肾间质纤维化的进展等原因有关。促红细胞生成素是一种糖蛋白激素,正常人的血浆促红细胞生成素水平维持在15 ~ 20 IU/L。成人促红细胞生成素主要由肾皮质和外髓间质的1型纤维原细胞产生,HIF-1是其主要调节因子。人促红细胞生成素基因为氧依赖性基因,在3′端非编码区含有HIF反应元件,是HIF重要的下游基因之一。在机体缺氧时HIF-1 α 降解被抑制,并进入细胞核内与HIF-1β结合,形成转录因子复合物HIF后与促红细胞生成素基因结合,激活缺氧信号通路包括蛋白激酶A和C、磷脂酶A2等,增强促红细胞生成素基因的表达,诱导促红细胞生成素生成。自人类首次使用重组人红细胞生成素治疗肾性贫血以来,促红细胞生成素的应用始终局限于改善各种原因如肿瘤化疗后、人类免疫缺陷病毒(human immunodeficiency virus, HIV)感染、外科手术失血过多等引起的贫血。促红细胞生成素为细胞因子受体超家族成员之一,是一种跨膜受体。促红细胞生成素的促红细胞生成的作用正是通过与红细胞表面的促红细胞生成素R结合完成的。近年来,随着促红细胞生成素受体在众多其他器官组织如心血管、肾、中枢和外周神经系统的发现,足以推测促红细胞生成素可能不仅发挥促进红细胞生成的作用。促红细胞生成素与促红细

生成素受体结合后介导促红细胞生成素促进血管再生、阻止细胞凋亡、促进骨髓内皮祖细胞动员从而提升血管修复等作用,其主要涉及以下3条细胞内信号通路:Janus家族蛋白酪氨酸激酶2——信号转导和转录活化因子5通路、磷脂酰肌醇3激酶/蛋白激酶B通路、NF-κB通路,参与了肾脏的纤维化,也参与了CKD的发生。

3. MMP和TIMP

大量研究证实MMP/TIMP功能紊乱,尤其是TIMP-1的增多,使MMP活性受限,细胞外基质降解减少,促进肾间质纤维化形成。另有研究表明,MMP-9能降解肾小球基膜的基本成分,在肾小管间质纤维化早中期的肾小球基膜降解过程中起了关键作用,促进了EMT的发生和发展。

4. E-钙黏蛋白

是维持肾小管上皮细胞极性和紧密连接的重要黏附分子。Bedi等通过对慢性移植肾小管萎缩症/间质纤维化的研究发现,在肾间质纤维化之后的肾小管上皮细胞E-钙黏蛋白表达显著减少,提示在EMT导致的肾间质纤维化疾病进展过程中,E-钙黏蛋白表达的下降以及细胞黏附作用的减弱甚至丧失起了不可忽视的作用。此外,也有研究认为E-钙黏蛋白表达降低,细胞-细胞间黏附作用减弱,造成上皮细胞表达α-SMA、vimentin过度增加,促进了肾小管EMT。

三、双向调节因子

Ets-1家族及特征 *Ets* 基因于1990年由美国Frederic国家癌症研究所在研究禽类的反转录病毒E26时首先发现。随后证实,许多细胞含 *Ets* 基因,这些 *Ets* 基因与E26拥有高度保守的同源序列,Ets家族是细胞内最大的信号依赖转录调控因子家族之一,故命名为E26 trans-formation specific(Ets)。目前已经发现的Ets家族成员多于30种,包括Ets-1、Ets-2、Elf-3(E74-like factor3)等。Ets-1在肾脏纤维化中的双向作用,如Ets-1可抑制肾脏纤维化的进展,如Ets-1通过MMP及TIMP的途径促进细胞外基质降解MMP及TIMP在降解细胞外基质过程中起重要作用。TGF-β_1在肾脏纤维化过程中起着重要的作用,Ets-1与HGF相互作用,HGF在AKI后的肾小管修复和再生过程起着重要作用。血管紧张素Ⅱ上调肾组织Ets-1的表达促进肾脏纤维化,已有大量的研究显示Ets-1在肾脏纤维化中的作用及机制比较复杂。在不同状态及不同的环境下,其对肾脏纤维化的影响也不同,激活某些信号途径可对肾脏纤维化起促进作用,而激活另一些途径则可抑制肾脏的纤维化。

miRNA有鲜明的组织特异性,对靶基因的调控具有高度的特异性和高效性,每个miRNA的作用机制及调节途径非常复杂,其相互作用也异常复杂。通过大量长期的研究,miRNA在肾纤维化进程中的部分特点及机制有所阐明,但整体调控机制和靶点的相关研究和认识尚需继续的深入和完善。miRNA在肾纤维化进程中的研究不仅是对各种急CKD病理机制演进的探讨,而且还为疾病的治疗提示了相应的基因治疗的靶点。miRNA作为多种肾脏病变的关键调节因子引起了学者的广泛关注,miR192、miR200家族等在肾纤维化的发生和发展中发挥了重要作用。其中miR192在肾内高度表达,并能始动多种miRNA家族;miR29家族则具有明显的抗纤维化作用;miR29循环还可作为一种可靠的肾纤维化标志物,而且细胞和动物模型研究显示,针对miRNA的治疗能有效改善肾脏纤维化。此外还发现,多种肾脏病患者尿液中都含有大量miRNA。因此其在肾脏纤维化中的作用及其信号通路还有待于进一步研究,以期为延缓肾脏纤维化能提供新的治疗切入点。

CKD最终结果就是造成ESRD,这是一种危害人民健康的严重疾病。尽管中国大陆的ESRD患病率(约300/百万)低于日本(1 642/百万)、中国台湾地区(1 423/百万)和美国(1 403/百万),但是CKD的发病率仍相当高,ESRD的潜在威胁很大,专家预计ESRD患病率将以每年10%左右的速度增长。透析是ESRD的主要治疗方法,每年数百亿的高额诊疗费用为国家、企业及患者本人带来了沉重的经济负担。但在中国ESRD的治疗率和可及性与发达国家还存在着较大差距。据肾脏病透析登记资料显示,仅有不到10%(约4万人)的患者在接受透析治疗,且多集中在大中城市,说明不少患者由于经济等原因还得不到及时的透析治疗。即使在享受基本医疗保险的人群中,也有些患者由于经济等各种原因得不到有效的治疗。一名透析患者的年治疗费用高达8~10万元人民币。尽管基本医疗保险统筹基金支付了70%~90%的治疗费用,剩余上万元的透析费用对患者来说仍然是很大的压力。过重的经济负担迫使许多患者减少透析次数,这不仅严重影响了他们的生活质量和生存率,还阻碍了他们回归社会、重新工作的进程,造成社会生产力的极大浪费。因此,不仅要在社会保障上增加投入,而且更需要通过寻求经济、简单、安全、高效的抗肾纤维化药物筛选模型,进一步建立具有国际水平的有自主知识产权的抗肾纤维化药物筛选平台,从而尽快研发出预防和治疗肾纤维化的药物,在患者数令人震惊、肾病防治形势严峻的情况下,这将体现其实用价值,并且具有重大的科学意义和社会意义。

CHIP蛋白对慢性肾病基因调控以及中药抗纤灵方干预的慢性肾病单侧输尿管梗阻再通（relief of unilateral ureteral obstruction, RUUO）模型的研究项目是一项国际前沿的生命科学领域的研究，对于在此方向上与国际最前端科学研究同步起着至关重要的作用，可以提高我国在治疗肾脏病以及抗肾纤维化研究领域的国际地位。这种利用基因重组技术建立的高灵敏度抗慢性肾病药物筛选模型的建立，将直接铺平在基因水平抗慢性肾衰药物筛选平台的产业化之路，研究成果将会提供一个强大的工具，在更大的范围内用更经济简单的方法寻找和设计出药效强、不良反应小，特别是在中药领域用于预防和治疗慢性肾病的有效药物。目前，临床统计结果显示，某些中药有治疗和预防慢性肾病的效果，但是因为没有分子机制和细胞学上的论证，所以很难在国际市场上实现商业化。因此，这个建立在中国的抗慢性肾病药物筛选模型的研发会极大地促进中药产业的发展，届时将中药进一步推向世界市场，提高中医中药在国际上的知名度，同时带来巨大的经济效益。

目前，中医中药治疗慢性肾病以及抗肾纤维化研究有以单味药，也有以复方成药或经典方剂，并从多个角度探讨其延缓慢性肾病、慢性肾衰肾小管间质纤维化方面的作用，表明中医中药可能从多方面发挥对慢性肾病、肾衰竭导致肾间质纤维化的防治作用，从而延缓慢性肾病的进展。然而，大多数试验研究不够系统深入，大量研究集中于临床报道，尤其是结合中西医病因病理因素进行的肾小管间质病变的基础研究较少。因此，应用SD大鼠RUUO肾脏病模型为实验对象，从与肾纤维化密切相关的CHIP蛋白以及调节TGF-β/Smad蛋白的变化入手，并以这些蛋白质构建芯片，对抗慢性肾衰肾纤维化的扶正活血化瘀药物抗纤灵方进行研究，发现其抗肾纤维化机制，再回到临床进行CKD 3期疗效研究，将大大缩短药物开发的时间。

第二节　抗纤灵方组方原则

一、抗纤灵方的立方依据

CKD的病机是本虚标实。本虚为脾肾阳虚、肝肾阴虚、气阴不足、阴阳两虚等，标实为湿浊、水停、动风、瘀血等。肾病日久，气血不足，气虚血虚，气机不畅，气滞血瘀，络脉阻塞，而从CKD发病发展到慢性肾衰，有肾小球纤维化、肾单位毁损,即所谓存在"微癥瘕"。因此,从慢性肾衰的肾脏病理上看,一直存在瘀血内停的表现。临床大量研究表明慢性肾衰竭患者或多或少见有血瘀证。血瘀气滞、络脉阻塞是本病的病机特点之一,如面色晦暗或黧黑、肌肤甲错、腰部有固定痛、唇甲青紫、舌质紫黯有瘀点、脉涩等。根据有关慢性肾衰竭、肾纤维化病因病机研究发现,慢性肾衰竭、肾纤维化基本病机是肾虚血瘀;再从临床及动物实验研究中显示活血化瘀补肾中药复方及单体能延缓CKD、肾纤维化进展。因此,从CKD、肾纤维化病因病机及治疗方法的指导思想出发,我们确立了在扶正祛邪基础上着重活血化瘀的抗纤灵方组方,选取丹参、制大黄、当归、怀牛膝、桃仁五味中药组成,以活血化瘀为主,兼以扶正泄浊。丹参、制大黄为君药,丹参一味功同四物汤,扶正补血活血,制大黄清热泄浊活血;桃仁为臣药,祛瘀活血;当归为佐药,补血活血;牛膝为使药,补肾活血,又引诸药归于肾经。方中丹参、制大黄活血清热,辅以当归、牛膝益肾补血活血,桃仁加强祛瘀活血之力,诸药合用共为活血化瘀、扶正泄浊之功。

二、抗纤灵方的组方分析

组成:丹参、制大黄、牛膝、桃仁、当归。功效:活血化瘀,扶正泄浊。丹参、制大黄为君药,丹参益气活血,制大黄清热泄浊活血;桃仁为臣药,祛瘀活血;当归为佐药,补血活血;牛膝为佐使药,补肾活血,又引诸药归于肾经。组方特点:综观全方,以活血为特征,兼以扶正泄浊,攻补兼施,温凉并用,补中有通,行中有补,方证相符,药味组成精简,寒温并用,祛邪不伤正,扶正不留邪。

第三节 抗纤灵方的基础研究

一、抗纤灵对UUO和RUUO大鼠模型的研究

肾间质纤维化是各种肾脏疾病进展到终末期肾功能衰竭的共同途径。大量临床和实验研究表明,肾小管间质损害程度与肾功能的相关性比肾小球病变更为密切,是反映肾功能下降严重程度及判断预后的最重要指标。目前,抗肾纤维化还缺乏有效的治疗药物。因此,在临床上寻找能阻止或减缓肾间质纤维化的中药具有重要意义。通过建立大鼠UUO和RUUO肾间质纤维化模型,动态观

察抗纤灵对大鼠肾功能、α-SMA、Col Ⅰ α2及肾脏病理改变的影响,探讨其可能机制,为临床防治肾纤维化寻找新的治疗途径。

1. 实验材料

健康SPF级雄性SD大鼠150只,体重(200±20)g,由上海中医药大学实验动物中心提供。实验动物许可证号:SYXK(沪)2004-0005;实验动物合格证号0058668。分笼饲养于12 h光照、相对湿度45%的饲养笼中,动物自由饮水、摄食,室温喂养。以上海中医药大学附属曙光医院实验动物中心为标准的SPF级实验动物中心。抗纤灵颗粒剂:由丹参15 g、制大黄15 g、桃仁12 g、当归12 g、牛膝9 g组成,水提浓缩,含生药2 g/ml,由曙光医院制剂室提供。氯沙坦:商品名:科素亚,杭州默沙东制药有限公司生产。

2. 实验方法

(1)UUO和RUUO模型建立:适应性喂养1周后,UUO模型对照组72只SPF级SD大鼠以3%戊巴比妥钠(1.5 ml/kg)腹腔注射麻醉后,右侧卧位于手术台上,局部剃毛,以碘伏常规消毒,铺孔巾,取左侧肋腰点附近为手术切口,依次切开皮肤、皮下组织及肌层,暴露左侧肾脏及肾蒂,分离左侧输尿管,用4-0丝线进行双结扎输尿管近肾盂段,然后逐层缝合。假手术组以同样方法暴露肾脏后仅游离左侧输尿管后缝合。RUUO模型组54只SPF级SD大鼠接受左侧输尿管植入硅胶管脂肪垫加压梗阻后,分别于第7天后接受第2次手术,术中取出植入硅胶管,疏通左侧输尿管,从而解除左肾梗阻。

(2)UUO造模分组:对照组、抗纤灵组和氯沙坦组,每组大鼠24只;RUUO造模分组:对照组、抗纤灵组和氯沙坦组,每组大鼠18只;另设假手术组大鼠24只。

(3)观察指标。① 肾功能指标:BUN和Scr。② 肾小管功能指标:尿NAG和β₂-MG。③ 肾脏病理学检查:肾小管间质纤维化指数、肾组织Masson染色,光镜下观察。④ 肾小管间质纤维化评分:在PAS-9000高清晰度数码显微图像分析系统下计算肾小管间质纤维化指数,高倍镜(×200)下随机选取6个不重叠视野测定小管间质纤维化面积与同视野小管间质总面积的百分比,进行半定量评分。评分标准:0分(无病变)、1分(<25%);2分(26%~50%);3分(>50%)。每张切片取6个视野的平均积分,再取各组平均值。⑤ 免疫组织化学染色:观察Col Ⅰ和α-平滑肌动蛋白的表达情况。

3. 研究结果

1)肾脏外观改变

大鼠以3%戊巴比妥钠(1.5 ml/kg)腹腔注射麻醉后,固定于手术台上,沿腹正中线依次切开皮肤、皮下组织、肌层及腹膜,暴露双侧肾脏,观察肾脏病变情况。UUO 术后 7 天,左侧(梗阻侧)肾脏体积明显较右侧增大,颜色灰红,肾脏包膜增厚,出现肾盂积水,右侧肾脏外观无改变。随着梗阻时间延长,梗阻侧肾脏显著增大肿胀呈大枣状,表面不平,灰红相间,包膜显著增厚,部分包膜出现新生血管,个别大鼠出现肾盂积脓。而 RUUO 模型对照组的左侧(解除梗阻侧)肾脏体积明显较同时间点的 UUO 模型对照组缩小,颜色较红,肾盂积水减轻,右侧肾脏萎缩。随着解除梗阻时间延长,解除梗阻侧肾脏显著缩小,表面平滑,色泽红润。与对应时间点的 UUO 模型对照组和 RUUO 模型对照组相比,抗纤灵组梗阻侧以及解除梗阻侧肾脏肿大及积水程度较轻,色泽较红润。

2)尿 NAG 和 β_2-MG 的变化

(1)UUO 模型:分别于术后第 7、14、21、28 天,对照组和假手术组 NAG 比较,差异有统计学意义($P < 0.01$),证明模型成功;而经过抗纤灵和氯沙坦治疗后,与对照组比较,NAG 水平均有不同程度下降($P < 0.05$ 或 $P < 0.05$)。对照组与假手术组 β_2-MG 比较,差异也有统计学意义($P < 0.01$);而经过抗纤灵和氯沙坦治疗后与对照组比较,β_2-MG 水平均有不同程度下降,抗纤灵组与对照组比较在 4 个时间点上均有统计学意义($P < 0.01$),而氯沙坦组只有第 7 天时有统计学差异($P < 0.01$)。

(2)RUUO 模型:分别于术后第 14、21、28 天,对照组与假手术组比较,NAG 和 β_2-MG 水平差异均有统计学意义($P < 0.01$);抗纤灵和氯沙坦治疗后与对照组比较,均有不同程度下降,抗纤灵组在 4 个时间点上均显著低于对照组($P < 0.01$ 或 $P < 0.05$);而氯沙坦组只在术后第 21 和 28 天 2 个时间点低于对照组($P < 0.05$ 和 $P < 0.01$)。

3)BUN 和 Scr 水平的变化

(1)UUO 模型:假手术组术后 BUN 和 Scr 水平无明显变化;而对照组 BUN 和 Scr 水平开始升高,均显著高于假手术组($P < 0.01$)。术后第 21 和 28 天,通过对侧肾脏的代偿,对照组的 BUN 和 Scr 水平反而下降。抗纤灵组和氯沙坦组 BUN 和 Scr 的变化趋势与 UUO 模型对照组一致,分别于术后第 7、14、21 和 28 天抗纤灵组与对照组比较,差异有统计学意义($P < 0.01$);而氯沙坦组只在术后第 7 和 14 天与对照组分别比较,差异有统计学意义($P < 0.01$)。

(2)RUUO 模型:对照组术后 BUN 和 Scr 水平开始逐渐下降,与假手术组比较差异均有统计学意义($P < 0.01$)。抗纤灵组和氯沙坦组 BUN 和 Scr 的变化趋势与对照组一致,分别于术后第 14、21、28 天抗纤灵组与模型组比较,差异均有统计学意义($P < 0.01$);而氯沙坦组只在术后第 14、28 天与对照组比较,差异有统计学意义($P < 0.05$)。

4）肾脏组织的病理学改变

（1）UUO模型：Masson染色显示假手术组肾脏未见明显病变，UUO术后第7天，梗阻侧肾组织出现炎性细胞浸润，主要为单核-巨噬细胞和淋巴细胞，肾间质水肿，部分近端小管上皮细胞空泡变性，管腔内可见脱落坏死的上皮细胞，远端肾小管扩张。第14天，炎性细胞浸润及细胞增殖更为明显，部分肾小管消失；集合管、远曲小管扩张呈囊状，皮质变薄；部分近端小管保存尚好，出现间质纤维化。术后第21天，大量炎性细胞浸润及细胞增殖，皮髓质变薄，间质纤维化进一步加重。术后第28天，炎性细胞浸润减少，皮质极薄，部分肾小管萎缩消失，纤维化显著，肾小球病变均不明显。病理改变证明单侧输尿管结扎致肾间质纤维化模型的建立是成功的。抗纤灵组和氯沙坦组炎性细胞浸润较轻，肾小管变性、萎缩及间质纤维化程度较对照组轻。

（2）RUUO模型：Masson染色显示RUUO模型对照组部分近端小管保存尚好，肾组织出现炎性细胞浸润，但是较UUO模型对照组明显减少；未见远端肾小管扩张，部分小管空泡变性，但是纤维化程度较轻。病理改变证明单侧输尿管结扎致肾间质纤维化再通模型的建立是成功的。抗纤灵组Masson染色显示部分近端小管保存尚好，肾组织出现炎性细胞浸润但是较对照组明显减少。未见远端肾小管扩张，未见肾小管空泡变性，纤维化程度较轻。表明再通后早期肾小管间质纤维化的可逆性。氯沙坦组部分近端小管上皮细胞空泡变性，管腔内可见脱落坏死的上皮细胞，未见肾小管萎缩消失，集合管和远曲小管病变程度较轻，纤维化较轻。

5）肾小管间质纤维化定量分析

肾组织进行Masson染色，光镜下观察。在PAS-2000高清晰度数码显微图像分析系统下计算肾小管间质纤维化指数。高倍镜（×200）下随机选取6个不重叠视野测定小管间质纤维化面积与同视野小管间质总面积的百分比，进行半定量评分。评分标准：0分（无病变）；1分（< 25%）；2分（26% ～ 50%）；3分（> 50%）。每张切片取6个视野的平均积分，再取各组平均值。

术后第14、21和28天，UUO模型对照组肾小管间质纤维化损害指数分别为2.66 ± 0.18、2.69 ± 0.07和2.95 ± 0.04。RUUO模型对照组分别为2.42 ± 0.27、2.01 ± 0.09和1.68 ± 0.07，RUUO模型对照组在术后各时间点的肾小管损害和间质纤维化程度显著低于UUO模型对照组（$P < 0.01$）。经过抗纤灵和氯沙坦治疗后纤维化指数均明显下降，与对照组比较，差异也均有统计学意义（$P < 0.01$）。

6）Col Ⅰ的表达

（1）UUO模型：Col Ⅰ免疫组织化学染色见阳性物质呈棕黄色，假手术组

ColⅠ仅在肾间质有微量表达,随着梗阻时间的延长,对照组ColⅠ的表达逐渐增多,表达部位主要在肾间质;分别于术后第7、14、21和28天比较,抗纤灵组和氯沙坦组ColⅠ的表达均较对照组轻($P < 0.01$);且在术后第14、21、28天,抗纤灵组ColⅠ的表达均低于氯沙坦组($P < 0.01$)。

(2)RUUO模型:对照组术后ColⅠ表达逐渐减少,表达部位主要在肾间质;分别在术后第7、14、21和28天比较,抗纤灵组ColⅠ的表达均显著低于对照组($P < 0.01$);术后第14和21天,氯沙坦组ColⅠ的表达均低于对照组($P < 0.01$,$P < 0.05$);且在术后第14、21和28天,抗纤灵组ColⅠ的表达也均低于氯沙坦组($P < 0.05$或$P < 0.01$)。

7)α-SMA的表达

(1)UUO模型:α-SMA免疫组织化学染色见阳性物质呈棕黄色,假手术组α-SMA仅在肾间质有微量表达,随着梗阻时间的延长,对照组α-SMA的表达逐渐增多,表达部位主要在肾间质。分别于术后第7、14、21和28天比较,抗纤灵组和氯沙坦组α-SMA的表达均显著低于对照组($P < 0.01$);且抗纤灵组在术后第14、21、28天均低于氯沙坦组($P < 0.01$)。

(2)RUUO模型:对照组术后α-SMA的表达逐渐减少,表达部位主要在肾间质。分别于术后第7、14、21和28天比较,抗纤灵组α-SMA的表达均低于对照组($P < 0.01$);术后第14和21天,氯沙坦组α-SMA的表达均低于对照组($P < 0.01$,$P < 0.05$);分别于术后第14、21和28天比较,抗纤灵组α-SMA的表达均更低于氯沙坦组($P < 0.05$或$P < 0.01$)。

二、抗纤灵对UUO和RUUO模型大鼠肾脏CHIP调节TGF-β/Smad信号通路及HGF表达的影响

TGF-β家族是一类分布广泛的细胞生长因子,从蠕虫类到哺乳动物,几乎所有细胞可合成TGF-β并表达相关受体。TGF-β信号从细胞外,经过跨膜受体、胞质内Smad蛋白逐一传递到核内调节不同来源细胞的增殖、分化及凋亡,在胚胎发育、创伤愈合、胞外基质形成、骨重建、免疫调节等生理过程及多种肿瘤发生、间质纤维化等生理病理过程中发挥重要作用。特别是在器官胶原蛋白的表达和细胞外基质的聚集或降解中起着重要作用,是导致器官纤维化的一类重要生物分子。对TGF-β/Smad信号转导通路的研究有助于揭示相关疾病发生和发展的分子机制,以及对该信号途径中重要传递分子的研究、探讨以及寻找其调节因子,一直备受关注。CHIP(carboxyl terminus of Hsc 70 interacting proteins)

是Ballinger于1999年发现的一个HsP/Hsc70相互作用蛋白。已有研究通过酵母双杂交技术筛选人脑CDNA文库证实CHIP是Smad的相互作用蛋白以及发现CHIP对TGF-β/Smad信号通路具有负调控作用，对从分子水平认识肾脏纤维化的病理机制及寻找相应的治疗药物具有极其重要的意义。然而，这些研究均未开展药物干预研究。有鉴于此，为了确切了解抗纤灵的分子作用机制，开展中药抗纤灵干预CHIP对大鼠肾纤维化TGF-β/Smad信号通路的抑制性调节的实验研究，为寻找治疗以及预防肾纤维化的中药制剂奠定理论基础显得非常必要。

1. 实验材料

同上。

2. 实验方法

同上。

3. 观察指标

采用免疫组织化学染色和蛋白质印迹法检查TGF-β、Smad2、Smad3和HGF的表达。

4. 研究结果

1）TGF-β_1表达的变化

（1）UUO模型：免疫组织化学染色见阳性物质呈棕黄色，假手术组TGF-β_1仅在肾间质有微量表达，随着梗阻时间的延长，对照组TGF-β_1的表达逐渐增多，表达部位主要在肾小管间质。分别于术后第7、14、21和28天比较，抗纤灵组和氯沙坦组TGF-β_1的表达均低于对照组（$P < 0.01$）；分别于术后第21和28天比较，抗纤灵组的TGF-β_1表达均更低于氯沙坦组（$P < 0.05$）。

（2）RUUO模型：对照组术后TGF-β_1的表达逐渐减少，表达部位主要在肾小管间质。分别于术后第7、14、21和28天比较，抗纤灵组TGF-β_1的表达均低于对照组（$P < 0.01$）；术后第14天比较，氯沙坦组TGF-β_1的表达也低于对照组（$P < 0.01$）；分别于术后第21和28天比较，抗纤灵组TGF-β_1的表达均更低于氯沙坦组（$P < 0.05$，$P < 0.01$）。

2）Smad2表达的变化

（1）UUO模型：Smad2在假手术组仅在肾间质有微量表达，对照组随着梗阻时间的延长，Smad2的表达逐渐增多，表达部位主要在肾小管间质。分别于术后第7、14、21和28天比较，抗纤灵组Smad2的表达均低于对照组（$P < 0.01$）；分别于术后第21和28天比较，氯沙坦组Smad2的表达低于对照组（$P < 0.01$，$P < 0.05$）；分别于术后第14、21和28天比较，抗纤灵组Smad2的表达均更低于氯沙

坦组（$P < 0.01$ 或 $P < 0.05$）。

（2）RUUO模型：对照组术后Smad2表达逐渐减少，表达部位主要在肾小管间质。分别于术后第7、14、21和28天比较，抗纤灵组Smad2的表达均显著低于对照组（$P < 0.01$）；分别于术后第14和21天比较，氯沙坦组Smad2的表达也均显著低于对照组（$P < 0.05$，$P < 0.01$）。分别于术后第14和28天比较，抗纤灵组Smad2的表达均更低于氯沙坦组（$P < 0.01$）。

3）Smad3表达的变化

（1）UUO模型：Smad3在假手术组仅在肾间质有微量表达；对照组随着梗阻时间的延长，Smad3的表达逐渐增多，表达部位主要在肾小管间质。分别于术后第7、14、21和28天比较，抗纤灵组Smad3的表达均显著低于对照组和氯沙坦组（$P < 0.01$ 或 $P < 0.05$）；分别于术后第7、21和28天比较，氯沙坦组Smad3表达均显著低于对照组（$P < 0.01$）。

（2）RUUO模型：对照组术后Smad3的表达逐渐减少，表达部位主要在肾小管间质。分别于术后第7、14、21和28天比较，抗纤灵组Smad3的表达均显著低于对照组（$P < 0.01$）；术后第14天比较，氯沙坦组Smad3的表达低于对照组（$P < 0.01$）；分别于术后第14、21和28天比较，抗纤灵组Smad3的表达均更低于氯沙坦组（$P < 0.01$）。

4）HGF表达的变化

（1）UUO模型：随着梗阻时间的延长，HGF的表达在对照组逐渐减少，表达部位主要在肾小管间质。分别于术后第7、14、21和28天比较，抗纤灵组HGF的表达均显著高于对照组（$P < 0.01$）；分别于术后第14和21天比较，氯沙坦组HGF的表达均显著高于对照组（$P < 0.05$）。分别于术后第14、21和28天比较，抗纤灵组HGF的表达均更高于氯沙坦组（$P < 0.01$）。

（2）RUUO模型：对照组术后HGF表达逐渐增加，表达部位主要在肾小管间质。分别于术后第7、14、21和28天比较，抗纤灵组HGF的表达均显著高于对照组（$P < 0.01$ 或 $P < 0.05$）；术后第28天比较，抗纤灵组HGF的表达显著高于氯沙坦组，氯沙坦组又高于RUUO模型对照组（均$P < 0.05$）。

5）CHIP表达的变化

（1）UUO模型：随着梗阻时间的延长，对照组的CHIP表达逐渐减少。分别于术后第7、14、21和28天比较，抗纤灵组CHIP的表达均显著高于对照组（$P < 0.01$）。

（2）RUUO模型：对照组术后CHIP的表达逐渐增加。分别于术后第7、14、21和28天比较，抗纤灵组CHIP的表达均显著高于对照组（$P < 0.01$）。

三、抗纤灵对 UUO 和 RUUO 模型大鼠肾脏基因表达的影响

抗纤灵治疗慢性肾脏病的多项临床研究和实验研究证实有效,并可在不同实验动物模型(5/6 肾切除)中防治肾小球硬化和肾小管间质纤维化的病变(UUO 模型)。鉴于以上研究工作的基础以及抗纤灵防治肾脏纤维化病变的作用靶点基础尚未明确,应用 Superarray 的定制基因芯片(Customed array)筛查抗纤灵多靶点、多基因的作用途径,并进一步在肾纤维化动物模型中研究抗纤灵的作用靶点;探讨抗纤灵对肾脏纤维化相关差异基因表达谱变化的影响,找出与疗效相关基因,分析抗纤灵抗肾脏纤维化作用的关键靶点和主要途径,综合分析并阐明抗纤灵治疗肾纤维化的分子生物学机制。

1. 实验材料

同上。

2. 实验方法

同上。

3. 研究结果

1)定制芯片基因编码及基因功能描述

细胞信号转导调控细胞的生长、繁殖、分化、衰老和凋亡等重大生命活动。细胞间的协调、细胞与环境的相互作用也是由信号转导来完成的。肾脏固有细胞增殖和凋亡的不平衡是导致肾纤维化疾病发生的根本原因,肾纤维化的本质是细胞信号转导失调。分子生物学的发展使人们认识到,器官纤维化是因为调控细胞的分子信号从细胞表面向核内转导的过程中某些环节发生病变,使细胞失去正常调节而发生的。以这些病变环节为靶点的信号转导阻遏剂有望成为抗纤维化的药物。

与电信号转导类似,细胞信号转导也有其统一性和复杂性:统一性体现于信号分子的功能和信号通路的一致,而复杂性在于不同信号通路之间相互联系而形成信号网络。但细胞信号转导的特殊复杂性还体现在,随着细胞种类和生理状态的不同,它们对同一信号的反应也不一致。细胞信号转导的多样性和重要性也成为基因组学和功能基因组学研究的重要方面。4 条特殊的信号转导途径包括 TGF-β/Smad、TGF-βPI3k、P38MAPK 和 Rho-ROCK 信号通路途径。在正常情况下,细胞增殖与死亡处于动态平衡中,这种平衡受到外环境和内在因子通过细胞信号转导分子传递的变化影响。如系膜细胞的增殖基因过度表达以及抑制增基因失活等使该平衡破坏,细胞外基质积聚形成纤维化;阻断纤维化相关

基因的信号转导途径,抑制纤维化发生。因此,定制芯片的基因主要包含与4个信号转导通路有关的84个标志基因。

2)定制芯片结果及分析

(1)术后第14天基因的变化:结果显示,在两模型组中呈现明显差异表达(1.5倍以上)的基因有5条,其中 $TGF-\beta_1$、$Smad2$、$Smad3$、$JunB$、$Col\ I\ \alpha2$ 基因在治疗组中呈现下调趋势。进一步比较发现,抗纤灵组 $TGF-\beta_1$、$Smad2$、$Smad3$、$JunB$、$Col\ I\ \alpha2$ 基因下调了1.5倍以上。提示中药抗纤灵复方可以改善UUO以及RUUO的肾脏病理损害,调节肾脏中多个系统的基因表达水平,纠正肾组织中增生细胞的比例失衡。而氯沙坦组虽然有下调,但是没有完全下调1.5倍以下。而对于 $Smad7$ 虽然模型组下调有意义,但是治疗后对其影响不大,推断抗纤灵主要作用于促纤维化基因而不是抗纤维化基因。与UUO模型对照组比较,RUUO模型对照组促纤维化基因均有逐渐下调趋势,显示再通后肾脏组织病理学改变好转。抗纤灵组 $TGF-\beta_1$、$Smad2$、$Smad3$、$JunB$、$Col\ I\ a2$ 基因下调了1.5倍以上,而氯沙坦组只有 $TGF-\beta_1$ 和 $Smad2$ 基因下调1.5倍。

(2)术后第21天基因的变化:结果显示,在两模型组中呈现明显差异表达(1.5倍以上)的基因有5条,其中多数基因在治疗组中呈现下调趋势。进一步对变化比较显著的基因的生物学功能进行了初步分析,与模型组相比,抗纤灵组 $TGF-\beta_1$、$Smad2$、$Smad3$、$JunB$ 基因下调了1.5倍以上;而氯沙坦组只有 $TGF-\beta_1$、$Smad3$ 完全下调1.5倍以下。对于Smad7,虽然模型组下调有意义,但是治疗后对其影响不大,推断抗纤灵主要作用于促纤维化基因而不是抗纤维化基因。与UUO模型对照组比较,RUUO模型对照组促纤维化基因均有逐渐下调趋势,显示再通后肾脏组织病理学改变好转。抗纤灵组 $TGF-\beta_1$、$Smad2$、$Smad3$、$JunB$ 和 $Col\ I\ \alpha2$ 基因下调了1.5倍以上,而氯沙坦只有 $Smad2$ 下调1.5倍以上。

(3)术后第28天基因的变化:结果显示,在两模型组中呈现明显差异表达(1.5倍以上)的基因有5条,其中多数基因在治疗组中呈现下调趋势。进一步对变化比较显著的基因的生物学功能进行了初步分析,与模型组相比,抗纤灵组的肾组织所表达的 $TGF-\beta_1$、$Smad3$、$JunB$ 基因下调了1.5倍以上;而氯沙坦组只有 $TGF-\beta_1$、$Smad3$ 完全下调1.5倍以下。对于 $Smad7$ 虽然模型组下调有意义,但是治疗后对其影响不大,推断抗纤灵主要作用于促纤维化基因而不是抗纤维化基因。与UUO模型对照组比较,RUUO模型对照组促纤维化基因均有逐渐下调趋势,显示再通后肾脏组织病理学改变好转。抗纤灵组 $TGF-\beta_1$、$Smad2$、$Col\ I\ a2$ 基因下调了1.5倍以上,而氯沙坦只有 $TGF-\beta_1$、$Smad2$、$Col\ I\ a2$ 下调1.5倍以上。

四、抗纤灵对肾组织TGF-β₁、CTGF、MMP-9和TIMP-1表达影响

各种细胞因子在肾间质纤维化中扮演了极其重要的角色,在肾小管间质纤维化中,细胞因子过度表达引起肾脏损害的机制有多方面,包括对细胞增生或肥大的控制、对细胞外基质合成和降解的调节、对炎症因子的诱发及抑制,以及对免疫反应的应激等。这其中TGF-β₁作为最关键的促纤维化因子,CTGF作为其下游主要的效应因子,以及MMP-9和TIMP1作为调控细胞外基质平衡的系统,都是肾小管间质纤维化研究中的热点。采用免疫组织化学染色法观察TGF-β₁、CTGF、MMP-9和TIMP1在UUO及RUUO模型大鼠肾组织中的表达变化,据此研究抗纤灵冲剂对肾间质纤维化的影响并探讨其干预机制。

1. 实验材料

健康SPF级雄性SD大鼠168只,体重(180±20)g,其余同上。

2. 实验方法

(1)UUO和RUUO造模方法同上。UUO造模分组:UUO假手术组、UUO模型对照组、抗纤灵组和氯沙坦组,每组大鼠24只;RUUO造模分组:RUUO假手术组、RUUO模型对照组、抗纤灵组和氯沙坦组,每组大鼠18只。

(2)给药方法和疗程:UUO和RUUO假手术组、模型组大鼠均予以生理盐水1 ml/d灌胃。抗纤灵组大鼠予抗纤灵煎液1 ml/d灌胃,氯沙坦组大鼠予氯沙坦水溶液1 ml/d,每毫升含抗纤灵或氯沙坦的剂量相等于60 kg体重成人每日临床用量的10倍。各组均自由进食及饮水,共干预4周。

3. 观察指标

采用免疫组织化学法检测TGF-β₁、CTGF、MMP-9和TIMP1在各组大鼠肾小管间质的阳性染色表达

4. 研究结果

1)TGF-β₁表达的变化

(1)UUO模型:假手术组术后TGF-β₁表达极微,主要在皮髓质交界区肾小管,对照组大鼠肾小管间质中有较广泛的阳性表达,比假手术组显著增加($P < 0.01$);分别于术后第7、14、21和28天比较,抗纤灵组TGF-β₁表达均显著低于对照组($P < 0.01$);分别于术后第7、14和21天比较,氯沙坦组TGF-β₁表达也均显著低于对照组($P < 0.01$或$P < 0.05$)。分别于术后第21和28天比较,抗纤灵组TGF-β₁表达均显著低于氯沙坦组($P < 0.05$)。

(2)RUUO模型:假手术组术后TGF-β₁表达极微;对照组大鼠肾小管上

皮细胞胞质和肾间质中TGF-β_1表达持续显著减少,但均高于假手术组($P <$ 0.01);分别于术后第7、14、21和28天比较,抗纤灵组TGF-β_1表达均显著低于对照组($P < 0.01$);术后第14天比较,氯沙坦组TGF-β_1表达显著低于对照组($P <$ 0.01);分别于术后第21和28天比较,抗纤灵组TGF-β_1表达均显著低于氯沙坦组($P < 0.05, P < 0.01$)。

2)CTGF表达的变化

(1)UUO模型:假手术组大鼠CTGF表达极微;对照组大鼠肾间质有较多的阳性表达,较假手术组显著增加($P < 0.01$);分别于术后第7、14、21和28天比较,抗纤灵组和氯沙坦组CTGF表达均显著低于对照组($P < 0.01$或$P < 0.05$),抗纤灵组又均低于氯沙坦组($P < 0.01$)。

(2)RUUO模型:假手术组大鼠CTGF表达极微,对照组大鼠肾小管间质有明显的颗粒状、团块状着色的棕黄色阳性表达,较假手术组显著增加($P <$ 0.01);分别于术后第7、14、21和28天比较,抗纤灵组CTGF表达均显著低于对照组和氯沙坦组($P < 0.01$或$P < 0.05$);分别于术后第14、21和28天比较,氯沙坦组CTGF表达均显著低于对照组($P < 0.01$或$P < 0.05$)。

3)MMP-9表达的变化

(1)UUO模型:假手术组大鼠MMP-9有极微量表达;模型组大鼠肾间质有较多的颗粒状、环状着色的黄色或棕黄色阳性表达,较假手术组显著增加($P <$ 0.01);分别于术后第7、14、21和28天比较,抗纤灵组MMP-9表达均较对照组显著增多($P < 0.01$或$P < 0.05$);氯沙坦组各时间点MMP-9阳性表达均较对照组增加,但差异无统计学意义($P > 0.05$)。分别于术后第14和28天比较,抗纤灵组MMP-9表达均显著高于氯沙坦组($P < 0.05, P < 0.01$)。

(2)RUUO模型:假手术组大鼠肾小管间质MMP-9有极微量表达;对照组大鼠肾间质阳性表达持续增多,较假手术组均显著增加($P < 0.01$);分别于术后第14、21和28天比较,抗纤灵组MMP-9表达均显著高于对照组($P < 0.01$或$P <$ 0.05);氯沙坦组各时间点MMP-9阳性表达均较对照组组增加,但差异无统计学意义($P > 0.05$);术后第28天比较,抗纤灵组MMP-9表达均显著高于氯沙坦组($P < 0.01$)。

4)TIMP1表达的变化

(1)UUO模型:假手术组大鼠TIMP1有少量表达;对照组大鼠肾间质有较多的颗粒状、线状着色的棕黄色表达,较假手术组显著增加($P < 0.01$);分别于术后第7、14、21和28天比较,抗纤灵组TIMP1表达均较对照组显著减少($P <$ 0.01, $P < 0.05$);分别于术后第14、21和28天比较,抗纤灵组TIMP1表达均显著

低于氯沙坦组（$P < 0.01$）。

（2）RUUO模型：假手术组大鼠肾小管间质TIMP1有少量表达；对照组大鼠肾间质颗粒状、线状着色的棕黄色阳性表达持续减少，较假手术组均显著增加（$P < 0.01$）；分别于术后第7、14、21和28天比较，抗纤灵组TIMP1表达均显著低于对照组（$P < 0.01$）；分别于术后第14和21天比较，氯沙坦组TIMP1表达均显著低于对照组（$P < 0.01$，$P < 0.05$）；分别于术后第14、21和28天比较，抗纤灵组TIMP1表达均显著低于氯沙坦组（$P < 0.05$或$P < 0.01$）。

五、抗纤灵冲剂对p38MAPK信号转导通路的影响

在肾小管间质纤维化进程中，P38MAPK、Rho-ROCK和TGF-β/Smad等信号通路都参与其中，由其构成了复杂的信号网络系统，共同调控着肾小管间质纤维化的发展转归。研究发现，在UUO模型中，TGF-β_1在肾组织中的表达增加，纤维化逐渐加重；而在RUUO模型中，TGF-β_1在肾组织中的表达逐渐减少，纤维化动态缓解。抗纤灵冲剂正是通过调节TGF-β_1在肾组织的表达，增加细胞外基质降解，减少细胞外基质合成，恢复细胞外基质稳态，从而缓解肾间质纤维化的。MAPK信号转导通路是真核细胞调控机制中分布最广、介导细胞外信号引起细胞核反应的主要信号系统，在信号传递过程中占据相当重要的地位，被认为是与细胞增殖、分化或凋亡调控密切相关的细胞信号转导途径，是细胞外信号引起增殖、分化等核反应的共同途径或汇聚点。p38MAPK作为MAPK家族成员之一，在肾间质纤维化的发生和发展中发挥着一定的作用。研究发现，TGF-β_1、Ang Ⅱ及细胞外高渗等因素均可导致P38MAPK的磷酸化，从而激活P38MAPK信号通路。

那么，在UUO及RUUO大鼠模型中是否存在着p38MAPK信号通路的活化，P38蛋白是否有一定的变化规律呢？基于此，采用免疫印迹法分别检测UUO和RUUO模型中P38蛋白的表达，进一步揭示抗纤灵冲剂对TGF-β_1/p38MAPK信号转导通路的影响及其干预肾间质纤维化的作用机制。

1. 实验材料

同"四、抗纤灵对肾组织TGF-β_1、CTGF、MMP-9和TIMP-1表达影响"。

2. 实验方法

同"四、抗纤灵对肾组织TGF-β_1、CTGF、MMP-9和TIMP-1表达影响"。

3. 观察指标

采用免疫印迹法观察肾组织p38MAPK的蛋白定量表达。

4. 研究结果

（1）UUO模型：随着左侧肾脏梗阻时间的延长，对照组P38活化程度持续增加，P38/β-actin逐渐升高，第28天比第7天升高38%；分别于术后第7、14、21和28天比较，对照组P38/β-肌动蛋白均显著高于假手术组（$P < 0.01$）。分别于术后第7、14、21和28天比较，抗纤灵组P38/β-肌动蛋白均显著低于对照组（$P < 0.01$），至28天时为1.008，接近第7天UUO模型对照组水平。分别于术后第7、14、21和28天比较，氯沙坦组P38/β-肌动蛋白水平也显著低于对照组（$P < 0.01$），至28天时为1.052，仍高出7天模型组11%。分别于术后第7、14和21天比较，抗纤灵组P38/β-肌动蛋白均显著低于氯沙坦组比较有统计学意义（$P < 0.05$或$P < 0.01$）。

（2）RUUO组：随着左侧肾脏解除梗阻时间的延长，对照组P38活化程度持续降低，P38/β-肌动蛋白逐渐降低，在术后第7、14、21和28天均显著低于假手术组（$P < 0.01$）。分别于术后第7、14、21和28天比较，抗纤灵组和氯沙坦组P38/β-肌动蛋白均显著低于对照组（$P < 0.01$）；且抗纤灵组均低于氯沙坦组（$P < 0.01$）。

六、抗纤灵对定制基因芯片CTGF、MAPK8、COL Ⅳ α3及MMP-9表达的影响

研究发现，UUO和RUUO梗阻侧肾脏都存在着TGF-β$_1$、CTGF、MMP-9及p38MAPK等蛋白表达水平的动态变化，而抗纤灵冲剂正是通过调节肾组织中这些促纤维化或抗纤维化因子的蛋白表达起到改善肾间质纤维化的治疗作用的。众所周知，无论是机体正常的生命活动，还是异常的病理变化，都是通过蛋白质之间的相互接触、相互作用共同完成，而蛋白质的表达是受基因调控的。

为了探讨肾间质纤维化相关基因在UUO和RUUO大鼠模型肾组织的表达情况，我们定制了PCR芯片，该芯片主要包括与TGF-β/Smad、TGF-βPI3k、P38MAPK及Rho-ROCK信号通路相关的肾纤维化标志基因，从而避免了采用一般基因芯片产生较多无用及冗余信息的缺点。采用这种定制基因芯片来验证上述有明显蛋白表达差异的相关基因是否存在相应的动态变化，以进一步明确抗纤灵冲剂防治肾间质纤维化病变的作用靶点及分子生物学确切机制。

1. 实验材料

同"四、抗纤灵对肾组织TGF-β$_1$、CTGF、MMP-9和TIMP-1表达影响"。

2. 实验方法

同"四、抗纤灵对肾组织TGF-β$_1$、CTGF、MMP-9和TIMP-1表达影响"。

3. 观察指标

采用PCR Array法检测肾间质纤维化相关基因的阳性表达。

4. 研究结果

1）CTGF基因的表达

（1）UUO模型：分别于术后第14、21和28天比较，对照组CTGF基因水平分别较假手术组上调7.12、8.26和6.55倍，均 > 2倍，具有非常显著差异（$P <$ 0.01）；经抗纤灵灌胃干预，抗纤灵组CTGF基因表达分别比对照组下调1.79、1.63和1.63倍，均下调 > 1.5倍，具有明显差异（$P < 0.05$）；氯沙坦组CTGF基因表达分别比对照组下调1.23、1.25和1.21倍，均下调 < 1.5倍，不具有明显差异（$P >$ 0.05）；而抗纤灵组CTGF基因表达分别比氯沙坦组下调1.46、1.3和1.34倍，均下调 < 1.5倍，也不具有明显差异（$P > 0.05$）。

（2）RUUO模型：分别于术后第14、21和28天比较，对照组CTGF基因水平分别较假手术组上调6.64、4.75和3.34倍，均 > 2倍，具有非常显著差异（$P <$ 0.01）；经抗纤灵灌胃干预，抗纤灵组CTGF基因表达分别比对照组下调1.75、1.8、2.23倍，均下调 > 1.5倍，具有明显差异（$P < 0.05$）。各时间点氯沙坦组CTGF基因表达分别比模型组下调1.22、1.21和1.16倍，均下调 < 1.5倍，不具有明显差异（$P > 0.05$）。分别于术后第14和21天比较，抗纤灵组CTGF基因表达分别比氯沙坦组下调1.44、1.49倍，均下调 < 1.5倍，不具有明显差异（$P >$ 0.05）；第28天比较，CTGF基因表达下调1.93倍，具有明显差异（$P < 0.05$）。

2）对MAPK8基因表达的影响

（1）UUO模型：分别于术后第14、21和28天比较，对照组MAPK8基因水平分别较假手术组上调5.28、4.52和5.37倍，均 > 2倍，具有非常显著差异（$P <$ 0.01）；经抗纤灵冲剂灌胃干预，抗纤灵组MAPK8基因表达分别比对照组下调1.7、1.5、1.31倍，均下调 > 1.5倍，具有明显差异（$P < 0.05$）；氯沙坦组MAPK8基因表达分别比对照组下调1.28、1.26和1.27倍，均下调 < 1.5倍，不具有明显差异（$P > 0.05$）；抗纤灵组MAPK8基因表达分别比氯沙坦组下调1.32、1.19和1.03倍，均下调 < 1.5倍，也不具有明显差异（$P > 0.05$）。

（2）RUUO模型：分别于术后第14、21和28天比较，对照组MAPK8基因水平分别较假手术组上调5.69、4.17和3.55倍，均 > 2倍，具有非常显著差异（$P <$ 0.01）；经抗纤灵冲剂灌胃干预，抗纤灵组MAPK8基因表达分别比对照组下调1.64、1.96、2.1倍，均下调 > 1.5倍，具有明显差异（$P < 0.05$）。术后第14天，氯沙坦组MAPK8基因表达比对照组下调1.32倍，不具有明显差异（$P > 0.05$）；分别于术后第21和28天比较，MAPK8基因表达分别下调1.58和1.74倍，均下调 >

1.5倍，具有明显差异（$P < 0.05$）。分别于术后第14、21和28天比较，抗纤灵组 *MAPK8* 基因表达分别比氯沙坦组下调1.24、1.24和1.21倍，均下调 < 1.5倍，不具有明显差异（$P > 0.05$）。

3）*Col IV α3* 基因的表达

（1）UUO模型：分别于术后第14、21和28天比较，对照组 *Col IV α3* 基因水平分别较假手术组上调10.37、10.27和14.34倍，均 > 2倍，具有非常显著差异（$P < 0.01$）；抗纤灵组 *Col IV α3* 基因表达分别比对照组下调1.5、1.52和1.48倍，分别于术后第14和21天比较，对照组均下调 > 1.5倍，具有明显差异（$P < 0.05$）；氯沙坦组 *Col IV α3* 基因表达分别比对照组下调1.19、1.2和1.27倍，均下调 < 1.5倍，不具有明显差异（$P > 0.05$）；抗纤灵组 *Col IV α3* 基因表达分别比氯沙坦组下调1.26、1.27和1.17倍，均下调 < 1.5倍，不具有明显差异（$P > 0.05$）。

（2）RUUO模型：分别于术后第14、21和28天比较，对照组 *Col IV α3* 基因水平分别较假手术组上调17.16、12.97和9.18倍，均 > 2倍，具有非常显著差异（$P < 0.01$）；抗纤灵组 *Col IV α3* 基因表达分别比对照组下调1.94、2.48和3.04倍，均下调 > 1.5倍，具有明显差异（$P < 0.05$）。术后第14天，氯沙坦组 *Col IV α3* 基因表达比对照组下调1.43倍，不具有明显差异（$P > 0.05$）；术后第21和28天，氯沙坦组 *Col IV α3* 基因表达分别比对照组下调1.56和1.73倍，均下调 > 1.5倍，具有明显差异（$P < 0.05$）。术后第14天，抗纤灵组 *Col IV α3* 基因表达比氯沙坦组下调1.36倍，不具有明显差异（$P > 0.05$）；术后第21和28天，抗纤灵组 *Col IV α3* 基因表达分别比氯沙坦组下调1.59和1.76倍，均下调 > 1.5倍，具有明显差异（$P < 0.05$）。

4）*MMP-9* 基因的表达

（1）UUO模型：分别于术后第14和21天比较，对照组 *MMP-9* 基因水平分别较假手术组上调3.16、2.82倍均 > 2倍，具有非常显著差异（$P < 0.01$）；术后第28天，*MMP-9* 基因上调1.79倍，上调 > 1.5倍，具有明显差异（$P < 0.05$）。分别于术后第14、21和28天比较，抗纤灵组 *MMP-9* 基因表达分别比对照组上调1.51、1.57、1.51倍，均上调 > 1.5倍，具有明显差异（$P < 0.05$）；氯沙坦组 *MMP-9* 基因表达分别比对照组上调1.24、1.29和1.23倍，均上调 < 1.5倍，不具有明显差异（$P > 0.05$）；抗纤灵组 *MMP-9* 基因表达分别比氯沙坦组上调1.22、1.21和1.23倍，均上调 < 1.5倍，不具有明显差异（$P > 0.05$）。

（2）RUUO模型：分别于术后第21和28天比较，对照组 *MMP-9* 基因水平分别较假手术组上调3.01和4.46倍，均 > 2倍，具有显著差异（$P < 0.01$）；术后第14天比较，对照组上调1.88倍，> 1.5倍，具有明显差异（$P < 0.05$）。分别于术后第14、21和28天比较，抗纤灵组 *MMP-9* 基因表达分别比对照组上调1.25、

1.17、1.2倍,均上调 < 1.5倍,不具有明显差异($P > 0.05$);氯沙坦组 *MMP-9* 基因表达分别比对照组上调1.18、1.09和1.04倍,均上调 < 1.5倍,无明显差异($P > 0.05$);抗纤灵组 *MMP-9* 基因表达分别比氯沙坦组上调1.06、1.08和1.04倍,均上调 < 1.5倍,不具有明显差异($P > 0.05$)。

第四节　抗纤灵方治疗慢性肾脏病3期临床研究

CKD进展的原因在于有效肾单位进行性毁损,肾纤维化是多种肾脏疾病发展至ESRD的共同病理过程,其发病机制迄今为止仍未得到完全阐明,通常认为是多因素综合作用的结果,有为数众多的血管活性因子参与炎症和纤维化过程。本研究从临床疗效、肾功能、蛋白尿角度进行多中心随机对照研究,探讨具有活血化瘀疗效的抗纤灵方改善肾功能、减低蛋白尿的疗效。

一、研究方法

1. 一般资料

所有病例来源于住院和门诊患者,分为两组,随机方法:本试验采用多中心随机对照研究。抗纤灵方组:115例,男性57例,女性58例,年龄27 ～ 75岁,平均年龄54.1岁;治疗前Scr浓度为115 ～ 277 μmol/L,平均(180.7 ± 70.9)μmol/L。其中原发病主要为慢性肾小球肾炎、慢性肾盂肾炎等。氯沙坦对照组($n = 115$):男59例,女56例;年龄30 ～ 75岁,平均年龄52.7岁;治疗前Scr浓度为129 ～ 283 μmol/L,平均(177.2 ± 68.8)μmol/L。两组患者一般资料和观察指标比较无统计学差异。

2. 诊断及症状分级标准

(1)中医诊断标准:参照中医诊断标准,即中华人民共和国国家标准《中医临床诊疗术语疾病部分》(GB/T16751.1–1997)慢性肾衰的诊断标准。

(2)西医诊断标准:参照《美国肾脏病学会(2002年)CKD临床实践指南》,蛋白尿和(或)血尿持续时间≥3个月,或者病理检查有肾损害。肾损害是指肾脏的结构或功能异常,有下列表现之一:① 肾脏病理学异常;或者② 具备肾损害的指标,包括血、尿成分或者肾脏影像学检查异常。

(3)纳入标准:选择CKD 3期患者,即GFR为30 ～ 59 ml/min;原发疾病为慢性肾小球肾炎或肾盂肾炎；24 h尿蛋白定量为0.3 ～ 3.5 g。

（4）排除标准：不符合CKD 3期；24 h尿蛋白含量＞3.5 g或者＜0.3 g；继发性肾脏病导致肾损害；合并严重心脑肝和造血系统疾病；血压低于90 mmHg/60 mmHg；使用过糖皮质激素、雷公藤制剂和免疫抑制剂等。

（5）症状评级标准。根据Stanghellini标准按症状轻重分四级：0分（无症状）；1分（偶有症状但不明显，不影响日常工作生活）；2分（症状较为常见，轻度影响日常工作生活）；3分（症状严重，频繁出现，且影响工作和生活）。

3. 治疗方法

（1）一般治疗：各组患者入院后均予一般处理，即纠正水、电解质及酸碱平衡失调，纠正心力衰竭，控制感染，并去除引起肾功能减退的其他可逆因素，两组患者均予优质低蛋白饮食，控制血压并对症处理。

（2）药物及给药方法：治疗组加服抗纤灵方。药物组成：丹参15 g、制大黄15 g、桃仁12 g、当归12 g、牛膝9 g。由高压蒸汽煮取200 ml，2次/d温服，或者自行煮药：浸泡30 min，中药加水500 ml，大火烧沸后文火煮20 min，取汁煮取200 ml，2次/d温服；对照组加服科素亚（氯沙坦，杭州默沙东制药有限公司），50 ～ 100 mg，晨顿服。

（3）疗程：治疗和观察周期为16周。

4. 观察指标

于治疗前及手术后第4、8、12、16周分别观察临床症状、疗效，测定BUN、Scr、GFR和24 h尿蛋白定量；治疗前及治疗后第8周观察TG和TC水平。治疗前后分别观察血清AT Ⅱ、Ⅰ型胶原、Ⅲ型胶原、血纤维蛋白原（FIB）、血清TGF-β_1和尿TGF-β_1水平。

5. 疗效标准

以中医辨证标准及症状分级量化标准参照2002年《中药新药治疗慢性肾功能衰竭的临床研究指导原则》。① 显效：临床症状积分减少60%，Scr浓度降低20%以上；② 有效：临床症状积分减少30%，Scr浓度降低10%以上；③ 稳定：临床症状有所改善，积分减少＜30%，Scr浓度无增加或降低＜10%；④ 无效：临床症状无改善或加重，Scr浓度增加。

二、研究结果

1. 临床总体疗效

根据症状积分，治疗组腰膝酸软、神疲乏力、纳呆、水肿等症状改变明显，对照组神疲乏力、纳呆、头晕等症状改变明显,腰痛、肢体麻木等症状改变无统计学意义。两组疗效统计:治疗组总疗效为77.4%,明显高于对照组的51.3%($P <$ 0.05)(见表6-4-1)。

表6-4-1 两组临床疗效统计(n)

组别	例数	显效	有效	稳定	无效	总有效率
治疗组	115	37	52	21	5	77.4%*
对照组	115	26	33	41	15	51.3%

注:与对照组比较,* $P < 0.05$

2. 治疗前后两组肾功能的变化

从表6-4-2和表6-4-3中可见,抗纤灵治疗后BUN、Scr浓度均显著下降($P <$ 0.05),GFR显著升高($P < 0.05$),氯沙坦对照组GFR虽有下降,但差异无统计学意义($P > 0.05$)。

表6-4-2 治疗前后两组BUN和Scr的变化($\bar{x} \pm s$)

组 别	例 数	BUN(mmol/L)		Scr(μmol/L)	
		治疗前	治疗后	治疗前	治疗后
治疗组	115	9.47 ± 3.84	8.32 ± 2.72*	180.7 ± 70.9	168.5 ± 66.2*
对照组	115	10.70 ± 4.21	10.24 ± 3.79	177.2 ± 68.8	201.2 ± 70.8

注:与治疗前比较,* $P < 0.05$

表6-4-3 治疗前后两组GFR(ml/min)的变化($\bar{x} \pm s$)

组 别	例 数	治疗前	治疗后
治疗组	115	44.6 ± 10.9	47.7 ± 11.8*
对照组	115	44.2 ± 10.7	40.5 ± 14.6

注:与治疗前比较,* $P < 0.05$

3. 治疗前后血脂变化

从表6-4-4可以看出,治疗组和对照组血清中TG浓度均高于正常值,经治疗后两组TC、TG浓度均有所下降,但治疗组TG、TC浓度下降有统计学意义($P < 0.05$)。

表6-4-4　两组治疗前后血脂浓度的变化($\bar{x} \pm s$, mmol/L)

指　标	例数	治　疗　组			对　照　组		
		治疗前	第8周	治疗后	治疗前	第8周	治疗后
TG	115	2.07 ± 1.56	1.85 ± 0.98	1.69 ± 1.08*	2.27 ± 1.44	2.02 ± 1.12	1.97 ± 1.29
TC	115	5.64 ± 2.10	5.23 ± 2.07	4.64 ± 1.59*	5.80 ± 1.70	5.45 ± 1.47	5.29 ± 1.58

注：与治疗前相比，* $P < 0.05$

4. 治疗前后尿蛋白定量变化

从表6-4-5中可见，两组治疗尿蛋白定量均有所下降，抗纤灵组治疗12周与治疗前比较差异有统计学意义（$P < 0.05$）；但氯沙坦组治疗前后比较差异无统计学意义（$P > 0.05$）。

表6-4-5　治疗前后两组尿蛋白定量的变化($\bar{x} \pm s$, g/24h)

组　别	例　数	治疗前	治　疗　后		
			4周	8周	12周
对照组	115	1.32 ± 0.98	1.35 ± 1.07	1.21 ± 1.04	1.28 ± 0.69
治疗组	115	1.29 ± 1.20	1.22 ± 1.12	1.28 ± 1.02	1.07 ± 0.98*

注：与治疗前比较，* $P < 0.05$

从表6-4-6和表6-4-7中可见，抗纤灵组治疗后Col Ⅰ、Ⅲ活性显著下降（$P < 0.05$），对照组AT Ⅱ浓度下降水平高于治疗组（$P < 0.01$），两组血FIB无明显改变（$P > 0.05$）。

表6-4-6　治疗前后两组血清Col Ⅰ、Ⅲ的变化($\bar{x} \pm s$, U/ml)

组　别	例　数	Col Ⅰ		Col Ⅲ	
		治疗前	治疗后	治疗前	治疗后
治疗组	115	38.2 ± 11.6	19.9 ± 10.7*	6.57 ± 2.06	4.49 ± 1.31*
对照组	115	39.3 ± 11.0	33.1 ± 12.1	6.13 ± 2.17	5.51 ± 2.09

注：与治疗前比较，* $P < 0.05$

表6-4-7　治疗前后两组血清AT II浓度的变化($\bar{x} \pm s$,mmol/L)

组　别	例　数	治疗前	治疗后
治疗组	115	295.2 ± 130.7	247.9 ± 149.5*
对照组	115	287.7 ± 114.1	230.9 ± 124.4#

注：与治疗前比较,*$P < 0.05$,#$P < 0.01$

5. 血、尿TGF-β

从表6-4-8中可见,两组治疗后血TGF-β浓度无明显改变,抗纤灵治疗组治疗后尿TGF-β明显降低与治疗前比较差异有统计学意义($P < 0.01$),但氯沙坦组治疗前后变化无统计学意义($P > 0.05$)。

表6-4-8　治疗前后两组血、尿TGF-β_1浓度的变化($\bar{x} \pm s$,mmol/L)

组别	例数	血TGF-β_1		尿TGF-β_1	
		治疗前	治疗后	治疗前	治疗后
治疗组	115	810.3 ± 160.7	769.4 ± 184.7	491.7 ± 200.7	255.1 ± 117.6#
对照组	115	834.9 ± 154.2	810.1 ± 166.8	482.9 ± 211.3	414.3 ± 104.6

注：与治疗前比较,#$P < 0.01$

第五节　抗纤灵方的研究成果与临床转化

临床通过115例CKD 3期大样本前瞻性疗效评估的随机对照研究,发现抗纤灵方可改善肾功能,减少蛋白尿,延缓慢性肾衰竭的进展,其保护肾功能的作用与改善脂质代谢和肾血流动力学、抑制致肾纤维化有关。而且基础实验研究可以得出如下结果:采用UUO及RUUO模型大鼠制备肾间质纤维化动物模型成功;UUO组在各时间点肾功能逐渐恶化,尿β_2-MG、24 h尿蛋白定量排泄逐渐增加,肾间质纤维化呈日渐加重趋势;RUUO组各时间点肾功能逐渐好转,尿β_2-MG、24 h尿蛋白定量排泄逐渐减少,肾间质纤维化呈日益缓解趋势。提示UUO模型在第7天后再通,可以部分逆转肾小管间质纤维化;RUUO肾纤维化大鼠模型在功能及病理方面及其相关的免疫组织化学检测结果方面优于UUO组,病理特点更符合慢性肾小管间质纤维化进程的动物模型。这为临床和科研提供了一个可进行药物干预的理想的早中期肾纤维化动物模型；抗纤灵在治疗肾纤维化具有独特的优势，可望为临床上肾间质纤维化的防治开辟一条新的治疗途径。抗纤灵能够改善肾功能，减少UUO组及RUUO组模型大鼠SCr和BUN的蓄积，降低尿β_2-MG的排泄。抗纤灵通过CHIP介导负调节TGF-β/Smad信号通路及正调节HGF表达阐明其抗肾纤维化的发生和发展的机制，是有效抑制肾纤维化的中药制剂；同时，抗纤灵通过负调节TGF-β/Smad信号通路下调相关基因 *TGF-β_1*、*Smad2*、*Smad3*、*JunB*、*Col I α2*抗肾纤维化的发生和发展，是通过多基因、多靶点抑制肾纤维化有效的中药制剂，既可作用于促纤维化基因*CTGF*，又可作用于抗纤维化基因*MMP-9*，还可作用于*MAPK8*通路基因及胶原基因 *Col IV α3*，有效动态调控肾脏中多个系统的基因表达水平，从而多途径、多靶点地改善肾间质纤维化。利用基因芯片研究抗纤灵对信号转导基因的表达调控，通过中药影响信号转导基因的研究为阐明中药的药理学作用机制开辟了一条新的研究途径，为开发利用高效抗肾纤维化中药提供了新方法，通过中药影响信号转导研究，把中药的药理作用机制提高到了基因调控水平，这些研究对中药的开发利用具有重要和深远的意义。抗纤灵冲剂可能是通过降低尿蛋白排出量，抑制TGF-β_1蛋白合成，减少EMT；降低Ang II的生成，抑制RAS活性；下调*CTGF*基因表达，减少其蛋白表达，减轻细胞外基质沉积；下调*MAPK8*基因表达，减少P38蛋白表达，抑制p38MAPK通路活化；下调*Col IV α3*基因表达，减轻其在肾间质的沉积；上调*MMP-9*的基因表达，增加其蛋白表达，促进细胞外基质降解；降低TGF-β_1及TIMP1在肾组织的蛋白表达，减少细胞外基质沉积等诸多途径，恢复细胞外基质合成与降解的稳态，从而防治肾小管间质纤维化。氯沙坦对肾小管间质纤维化也有一定的改善作用，可能与其抑制RAS的活性有关。

作者研究团队在国内核心和PubMed收录期刊发表有关抗纤灵治疗CKD抗肾纤维化文章80余篇，SCI收录1篇，为"Nephro-protective effect of Kangqianling decoction on chronic renal failure rats. J Ethnopharmacol, 2009, 122, (2), 367–373（影响因子2.08）"。获各级研究成果奖项8项：益气活血组方、有效成分抑制肾纤维化关键机制及临床转化应用（中国中西医结合学会科学技术奖二等奖，2014）；益气活血方及有效成分干预慢性肾病纤维化关键机制及临床转化应用（教育部科学技术进步奖二等奖，2014）；抗纤灵方治疗CKD 3期临床多中心疗效评价及组方和有效组分体内外抑制肾纤维化的作用（中华中医药学会科技进步奖二等奖，2013）；抗纤灵复方治疗慢性肾衰竭多中心临床疗效评价和作用机制研究（教育部科学技术进步奖二等奖，2012 年）；抗纤灵及衍生复方延缓慢性肾衰竭进展临床疗效评价和多靶点作用途径（上海市科技进步奖二等奖，2011）；抗纤灵颗粒剂对血瘀型早、中期慢性肾衰的疗效评价及作用途径（中华中医药学会科学技术进步奖二等奖，2008 年）；活血化瘀法对血瘀型早中期慢性肾衰的疗效评价及作用途径（上海市科技进步奖二等奖，2006 年）；抗纤灵复方治疗慢性肾衰多中心临床疗效评价和作用机制研究（上海市中医药学会科技进步一等奖，2012 年）。获授权专利二项：一种改善肾功能并抑制肾组织纤维化的中药组合物，发明专利号：ZL201110446157.3；一种单侧输尿管结扎再通动物模型及其建立方法，实用新型专利号：ZL200910057757.3。抗纤灵颗粒技术已完成成果转让，转让企业为扬子江药业集团有限公司（合同金额 100 万元）。

第六节　黄芪抗肾纤维化的应用潜力

一、肾脏纤维化的中西医机制

（一）西医机制

1. 机制一：MAPK 信号通路活化参与肾纤维化的进程，阻断 MAPK 信号通路的活化，显著延缓肾脏纤维化进展

研究发现 MAPK 信号通路参与肾脏纤维化的发生和发展，是肾脏纤维化的新机制之一。通过建立 UUO 模型和体外诱导肾小管上皮细胞（HK-2）纤维化，发现 MAPK 信号通路（p38、ERK 和 JNK）的活化及肾小管上皮细胞凋亡参与肾脏纤维化。MAPK 信号通路被激活后，细胞凋亡分子胱天蛋白酶（caspase）-3 活化，细胞凋亡明显增加。p38 抑制剂阻断 MAPK 信号通路活化，可有效减少细胞凋亡，降低肾脏纤维化基因的蛋白表达，减缓肾脏纤维化。

2. 机制二：KIM-1 通过激活 MAPK 信号途径诱导巨噬细胞浸润导致肾脏纤维化

KIM-1 在肾纤维化组织和受损后的肾小管上皮细胞中表达显著升高，显示 KIM-1 在肾纤维化中起着重要作用。过量表达 KIM-1 的肾纤维化组织中巨噬细胞浸润增多，提示 KIM-1 可能通过巨噬细胞参与肾脏纤维化。通过重组 KIM-1 蛋白刺激巨噬细胞 RAW264.7 发现，KIM-1 通过 MAPK 信号通路活化巨噬细胞。

（1）肾脏纤维化发生时KIM-1蛋白表达升高，小鼠肾脏纤维化模型中从早期梗阻后3天开始直到梗阻后21天，肾纤维化相关蛋白α-SMA表达持续升高，肾小管蛋白E-钙黏蛋白表达持续降低，KIM-1表达持续升高，显示小鼠肾脏纤维化随梗阻时间的延长程度加重。在肾脏固有细胞HK-2细胞中，发生纤维化后KIM-1的表达明显升高。

（2）在肾脏纤维化过程中，E-钙黏蛋白表达持续降低，而KIM-1表达持续升高，同时巨噬细胞持续浸润，提示KIM-1可能通过调节巨噬细胞浸润参与肾脏纤维化。KIM-1高表达的肾组织伴巨噬细胞浸润增多，进一步表明KIM-1可能通过调节巨噬细胞参与肾脏纤维化。

（3）KIM-1蛋白刺激RAW264.7巨噬细胞，可促进巨噬细胞活化蛋白TNF-α表达显著升高；同时MAPK途径中信号分子、p-JNK和p-ERK表达都显著升高，提示KIM-1可能通过激活MAPK信号通路活化巨噬细胞参与肾脏纤维化。

综合以上研究结果，肾脏纤维化过程中，KIM-1表达逐渐增加，KIM-1通过激活p-JNK MAPK和p-ERK MAPK信号通路活化巨噬细胞进而参与肾脏纤维化。KIM-1可能作为预测肾脏纤维化进展的生物学标志物。

（二）中医学机制

中医学认为疾病的发生和预后取决于"邪气"（致病因素）和"正气"（免疫防御因素）两种因素，也就是"正气"和"邪气"间的斗争。现代医学的免疫功能表现为防御、自稳、监视等，与中医学中"正气"的功能相对应。正气在微观领域即表现为免疫细胞的免疫应答反应。免疫细胞介导的免疫炎症是机体的重要防御反应，机体遭遇损伤因素后免疫系统的激活与中医理论中"正起抗邪"的病理过程相似。然而，如果"邪气"持续存在，将出现"正气"亏虚，可引起肾的气化功能障碍，肾失开阖，不能及时疏导、转输、运化水液及毒物，从而邪胜正退，进展至终末期肾衰竭。AKI对肾脏的影响存在两个过程，一个是急性的，另一个是慢性的。急性的过程是"初病气结在经，并未入络"，因此可以完全恢复。慢性纤维化过程由于损伤持续存在，进行性发展，迁延难愈，即形成"久病入络"的过程。因此进一步推测认为："久病入络"后，正气虚，邪气盛，肾之络脉受到影响，表现为正常免疫防御因素（例如，巨噬细胞功能失调，免疫细胞持续浸润等）失调，致病因素（如生长因子和致纤维化因子等）持续存在，进而络息成积，导致肾脏纤维化。这可能就是CKD"久病入络"的理论基础。

二、黄芪抗肾纤维化的机制

1. 机制一：黄芪通过多条通路缓解糖尿病肾病肾脏纤维化进程

（1）对糖尿病大鼠动物模型的研究发现：黄芪具有抑制βig-h3、TGF-β、CTGF、TIMP-1表达的作用，同时黄芪可以调节血管生成素受体Tie-2蛋白的表达，从而发挥防治和延缓糖尿病肾病进展的作用。早在1997年就有研究发现大鼠糖尿病肾脏组织中TGF-β_1表达升高，并参与肾脏纤维化过程。给予糖尿病小鼠黄芪煎剂灌胃，可以改善糖尿病大鼠肾组织细胞外基质积聚、改善肾小球硬化程度。运用2型糖尿病大鼠模型观察βig-h3基因和蛋白水平的表达及βig-h3与TGF-β_1、CTGF、TIMP-1表达之间的关系，发现中药黄芪、氯沙坦及两药联合应用对*βig-h3*、*TGF-β_1*、*CTGF*、*TIMP-1*基因和蛋白的表达有抑制作用，可以延缓肾脏疾病的进展。同时，经黄芪治疗后，血管生成素受体Tie-2蛋白的表达显著下调；可以部分延缓糖尿病肾病的进程。此外，黄芪和氯沙坦可能部分通过抑制肾组织中βig-h3的过度表达而发挥治疗作用，同时黄芪通过抑制Tie-2蛋白表达发挥延缓糖尿病肾病进展的作用。

（2）黄芪能够调节高糖环境下肾脏细胞生长因子及其受体系统表达的平衡。黄芪可诱导细胞表达HGF及c-Met部分上调作用；同时抑制细胞肥大，降低Col Ⅳ的合成作用；还能够抑制*TGF-β_1*和*PAI-1*基因和蛋白的表达，起到抗纤维化的作用。黄芪可通过剂量依赖性和时间依赖性抑制高糖引起的细胞内p38 MAPK活化，降低高糖引起的肾小管上皮细胞凋亡，促进HGF分泌，抑制TGF-β表达，起到肾脏保护作用。同时，HGF可有效抑制P38信号通路的活化，对肾小管上皮细胞起保护作用。

2. 机制二：黄芪延缓CIN肾脏纤维化进程

在CIN大鼠模型中发现，甘露聚糖结合凝集素（MBL）在假手术组大鼠肾脏内表达很弱，而在CIN造模组大鼠的肾小管内发现了大量的MBL沉积，从而提示MBL的肾脏表达与急性肾小管损伤相关。研究观察到CIN大鼠与正常组的肾组织蛋白表达的差异，阐明了CIN发病机制的新论据。黄芪具有使MBL表达下调的作用，推测黄芪可以通过下调MBL改善补体激活过程，从而起到对组织的保护作用。

3. 机制三：黄芪通过阻断p38-MAPK信号通路的活化干预小鼠UUO模型肾纤维化进展

采用黄芪甲苷（AS-Ⅳ，提取自黄芪的皂苷类化合物，是黄芪的主要效用成分之一)干预治疗小鼠UUO模型,发现AS-Ⅳ降低UUO小鼠肾组织及HK-2细胞纤维连接蛋白、ColⅣ和α-SMA表达,明显改善肾脏纤维化,经黄芪甲苷干预治疗后,小鼠肾组织及肾小管上皮细胞p38磷酸化水平显著下降,细胞凋亡因子caspase-3水解酶表达下降,组织中细胞凋亡显著减少。

4. 机制四:黄芪抑制肾脏细胞过度增殖,下调β₁整合素及CD44系统表达,从而发挥抗纤维化作用

目前,运用肾脏原代细胞已实现了体外模拟肾脏硬化、纤维化的过程。运用黄芪干预肾间质细胞可抑制多种有害因素导致的肾脏细胞过度增殖,特别是下调肾脏细胞转分化过程中显著表达的β_1整合素及CD44可延缓纤维化进程。

三、总结与展望

多种机制参与了CKD的发病,如何通过尽可能少的药物抑制纷繁复杂的CKD发病通路,进而有效延缓CKD进程是临床医师与基础研究者共同的目标,以黄芪为代表的中药具有多靶点、不良反应少、价格适中等优势。同时,国内对中药的现代化研究已开展多年,在国际上处于领先地位,最有可能取得突破,预示着这类药物在未来治疗CKD中的潜力。黄芪可通过多种机制改善CKD症状,在临床中已广泛运用且有优异表现。但是,有关黄芪及其他中药防治CKD的机制仍需进一步实验去探索。

总之,随着CKD发病机制的深入研究,不断发现诸如黄芪这类有效中药的功能及联合运用方法,必将进一步提高中药治疗CKD的临床效果。

------------------------------ **参 考 文 献** ------------------------------

[1] Becker G J, Hewitson T D. The role of tubulointerstitial injury in chronic renal failure[J]. Curr Opin Nephrol Hypertens, 2000, (9): 133-138.

[2] Bedi S, Vidyasagar A, Djamali A. Epithelial-to-mesenchymal transition and chronic allograft tubulointerstitial fibrosis[J]. Transplant Rev (Orlando), 2008, 22(1): 1-5.

[3] Bohel A, Mackensen-Haen S, Vou Gise, et al. The consequences of tubulointerstitial changes for renal function in glomerulopathies. A morphometric and eytologial analysis [J]. Pathol Res Pract, 1990, 18(1): 135-144.

[4] Che X, Wang Q, Xie Y, et al. Astragaloside Ⅳ suppresses transforming growth factor-β_1 induced fibrosis of cultured mouse renal fibroblasts via inhibition of the MAPK and NF-κB signaling pathways[J]. Biochem Biophys Res Commun, 2015, 464(4): 1260-1266.

［5］ Chea S W, Lee K B. TGF-beta mediated epithelial-mesenchymal transition in autosomal dominant polycystic kidney disease［J］. YonseiMed J, 2009, 50(1): 105−111.

［6］ Chen C L, Chou K J, Lee P T, et al. Erythropoietin suppresses epithelial to mesenchymal transition and intercepts Smad signal transduction through a MEK-dependent mechanism in pig kidney (LLC-PK1) cell lines［J］. Exp Cell Res, 2010, 316(7): 1109−1118.

［7］ Chevalier R L. Pathogenesis of renal injury in obstructive uropathy［J］. Curr Opin Pediatr, 2006, 18(2): 153−160.

［8］ Dudas P L, Argentieri R L, Farrell F X. BMP-7 fails to attenuate TGF-beta1-induced epithelial-to-mesenchymal transition in human proximal tubule epithelial cells［J］. Nephrol Dial Transplant, 2009, 24(5): 1406−1416.

［9］ Eddy A A. Molecular insights into renal interstitial fibrosis［J］. AM Soc Nephrol, 1996, 7(17): 2495−2508.

［10］ Eddy A A. Molecular of basis renal fibrosis［J］. Pediatrephrol, 2000, 15(3−4): 290−301.

［11］ Higgins D F, Kimura K, Bernhardt W M, et al. Hypoxia promotes fibrogenesis *in vivo* via HIF-1 stimulation of epithelial-to-mesenchymal transition［J］. J Clin Invest, 2007, 117(12): 3810−3820.

［12］ Liu Y. Epithelial to mesenchymal transition in renal fibrogenesispathologic significance, molecular mechanism, and therapeuticintervention［J］. J Am Soc Nephro1, 2004, 15(1): 1−12.

［13］ Mou S, Wang Q, Shi B, et al. Hepatocyte growth factor ameliorates progression of interstitial injuries in tubular epithelial cells［J］. Scand J Urol Nephrol, 2010, 44(2): 121−128.

［14］ Mou S, Wang Q, Shi B, et al. Hepatocyte growth factor suppresses transforming growth factor-beta-1 and type Ⅲ collagen in human primary renal fibroblasts［J］. Kaohsiung J Med Sci, 2009, 25(11): 577−587.

［15］ Niksic L, Martin P Y. BMP-7 (bone morphogenetic protein-7): a future for chronic renal failiure［J］. Rev Med Suisse, 2005, 1(8): 568−570, 572−573.

［16］ Relly R F, Bulger R E, Kriz W. Strcture-function relationships in the kidney/ /Schier RW. diseases of the Kidney and Urinary tract［M］. Philadelphia: LippincotWilliams Wilkins, 2007.

［17］ Sakamaki Y, Sasamura H, Hayyshi K, et al. Absence of gelatinase (MMP-9) or collagenase (MMP-13) attenuates adriamycin-induce albuminuria and glomerulosis［J］. Nephron Exp Nephrol, 2010, 115(2): 72−73.

［18］ Shen J, Wang L, Jiang N, et al. NLRP3 inflammasome mediates contrast media-induced acute kidney injury by regulating cell apoptosis［J］. Sci Rep, 2016, 6: 34682.

［19］ Srisawat N, Manotham K, Eiam-Ong S, et al. Erythropoietin and its non-erythropoietic derivative: do they ameliorate renal tubulointerstitial injury in ureteral obstruction?［J］Int J Urol, 2008, 15(11): 1011−1017.

［20］ Stravodimos K G, Koritsiadis G, Lazaris A C, etal. Hydronephrosispromotes expression of hypoxia-inducible factor 1 alpha［J］. UrolInt, 2009, 82(1): 38−42.

［21］ Strutz F M. EMT and proteinuria as progressionfactors［J］. Kidney Int, 2009, 75(5): 475−

481.

［22］ Tian L, Shao X, Xie Y, et al. Kidney injury molecule-1 is elevated in nephropathy and mediates macrophage activation via the mapk signalling pathway［J］. Cell Physiol Biochem, 2017, 41(2): 769−783.

［23］ Wang L, Ni Z, Xie Z, et al. Analysis of the urine proteome of human contrast-induced kidney injury using two-dimensional fluorescence differential gel electrophoresis/matrix-assisted laser desorption time-of-flight mass spectrometry/liquid chromatography mass spectrometry［J］. Am J Nephrol, 2010, 31(1): 45−52.

［24］ Wang Q, Shao X, Xu W, et al. Astragalosides Ⅳ inhibits high glucose-induced cell apoptosis through HGF activation in cultured human tubular epithelial cells［J］. Ren Fail, 2014, 36(3): 400−406.

［25］ Xie Y, Wang Q, Wang C, et al. Association between the levels of urine kidney injury molecule-1 and the progression of acute kidney injury in the elderly［J］. PLoS One, 2017, 12(2): e0171076.

［26］ Xie Y, Wang Q, Wang C, et al. High urinary excretion of kidney injury molecule-1 predicts adverse outcomes in acute kidney injury: a case control study［J］. Crit Care, 2016, 20: 286.

［27］ Xu W, Shao X, Tian L, et al. Astragaloside IV ameliorates renal fibrosis via the inhibition of mitogen-activated protein kinases and antiapoptosis *in vivo* and *in vitro*［J］. J Pharmacol Exp Ther, 2014, 350(3): 552−562.

［28］ Yang J, Dai C, Liu Y. A novel mechanism by which hepatocytegrowthfactor block s tubular epithelial to mesenchymal transition［J］. J Am Soc Nephrol, 2005, 16(1): 68−78.

［29］ Zeisberg E M, Potenta S E, Sugimoto H, et al. Fibroblasts in kidneyfibrosis emerge via endothelial-to-mesenchymal transition［J］. J Am Soc Nephrol, 2008, 19(12): 2282−2287.

［30］ 陈继红, 孙伟, 周栋, 等. 大黄䗪虫丸对肾小球硬化大鼠纤溶酶原激活物抑制物-1和金属基质蛋白酶-1组织抑制剂mRNA表达的影响［J］. 中西药结合学报, 2008, 6(5): 512−516.

［31］ 陈凯锋, 孙兴旺. 基质金属蛋白酶及其抑制因子与肾纤维化的研究进展［J］. 泸州医学院学报, 2008, 31(3): 352−354.

［32］ 迟名锋, 王世立, 韩金祥. 重组骨形态发生蛋白-7在肾纤维化治疗中的研究进展［J］. 中国新药杂志, 2008, 17(24): 2089−2092.

［33］ 黄翀, 胡炜华, 秦晓华, 等. ERK通路抑制剂对白蛋白诱导的人近端肾小管上皮细胞细胞外基质合成的影响［J］. 山东医药, 2011, 51(31): 32−34.

［34］ 姜飞鹏. 肾间质纤维化与Vimentin和α-SMA的表达［J］. 中国中医药咨讯, 2011, 3(8): 319, 350.

［35］ 李羿, 赵洪雯, 申兵斌, 等. microRNA与肾间质纤维化的研究进展［J］. 现代医学生物进展, 2014, 14(24): 4794−4797.

［36］ 刘必成. 慢性肾脏病——新理论与实践［M］. 南京: 东南大学出版社, 2008: 228−230.

［37］ 汤涛涛, 吕林莉, 刘必成. microRNAs与肾脏纤维化［J］. 东南大学学报: 医学版, 2014, 33(6): 788−793.

［38］ 王延叶, 李荣山. TGF-β$_1$/Smad与肾脏间质纤维化［J］. 国外医学: 泌尿系统分册, 2005, 25(6): 840−843.

［39］ 徐维佳,牟姗,王琴,等.黄芪甲苷对高糖诱导的肾小管上皮细胞损伤的保护作用［J］.中国中西医结合肾病杂志,2012,13(9):765-769.

［40］ 许艳芳,万建新.TGF-β_1与BMP-7在肾间质纤维化中的作用［J］.华夏医学,2007,20(3):623-626.

［41］ 薛痕,陈亮,樊均明,等.MMP-9与TIMP-1在肾小管上皮细胞转分化中的作用［J］.四川大学学报:医学版,2008,39(1):34-38.

［42］ 杨婧,王琛,邵命海,等.肾衰Ⅱ号方对5/6肾切除大鼠肾血流量和肾内氧耗影响及其作用机制［J］.中国中西医结合肾病杂志,2011,(12):578-581.

［43］ 袁伟杰,王轩.Ets-1在肾脏纤维化中的双向作用及其机制［J］.中国中西医结合肾病杂志,2011,12(12):1035-1037.

［44］ 钟雯,曾姣娥,李又空,等.糖尿病肾病中肾小管上皮细胞-肌成纤维细胞转分化的意义［J］.实用医学杂志,2011,27(11):1929-1932.

［45］ 周鹏飞,孙兴旺.肾小管上皮细胞损伤与肾间质纤维化的关系［J］.现代临床医学杂志,2009,35(1):15-16.

［46］ 周娲,房向东.红细胞生成素与肾间质纤维化［J］.广东医药,2011,32(19):2610-2613.

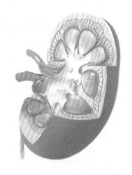

第七章

太极拳在肾脏疾病防治和
康复中的转化应用

　　流行病学调查表明，近30年多来，CKD已经成为一个威胁全世界公共健康的主要疾病之一。活动量下降是CKD发生和发展的独立危险因素，因此运动疗法对CKD的防治也具有重要的作用。太极拳运动是一项低、中等强度的有氧运动，能有效改善人体功能和心理健康，可以作为CKD患者康复的一种很好的选择。目前已经有多项研究证实太极拳通过多种途径对机体进行调节，本章将详细讨论太极拳练习在CKD患者健康促进中的作用，为转化医学应用提供借鉴和经验。

第一节 概 述

CKD 是危害公众健康的常见病和多发病。对于 CKD 的一体化治疗,除药物治疗、饮食营养治疗、肾替代治疗外,运动疗法也具有重要的作用。流行病学调查显示,活动量下降是 CKD 发生和发展的独立危险因素,与 CKD 并发症密切相关。研究发现,控制了常见并发症(糖尿病、高血压、心血管疾病)后,与高强度体力活动人群相比,低强度体力活动的人群发生 CKD 的风险高10倍。在 CKD 2 ～ 3 期的老年(年龄 > 65 岁)患者中,高强度体力活动患者肾功能下降的风险降低37%。CKD 2 ～ 5 期的患者存在明显的体力活动和功能下降,进行少量体力活动与不进行体力活动的患者相比,全因死亡率和心血管死亡风险下降达50%。在客观检测生理适应能力的指标[最大摄氧量(VO$_2$peak)]、肌力、功能能力(步速、坐位—站起速度)以及患者自我报告的结果(日常生活活动能力)等各项指标显示,得分更高的 CKD 3 ～ 5 期患者有更长的无事件存活率、更好的精神健康、更低的住院率和功能受限,以及更高的总体生活质量(quality of lif, QoL)。举例而言,VO$_2$ peak > 17 ml/(kg · min)的维持性血液透析患者3.5年的生存率更高;步速 > 1.3 m/s 的 CKD 2 ～ 4 期患者肾功能快速进展的风险较步速 < 1.3 m/s 的患者下降18% ～ 26%。从 SF-36 问卷获得维持性血液透析患者自我报告的生理功能组成评分(PCS)显示:每增加1分,患者病死率下降2%;PCS < 25分,患者死亡风险增加93%,住院风险增加56%。

一、运动疗法对 CKD 的作用

基于当前的研究证据,显示运动疗法对 CKD 有效,主要表现在以下几个方面。① 尽管 CKD 患者运动存在较高风险,但没有致命或严重的运动相关不良事件的报道。这可能与研究设计时采用了严格的入选标准,包括志愿者入选的偏移和(或)运动方案的个体化及监督下的运动干预有关。可以预计的轻微不良事件包括运动后低血压、乏力及肌肉酸痛。② 对于 CKD 5 期患者,短期(2 ～ 6 个月)有计划、监督下的中等强度有氧运动训练(主要是骑自行车),可以获得心肺功能 VO$_2$peak 的显著改善(17% ～ 50%)。非透析日规律渐进的运动量增加,持续至少6个月,同时结合额外的抗阻训练,可以获得更大的心血管功能改善。③ 对于CKD 2 ～ 4期患者,监督下或家中自己进行的中短期(12 ～ 78周)、中低强度有氧运动训练,VO₂peak可以有一定改善［约9%或2 ml/(kg·min)］。虽然这一改善与CKD 5期患者的运动训练效果相比而言较小,但仍有重要的临床意义,其改善程度相当于透析前患者每年VO₂peak自然下降的幅度。同样,早期运动干预可以延缓CKD 2 ～ 4期患者心血管储备功能的下降。④ 对于CKD 2 ～ 5期患者,运动训练可以提高总体QoL指数,其中PCS评分的改善可能是总体改善的主要因素。其他QoL评分,如活力、社会功能、一般健康评分没有显著改变。⑤ 在门诊CKD患者中实施设计良好的递增式抗阻运动训练计划,能明显改善CKD各期患者的肌力,轻度改善下肢肌肉横截面积的潜力。⑥ 在CKD患者中,客观测量的功能指标(步速/距离、坐位—站起速度)结果并不一致,运动干预对改善其他心血管功能、代谢危险因素和残余肾功能方面的有效性结果也并非完全相同。这可能是由于研究样本量小、个体反应不同和运动剂量的差异所致。

基于现有的研究证据,相关专家共识推荐肾病康复运动治疗的目标如下:① 提高生理储备能力;② 增加肌肉力量,减少生理功能受限(或尽可能长时间地阻止恶化);③ 减少CKD患者特异性症状的数量和严重程度;④ 长期目标还包括进一步支持CKD患者增加并维持充分的每日体力活动,从而提高总体生活质量指数,降低发病率和病死率。

大量证据提示,运动给CKD患者带来显著的好处。早在几十年前就有报道,运动可以改善CKD患者代谢异常,但对晚期CKD患者开展运动治疗尚不普遍。主要原因包括:① 晚期CKD患者没有具体的运动指南,如何运动、选择何种运动还缺乏有效的数据支撑;② 大多数CKD患者由于疾病带来的易疲劳感使他们很难坚持运动,包括步行、慢跑、游泳、骑自行车或爬山;③ 非住院患者使用运动设施不便利。因此,对于CKD患者而言,寻找一种简单容易、适当有效的运动方式非常必要。

二、太极拳在CKD治疗中的作用

太极拳是中国武术的一个分支,形成于明末清初。太极拳是道教文化的形象表现,从形式到内容,始终贯穿着道教的思想。比如太极拳行拳的最大特点是柔、绵,以腰为轴、带动四肢处处划圆运动,含蓄而柔韧,这是根据道教“万物循环往复”的运行方式而创立;太极拳的拳法中有大量的“仿生”动作,这是依据“道法自然”的道理而来。在太极拳发展过程中,形成了5种主要流派:陈氏、杨氏、吴（郝）氏、吴氏和孙氏。其中，陈氏太极拳最古老，而杨氏太极拳最受欢迎。经典的太极拳招式复杂，需要长时间的学习和练习。因此，开发了多种简化太极拳，以缩短学习周期。太极拳练习方法的不同，运动强度和训练效果也有显著差别。太极拳采用半蹲体位，通过控制动作速度和姿势的高度，可以很容易地调整运动强度。太极拳的特点包括：① 通过调整呼吸以集中意念；② 通过半蹲的姿势达到全身锻炼的目的；③ 采用连续、弯曲、螺旋的运动。太极拳可以单人或群体练习，对恢复身心健康和社会功能都有显著的益处。

太极拳无疑是CKD患者锻炼的一种很好的选择。首先，太极拳是一种中等强度的有氧运动，其运动强度取决于训练风格、姿势和持续时间，训练方法的变化可以产生运动强度的实质性差异。Lan 及其同事在中年练习者中测量了心率和摄氧量变化：在24 min的练习过程中，练习者的心率在前12 min迅速增加，之后缓慢增加，直到运动结束。相比之下，受试者的VO_2显示在第一个3 min的急剧增加，并达到一种稳定状态直至练习结束。在太极拳练习的稳定状态，平均心率为心率储备（heart rate reserve, HRR）的58%，摄氧量是VO_2peak的55%，符合美国运动医学学院建议的大多数成年人采用中等强度（40% ～ 59% HRR）有氧运动。以往研究报告显示，根据太极拳练习风格的不同，耗能为3 ～ 6代谢当量，因此，练习者可以根据自身情况选择合适的练习类型与方式。其次，太极拳具有其他有氧运动不具备的生物力学优势。Wu 和 Hitt通过研究太极拳与正常步态运动学发现，太极拳步态有一个将体重均匀分布于两足之间的低冲击力，以及两脚通过前后左右横移的移步转换来完成整套动作。因此，采用不同的速度练习太极拳可能会改变肌肉功能在运动控制中的作用。此外，太极拳步态与正常步态在空间、时间和神经肌肉激活模式均不同。长期进行太极拳锻炼，能够很好地提高关节活动度、增强下肢腿部和核心腰腹部的肌肉力量。通过打太极拳，还可以很好地改善对前后左右各方向身体平衡的控制能力，从而提高步态稳定性和步子的幅度。最后，太极拳是一种低成本的运动，不需要设备和设施。在中国，大部分太极拳教师都是志愿者，参与者几乎不需要支付学费；在美国，一项研究报告，太极拳的直接成本约为每人3.5美元，大多数练习者都能承担；在中国台湾地区，一个正规的太极拳培训课程，新手通常每月花费20 ～ 40美元。最新一项系统评价显示，太极拳是防止老年人跌倒经济效益比最好的方法。近年来，太极拳已成为一种世界流行的运动，对其研究目前主要集中在心肺功能、平衡调节、灵活性和心理幸福感等方面，大多数研究都得到令人满意的结果。本章将对太极拳练习在CKD患者健康促进中的作用进行探讨，为转化医学应用提供借鉴和经验。

第二节　太极拳对免疫平衡的调节作用

随着对肾脏疾病认识的不断深入,目前认为人类多数肾小球疾病、部分肾间质疾病和肾小管疾病为免疫介导疾病。免疫反应主要分为两类:体液免疫和细胞免疫。体液免疫主要涉及抗体的产生,而细胞免疫主要涉及T细胞、单核细胞和巨噬细胞等。

一、太极拳运动对T细胞及其亚群的影响

T细胞不仅可以帮助体液免疫产生免疫球蛋白,而且直接参与免疫发病机制。近年来,越来越多的证据显示,不同亚群T辅助细胞的活化也可以造成不同类型的组织损伤。因此,细胞免疫中Th1和Th2亚群活化的不同比例可能与不同类型的肾小球肾炎相关。打太极拳对T细胞及其亚群的效应受到较多重视。有研究发现,多年打太极拳的人群组进行25 min练习后表现为CD3、CD4细胞百分比升高,CD4/CD8比值升高,CD16细胞百分比下降;在安静状态下,多年太极拳练习组与非打太极拳对照组相比,CD3和CD4细胞百分比升高,CD8细胞虽然也升高,但无统计学意义。研究结果提示,长期打太极拳能够增强机体细胞免疫的调控能力,促进正向免疫系统的平衡,提高机体的细胞免疫功能,有益于身体健康。打太极拳时要求精神内守,全身放松,以腰带动四肢、节节贯穿、势断劲连、劲变意连,这一动作过程充分调动机体神经-内分泌-免疫系统的调节功能,改变CD3、CD4、CD8等细胞的分布,从而影响机体的免疫功能。齐敦禹及其同事观察打太极拳对2型糖尿病患者免疫功能的影响。结果显示,打太极拳后,补体C3、IL-2水平明显升高,SIL-2R明显下降($P < 0.05$),CD4细胞百分比明显升高、CD4/CD8比值无明显变化,提示打太极拳有助于提高2型糖尿病患者机体的免疫功能。Irwin及其同事对有水痘病史的老年受试者进行太极拳运动干预,发现这些受试者外周血CD4[+]CD45RO[+]T细胞数量显著增加,提示带状疱疹病毒细胞特异性免疫应答显著增强。

二、太极拳运动对细胞因子的影响

细胞因子由活化的免疫细胞和某些基质细胞分泌,它们相互作用,共同参与

机体免疫与炎症反应,而CKD中的微炎症反应与多种细胞相关。IL-2是太极拳领域研究相对较多的细胞因子。传统认为IL-2是一种激活T细胞并维持其分化和增殖的T细胞生长因子,同时也参与炎症或自身免疫性反应。近年来在IL-2或IL-2R缺陷小鼠动物模型等的研究中发现,IL-2的主要功能不仅是提升免疫反应,更重要的是维持Treg细胞的稳定及其介导的免疫耐受,故具有双向免疫调节作用。王晓军发现,经过每天1 h、连续6个月的太极拳练习,习拳者血清IL-2浓度明显升高。齐敦禹及其同事的研究也发现,6周太极拳练习后,2型糖尿病患者血清IL-2浓度显著上升。IFN-γ、IL-4是免疫系统中一对重要的相互调节的细胞因子,分别在细胞免疫和体液免疫中扮演重要角色,是维持机体免疫平衡的关键细胞因子。刘静等报道,长期有规律的太极拳练习后,中老年女性外周血白细胞IFN-γ、IL-4百分含量明显上升,且IFN-γ上升幅度较IL-4明显,IFN-γ/IL-4比值显著上升。还有学者发现,太极拳运动可以增加特异性抗原(带状疱疹病毒)刺激下的TGF-β和IL-10的产生,而TGF-β在自身免疫性疾病和炎性疾病中起重要作用是肾纤维化中的核心因子。因此,太极拳运动有助于降低自身免疫性疾病和炎症的发生。

三、太极拳运动对NK细胞的影响

NK细胞是机体重要的免疫细胞,不仅与抗肿瘤、抗病毒感染和免疫调节有关,而且在某些情况下参与超敏反应和自身免疫性疾病的发生。少数研究表明,无运动经历的受试者进行6个月太极拳练习后,在安静状态下血液NK细胞含量由6个月前的(13.93 ± 5.63)%增加到(14.93 ± 6.32)%,较对照组明显提高;单次太极拳练习后即刻,外周血NK细胞含量也由运动前的(14.93 ± 6.32)%增加到(17.39 ± 5.33)%($P < 0.05$)。李志清等对打太极拳19.17年的8名受试者研究时发现,练拳后即刻外周血NK细胞百分率比安静时升高(47.8 ± 14.69)%,有显著性差异;打太极拳后2 h与打太极拳后即刻相比下降(22.4 ± 6.25)%,但仍高于安静值(13.81% ± 3.2%)($P < 0.01$)。这些研究表明,太极拳运动能提高机体的免疫功能,增强机体的抗病能力。

四、太极拳运动对补体系统的影响

补体系统由调节先天免疫的多种蛋白组成,在肾脏病的发生和发展中具有重要作用,参与多种肾脏疾病的发生。虽然补体系统可以引起肾脏疾病,但事实上补体系统的主要作用是保护个体免受疾病、包括免疫复合物性疾病的困扰。

黄祁平等采用免疫透射比浊法测定血清补体C3、C4的浓度,采用50%溶血法测定血清总补体(CH50)活性,研究太极拳运动对免疫功能的影响。结果表明,坚持每周3次太极拳练习能提高机体合成补体的能力,增强总补体免疫活性,从而增强机体的固有免疫应答,间接增强机体的适应性免疫应答,提高机体的抗病能力。齐敦禹研究认为,太极拳练习后血清补体C3、C4水平稳定,并有升高的趋势,对促进和维持机体补体系统的平衡具有积极的意义。

五、太极拳运动对体液免疫的影响

Yang等研究了太极拳运动对老年人注射流感疫苗后抗体反应的影响。在太极拳干预第1周给受试者注射流感疫苗,分别于第3、6和20周后采集血样,分析抗流感血凝抑制滴度。结果发现,与对照组相比,打太极拳组抗体反应程度和持续时间均显著增加;注射疫苗后3周和20周两组血样滴度明显不同,打太极拳组在20周时显著高于注射疫苗前,并且打太极拳组大部分受试者还产生了对流感A株的保护抗体反应。这说明打太极拳提高了老年人对流感疫苗的抗体反应,有助于提高机体的体液免疫应答功能。有研究发现,通过12个月规律太极拳练习后,老年人的SIgA含量显著升高。国内也有大量类似报道,长期(3～8年)打太极拳的老年女性血清IgG、IgM和IgA含量均高于未打太极拳的老年女性,提示打太极拳有助于提高机体体液免疫水平,以及抵抗外来细菌、病毒等有害物质侵袭的能力,对人体自身的稳定和免疫监视具有较好的保护作用。

目前多项实验研究揭示了太极拳运动对机体免疫平衡的干预作用,但对发生机制的探讨并不多见。T细胞在分化过程中受多种细胞及细胞因子的调控,神经与内分泌作用可影响上游细胞的分泌功能。因此,进一步深入研究神经、内分泌系统及上游免疫细胞与分子的调节作用,对于探讨太极拳干预免疫平衡的作用机制具有重要意义。

第三节　太极拳对延缓慢性肾脏病进展的作用

一、太极拳运动对血糖的调节作用

糖尿病是世界上大多数国家CKD最主要的危险因素。NHANES Ⅲ研究中发现,34.2%的糖尿病患者可出现蛋白尿。长期以来,糖尿病肾病一直是发达国家ESRD的最常见病因。美国肾脏病数据系统统计,在过去10年中,进展为ESRD的新患者中44%是糖尿病患者;在欧洲,15%～33%的ESRD与糖尿病有关。近期,北京大学第一医院在医学权威杂志《新英格兰医学期刊》(*The New England Journal of Medicine*)发表了一篇CKD流行趋势的文章,强调糖尿病引起的CKD已经超过肾小球肾炎相关CKD,成为中国CKD的首要病因。由于高血糖可使肾脏肥大及基膜增厚,增加内皮细胞对白蛋白的渗透性及系膜蛋白质的合成,糖基化终末产物及多元醇通路活性增加可使氧自由基增加,引起肾损害;血糖控制不良时N_2脱酰酶的活性受抑制,使硫酸肝素产生减少,而硫酸肝素是肾小球基膜上主要的负电荷,当其减少时同样带有负电荷的白蛋白容易通过基膜。

早有研究表明,运动对糖尿病或糖耐量异常患者有益。在针对糖耐量异常的大庆糖尿病预防研究中显示,经过20年的随访,生活方式干预组(饮食和运动)糖尿病的发生率比对照组低43%。Wang及其同事报道,为期8周的太极拳练习可以降低血糖浓度。对于肥胖的糖尿病患者,Chen等研究显示,通过12周的太极拳练习可以改善BMI、TG、HDL-C、血清丙二醛和CRP的水平。王萍及其同事通过对社区2型糖尿病患者进行太极拳训练,干预6个月后发现患者运动前后的空腹血糖、糖化血红蛋白浓度均显著降低,TG、LDL浓度明显下降,HDL浓度明显升高。还有报道,糖尿病合并周围神经病变的患者每周打2次太极拳、每次1 h,12周后可改善血糖情况、神经系统症状及部分生活质量。最近的一项研究显示,进行12周太极拳练习的糖尿病患者获得了显著的生活质量改善。林恒钊和凌俊辉的研究观察了ARB联合太极拳运动对早期糖尿病肾病的临床疗效。将所有病例随机分配为3组:太极拳运动联合ARB组、ARB组和对照组,3组患者治疗后UAER、尿β_2-MG、收缩压和舒张压水平均有降低,其中太极拳运动联合ARB组降低效果更明显,证实太极拳运动联合ARB对早期糖尿病肾病的临床治疗和康复存在累加效应,对肾脏保护产生叠加作用,可降低尿蛋白。

太极拳运动调节血糖作用的可能机制包括:① 打太极拳能有效地提高机体组织细胞膜上胰岛素的活性,减轻胰岛素抵抗。王敬浩等通过对练习8周太极拳的老年2型糖尿病患者观察发现,无论是安静时还是运动后即刻检测,红细胞膜上胰岛素受体数目和结合容量均有所增加,说明太极拳运动能有效地提高机体组织细胞膜上胰岛素的活性,减轻胰岛素抵抗。② 运动可促进骨骼肌细胞对血液中葡萄糖的直接摄取和利用,提高胰岛素转运血糖的活性。③ 太极拳运动能降低2型糖尿病患者血浆神经肽（NPY）水平。许多研究证实，血浆NPY水平与2型糖尿病的代谢紊乱有关，2型糖尿病患者血浆NPY水平明显高于正常者，因而控制并降低血浆NPY水平有利于2型糖尿病患者的康复。运动可使糖尿病鼠的糖代谢紊乱改善，其原因是下丘脑NPY轴对能量代谢起调节作用。王敬浩等的研究显示，太极拳运动组2型糖尿病患者的血浆NPY和血糖水平明显降低，而随意运动组患者的血浆NPY水平变化不显著。

二、太极拳运动对血压的调节作用

高血压是CKD发生和进展的重要原因。肾脏是高血压主要的靶器官之一，长期高血压患者的肾入球小动脉肌纤维肥大、透明变性，从而导致肾缺血、小管间质改变，最后导致肾功能受损。NHANES Ⅲ研究显示，高血压患者蛋白尿的罹患率为14.5%，仅次于糖尿病患者；AUSDIAB研究也显示，高血压和糖尿病、性别、年龄等是CKD的重要危险因素；在SHARE计划中患者高血压的患病率为8.7%，而在高血压患者中尿异常的检出率（包括血尿或蛋白尿）达2.2%；北京大学附属第一医院的调查中也发现，收缩压升高10 mmHg是白蛋白尿和肾功能下降的独立危险因素。

对于高血压患者，太极拳运动的有效证据令人鼓舞，多项研究表明其潜在的治疗作用。一项对中医药数据库的回顾分析显示，85%已发表的研究报道了太极拳运动的降血压作用（收缩压降低3～32 mmHg，舒张压降低2～18 mmHg）。每周2～3次、持续6～12周打太极拳，可以降低收缩压和舒张压。有研究显示，收缩压可以下降10～16 mmHg；也有研究显示，舒张压可以下降8～10 mmHg。Tsai等报道，通过太极拳运动，Ⅰ期或正常高值血压患者的血压可以降低到正常水平，其作用相当于多种降压药。另有研究认为，太极拳运动结合健康教育、压力管理，对心血管事件高危人群更为有效。

太极拳运动的降压作用可能的机制包括：① 可能与运动状态下汗液中钠丢失有关，钠丢失量可能超过正常饮食的钠摄入量；而水钠排泄障碍是高血压病理机制中的核心环节，水钠潴留、血管内皮肿胀、炎症细胞浸润、细胞外基质增多、管腔狭窄致血管阻力增加，血压升高。② 由运动产生的紧张性交感神经活动减少也被认为是减轻高血压的机制之一；而运动后交感神经驱动减少，在原发性高血压患者中比在正常血压个体中更明显。③ 其他可能的因素还包括血浆NA的减少、内源性哇巴因样物质的减少、PGE的增加或血浆肾素活性的降低，但还需要进一步的研究证实。以往有学者认为，运动引起的血压下降可能与体重下降有关,但Tsai等在12周的习拳者中没有观察到BMI的显著变化;同时,有报道运动诱导的体脂肪减少与血压降低没有关联。

三、太极拳运动对血脂的调节作用

脂质代谢异常与CKD关系密切。在CKD患者肾损害不同阶段均存在明显的血脂成分异常,它既是CKD的一种表现,又参与CKD的发生和发展。由脂质引起的肾损伤也越来越受到重视,外源性和内源性的高脂血症都会引起肾损伤。国外的多项调查均显示,异常的脂血症是CKD的危险因素,KDOQI也将超重或肥胖(BMI > 25 kg/m²)人群的饮食和生活方式指导列入《KDOQI指南》。已有研究表明降脂治疗能保护GFR、减少肾病患者的尿蛋白。高TG、低HDL是公认的加速CKD进展的危险因素。已有研究证实,LDH水平的升高可以改善肾功能。

有研究显示,有氧运动可以降低心血管疾病患者的TG水平和升高LDH水平。一项荟萃分析纳入了31个随机对照试验,结果显示运动可以显著降低TC、LDL-C、TG和升高HDL-C水平。此外,Shi等研究表明,定期打太极拳可以提高心肾功能,改善血脂代谢,特别是改善LDH水平。Tsai等随机分配88名脂代谢异常的患者到太极拳练习组或久坐不动的对照组,经过12周经典杨氏太极拳练习,患者TC、TG和LDL-C分别下降0.39 mmol/L(15.2 mg/dl)、0.264 mmol/L(23.8 mg/dl)和0.442 mmol/L(19.7 mg/dl),HDL-C升高了0.13 mmol/L(4.7 mg/dl)。Lan及其同事将70例高脂血症患者分为杨氏太极拳练习组和常规护理组,经过1年练习,太极拳练习组TG显著下降了26.3%[从(224.5 ± 216.5)mg/dl至(165.9 ± 147.8)mg/dl],TC下降了7.3%[从(228 ± 41)mg/dl至(211.4 ± 46.5)mg/dl],LDL-C下降了11.9%[从(134.3 ± 40.3)mg/dl至(118.3 ± 41.3)mg/dl],但HDL-C没有显著增加。与之相反,有研究报道,经过12个月的太极拳练习,TC、LDL-C、TG及HDL-C无明显变化。研究者认为,这种结果上的差异可能与基线血脂水平、训练量和强度、身体成分变化,以及其他辅助治疗(如饮食、降脂药物)有关。

太极拳运动调节血脂的机制包括:① 太极拳运动可能改善机体脂质分布,而身体脂肪比例和胰岛素抵抗的变化会影响血压和脂质分布。② 运动诱导的脂肪分解增加也是可能的机制之一。脂肪分解酶活性增加,促进富含TG的脂蛋白的降解。Sasaki等提出运动可以激活肌肉脂肪酶、降低血清TG及增加HDL水平;还有证据表明,脂蛋白脂肪酶是HDL形成的关键,其水平在运动过程中增加；脂蛋白脂肪酶也与 VO₂ peak 相关，在训练的个体中能增强肌肉对脂肪的利用。此外，肝脂肪酶活性与 LDL 的合成相关，其在健康体型成人中呈低水平。还有学者认为，运动中饮食的变化和体重的减轻也会升高 HDL 和降低 LDL 水平；但是 Tsai 的研究结果显示，太极拳运动受试者 BMI 和饮食摄入均没有显著变化。

第四节　太极拳对降低心血管事件发生率的作用

一、太极拳运动在降低心血管事件中的作用

尽管肾脏替代治疗措施取得了长足进步，但 CKD 患者心血管疾病的病死率仍居高不下。中华肾脏病学会 1999 年在全国开展的透析患者流行病学调查显示，导致中国透析患者死亡的前两位原因就是心血管疾病和脑血管疾病。CKD患者、特别是 ESRD 患者常见的多种心脏临床综合征，其中以充血性心力衰竭和缺血性心脏病最为多见。研究显示，心力衰竭可发生在肾功能减退 > 1/4 的CKD 患者（女性 Scr > 150.3 μmol/L；男性 Scr > 176.8 μmol/L），并随着肾功能恶化而增加，在 ESRD 患者可高达 65% ～ 70%。心力衰竭是 CKD 的常见病因和恶化因素；反之亦然，CKD 也是心力衰竭的重要病因和影响心力衰竭预后的重要因素。临床研究结果显示，肾功能不全 CKD 患者的心力衰竭发生率是肾功能正常 CKD 患者的 15.1 倍，随着肾功能的恶化，心力衰竭的发生率也相应增加。心力衰竭是 CKD 患者的常见并发症，如果得不到有效控制，可导致肾功能迅速恶化；反之，通过合理的控制心力衰竭可改善心肾功能，阻止 CKD 发展为ESRD。因此，控制心力衰竭已经成为肾病治疗的一个主要靶目标。正常运动可以降低心血管病死率和发病率的现象也已经得到证实。

许多研究表明，低强度的太极拳运动对心力衰竭患者是有益的。Barrow 及其同事将 52 例心力衰竭患者随机分为太极拳练习组或标准治疗组，结果显示，与对照组相比，太极拳练习组并未出现运动耐量的明显增加，但心力衰竭症状评分和抑郁评分得到改善。Yeh 等围绕这一问题展开了一系列研究。他们首先报道，打太极拳可以提高心力衰竭患者的生活质量、睡眠质量和 6 min 步行距离，降低血清 BNP 水平。在进一步的研究中，将 100 例收缩性心力衰竭患者随机分为太极拳练习组或接受健康教育的对照组，经过 12 周的训练，太极拳练习组在

生活质量、运动自我效能和情绪方面表现出更大的改善。因此，心力衰竭患者可以接受低强度的太极拳练习，如打简化太极拳；对于活动耐力非常低的患者采用定期、有选择地太极拳练习是合适的。

急性心肌梗死主要由冠状动脉狭窄引起，而CKD并发急性心肌梗死的患者往往冠状动脉病变更重、更弥漫，其发生率也较单纯心血管疾病患者更高。研究显示，CKD增加了40%的急性心肌梗死风险，而接受替代治疗的ESRD患者合并急性心肌梗死后1年和5年的病死率分别为59%和90%。一项Cochrane综述纳入包括10 794例急性心肌梗死患者的47项研究，结果显示，相对于常规治疗，接受运动训练的患者总病死率的风险降低了13%，心血管疾病病死率降低26%，住院风险降低31%。Channer及其同事将126例急性心肌梗死患者随机分为太极拳运动组、有氧运动组、非运动的支持治疗组，太极拳运动组和有氧运动组实施为期8周的练习。结果显示，太极拳运动组对于急性心肌梗死患者是安全有效的。

二、太极拳运动可降低心血管事件风险的原因

太极拳运动对心血管事件风险的降低作用可能归因于如下几个方面。

首先，心血管风险因子的控制包括改善血压、血脂和血糖。

其次，心率降低是良性运动后心功能改善的良好反应。Tsai等的研究纳入了100名定期参加打太极拳的健康受试者，受试者参与打太极拳的时间从6个月至30年不等。结果表明，受试者的平均心率由运动前的74次/min在运动后2 min上升到92次/min，随后在整个运动过程中稳定在95～98次/min；平均峰值心率为104次/min，运动后12～14 min达到平均心率最大增值30次/min，这种心率的变化不受训练年限、年龄和静息心率的影响。在高血压受试者中，平均运动心率约为预测最大心率的63.7%。Wolf等的研究也提示，相较于健康教育，打太极拳可以降低心率。心率的下降常伴随着交感神经活性下降。Motivala等的研究显示，太极拳运动降低了交感神经活性，而缓慢的身体活动并不能带来如此的效应。Lu和Kuo的研究表明，太极拳运动不仅可以降低交感神经活性，还可以增强迷走神经活性。在一个类似的研究中对比了打太极拳和轻快的步行（每天1 h、每周3天、连续12周）之间的差异，结果打太极拳增加副交感神经活动、降低交感神经活动更为明显。

再次，运动可以改善心力衰竭患者的心脏功能容量和症状，增加骨骼肌的氧化酶和线粒体密度，从而增加运动耐受性，而CKD患者和心血管疾病患者的

体力常常较差。一些研究表明，适当的体育活动，如有氧运动，还能提高健康人群与CKD患者的心肾功能。基于这些观察，应当鼓励CKD患者参与锻炼，特别是有氧运动和抗阻训练。有氧运动包括轻快的散步、慢跑、游泳、骑自行车、爬楼梯和太极拳等。在所有心力衰竭患者中，左室射血分数正常的心力衰竭（HFPEF）患者约占一半；这些患者主要为老人，女性居多，常伴有高血压病史，无冠状动脉疾病。Yeh等采用太极拳运动治疗左室射血分数正常的心力衰竭患者，16例患者随机接受12周的太极拳或有氧运动。研究表明，两组患者VO$_2$ peak的变化相似，但太极拳运动组6 min步行距离为优；两组患者明尼苏达生活与心脏衰竭评分、自我效能感改善相似，但太极拳运动组抑郁症的分数较有氧运动组降低。因此，对于左室射血分数正常的心力衰竭患者，太极拳运动较有氧运动负荷更小，但是获益基本类似。

最后，打太极拳可以显著降低焦虑水平。一些调查报告显示，高特质焦虑与吸烟行为增加、日常锻炼减少，以及其他高心血管风险相关生活方式的改变有关。太极拳运动可能通过缓解焦虑状态，改善心血管疾病的预后。

第五节　太极拳对改善骨质疏松和
降低跌倒事件的作用

一、太极拳运动在改善骨质疏松中的作用

骨质疏松是慢性肾病的并发症之一，会导致患者出现骨骼和关节疼痛，增加骨折的风险，进而增加患者残障和死亡的风险。因此，CKD患者应该早期发现、早期防范骨质疏松的发生，及时进行风险评估，积极采取措施预防骨质疏松的发生，以降低骨折和跌倒的风险。

很多资料表明，力量和耐力性训练可增加骨密度，而冲力负荷性运动对骨量增加最为有利。最近一项研究分析表明，中等冲击力的运动就能够阻止骨量丢失和（或）引起骨量的少量增加。运动是影响骨量的主要因素，运动方式、运动种类、运动时间等都会对骨量产生影响。目前研究认为，运动可以通过直接和间接两种方式对骨产生负荷刺激。有研究显示，运动可以使调节骨形成相关的雌激素和细胞调节因子水平升高，同时降低骨吸收相关的调节因素和细胞调节因子水平，从而影响骨代谢，促进骨形成大于骨吸收，最终使骨矿物质含量增加。

运动可促进钙吸收,经常做户外运动可以使维生素D的合成增加,改善胃肠功能及钙磷代谢,促进体内钙的吸收。同时,运动提高了骨皮质血流量,使骨内血液保持中性,有利于血钙向骨内的运输,防止骨溶解,促进破骨细胞向成骨细胞转化,进而增加了钙利用和骨沉积。

Qin等报道,太极拳练习者的腰椎、股骨近端和胫骨末端骨密度明显高于对照组。在随后的研究中,Chan等132名健康的绝经后妇女随机分配到打太极拳组或久坐对照组。打太极拳组每天打太极拳45 min,每周5天,共12个月。12个月后的骨密度测量显示两组人群在腰椎、股骨近端、胫骨远端均存在一般性骨丢失,但打太极拳组丢失得更为缓慢;对照组在胫骨远端的骨小梁和皮质隔室骨丢失的速度要比打太极拳组高2.6 ～ 3.6倍。韦恩等在最近的研究中也报道,打太极拳组和普通护理组绝经后妇女的股骨颈骨密度变化有显著性差异,打太极拳组妇女骨形成标志物和生活质量的变化更优。

二、太极拳运动在降低跌倒事件中的作用

CKD患者身体虚弱、骨代谢异常,跌倒是影响其生活质量的巨大威胁,跌倒的发生率常常随着年龄的增加而逐渐增加。CKD患者跌倒后很容易造成外伤或残疾,增加住院率和病死率。在打太极拳过程中,经常进行不同位置的体重转移、身体旋转和单腿站立练习,在这个运动过程中需要肌肉与关节的微妙协调,因此长期打太极拳会带来良好的平衡功能。有研究采用简单的平衡测试(例如,睁眼或闭眼的单脚平衡站立时间),打太极拳的老年人明显比久坐不动的人表现出更好的平衡力。一项使用电脑模拟平衡系统的研究中,在简单条件下(如睁眼或闭眼的姿势摇摆),打太极拳组与对照组没有表现出明显的差异;但在复杂条件下,如闭眼在晃动表面上运动、摇摆视觉与晃动表面上运动、前后重量移位试验,打太极拳者表现出更好的平衡感。

第六节　太极拳对缓解慢性疼痛的作用

早期/终末期CKD患者疼痛的流行病学数据有限,但仍有研究表明,在早期/终末期CKD患者中有中度至重度的慢性疼痛很常见。文献表明,37% ～ 50%的血液透析患者有慢性疼痛,而其中82%的患者有中度至重度疼痛。疼痛还出

现在69%的非透析CKD患者中,这些患者的疼痛与生活质量的下降有关,包括疾病负担增加、抑郁症发病率增高、生活满意度降低。

一、疼痛的病因

疼痛的病因多种多样。首先,疼痛可能是由于潜在的全身性疾病,如糖尿病神经病变、外周血管疾病引起,或由于透析过程本身,如内瘘穿刺和导管插入、肌肉痉挛等引起;其次,疼痛也可能是原发性肾脏疾病本身导致,如多囊肾;部分疼痛原因如钙过敏症和肾性骨病是ESRD所特有的,疼痛常伴随患者的整个透析治疗期。在一般人群中,肌肉骨骼疼痛是慢性疼痛综合征最常见的症状;而在ESRD患者中,肌肉骨骼疼痛基本上与严重性神经病变和缺血性疼痛发生率相当。Davison的研究报道,ESRD患者肌肉骨骼疼痛的发生率为63%,其中14%与透析相关,13%与神经性疼痛相关。

二、非药物止痛的方法

由于止痛药物常导致肾损伤,而非药物治疗不良反应少,因此非药物治疗已经成为可供CKD患者选择的治疗方式。非药物治疗包括:① 心理和认知行为治疗,如放松技术、生物反馈、冥想、催眠、呼吸练习、瑜伽和精神咨询;② 分心技术,通过看电视、打牌、玩填字游戏等转移对疼痛的注意力;③ 尤为重要的是,临床试验和动物实验均证实,有规律的体力活动可减轻或防止各种疼痛。一项针对透析患者的研究发现,基于瑜伽的运动计划减少了37%的血液透析患者的疼痛。

三、太极拳运动在慢性疼痛性疾病中的作用

研究表明,慢性疼痛的患者可以从太极拳运动中受益。虽然打太极拳采用半蹲姿势,但可以有效防止关节疼痛,因为太极拳的大多数动作都在闭合运动中连续而缓慢地进行。最近的一篇评论认为,打太极拳可调节多种因素、改善风湿病患者的健康状况。因此打太极拳可以推荐给类风湿关节炎、骨关节炎和纤维肌痛的患者,作为改善患者健康的替代方法。

多项临床研究显示,太极拳运动对多种慢性疼痛性疾病具有较好的治疗作用,并能在一定程度上促进原发疾病缓解,改善预后。首先,打太极拳在纤维肌痛治疗上取得的疗效,令人振奋。Wang及其同事的试验中,将66例纤维

肌痛患者随机分为打太极拳组或对照组，对照组参加了健康教育和拉伸训练，每次持续60 min、每周2次，共12周；训练后显示打太极拳组在纤维肌痛影响问卷（FIQ）总评分和SF-36量表评分上明显改善。Jones及其同事将101例纤维肌痛患者分为打太极拳组和健康教育组。打太极拳组每周打90 min的改良八式杨氏太极拳，观察12周后发现，打太极拳组的FIQ评分、疼痛程度、疼痛干扰、睡眠和疼痛控制自我效能均显著改善；功能性活动指数，包括"起立－行走"计时测试、静态平衡及动态平衡也获得改善。Zurita等报道了打太极拳对女性纤维肌痛的影响。32名纤维肌痛的妇女参加了每周3次、为期28周的打太极拳活动。28周后，患者的疼痛阈值、压痛点数和痛觉评分改善；此外，打太极拳还提高了患者FIQ的总分和工作难度、疼痛、疲劳、早晨的疲倦感、焦虑和抑郁的6个子量表评分；最后，患者的机体疼痛、活力、躯体功能、躯体功能引起的角色受限、总体健康评价和心理健康的SF-36量表6个子量表均获得改善。慢性腰痛是指腰背、腰骶和骶髂部的疼痛，有时伴有下肢感应痛或放射痛。腰背痛绝大多数表现在下腰椎和腰骶、骶髂部，是人类脊柱最常见的疾患。腰背部皮肤、皮下组织、肌肉、韧带、脊椎、肋骨、脊髓和脊膜之中任何一种组织的病变均可引起腰背痛，是普遍发生的疼痛性疾病。运动疗法可以轻度至中度地缓解慢性腰痛的症状。一项随机试验将160例慢性腰痛患者分配到打太极拳组或对照组。打太极拳组接受18次练习（每次40 min、超过10周），对照组接受常规治疗。训练结束后，打太极拳组在症状不适的0～10级评分下降1.7分，在疼痛强度0～10级评分下降1.3分，Roland-Morris腰痛失能问卷评分提高2.6分。虽然大多数患者并非完全康复，但应当看到，10周的打太极拳活动对慢性腰痛具有显著疗效。在慢性肌肉疼痛，如紧张性头痛，打太极拳也显示了治疗作用。Abbott将47例紧张性头痛患者随机分为打太极拳组和对照组，观察15周后显示，打太极拳组头痛状态评分、与健康相关的生活质量（包括疼痛、活力/疲劳、社会功能、情感健康）及心理健康总评分均显著改善。最近的2项研究还报告了打太极拳对类风湿关节炎慢性疼痛的益处。Wang等将20例I或II型类风湿关节炎患者随机分为打太极拳组和对照组，经过12周训练，半数打太极组患者的病情缓解达到了ACR 20标准，而对照组无改善；打太极拳组受试者在残疾指数、SF-36活力评分和抑郁指数上均取得较大的改进；在改善疾病活动性、功能能力和健康相关生活质量上也观察到类似趋势。另一项研究显示，类风湿关节炎患者在打太极拳结束及随后的12周随访中，下肢肌肉功能明显改善；患者同时还表现身体状况、运动信心、平衡能力的改善及疼痛减轻。最近的一项研究评估了打太极拳对强直性脊柱炎的治疗效果,研究显示训练结束后,打太极拳组患者的疾病活动性和柔韧性较对照组有显著改善。

第七节　太极拳对心理治疗的作用

一、太极拳运动对心理治疗的作用

CKD具有难以根治、疗程长、医疗费用高等特点,属于一种强烈的心理刺激源,再加上病理生理的不适症状、家庭和社会支持缺失等,导致患者心理压力大,其中以焦虑和抑郁状态最为普遍,且多与躯体症状具有密切相关性。国外众多研究显示,CKD患者往往存在不同程度的生活质量下降。研究发现,CKD 1～4期和CKD 5期患者焦虑的患病率均在85%以上说明焦虑在CKD不同分期的患者中普遍存在;CKD 1～4期和CKD 5期患者的焦虑评分及不同程度焦虑的患病率比较,均无统计学意义;4.8%的CKD 5期患者表现为重度焦虑,考虑这与CKD 5期患者尿毒症相关的并发症增多、患者需要定期到医院复诊、担心高额的医疗费用给家庭带来沉重的经济负担、过度恐惧肾脏替代治疗等相关。CKD 1～4期和CKD 5期患者抑郁的患病率分别为37.0%和46.3%。Perlman等的研究发现,非透析CKD患者的生活质量评分SF-36显著低于健康人群,但明显高于维持性血液透析患者。

太极拳运动对压力和焦虑的减轻作用已在多项研究中得到了证实。同时,打太极拳也与悲伤、困惑、愤怒、恐惧的减轻,以及正能量、幸福感的增加有关,情绪改变的同时也带来皮质醇水平的降低。Wang等的研究证实,打太极拳可以改善心血管疾病、纤维肌痛及青少年多动患者的焦虑状态,改善骨关节炎、多发性硬化症及免疫系统疾病患者的抑郁,改善心血管疾病、肥胖者和青少年多动患者的情绪。另有研究表明,太极拳和瑜伽联合锻炼可以增加非妊娠成人的 θ 脑电活动,表明焦虑减少和松弛增加;瑜伽和太极拳两种有氧运动的联合锻炼可以减少孕妇腿部疼痛及下背部疼痛,降低焦虑和抑郁情绪。

睡眠障碍是CKD患者的常见伴随症状之一,在维持性透析患者中尤为常见。目前,慢性肾衰患者睡眠障碍的发生率为40%～80%。对17项研究进行系统性回顾分析发现,睡眠障碍是ESRD患者最常见的症状之一,平均发病率为44%;尽管发生率高,但往往缺乏重视和及时治疗。近年研究表明,CKD早期患者已经开始出现睡眠障碍,发病率达50%,随着肾功能的进展而逐步严重,给患者的生存及生活质量均带来了不良的影响。打太极拳改善睡眠的作用也得到了报道,这可能与压力和焦虑减少有关。Li的研究表明,与低强度运动组相比,打太极拳者有更好的匹兹堡睡眠质量指数评分,每晚睡眠时间增加48 min、睡眠潜伏期约缩短18 min。在类似的研究中,打太极拳可以改善中度睡眠障碍老年人的睡眠质量、睡眠效率和睡眠时间,减少睡眠障碍。打太极拳还可以改善大学生和心力衰竭患者的睡眠稳定性。同时,改善睡眠稳定性与更好的生活质量之间也具有相关性。

二、太极拳运动促进积极心理效应产生的机制

目前,太极拳运动促进积极心理效应产生的机制研究尚不充分。有研究者认为,太极拳运动时精神冥想的放松和腹式呼吸是可能的机制。另有研究者认为,是心理学上的"自我实现预言"起作用——练习者认为通过打太极拳可以带来身体健康和心神宁静的期望。还有研究者强调授课老师个人魅力的影响。Jin认为在练习过程中,练习者精力集中,已经忘记了使他们焦虑的主题。实际上,还有研究者提出了打太极拳的这种良性作用可能是一种安慰剂效应,但是有两项研究否定了这种看法。Yeh等研究了同样对打太极拳具有积极治疗预期的两组人群,对照组将于实验结束后获得打太极拳的机会,结果显示仅实验组发生了生活质量的显著改进;Shen等为研究打太极拳和绿茶对骨健康的影响,建立了包括安慰剂的4个研究组,结果发现打太极拳组和绿茶组受试者的骨特异性碱性磷酸酶和抗酒石酸酸性磷酸酶均显著改善,安慰剂组未见改善。这些研究提示,安慰剂效应可能具有一定的作用,但并非决定性因素。

分析体能锻炼带来心理层面改变的原因,研究显示可能与脑血管系统的生理功能改善、合理的营养和良好的睡眠有关。而打太极拳改善脑血管功能的原因,一些研究已经证实太极拳运动对心肺参数的改善会影响相关大脑区域的血供和增加氧的输送。众所周知,氧对脑功能非常重要,而脑缺氧常见于老年人及一些慢性疾病患者。

激素水平变化对心理改善的重要性也得到了学者们的注意,尤其是应激激素皮质醇和儿茶酚胺。但只有Jin的研究评估了儿茶酚胺、5-羟色胺和皮质醇等激素与应激之间的关系。研究显示,皮质醇在太极拳练习中及完成1 h后显著减少;去甲肾上腺素在打拳过程中增加,但在打拳前1 h和结束后1 h水平相同;肾上腺素、多巴胺和5-HT打拳前、中、后无明显差异。因此,认为去甲肾上腺素

水平的增加可能与正常运动反应和心率增加有关；多巴胺水平无明显变化可能与太极拳的运动强度有关。打太极拳者的心率、血压和尿儿茶酚胺的变化，与6 km/h时速的步行者相似。

第八节　太极拳对改善肾脏替代治疗患者预后的作用

　　ESRD是CKD患者的一个主要健康问题。伴随疾病的进展及其相关的影响，ESRD患者的身体机能逐步下降；心血管病变、贫血和骨骼肌无力加剧了体质的下降，导致康复障碍。与健康受试者和患有轻度慢性疾病的患者相比，透析患者的运动耐受性、运动能力、强度和耐力显著降低。据估计，随着每个透析月龄的增加，ESRD患者的体力活动水平下降3.4%。ESRD患者的体力活动能力是久坐不动生活方式的健康人群的60% ～ 65%。目前，提高生活质量是慢性病治疗的主要目标之一，包括主观和客观两方面，涵盖物质收入、情感、社会和心理福利等多个元素；每个元素都要考虑患者的主观满意度和客观评价指标的重要性。这一观念对于ESRD患者，特别是透析患者尤为重要，这部分患者常常面临严重的心理情绪问题和较低的生活质量，而血液透析患者较低的生活质量是疾病、个人特征、适应行为、社会支持和医疗质量等多种因素相互作用的结果。

　　将体育锻炼引入CKD患者治疗过程，与疾病的严重程度无关。运动锻炼可以为ESRD患者带来许多生理和心理上的好处，运动可以促进康复。KDIGO建议，由于ESRD患者心血管事件的高风险，需要对患者开展基于心血管锻炼原则为基础的康复锻炼，并提供了两种监护条件下的体能锻炼：透析治疗中的锻炼（前2 h或超滤量达到2.5 L）和非透析日锻炼。大量证据表明，透析间期及透析过程中的定期体育锻炼非常有效。每周2次、每次45 ～ 60 min的体能训练可以提高机体呼吸功能、降低组织胰岛素抵抗、降血压，从而降低心血管事件风险。定期的体育锻炼也可以促使骨骼肌增粗（增加表面积和Ⅰ型截面的ⅡA和ⅡX纤维），提高肌肉力量，降低疲劳，使ESRD患者生理功能整体上升，显著改善患者的身体健康，提高生活质量和日常工作能力。以医院为基础或在康复锻炼中心开展锻炼，可以随时受到病友的支持和工作人员的鼓励，提高患者的参与度和持续性。而Jette等建议，以家庭为基础的锻炼可以更私密、时间安排更随意，在熟悉、舒适的环境中锻炼而不必出门，从而保证锻炼的持续性。对于慢性疾病患者而言,设施的便利度、心理障碍及交通不便常常是干扰日常锻炼的主要因素。

打太极拳对 ESRD 肾病患者的康复非常有益。打太极拳是一种低强度、连续不断、精神集中、形式多样性的运动,安全性高,在心理方面也有许多好处。打太极拳运动的主要优势是自然放松,伴随呼吸克服自己身体的阻力,小心转移身体重心,并维持正常的肌肉张力。由于 ESRD 常合并肌病、肾性骨病和心血管疾病,这些优势对于 ESRD 患者尤为重要。

Ling 等研究显示,通过 3 个月的太极拳练习,ESRD 患者的体能活动和肌肉灵活性显著改善,心理健康也表现良好的趋势。一些习拳者反映,他们的关节活动范围大大改善,日常活动中感到"更健康";一些作为家庭主妇的习拳者也感到身体"僵硬度"改善,从而更有信心完成各种家务。Wolfson 等指出,太极拳是一项重心降低(膝盖和髋关节持续屈曲)、短期阻力的运动,可以增加膝关节和髋关节的强度,而较强的关节功能可能是患者自我感觉"身体健康"和"病情稳定"的因素之一。通过打太极拳,大多数习拳者的步行距离都有不同程度的增加,平均增加值为 4.1%($P = 0.130$)。研究者认为,虽然还没有统计学意义,但习拳者体能的改善仍具有一定的临床价值。与其他研究类似,该研究也证实了打太极拳对生活质量方面和心理健康的改进作用,包括改善心理健康、减轻疼痛感、降低肾脏病负担和促进躯体康复。Dziubek 及其同事得到的结果表明,通过 6 个月非透析日的太极拳练习,透析患者平均步行距离增加了 12.5%;与之前的研究不同,这种差异具有统计学差异。研究者认为,以前的研究之所以疗效不理想,是由于打太极拳时缺乏监督(在家里根据视频练习)、观察期较短(3 个月)。该研究还发现,通过长期、系统的太极拳练习,患者主观疲劳感降低,运动耐力增加,从而改善生活质量和日常工作能力,这对 ESRD 患者尤为重要。Shahgholian 等研究也显示,打太极拳可以显著改善血液透析患者的健康和体能状况。

综上,太极拳运动是一种低、中等强度的有氧运动,ESRD 患者、包括透析患者都能适应和耐受。太极拳运动可以有效提高 ESRD 患者的肌力,改善体能和心理健康,降低疲劳感,可以作为 ESRD 患者康复运动的一种很好选择。

------------------------------ **参 考 文 献** ------------------------------

[1] Ahn S, Song R. Effects of Tai Chi Exercise on glucose control, neuropathy scores, balance, and quality of life in patients with type 2 diabetes and neuropathy[J]. J Altern Complement Med, 2012, 18(12): 1172-1178.

[2] Arakawa K. Exercise, a measure to lower blood pressure and reduce other risks[J]. Clin

Exp Hypertens, 1999, 21(5-6): 797-803.

［ 3 ］ Chadban S J, Briganti E M, Kerr P G, et al. Prevalence of kidney damage in Australian adults: The AusDiab kidney study［J］. J Am Soc Nephrol, 2003, 14(7 Suppl 2): S131-S138.

［ 4 ］ Cheema B S, Chan D, Fahey P, et al. Effect of progressive resistance training on measures of skeletal muscle hypertrophy, muscular strength and health related quality of life in patients with chronic kidney disease: a systematic review and meta analysis［J］. Sports Med, 2014. 44(8): 1125-1138.

［ 5 ］ Chen S C, Hung C C, Kuo M C, et al. Association of dyslipidemia with renal outcomes in chronic kidney disease［J］. PLoS One, 2013, 8(2): e55643.

［ 6 ］ Chen S C, Ueng K C, Lee S H, et al. Effect of t'ai chi exercise on biochemical profiles and oxidative stress indicators in obese patients with type 2 diabetes［J］. J Altern Complement Med, 2010. 16(11): 1153-1159.

［ 7 ］ Church J, Goodall S, Norman R, et al. An economic evaluation of community and residential aged care falls prevention strategies in NSW［J］. N S W Public Health Bull, 2011, 22(3-4): 60-68.

［ 8 ］ Domrongkitchaiporn S, Sritara P, Kitiyakara C, et al. Renal protective effects of chronic exercise and antihypertensive therapy in hypertensive rats with chronic renal failure［J］. J Hypertens, 2001, 19(10): 1877-1882.

［ 9 ］ Domrongkitchaiporn S, Sritara P, Kitiyakara C, et al. Risk factors for development of decreased kidney function in a southeast Asian population: a 12-year cohort study［J］. J Am Soc Nephrol, 2005, 16(3): 791-799.

［10］ Garber C E, Blissmer B, Deschenes M R, et al. American College of Sports Medicine position stand. Quantity and quality of exercise for developing and maintaining cardiorespiratory, musculoskeletal, and neuromotor fitness in apparently healthy adults: guidance for prescribing exercise［J］. Med Sci Sports Exerc, 2011, 43(7): 1334-1359.

［11］ Heiwe S, Jacobson S H. Exercise training for adults with chronic kidney disease［J］. Cochrane Database Syst Rev, 2011, 10(10): 2183-2183.

［12］ Henrique D M, Reboredo Mde M, Chaoubah A, et al. Aerobic exercise improves physical capacity in patients under chronic hemodialysis［J］. Arq Bras Cardiol, 2010, 94(6): 823-828.

［13］ Hong Y, Li J X, Robinson P D. Robinson, Balance control, flexibility, and cardiorespiratory fitness among older Tai Chi practitioners［J］. Br J Sports Med, 2000, 34(1): 29-34.

［14］ Irwin M R, Pike J L, Cole J C, et al. Effects of a behavioral intervention, Tai Chi Chih, on varicella-zoster virus specific immunity and health functioning in older adults［J］. Psychosom Med, 2003, 65(5): 824-830.

［15］ Irwin M, Pike J, Oxman M. Shingles immunity and health functioning in the elderly: Tai Chi Chih as a behavioral treatment［J］. Evid Based Complement Alternat Med, 2004, 1(3): 223-232.

［16］ Jin P. Efficacy of Tai Chi, brisk walking, meditation, and reading in reducing mental and emotional stress［J］. J Psychosom Res, 1992, 36(4): 361-370.

［17］ Ko G T, Tsang P C, Chan H C. A 10-week Tai-Chi program improved the blood pressure, lipid profile and SF-36 scores in Hong Kong Chinese women［J］. Med Sci Monit, 2006, 12(5): CR196-CR199.

［18］ Koga M, Ideishi M, Matsusaki M, et al. Mild exercise decreases plasma endogenous digitalislike substance in hypertensive individuals［J］. Hypertension, 1992, 19(2 Suppl): 231-236.

［19］ Kosmadakis G C, John S G, Clapp E L, et al. Benefits of regular walking exercise in advanced pre-dialysis chronic kidney disease［J］. Nephrol Dial Transplant, 2012, 27(3): 997-1004.

［20］ Koufaki P, Greenwood S A, Macdougall I C, et al. Exercise therapy in individuals with chronic kidney disease: a systematic review and synthesis of the research evidence［J］. Annu Rev Nurs Res, 2013, 31: 235-275.

［21］ Koufaki P, Greenwood S, Painter P, et al. The BASES expert statement on exercise therapy for people with chronic kidney disease［J］. J Sports Sci, 2015, 33(18): 1902-1927.

［22］ Lan C, Chen S Y, Lai J S, et al. Heart rate responses and oxygen consumption during Tai Chi Chuan practice［J］. Am J Chin Med, 2001, 29(3-4): 403-410.

［23］ Lan C, Lai J S, Chen S Y, et al. Tai Chi Chuan to improve muscular strength and endurance in elderly individuals: a pilot study［J］. Arch Phys Med Rehabil, 2000, 81(5): 604-607.

［24］ Lee M S, Pittler M H, Taylor-Piliae R E, et al. Tai chi for cardiovascular disease and its risk factors: a systematic review［J］. J Hypertens, 2007, 25(9): 1974-1975.

［25］ Li F, Harmer P, McAuley E, et al. An evaluation of the effects of Tai Chi exercise on physical function among older persons: a randomized controlled trial［J］. Ann Behav Med, 2001, 23(2): 139-146.

［26］ Li G, Zhang P, Wang J, et al. The long-term effect of lifestyle interventions to prevent diabetes in the China Da Qing Diabetes Prevention Study: a 20-year follow-up study［J］. Lancet, 2008, 371(9626): 1783-1789.

［27］ Li J X, Hong Y, Chan K M. Tai chi: physiological characteristics and beneficial effects on health［J］. Br J Sports Med, 2001, 35(3): 148-156.

［28］ Lindstr-m J, Ilanne-Parikka P, Peltonen M, et al. Sustained reduction in the incidence of type 2 diabetes by lifestyle intervention: follow-up of the Finnish Diabetes Prevention Study［J］. Lancet, 2006, 368(9548): 1673-1679.

［29］ Liu X, Miller Y D, Burton N W, et al. The effect of Tai Chi on health-related quality of life in people with elevated blood glucose or diabetes: a randomized controlled trial［J］. Qual Life Res, 2013, 22(7): 1783-1786.

［30］ Lu W A, Kuo C D. The effect of Tai Chi Chuan on the autonomic nervous modulation in older persons［J］. Med Sci Sports Exerc, 2003, 35(12): 1972-1976.

［31］ Milewicz A, Mikulski E, Bidzińska B. Plasma insulin, cholecystokinin, galanin, neuropeptide Y and leptin levels in obese women with and without type 2 diabetes mellitus ［J］. Int J Obes Relat Metab Disord, 2000, 24 (Suppl 2): S152-S153.

［32］ Nowalk M P, Prendergast J M, Bayles C M, et al. A randomized trial of exercise programs among older individuals living in two long-term care facilities: the FallsFREE program

［J］. J Am Geriatr Soc, 2001, 49(7): 859−865.

［33］ O' Sullivan S E, Bell C. The effects of exercise and training on human cardiovascular reflex control［J］. J AutonNervSyst, 2000, 81(1−3): 16−24.

［34］ Park I S, Song R, Oh K O, et al. Managing cardiovascular risks with Tai Chi in people with coronary artery disease［J］. J Adv Nurs, 2010, 66(2): 282−292.

［35］ Sietsema K E, Amato A, Adler S G, et al. Exercise capacity as a predictor of survival among ambulatory patients with end-stage renal disease［J］. Kidney Int, 2004. 65(2): 719−724.

［36］ Stack A G, Molony D A, Rives T, et al. Association of physical activity with mortality in the US dialysis population［J］. Am J Kidney Dis, 2005, 45(4): 690−701.

［37］ Thornton E W, Sykes K S, Tang W K, et al. Health benefits of Tai Chi exercise: improved balance and blood pressure in middle-aged women［J］. Health Promot Int, 2004, 19(1): 33−38.

［38］ Tsai J C, Wang W H, Chan P, et al. The beneficial effects of Tai Chi Chuan on blood pressure and lipid profile and anxiety status in a randomized controlled trial［J］. J Altern Complement Med, 2003, 9(5): 747−754.

［39］ Tuomilehto J, Lindstr-m J, Eriksson J G, et al. Prevention of type 2 diabetes mellitus by changes in lifestyle among subjects with impaired glucose tolerance［J］. N Engl J Med, 2001, 344(18): 1343−1350.

［40］ Turnberg D, Cook H T. Complement and glomerulonephritis: new insights［J］. Curr Opin Nephrol Hypertens, 2005, 14(3): 223−228.

［41］ Verhagen A P, Immink M, van der Meulen A, et al. The efficacy of Tai Chi Chuan in older adults: a systematic review［J］. Fam Pract, 2004. 21(1): 107−113.

［42］ Wang C, Collet J P, Lau J. The effect of Tai Chi on health outcomes in patients with chronic conditions: a systematic review［J］. Arch Intern Med, 2004, 164(5): 493−501.

［43］ Wang J. Effects of Tai Chi exercise on patients with type 2 diabetes［J］. Med Sport Sci, 2008, 52: 230−238.

［44］ Wolfson L, Whipple R, Derby C, et al. Balance and strength training in older adults: intervention gains and Tai Chi maintenance［J］. J Am Geriatr Soc, 1996, 44(5): 498−506.

［45］ Wu G, Ren X. Speed effect of selected Tai Chi Chuan movement on leg muscle activity in young and old practitioners［J］. Clin Biomech (Bristol, Avon), 2009, 24(5): 415−421.

［46］ Yang Y, Verkuilen J, Rosengren K S, et al. Effects of a Taiji and Qigong intervention on the antibody response to influenza vaccine in older adults［J］. Am J Chin Med, 2007, 35(4): 597−607.

［47］ Yeh G Y, Wang C, Wayne P M, et al. Tai chi exercise for patients with cardiovascular conditions and risk factors: A SYSTEMATIC REVIEW［J］. J Cardiopulm Rehabil Prev, 2009, 29(3): 152−160.

［48］ Yeh S H, Chuang H, Lin L W, et al. Regular tai chi chuan exercise enhances functional mobility and CD4CD25 regulatory T cells［J］. Br J Sports Med, 2006, 40(3): 239−243.

［49］ Zhang L, Long J, Jiang W, et al. Trends in chronic kidney disease in China［J］. N Engl J Med, 2016, 375(9): 905−906.

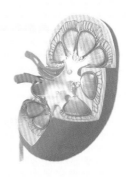

第八章

线粒体功能障碍与慢性
肾脏病及转化医学研究

慢性肾脏病（CKD）患病率逐年升高，是严重危害人类健康的重大慢性非传染性疾病。CKD发病机制尚不明确，临床缺乏有效用于早期诊断的分子标志物，治疗效果欠佳。近年来，多项研究证实线粒体在肾脏疾病发生和发展过程中发挥重要作用。肾脏是人体除心脏外线粒体数目和耗氧最多的器官，需要大量的能量以维持机体代谢、血流动力学稳定、水电解质平衡、营养物质重吸收以及激素分泌。线粒体对外界环境因素的变化非常敏感，多种因素可造成线粒体功能异常。线粒体功能一旦受损，将出现产能减少、活性氧增加、钙稳态破坏等一系列细胞事件，导致细胞损伤、凋亡和肾组织纤维化。因此，对线粒体功能障碍的深入认识，将有助于了解CKD的发病机制，探索新的治疗措施。本章详细阐述了线粒体的基本结构及其相关功能稳态，总结线粒体功能障碍在CKD细胞及动物水平研究中的最新进展，并进一步分析其与临床CKD发病之间的关系以及在CKD诊断中的作用。最后，探讨以线粒体为靶点的治疗手段，以期为CKD的防治开辟新的途径。

第一节　线粒体功能障碍与慢性肾脏病的基础研究现状

慢性肾脏病(CKD)严重危害广大人民群众健康,具有发病率高、知晓率低的特点,已成为全球性的公共卫生问题。大多数CKD呈慢性进行性发展,最终进展为肾脏纤维化,进入ESRD(尿毒症)。CKD一旦进入尿毒症,则必须依赖肾脏替代治疗,如血液透析、腹膜透析或肾移植来维持生命,无疑给家庭和社会带来了沉重的负担和压力。线粒体是真核细胞中重要的细胞器,履行多种生物合成和代谢功能。不同细胞线粒体的数目差异较大,取决于不同组织及器官对能量需求的不同。人类多种疾病与线粒体功能障碍关系密切。肾脏组织属于能量需求高的器官,分布着大量的线粒体。线粒体功能障碍在肾脏疾病发病过程中发挥至关重要的作用,越来越多的研究表明线粒体功能障碍参与CKD的病理生理过程。

一、线粒体功能概述

1. 线粒体结构

线粒体为双层膜结构的细胞器,广泛存在于真核细胞中,从外至内依次分为线粒体外膜、膜间隙、内膜和基质4个功能区。线粒体外膜允许相对分子质量 < 5 000的分子弥散通过。线粒体内膜是包裹线粒体基质的一层单位膜,不含孔蛋白,所以通透性较外膜低,由于线粒体内膜的多次折叠,内膜的面积是外膜的5倍多。线粒体内膜分布着大量的蛋白质执行氧化还原反应、能量合成以及形态的维持。近年来,发现位于线粒体内膜与嵴链接点处的蛋白复合物MICOS (The Mitochondrial Contact Site and Cristae Organizing System)是调控线粒体嵴形态的关键复合物,在细胞中发挥多种线粒体相关的生物学功能。MICOS复合物的亚基蛋白目前较为公认的是Mic10、Mic60、Mic19、Mic27、Mic26以及Mic12。它们的共同点是都定位在线粒体内膜并与其他MICOS复合物亚基形成复合物,如果缺失它们则线粒体嵴的形态以及线粒体相关功能会出现异常。

2. 线粒体DNA (mitochondrial DNA, mtDNA)

不同于核基因DNA,线粒体DNA呈双链环状,由一条重链以及一条轻链组成。人类线粒体DNA包含16 569个碱基对,编码37个基因。在这些基因中,22个编码转运RNA(tRNA),2个编码核糖体RNA(rRNA),剩下13个编码蛋白质。这13个线粒体DNA编码的多肽为线粒体氧化呼吸链酶复合体的亚基,包括7个线粒体酶复合体Ⅰ亚基(ND1～ND6以及ND4L)、线粒体复合体Ⅲ的细胞色素b、3个线粒体酶复合体Ⅳ亚基(COX Ⅰ～Ⅲ)以及2个线粒体酶复合体Ⅴ亚基(ATP合酶6和ATP合酶8)。线粒体DNA由于没有组蛋白的修饰易暴露于活性氧被损伤;另外,基本上整个编码区缺乏对于损伤的修复机制,因此线粒体DNA相对于核DNA突变率高。损伤线粒体DNA的外部因素包括活性氧、紫外线、电离辐射、烷化剂以及衰老等。事实上,即便没有外界的损伤,线粒体DNA本身经历内源性自然过程的破坏,例如复制过程中碱基错配、自发性碱基改变、单链损伤、双链损伤等。这些内外界因素所导致的线粒体DNA突变使ATP合成减少、细胞内钙离子水平升高、膜磷脂降解等,最终介导线粒体功能障碍的发生。

3. 线粒体氧化磷酸化及生物合成

人体组织90%以上的能量供给来自线粒体呼吸链氧化磷酸化。三羧酸循环以及电子链的传递是ATP合成的主要过程。线粒体氧化呼吸链位于线粒体内膜,有5种多聚蛋白复合体组成,分别为复合体Ⅰ(NADH泛醌氧化还原酶)、复合体Ⅱ(琥珀酸泛醌氧化还原酶)、复合体Ⅲ(细胞色素C还原酶)、复合体Ⅳ(细胞色素C氧化酶)以及复合体Ⅴ(ATP合酶)。呼吸链同时还需要2个小分子的电子载体:泛醌和细胞色素C。ATP的合成需要2个相互伴随的过程:电子传递过程和质子传递过程。呼吸链任何一个组成环节的异常都可能引起疾病的发生。辅激活因子–过氧化物酶体增殖物激活受体γ辅激活因子1(peroxisome proliferators activated receptor-γ coactivator-1α, PGC-1α)是PGC-1家族中研究最为广泛,被认为与线粒体生物合成、能量代谢等生理活动密切相关。PGC-1α主要在能量需要大或者适应性生热的组织(如心脏、肾、骨骼肌、肝)中表达,而在其他组织很少表达或不表达;其通过调节线粒体和细胞重塑,促进线粒体的氧化表达,提高线粒体的氧化功能。多种刺激如低温、禁食及锻炼均可调节PGC-1α水平,导致关键转录因子的活化,参与线粒体呼吸链基因的调节。线粒体转录因子A(TFAM)作为PGC-1α下游靶基因,同时也是线粒体DNA转录、复制以及修复的必需因子。Tfam基因敲除小鼠表现为线粒体DNA缺失以及氧化磷酸化不足,并在胚胎发育期死亡。Tfam过表达转基因小鼠可阻断心肌梗死所导致的线粒体DNA降低、氧化应激产生、心肌细胞凋亡以及间质纤维化,并使线粒体呼吸链功能得到恢复。

4. 线粒体活性氧

线粒体是产生活性氧的重要场所。线粒体呼吸产生的活性氧主要是指O_2的单电子还原产物，超氧阴离子及其衍生的过氧化氢阴离子、过氧化氢、氢氧阴离子和单线态氧等。在氧化磷酸化的过程中，$0.4\% \sim 4\%$ 消耗的氧被通过呼吸链电子漏转化为超氧阴离子。超氧阴离子作为重要的第二信使参与多种细胞内信号通路。超氧阴离子可弥散进入线粒体基质以及内外膜间隙，而后分别被Mn-SOD以及Cu/Zn-SOD转化为过氧化氢。除线粒体外，生物体中有多种酶系可将O_2转变为超氧阴离子，例如质膜的NADPH氧化酶、胞质细胞色素P450氧化还原酶、黄嘌呤氧化酶以及其他细胞器中的酶系。正常生理条件下，氧化应激产生的活性氧能迅速地被体内的抗氧化系统清除，一旦活性氧的产生超过机体的清除能力，过量的活性氧能够激活信号转导途径及转录因子，导致细胞内蛋白、脂质、核酸的损害，引起细胞死亡及组织损伤。

5. 线粒体通透性转移孔

线粒体通透性转移孔是位于线粒体内外膜之间非特异性、高导电性的通道，由以下组件组成的多蛋白复合体：电压依赖性阴离子通道、线粒体内膜上的腺苷酸转位分子、亲环素D等。多项研究发现线粒体通透性转移孔持续大量开放与衰老、缺血再灌注损伤与阿尔茨海默病、肿瘤等相关。当细胞受到损伤因素刺激时线粒体通透性转移孔开放，细胞内相对分子质量 < 15 000 的分子可自由通过，破坏线粒体内膜的渗透性屏障，导致线粒体膜电位的降低、线粒体肿胀以及线粒体外膜断裂，进而导致凋亡因子如细胞色素C释放进入细胞质，从而激活caspase级联反应，最终导致细胞凋亡。

6. 线粒体自噬

自噬（autophagy）现象最早是1962年由Ashford和Porten用电子显微镜在人的肝细胞中观察到的。自噬可以清除降解细胞内受损的结构、衰老的细胞器，以及不再需要的生物大分子，对终末分化细胞的生长和发育起重要作用，在消化的同时也为细胞内细胞器的构建提供原料，即细胞结构的再循环，清除未折叠或折叠错误的蛋白质，从而保护细胞，甚至可以抗饥饿、抗衰老、抑制肿瘤和清除微生物等。

自噬主要包括微自噬、巨自噬和分子伴侣介导的自噬3种类型。微自噬即溶酶体膜直接内陷将底物包裹并降解的过程。巨自噬即自噬体包裹需降解的底物，与溶酶体融合形成自噬性溶酶体，最后底物由溶酶体内水解酶降解的过程。分子伴侣介导的自噬即部分分子伴侣引导待降解蛋白转入溶酶体降解的过程。自噬的形成过程分为以下4个阶段。① 隔离膜形成：在各种自噬诱导因素刺激下,需降解的细胞器或蛋白质周围形成隔离膜;② 自噬体形成:隔离膜逐渐延伸,将需降解的胞质成分完全包绕形成自噬体;③ 自噬性溶酶体形成:自噬体将其包裹物运输至溶酶体并与之融合形成自噬性溶酶体;④ 自噬体内容物降解:自噬体与溶酶体融合后,自噬体内膜及其内容物被溶酶体中多种蛋白水解酶降解。

机体可以通过自噬途径清除细胞内损伤或衰老的细胞器和生物大分子,选择性自噬包括线粒体自噬、过氧化物酶体自噬、脂质自噬、聚合蛋白自噬、内质网自噬、核糖体自噬、病原微生物自噬、纤毛自噬等,以维持机体正常生理功能。

为了维持电解质的重吸收、排泄代谢废物,肾脏需要相当高的能量需求,仅次于心脏的第二大富含线粒体和耗氧器官。当线粒体老化或受损时,可以通过线粒体自噬进行清除,这对于保持细胞内线粒体的正常功能和基因组的稳定性有重要的意义。

7. 线粒体分裂与融合

线粒体分裂/融合动力学的分子调控机制始于对酵母菌的研究。随后哺乳动物细胞内调控线粒体动力学的相关蛋白被相继发现,这些调控蛋白的受损不仅与线粒体自身形态相关,而且与受损的线粒体功能、线粒体DNA的完整性甚至是细胞死亡相关。

酵母菌中介导线粒体分裂的蛋白为Dnm1、Mdv1和Fis1,在哺乳动物中调控线粒体分裂的蛋白主要为动力相关蛋白1(dynamin related protein 1, Drp1)和线粒体分裂蛋白1(mitochondrial fisson protein 1, Fis1)。Drp1是一种与发动蛋白(dynamin)相关的GTP酶类蛋白质,它的氨基酸序列与dynamin有很高的同源性,其GTP酶结构域位于N端,GTP酶效应结构域位于C端,dynamin同源结构域位居中间区域。但是Drp1蛋白缺少dynamin所特有的与膜定位功能有关的PH结构域,这可能提示Drp1蛋白需要其他蛋白的辅助才能转移至线粒体表面。在正常生理情况下,Drp1主要位于胞质,Fis1位于线粒体外膜;当其被激活时,Drp1受线粒体外膜Fish1的趋化从胞质转位至线粒体外膜,富集于线粒体潜在的分裂位点与Fis1形成复合物环绕线粒体一圈形成指环状结构,通过GTP水解使Drp1分子间的距离或角度发生改变启动线粒体分裂;分裂完成后,Drp1重新回到胞质,如此循环。敲除细胞内编码*Fis1*的基因可发现Drp1-Fis1复合物明显减少致线粒体分裂减弱,而过表达*Fis1*则可致线粒体片段形成。Drp1受多种翻译后修饰的调节,包括磷酸化、脱磷酸化、泛素化、s-硝基化等。除了Drp1、Fis1蛋白参与线粒体分裂以外,研究还发现另外一个线粒体分裂相关蛋白Mff,它与Fis1同样定位于线粒体膜表面,也可以作为受体参与线粒体分裂时Drp1的募集,从而促进线粒体分裂。

酵母菌中介导线粒体融合的主要调控蛋白是Fzo1、Mgm1和Ugo1,而在哺乳动物细胞内主要是由定位于线粒体外膜的线粒体融合蛋白1/2(mitofusin 1/2,Mfn1/2)及定位于内膜的视神经萎缩症蛋白1(opticatrophy1,Opa1)共同介导完成。Mfn1/2具有高度同源性:N端是保守的GTP酶活性域,而C端是一种卷曲结构,C末端跨膜区两侧各有一个疏水区,为七肽重复序列(heptad repeat region 1/2,HR1/2)。Mfn1/2分子两次跨于线粒体外膜,沿线粒体网络结构呈均匀分布。线粒体融合是一个复杂的生物学过程,涉及内膜和外膜的融合:首先,相邻两个线粒体通过各自外膜上的Mfn相互连接使得线粒体外膜发生融合,OPA1则参与了内膜的融合。研究表明,敲除*Mfn1/2*基因线粒体内外膜融合均被抑制,而*OPA1*基因敲除后仅可以阻断内膜融合却并不影响线粒体外膜融合,说明*OPA1*的作用依赖于*Mfn1/2*。

线粒体融合分子的过表达可以抑制细胞凋亡,而介导线粒体融合分子的功能不足则导致细胞凋亡。Mfn 1/2敲减可以增强细胞对凋亡刺激的敏感性,而过表达Mfn1/2却可以延迟Bax激活和细胞色素C释放。介导线粒体融合的分子OPA1敲除抑制线粒体融合的同时诱导细胞色素C释放,并导致细胞死亡。线粒体分裂致线粒体片段化在细胞凋亡中的关键作用在2008年即见报道。在过表达Drp1突变的细胞系中,Drp1表达降低伴随细胞色素C胞质向线粒体释放减少,从而阻止细胞凋亡。过表达Drp1或Fis1可诱导细胞凋亡,而抑制Drp1或Fis1则阻止凋亡。

8. 线粒体移动

线粒体作为细胞内的能量工厂,其形态分布需不断变化,以应对不同生理功能和细胞内不同区域的能量需要。多种细胞类型均存在线粒体移动。目前,对线粒体移动的研究主要集中于果蝇、精子以及神经细胞等极性细胞中。神经元的突起能达到几百厘米,维持这种形态以及长距离运输货物都需要极大的能量供应,线粒体移动障碍将引起神经元氧化供能缺陷,凋亡增加,进而导致神经退行性病变的发生。线粒体移动需要3组不同的蛋白介导,①细胞骨架蛋白:作为线粒体运输的轨道,包括微管和微丝;② 驱动蛋白(kinesin)或马达分子(motor protein):为线粒体移动提供动力,包括驱动蛋白、动力蛋白(dynein)以及肌球蛋白(myosin)家族三大类;③ 连接蛋白(adaptor):将线粒体或者其他货物连接到驱动蛋白上,从而带动线粒体随着驱动蛋白运动,例如Milton、Miro(mitochondrial Rho GTPase)与syntabulin。目前关于线粒体移动调控机制的研究尚处于起步阶段,在这些调控因子中,对位于线粒体外膜的GTPase家族成员

Miro 的研究相对较多,而作为 Miro 蛋白两种亚型之一的 Miro1,被证实对维持线粒体正常的形态具有重要意义,是介导线粒体移动的关键蛋白。在正常情况下,Miro1 与 Milton 以及马达分子 kinesin 结合,介导线粒体从细胞核向外周运动,以满足细胞内正常的能量供应。当 Miro1 与 kinesin 发生解离将导致线粒体移动及在细胞内再分布发生障碍。在海马神经元细胞中,*Miro1* 基因敲除导致神经元轴突及树突间线粒体移动减少,线粒体发生分裂;反之,*Miro1* 过表达使线粒体移动增强,同时线粒体融合增加。

9. 线粒体功能障碍与 NLRP3 炎症小体

炎症反应在 CKD 中发挥重要作用。而近年研究发现,NLRP3 炎性小体可调节 IL-Iβ 和 IL-18 的分泌,是炎症反应的核心。NLRP3 炎性小体是一种多蛋白高分子复合物,目前发现由 NLRP3 骨架、凋亡相关斑点样蛋白(ASC)和 caspase-1 组成。NLRP3 又称 cryopyrin、PYPAFl 或 Nalp3,由寒冷诱导自身炎症综合征(CIAS)-1 基因编码。是 NLR 家族成员之一,属于病原模式相关受体(PRRs),由 N 末端热蛋白样结构域(PYD)、C 端亮氨酸重复序列和中间的 NACHT 结构域 3 部分组成。ASC 也称为 TMSl,由 *Pycard* 基因编码,是一种连接蛋白,由 N 端 PYD 结构域和 C 末端胱天蛋白酶募集域 CARD(caspase recruitment domain)构成。NLRP3 被激活后,通过同型分子间的相互作用形成寡聚体化,可使其 PYD 结构域与 ASC 的 PYD 结构域连接。然后 ASC 的 CARD 与 caspase-1 的 CARD 连接,形成炎症小体激活 caspase-1,激活的 caspase-1 剪切 pro-IL-1β 和 pro-IL-18 促进 IL-1β 与 IL-18 的成熟及释放,参与炎症反应和机体固有免疫应答。研究表明,线粒体发生功能障碍时通过释放活性氧或 mtDNA 激活 NLRP3 炎症小体,而线粒体自噬又可抑制 NLRP3 炎性小体,线粒体通过自身变化调节 NLRP3 炎症小体活化。

二、线粒体功能障碍与 CKD 基础研究

1. 线粒体功能障碍与阿霉素肾病

阿霉素是临床常用的抗肿瘤药物,其心肾不良反应常限制了其使用。阿霉素在啮齿类动物中造成肾损伤为公认的 CKD 模型。阿霉素肾毒性主要通过诱发肾小球上皮细胞脂质过氧化反应,影响糖蛋白代谢,破坏滤过膜的结构和功能,最终导致膜滤过屏障的选择性变化而引起蛋白尿,其病理改变类似于人局灶节段性肾小球硬化。早在 20 世纪 80 年代即有阿霉素导致肾损伤相关机制的报道。线粒体是阿霉素诱导肾损伤的主要靶点,可通过增加氧自由基

干扰线粒体生物合成以及钙离子信号使线粒体发生通透性转换（mitochondrial permeability transition，MPT），最终导致细胞色素C的释放以及线粒体膜电位的丢失。阿霉素可使足细胞融合蛋白Mfn1的表达减少，诱导线粒体分裂的发生。0.5 μg/ml阿霉素刺激体外培养肾小球足细胞，3 h即能观察到线粒体形态的改变。免疫抑制剂CsA以及米诺环素能够显著抑制阿霉素所诱导的足细胞线粒体形态变化。我们课题组发现阿霉素能够诱导足细胞线粒体功能障碍的发生，并且在体外过表达调控线粒体生物合成主要基因*PGC-1α*能够抑制线粒体损伤。

2. 线粒体功能障碍与嘌呤霉素核苷酸肾病

据报道，在嘌呤霉素核苷酸大鼠模型中，模型组线粒体清除氮氧自由基的能力下降，肾组织中线粒体氧化磷酸化功能障碍、mtDNA拷贝数减少并出现足细胞凋亡。嘌呤霉素核苷酸刺激体外培养的足细胞，可诱导线粒体损伤发生，其表现为线粒体mtDNA拷贝数减少，调控线粒体生物合成的TFAM以及NRF-1表达减少，CoxⅠ、Ⅱ、Ⅳ降低，线粒体膜电位受损，活性氧生成增加。与阿霉素诱导线粒体功能障碍的机制类似，嘌呤霉素核苷酸同样可使足细胞Mfn1表达减少，促进线粒体分裂发生。

3. 线粒体功能障碍与醛固酮肾损伤

肾素-血管紧张素-醛固酮系统（RAAS）活性增加是CKD进展的主要因素，其中血管紧张素Ⅱ是RAAS的主要活性分子，临床应用ACEI/ARB可显著缓解蛋白尿、延缓疾病进展。而近年来大量的研究发现，部分长期使用ACEI/ARB治疗高血压后存在血浆或组织水平的"醛固酮逃逸现象"，其发生会钝化ACEI/ARB对高血压靶器官的有益作用。"醛固酮逃逸现象"患者加用小剂量醛固酮受体拮抗剂，可产生不依赖血压水平下降的靶器官保护作用。最新研究亦认为，醛固酮是导致慢性肾损伤的重要致病因子。醛固酮对肾脏的损伤可通过血流动力学和（或）非血流动力学作用于肾脏固有细胞发挥作用。醛固酮可诱导体外培养人肾小管上皮细胞活性氧产生增加，而线粒体酶复合体Ⅰ抑制剂鱼藤酮可阻断醛固酮的作用，提示醛固酮诱导的活性氧是源自线粒体的。事实上，醛固酮可导致肾小管上皮细胞线粒体酶复合物活性减少、线粒体膜电位下降以及线粒体DNA拷贝数减少，使线粒体功能发生损伤。同样，醛固酮亦可诱导肾小球足细胞线粒体发生损伤，并且线粒体损伤出现的时间早于细胞损伤的时间，通过改善线粒体功能可抑制醛固酮诱导的足细胞损伤的发生。这些研究提示线粒体功能障碍不仅介导足细胞损伤的发生，而且可能是足细胞损伤的早期事件。

4. 线粒体功能障碍与糖尿病肾病

研究证实线粒体融合蛋白Mfn2的缺乏与人类神经退行性疾病如帕金森病、阿尔茨海默病等相关。在糖尿病大鼠肾脏内也发现Mfn2表达下降，而Mfn2过表达糖尿病鼠肾脏病理示系膜增生、基膜增厚均较对照组减轻，并伴随蛋白尿减少。其中涉及的具体机制包括减轻氧化应激、改善线粒体功能和抑制p38 MAPK信号通路。

大量研究显示，糖尿病肾病动物模型的肾组织中可见大量线粒体碎片蓄积，提示在糖尿病肾病中异常线粒体的清除过程可能存在缺陷。钙蛋白酶（calpain）10是一种线粒体和胞质Ca^{2+}调节半胱氨酸蛋白酶，在STZ诱导的糖尿病早期（4周）大鼠模型中，STZ注射之后calpain10的蛋白和mRNA水平降低，肾皮质中线粒体自噬调节因子PINK1（PTEN-induced kinase 1）蛋白表达上调，通过calpain10 siRNA转染后，线粒体融合减少，线粒体分裂及线粒体自噬增多，表明在糖尿病早期线粒体自噬活性可能升高，calpain10能够负向调控线粒体自噬，但是给予注射胰岛素的糖尿病大鼠未见PINK上调，说明线粒体自噬是由高糖环境所诱导的。而糖尿病肾病小鼠肾小管上皮细胞中PINK1蛋白表达水平却是明显下调的，同时线粒体碎片含量增多，推测这可能是异常线粒体清除机制紊乱的后果。有学者推测，在糖尿病早期，机体为清除功能异常的线粒体，线粒体自噬活性代偿性升高，但随着糖尿病肾病的进展，异常线粒体含量超过代偿能力，线粒体自噬活性下降，受损的线粒体无法及时清除，最后导致细胞死亡。

5. 线粒体功能障碍与高血压肾损伤

在自发性高血压大鼠中，线粒体呼吸能力以及抗氧化系统受损与肾外炎症以及氧化应激状态伴随存在。与线粒体代谢以及利用氧有关的蛋白在高血压以及对照大鼠中表达存在差异。在肾血管性高血压模型中，血管狭窄后的肾脏表现为线粒体结构及功能障碍，而线粒体靶向性药物能够抑制线粒体损伤，同时保护肾功能。与这些结果类似，在两肾一夹大鼠中，通过保护线粒体功能可以阻断肾小管和肾小球坏死。线粒体呼吸链复合体Ⅰ抑制剂rotenone可显著降低DOCA-salt小鼠血压，抑制氧化应激，保护线粒体功能，缓解肾损伤。

6. 线粒体功能障碍与白蛋白诱导肾脏损伤

蛋白尿是CKD的共同特征。尽管蛋白尿是肾小球损伤的结果，但蛋白尿也是肾损伤进展的因素。过量的蛋白尿可导致肾小管损伤，发生肾小管间质炎症，最终肾脏发生纤维化。体内外研究均证实，白蛋白可诱导肾小管上皮细胞线粒体功能障碍的发生，而线粒体功能障碍通过激活NLRP3炎症小体的活化介导细胞损伤的发生,运用SOD类似物MnTBAP以及线粒体通透性转换孔抑制剂CsA可阻断线粒体损伤的发生,进而阻断NLRP3炎症小体活化。有趣的是,将NLRP3基因敲除后,白蛋白所诱导的线粒体功能障碍亦得以改善。这些研究结果提示线粒体功能障碍与炎症小体之间的调控是双向的,线粒体损伤活化NLRP3后,进一步加重线粒体功能障碍,使该信号进一步放大,最终导致肾小管上皮细胞损伤的发生。

7. 线粒体功能障碍与UUO

UUO模型是目前广泛用于研究肾脏纤维化的较为成熟的动物模型。电子显微镜下观察UUO模型的肾组织线粒体可发现,线粒体内部空间增大,线粒体发生肿胀。UUO可使促凋亡蛋白向线粒体转位增加,进而促进细胞色素C释放,线粒体呼吸链电子传递异常以及caspase活性异常使受损的线粒体产生更多的活性,进一步激活细胞凋亡信号。运用线粒体酶复合体Ⅰ抑制剂可使UUO损伤引起的线粒体DNA拷贝数得到部分恢复,降低氧化应激水平,减少炎症反应,最终缓解肾组织纤维化。此外,线粒体酶复合体Ⅰ抑制剂可阻断UUO损伤对肾脏组织水通道蛋白表达的抑制,肾脏中水通道蛋白的下调一直被认为是导致多尿症和尿液浓缩能力受损的关键因素。最近研究显示,与白蛋白负荷模型类似,在UUO模型中也存在NLRP3炎症小体的激活,NLRP3敲除小鼠经UUO损伤后,线粒体功能损伤程度以及肾组织纤维化水平均较野生组轻。

8. 线粒体功能障碍与5/6肾切除

5/6肾切除大小鼠模型是研究肾组织纤维化的另一主要的动物模型。5/6肾切除后残存肾单位出现高灌注、高滤过和高压力,致使肾小球硬化和残余肾单位的进一步破坏,出现以肾小球肥大、硬化等为主要特点的慢性肾衰竭的肾间质纤维化病变。在一项对5/6肾切除小鼠肾组织差异表达基因筛选的研究中,共发现19个差异表达基因,其中由线粒体基因编码且在氧化磷酸化中发挥重要作用的细胞色素氧化酶Ⅰ在模型组中的表达为对照组的4.5倍。在5/6肾切除大鼠肾组织分离线粒体中,活性氧增加,而线粒体酶复合体Ⅰ、Ⅳ活性以及抗氧化酶的活性下降,并且线粒体形态以融合为主,融合蛋白OPA1和Mfn1表达增加,分裂蛋白Drp1或Fis1表达减少。线粒体功能膜电位的下降和线粒体DNA的拷贝数的减少这些代表线粒体功能损伤的主要指标也同样可在5/6肾切除模型中观察到,与白蛋白肾损伤模型的结果一致,5/6肾切除所介导的线粒体功能障碍以及肾损伤可被线粒体抗氧化系统酶类的主要成员MnSOD的类似物MnTBAP所抑制。

第二节　线粒体功能障碍在慢性肾脏病中的临床转化前景

一、线粒体细胞病

1. 线粒体细胞病定义及流行病学研究

线粒体细胞病为一组以呼吸链一个或多个酶复合体基因缺陷为特点的异质性疾病。这类疾病会损害氧化磷酸化,长期以来被视为神经肌肉疾病。事实上,它们也引起肾脏和其他器官的功能障碍。因为除肌肉和脑外,许多组织高度依赖于线粒体能量供应。

一项基于人群的研究回顾了1984至1999年间瑞典西部的儿科健康记录,发现学龄前儿童线粒体脑病的发病率为1/11 000。16岁以下儿童的患病率为1/21 000。在英国东北部有症状线粒体疾病的成年人的报道中,线粒体DNA突变的流行率估计为20/100 000(每5 000人中有1例),其中核DNA突变的流行率估计为2.9/100 000(每35 000人中有1例)。大约38%的具有线粒体DNA突变的成年人受到Leber遗传性视神经病变(Leber's hereditary optic neuropathy,LHON)的影响。英国东北部筛选3 168例新生儿脐带血样品,有10例常见的mtDNA点突变,其他mtDNA点突变的发生率 > 1/200。然而,由于线粒体DNA的异质性,这些突变中的一些将永远不会出现临床表达。西班牙的一项研究估计,在14岁以上人群中线粒体疾病的流行率为每100 000人中有5.7例。电生理分析检测到80%的患者和22%的神经病变中出现肌病的迹象。

2. 线粒体细胞病肾外临床表现

线粒体疾病的肾外表现包括肌病、脑病、癫痫发作、眼肌麻痹、感觉神经性听力损失、糖尿病、胃肠道疾病和心脏受累。LHON是母系遗传性双侧亚急性视神经病变,通常在年轻男性中产生严重和永久的视力丧失。由于罕见的2个不同的线粒体DNA突变,LHON通常与肌病无关。具有乳酸性酸中毒和卒中样发作的线粒体性脑肌病综合征(mitochondrial encephalomyopathy syndrome,MELAS)是由线粒体DNA突变引起的母系遗传多系统性疾病。这种综合征的特征是发生卒中样发作,导致偏瘫、偏盲症或皮质失明。其他常见的特征包括局灶性或全身性癫痫发作、复发性偏头痛样头痛、呕吐、身材矮小、听力损失和肌肉无力。许多转运RNA突变可能是造成MELAS的重要因素，80%的病例与m.3243A > G突变相关，10%与m.3271T > C转运RNA突变有关。MELAS患者卒中样发作的特征在于神经症状的急性发作和加权MRI脑成像中的高信号。这些发作与典型的栓塞或血栓性缺血性卒中不同，因此被称为"卒中样"。具有粗糙红色纤维的肌阵挛性癫痫（myoclonus epilepsy associated with ragged-red fibers, MERRF）的特征是肌阵挛（通常为第一症状），并与全身性癫痫、共济失调和肌病相关。其他特征包括痴呆、视神经萎缩、双侧耳聋、周围神经病变、痉挛状态、脂肪瘤病和（或）Wolff-Parkinson-White综合征相关心肌病。MERRF是由线粒体DNA突变引起的。超过80%的MERRF患者在编码tRNA（Lys）的线粒体*MT-TK*基因核苷酸8 344处具有A至G突变。Leigh综合征（亚急性坏死性脑病）通常在婴儿期或儿童早期发病，临床特征为发育迟缓或精神运动衰退、共济失调、肌张力障碍、外部眼肌麻痹、癫痫发作、乳酸性酸中毒、呕吐和虚弱，一些患者有肌病和周围神经病变。Leigh综合征的病理特征是伴有基底节、丘脑、脑干和脊髓中海绵状改变和微囊肿的双侧对称坏死性病变。脑MRI检查显示在T2相和FLAIR序列图像上显示壳内、基底神经节和脑干中的异常白质信号。Leigh综合征的是由各种线粒体代谢机制改变引起的，包括丙酮酸脱氢酶复合物的异常和核或线粒体DNA突变引起的呼吸链功能障碍。共济失调和色素性视网膜炎（NARP）的特征在于发育迟缓、感觉性多发性神经病、共济失调、色素性视网膜病变、肌肉无力、癫痫和痴呆，儿童迟发或成年发病最常见。NARP是由线粒体*ATPase 6*基因的核苷酸8 993处的T到G突变引起的。同一基因也与母亲遗传的Leigh综合征有关。一些证据表明Leigh综合征表型与NARP表型相比具有较高的T8993G组织突变负荷。慢性进行性眼外肌麻痹（chronic progressive external ophthalmoplegia, CPEO）患者的临床表现可在任何年龄呈现，但通常在40岁时出现眼外肌缓慢进展性麻痹及双侧上睑下垂，常不伴有或只短暂出现复视。CPEO患者往往早期残疾程度低，但对其视力的详细评估将经常发现明显的视力缺损。KSS是指CPEO合并色素性视网膜病变，20岁前发病；其他临床表现包括身材矮小、小脑共济失调、脑脊液蛋白升高、心脏传导缺陷、贫血、糖尿病、耳聋、认知缺陷或智力迟钝。KSS通常比单纯的CPEO严重，进展到眼睛完全性麻痹，并由于相关缺陷而在40岁前死亡。常染色体显性遗传和常染色体隐性遗传的CPEO与几种核DNA基因的突变相关，包括*POLG*、*C10orf2*、*RRM2B*、*SLC25A4*、*POLG2*、*DGUOK*和*SPG7*，这些基因缺陷导致多种继发性线粒体DNA缺失。线粒体神经胃肠道脑病（mitochondrial neurogastrointestinal encephalopathy disease, MNGIE）是一种多系统线粒体疾病，其特征在于进行性、严重的胃肠动力障碍和恶病质、睑下垂、眼肌麻痹、对称性多发性神经病和无症状性脑白质病。MNGIE的胃肠动力障碍和假性梗阻似乎是由内脏线粒体肌病引起的,常见的症状包括早期饱腹感、恶心、吞咽困难、胃食管反流、餐后呕吐、发作性腹痛、腹胀和腹泻。MNGIE属于核DNA异常,大多数情况是由编码胸苷磷酸化酶的*TYMP*基因(也称为ECGF1)突变引起,可导致线粒体DNA的继发性异常,属于常染色体隐性遗传。

3. 线粒体细胞病相关肾脏病变

线粒体细胞病肾脏受累主要变现为肾小管疾病、肾小球疾病以及小管间质性肾炎,线粒体疾病最常见的肾脏表现是Fanconi综合征。近端肾小管再吸收障碍导致葡萄糖尿、肾小管性蛋白尿、氨基酸尿、肾小管性酸中毒、低钾血症和低血糖症。症状通常在新生儿期间或2岁以前开始出现,水钠丢失可能导致多尿(2～3 L/d)、多饮、呕吐发作、不明原因发热和急性脱水;生长迟缓和佝偻病也经常被观察到,其部分原因是磷酸盐丢失和低磷血症。有些线粒体疾病患者可能只表现为肾小管性酸中毒,可以同时伴有高尿钙。在一例Kearns-Sayre综合征患者中观察到甲状旁腺功能低下和继发于肾小管功能障碍的严重低镁血症。线粒体疾病患者也可能存在盐消耗迹象以及与Bartter综合征相似的低钾血症代谢性碱中毒。肾小管损伤通常是轻度的,没有临床表现。在一项涉及42名儿童的研究中,21例(50%)发现肾脏受累,其中13例无症状,其余8例有显著临床表现(如肾病综合征、肾功能异常)。这些发现表明,线粒体细胞病患者肾脏受累的患病率可能被低估。肾活检标本光镜下观察显示近端肾小管上皮细胞非特异性肿胀、分化差及萎缩,部分小管细胞有严重的胞质空泡变性,巨大畸形的线粒体充满上皮细胞质,管腔内有大量颗粒管型。电镜下观察显示线粒体畸形、肿大,分枝状嵴增多,排列紊乱。有线粒体病和肾小球疾病的患者通常存在类固醇耐药型肾病综合征(steroid-resistant nephrotic syndrom, SRNS),肾活检常显示为局灶性节段性肾小球硬化(focal segmental glomurularsclerosis, FSGS)。辅酶Q10(coenzyme Q10, CoQ10)代谢途径缺陷也受到越来越多的关注,可通过口服补充CoQ10来治疗。在一项病例报告中,3名SRNS患者经口服CoQ10治疗后神经病变得到改善。*COQ2*基因编码CoQ10途径的对羟基苯甲酸酯-聚异戊烯转移酶,患有这种基因突变的患者可能有肾小球疾病,包括严重的SRNS,可迅速进展为肾衰竭。在两例婴幼儿脑病合并肾小球疾病患者报道中,其中1例儿童早期接受CoQ10治疗预防了神经系统症状并保护了肾功能;肾活检显示为塌陷型FSGS,肾组织超微结构显示肾小球细胞中的线粒体形态异常;生化分析显示呼吸链复合物Ⅱ和Ⅲ的活性降低,CoQ10浓度降低。*COQ6*基因也参与CoQ10途径，来自5个不同家族的11名*COQ6*基因突变患者表现为SRNS并进展为肾衰竭，这些患者同时伴有听力损失和脑肌病。*PDSS2*基因编码十聚丙糖酸合酶亚基2，是CoQ10途径的第一个酶。该基因突变的首例报道为Leigh综合征的儿童，其在7个月时出现了SRNS。在纯合PDSS2突变导致低水平CoQ9和CoQ10的小鼠模型中，病变小鼠表现为肾病综合征，并最终进展为ESRD。组织学分析显示间质性肾炎和FSGS。在这种小鼠模型中补充CoQ10将挽救肾脏损伤。在2例出现肾病综合征的儿童中检测到PDSS1突变。来自8个无关联系的15个SRNS患者存在*ADCK4*基因的突变。*ADCK4*与CoQ10生物合成途径的成员（包括COQ6）相互作用。*ADCK4*突变患者的淋巴母细胞的CoQ10水平及线粒体呼吸链活性降低，一例患者在CoQ10治疗后显示部分缓解，症状发作年龄在21岁以内。线粒体细胞病变患者可发生慢性间质性肾炎，这些患者存在慢性肾功能不全，没有近端肾小管功能障碍的表现，多表现为尿浓缩障碍的多尿。肾活检显示弥漫性间质纤维化与间质性纤维化区域内的小管萎缩和硬化性肾小球，常伴有肾外症状。2例表现为小管间质性肾炎伴卒中患者肾活检标本提取线粒体DNA进行测序，发现608位点A到G的点突变，提示线粒体DNA缺失也可能是特发性小管间质性病变一个没有认识到的病因。

二、线粒体功能障碍指标作为CKD生物标志物

由于在体检测线粒体的完整性相对比较困难，因此线粒体DNA拷贝数被用来作为检测线粒体功能的替代方法。基于人类样本的研究发现，高水平的外周血线粒体DNA拷贝数预示着低病死率。事实上，线粒体DNA拷贝数与多种心血管危险因素有关，这些危险因素包括胰岛素抵抗、老龄化以及腹型肥胖。肾脏疾病患者中同样也存在线粒体DNA拷贝数异常，在一项纳入180例ESRD接受维持性血液透析患者中，高线粒体DNA拷贝数预示着好的预后，线粒体DNA拷贝数低的患者血乳酸水平有升高趋势。此外，糖尿病肾病患者外周血单核细胞中的线粒体DNA拷贝数低于糖尿病不合并肾脏病变的患者。在一项社区人群的研究中发现，高水平的外周血线粒体DNA拷贝数与微量白蛋白的低流行相关。

除了检测外周血线粒体DNA拷贝数，尿液线粒体DNA拷贝数与肾脏病的关系同样受到学者关注。当肾组织线粒体完整性受损后，可导致线粒体损伤相关分子模式（mitochondrial damage-associated molecular patterns, DAMPs）释放进入尿液，其可以作为肾脏线粒体损伤的另一替代标志物。在急性肾脏病中，已

发现尿液线粒体DNA与心脏手术后发生AKI患者的肾功能进展有关。在一组原发性及肾血管性高血压患者的研究中,与健康志愿者组相比,高血压患者尿液线粒体DNA拷贝数较高,并且直接与尿液NGAL和KIM-1呈正相关,与GFR呈负相关。

除此之外,CKD患者尿液外泌体非编码RNA(ncRNA)测序结果显示,3个线粒体转运RNA的表达较健康对照组低,分别为tRNACys、tRNAPro以及tRNAGlu。研究结果初步提示尿液外泌体中的线粒体RNA表达差异可能也可以作为CKD诊断的生物学标志物。

第三节　线粒体功能障碍的防治

一、基因治疗

miRNA是一组长度约22个核苷酸的非编码调控RNA,广泛存在于病毒、动植物及人类体内,具有保守性、基因集簇现象和特异性表达。目前,人类基因组中已确认的miRNA有近800个,主要是通过与靶基因mRNA序列3′非翻译区(3′-UTR)配对结合进而实现对基因表达的调控,参与多种生物学过程。以往的研究表明,miRNA主要参与生长发育、细胞分化、增殖、凋亡、肿瘤发生等生物学过程。目前,关于miRNA参与肾脏疾病的发病过程已得到多项体内外研究的证实,其中有些miRNA是通过作用于线粒体而发挥其作用的。miR-30e在肾组织纤维化中表达下调,运用其类似物可通过作用于线粒体蛋白UCP2发挥抗纤维化作用。miR-21通过作用于能量代谢的关键通路参与多种器官的纤维化。在Alport综合征小鼠模型中,miR-21沉默可增强线粒体功能,减少线粒体活性氧生产,显著促进病变小鼠存活,减轻肾小球硬化、间质纤维化、肾小管损伤以及炎症反应。miR-17能够抑制线粒体代谢进而促进多囊肾囊肿的生长。

另外,有研究报道将tRNALys转入*A8344G MERRF*基因突变的细胞可部分缓解线粒体功能,在带有A3243G突变的MELAS细胞中观察到类似的结果。虽然如此,对线粒体疾病的治疗仍缺乏有效的药物,遗传策略的研究正在进行中,但没有发现任何基因治疗手段是最有效的。对线粒体基因组的治疗修饰难度高于对核DNA紊乱的治疗。线粒体的异质性以及单细胞中多种基因组的存在都异常复杂。

二、药物治疗

1. CoQ10

CoQ10是线粒体呼吸链的生物元件,可使电子从复合体 Ⅰ/Ⅱ转移至复合体 Ⅲ。内源性CoQ10由数个机体组织中的络氨酸衍生或者从饮食摄入而来。CoQ10具有相对分子质量大、亲脂性强以及水溶性差的特点,因此其生物利用度不高。CoQ10可防止膜脂质过氧化,通过抑制线粒体通透性转换孔的开放以及线粒体膜电位去极化发挥抗凋亡作用,并且CoQ10为解偶联蛋白发挥正常功能所必需,可以促进氧消耗、ATP合成以及线粒体蛋白合成。

db/db小鼠肾皮质中总的以及氧化形式的CoQ10水平均降低,补充CoQ10可改善糖尿病所导致的线粒体功能障碍,减少糖尿病肾组织胶原量。在2型糖尿病小鼠中增加CoQ10可减少氧耗,抑制线粒体分裂,降低肾小球高滤过以及蛋白尿。肾切除大鼠模型中,饮食补充CoQ10能够降低ROS水平,并且改善肾功能。慢性尼古丁暴露所导致的肾损伤中,CoQ10可通过激活非线粒体叉头蛋白p66shc激活抗氧化系统,进而对抗尼古丁所导致的肾小管上皮细胞氧化应激损伤。

血液透析患者中CoQ10的水平较健康对照低,并且CoQ10水平与心外膜脂肪组织厚度呈负相关。另一项研究报道,血液透析患者补充CoQ10 6个月可减少其体内氧化应激水平。最新的一项临床随机双盲对照试验显示,规律血液透析患者每天口服1 200 mg CoQ10是安全的,并且能够降低患者氧化应激指标异前列腺素的水平。

2. 噻唑烷二酮类药物

噻唑烷二酮类降糖药,如罗格列酮、匹格列酮等,是人工合成的过氧化物酶体增殖物激活受体 γ(peroxisome proliferator-activated receptor γ, PPAR γ)激动剂,广泛用于临床2型糖尿病的治疗。有学者发现这类药物除有胰岛增敏作用外,还对肾脏具有保护作用,可降低蛋白尿、缓解肾脏纤维化,推测其机制可能与抑制氧化应激、抑制炎症反应等相关。已有研究提示,PPAR γ可参与调节多种细胞线粒体生物合成和氧化磷酸化过程。噻唑烷二酮类药物可通过阻断线粒体功能障碍,对部分神经性病变具有潜在治疗作用。PPAR γ 突变可增加细胞内活性氧生成,引起线粒体膜电位下降,过表达PPAR γ 则可维持线粒体正常功能。

在2型糖尿病大鼠模型中,吡格列酮可显著抑制肾小球硬化、小管间质纤维化、小管萎缩、足细胞凋亡。在DOCA-salt高血压大鼠、UUO大鼠、5/6肾切除大鼠、Zucker肥胖大鼠、CsA肾病大鼠等多种肾病动物模型中，PPARγ激动剂等可降低血压，减少蛋白尿，有效缓解肾小球硬化和肾小管间质纤维化。在嘌呤霉素核苷肾损伤中，足细胞*PPARγ* mRNA表达显著下调，PPARγ激动剂匹格列酮则通过调节细胞周期蛋白等表达抑制足细胞损伤、缓解肾小球硬化。在醛固酮诱导的肾小球足细胞损伤中，证实PPARγ激动剂罗格列酮通过阻断线粒体功能障碍而保护足细胞免受损伤。

3. 白藜芦醇

白藜芦醇（resveratrol）亦称芪三酚，是一种植物多酚类化合物，存在于虎杖、葡萄、花生、桑葚等植物和果实中，其中新鲜葡萄皮中含量最高。研究证实白藜芦醇具有保护心血管、抗癌、抗炎、抗氧化等多种生物活性。线粒体是细胞内产生活性氧的主要场所之一。有研究发现，在多种类别的细胞中，白藜芦醇可抑制高糖诱导的线粒体超氧阴离子的产生。白藜芦醇对线粒体氧化应激的抑制作用一部分原因可能与其激活线粒体抗氧化系统有关。此外，白藜芦醇可促进多个组织的线粒体生物合成；白藜芦醇为目前发现的SIRT1最强的激活剂。已证实白藜芦醇可通过增加SIRT1活性，进而调节PGC-1α及其靶基因的转录，通过促进线粒体生物合成来发挥线粒体功能的保护作用。

多项研究显示白藜芦醇在糖尿病模型中发挥肾脏保护作用。在链脲佐菌素（streptozocin, STZ）诱导的大鼠1型糖尿病模型中，白藜芦醇干预可显著阻止糖尿病大鼠体重下降，降低血糖及血肌酐浓度，并减少蛋白尿排泄；在体外培养的大鼠系膜细胞中，白藜芦醇处理抑制高糖诱导的系膜细胞增殖，该作用可能与白藜芦醇阻止高糖抑制AMPK磷酸化有关。此外，白藜芦醇干预可抑制STZ大鼠肾小球细胞外基质如纤维连接蛋白和Col Ⅳ沉积，增加肾小球中nephrin的表达，该肾脏保护作用可能与其抑制TGF-β/Smad信号通路及ERK信号通路活化有关。此外，与糖尿病大鼠相比，白藜芦醇处理组对抗糖尿病的肾脏损伤作用，并使多项指标恢复正常，包括Ccr、血浆脂联素和C-肽水平，肾组织超氧阴离子、羟自由基、一氧化氮产生，肾组织TNF-α、IL-1β、IL-6、NF-κB p65亚基表达，以及肾组织谷草转氨酶、谷丙转氨酶和碱性磷酸酶活性。同时，白藜芦醇治疗组显著改善糖尿病大鼠抗氧化系统蛋白的酶活性，如SOD、谷胱甘肽-S-转移酶和谷胱甘肽还原酶。白藜芦醇对糖尿病大鼠肾脏的保护作用可能与其抗氧化应激作用有关。最近有报道发现，白藜芦醇抗糖尿病、抗氧化的机制可能与调控瘦素有关。

TGF-β₁/Smad3信号通路在肾脏纤维化病理过程中发挥重要作用。通过体外培养的大鼠成纤维细胞（NRK49F）及肾小管上皮细胞（NRK52E）发现，白藜芦醇可通过激活SIRT1，使Smad3发生去乙酰化，抑制TGF-β₁对Smad3的乙酰化，进而使Smad3失活；体内实验采用UUO肾间质纤维化小鼠模型，进一步证实白藜芦醇可能通过作用于Smad3，抑制UUO小鼠成纤维细胞及巨噬细胞聚集，减少细胞外基质沉积。最新的研究亦发现，白藜芦醇通过激活SIRT1、抑制Smad3和MMP7的活性，发挥抗肾脏纤维化作用。

常染色体显性多囊肾病（ADPKD）是最常见的遗传性多囊肾病（PKD），是导致ESRD的最常见遗传性疾病。AMPK的激活可抑制囊壁跨膜氯通道来延缓ADPKD的进展，白藜芦醇可通过增加AMPK的表达及活性来发挥抗氧化、抗纤维化及抗炎症作用。此外，mTOR复合体（mTORC1及mTORC2）参与细胞生长及存活，并在PKD中发挥有害作用。白藜芦醇可通过对SIRT1及Nrf2的作用，抑制mTOR信号通路来发挥其保护作用。Wu等通过体内及体外实验发现，白藜芦醇可抑制PKD的进展。NF-κB的激活及其介导的组织炎症反应在多囊肾的发展中起重要作用，白藜芦醇的抗炎作用及抑制NF-κB可成为治疗多囊肾的一个靶点。

4. 姜黄素

姜黄素（curcumin）为亚洲国家使用数个世纪的传统药物，近年来其抗炎及抗菌特性受到学者的关注。姜黄素可调节多种酶类、细胞因子、转录因子、生长因子、受体以及miRNA发挥抗氧化作用。姜黄素的抗氧化作用一方面通过直接清除超氧阴离子、羟自由基、过氧化氢、单线态氧等活性氧，另一方面通过诱导SOD、CAT、GR、GPx、HO-1、GST等间接发挥抗氧化能力。

姜黄素对肾脏疾病的治疗功效已在多种肾脏疾病动物模型中得以证实。2型糖尿病肾病患者口服补充姜黄素可减少患者的蛋白尿及炎症水平，发挥肾保护作用。在腺嘌呤诱导的CKD动物模型中，姜黄素同样发挥肾脏保护作用。在糖尿病小鼠中，姜黄素治疗可减少肾脏肥大，抑制系膜基质扩展，降低尿蛋白，其对糖尿病肾脏损伤的保护作用可能通过作用于NLRP3炎症小体信号产生。在肾大部切除所导致的CKD模型中同样也观察到类似的结果，一种新型的姜黄素口服剂可通过减少心脏组织NLRP3炎症小体对CKD所导致心脏损伤发挥保护作用。姜黄素可改善大鼠5/6肾切除所导致的肾脏线粒体分裂融合、线粒体生物合成以及氧化应激紊乱，促进肾血流以及增强抗氧化进而对抗肾损伤。另外，姜黄素部分通过恢复线粒体功能对CKD导致的心脏重塑发挥保护作用。

在糖尿病肾病的临床随机对照研究中，接受500 mg姜黄（含22.1 mg活性姜黄素）治疗2个月可有效减少尿蛋白以及血清TGF-β、IL-8水平。同样剂量的姜黄也在难治及复发的狼疮性肾炎患者中进行临床试验,姜黄治疗3个月可改善这类狼疮患者的尿蛋白、血尿以及高血压。最新的一项临床研究入组16例CKD 2～3期患者,随机分为两组,一组患者接受姜黄素乳香提取物复合物治疗,另一组接受安慰剂治疗,结果发现姜黄素组可显著影响前列腺素E_2的水平。虽然目前的研究证据还不足以支持启动临床大规模的使用姜黄素,相信在不久的将来能够有选择地将姜黄素应用于一些肾小球疾病以及慢性肾功能受损的患者中。

5. 槲皮素

槲皮素(quercetin)是一种具有抗氧化特性的类黄酮。这种化合物有很多天然来源,包括洋葱、青葱、苹果、浆果、葡萄、茄子、茶等。槲皮素可清除自由基,抑制黄嘌呤氧化酶和减少脂质过氧化。此外,它可通过调控MAPK和NF-κB信号或者调节NOS和COX-2的合成发挥抗炎作用。

槲皮素的肾脏保护作用同样也在数种肾损伤模型中得以验证。有研究显示槲皮素可抑制缺血再灌注以及梗阻性肾病所致损伤。槲皮素能够抑制UUO小鼠肾组织巨噬细胞聚集以及炎性细胞因子的聚集,其作用可能与其抑制mTOR和β-联蛋白(catenin)信号有关。在STZ诱导的糖尿病大鼠中,槲皮素抑制肾组织氧化应激及肾损伤。糖尿病大鼠肾脏和肝脏组织SIRT1、SOD以及CAT的活性降低,而槲皮素治疗可增加这些蛋白的表达,并且降低NF-κB和丙二醛的水平。Davis等研究报道小鼠中补充槲皮素可增加PGC-1α和SIRT1的核酸表达,增强mtDNA以及细胞色素C的浓度。另外,槲皮素能够抑制线粒体酶复合体Ⅰ产生超氧阴离子。在两肾一夹高血压大鼠中,槲皮素可改善内皮细胞相关的血管舒张反应,抑制收缩反应,发挥肾性高血压的血管保护作用。在阿霉素肾损伤模型中,槲皮素同样发挥肾脏保护作用,阻止阿霉素所引起的肾组织小管扩展、肾小管空泡变性、肾小球空泡等。

肾移植患者接受Oxy-Q治疗(包括400 mg姜黄素和100 mg槲皮素),改善了肾功能受损和移植肾功能滞后患者的肾功能。同样的研究团队在肾移植患者中进行Oxy-Q随机对照研究,将患者分为安慰剂组、低剂量组和高剂量组,结果发现高剂量组的肌酐水平最低,神经毒性以及移植后6个月的急性排异最轻。

6. 黑种草

黑种草(nigella sativa)属为毛茛科植物金莲花亚科,黑种草的干燥成熟种子,为维吾尔族药食同源的习用药,其性味甘、辛、温,有补肾健脑、通经、通乳、利尿的功效。

黑种草对肾损伤的保护作用在多种AKI模型中得以证实。在STZ诱导的大鼠糖尿病模型中,黑种草可改善糖尿病诱导的肾损伤。其他研究团队也发现,STZ大鼠接受2 ml/kg黑种草油治疗10周可通过保护足细胞功能减少蛋白尿的发生,同时通过干扰TGF-β₁以及血管新生。黑种草油的主要成分百里醌(thymoquinone)治疗可使阿霉素诱导的肾病综合征相关的临床表现及并发症得以减少,这可能与其抗氧化作用有关。在亚硝酸钠所导致的CKD模型中,黑种草油治疗组可显著降低亚硝酸钠所导致的Scr和BUN水平上升,减少纤维化标志蛋白的表达,最终抑制caspase-3表达,阻止凋亡发生。

一项评估补充黑种草油在CKD 3 ～ 4期糖尿病肾病患者的安全性及有效性研究中,治疗组接受每天2.5 ml黑种草油口服治疗12周,结果显示黑种草油可降低血糖、Scr、BUN、24 h尿总蛋白水平,增加GFR、24 h尿量以及血红蛋白水平。

7. α-硫辛酸

α-硫辛酸(α-lipoic acid)是一种在蔬菜及肉类中发现的万能抗氧化剂,是同时具有脂溶性及水溶性的抗氧化剂,可清除体内自由基、螯合金属离子等。α-硫辛酸在生物体内可以转化为还原型的二氢硫辛酸,两者都是强抗氧化剂。

关于α-硫辛酸治疗CKD的研究报道较少。在UUO模型中,α-硫辛酸治疗减少细胞外基质蛋白、炎症因子以及肾小管EMT相关标志蛋白的表达,抑制肾损伤及纤维化。在5/6肾切除大鼠中,α-硫辛酸可缩减动脉壁厚度,调节弹性纤维的结构,降低血管内皮生长因子(VEGF)和α-SMA的表达。在脂多糖诱导的肾损伤模型中,α-硫辛酸通过抑制氧化应激以及线粒体功能障碍保护肾功能。血液透析患者接受600 mg α-硫辛酸治疗8周后,作为心血管疾病危险因子的CRP减少,但α-硫辛酸对这些患者体内丙二醛、总抗氧化状态、TG、TC、HDL-C以及LDL-C没有影响。在糖尿病血液透析患者中运用同样的α-硫辛酸治疗,结果显示其对CRP没有影响。在2型糖尿病合并微量白蛋白尿的患者中每天给予600 mg α-硫辛酸,连续服药6个月后,尿液MCP-1、TGF-β₁、podocalyxin、nephrin以及uPCR均较用药前显著降低,提示α-硫辛酸在2型糖尿病患者中通过其抗炎作用发挥足细胞保护作用。

8. ω3不饱和脂肪酸

ω3属于多聚不饱和脂肪酸家族成员,其在调节细胞以及器官膜结构和功能中发挥重要作用。ω3主要来源于鱼油。ω3主要通过抑制I-κB的磷酸化阻断NF-κB的激活,进而减少黏附分子、细胞因子、前炎症因子的表达发挥抗炎作用。ω3作为前列腺素的前体具有抗血小板的功效。此外,ω3还参与膜的流动性、离子通道转运以及线粒体生物合成的调节。ω3同样具备抗氧化特性,通过增强内源性抗氧化系统减少ROS产生。临床补充 ω3可以对脂代谢、血压、氧化还原状态以及心血管系统具有益处。

在CKD大鼠模型中补充 ω3 12周后，促凋亡、促炎症以及促凋亡信号均得以下调。在UUO大鼠模型中，ω3能够减少成纤维细胞活化以及肾脏纤维化。有研究报道血液透析患者体内 ω3不饱和脂肪酸的含量较正常对照组低，这可能与心血管风险增高相关。另外，在血液透析患者中补充鱼油可显著降低收缩压以及舒张压。ω3治疗使ESRD患者外周血白细胞凋亡相关酶的活性降低。最近就补充 ω3治疗CKD的荟萃分析结果显示，补充 ω3可显著降低ESRD的风险，并延缓疾病的进展。

虽然这些关于 ω3的研究给肾脏病治疗带来希望，但也有些不一致的结果需引起关注。因此，还需要更多的临床随机对照研究来确认 ω3在慢性肾脏病患者群中的作用，并且在血液透析这类特殊的人群中进一步确认补充 ω3的剂量及间隔时间，以达到合理的血液浓度，进而避免不良反应的发生。

9. 维生素E

维生素E能够调节人中性粒细胞以及单核细胞超氧阴离子的产生，以及骨骼肌和肝脏中线粒体ROS的生成。其对氧化因子的抑制作用可使多种心血管疾病、老龄化以及其他慢性病退行性疾病（包括CKD）的发生和发展得以缓解。维生素E可激活蛋白激酶C、转录因子激活蛋白1、TGF-b1、NF-κB及其相关转录因子，从而介导多种病理生理过程，包括血小板黏附及聚集、血管平滑肌细胞增殖、细胞凋亡以及肾小球硬化。饮食补充维生素E通过调节上述信号通路延缓慢性疾病的进展。已有研究证实维生素E补充在CKD透析患者中发挥有益作用。SPACE研究调查在血液透析患者中每日补充800 IU的维生素E对心血管事件的影响。经过长时间的随访发现，维生素E使心血管事件以及心肌阻塞发生率减少。在透析膜包被维生素E后，可减少血液透析患者氧化应激以及炎症指标，改善血色素水平以及减少促红细胞生成素的使用。

10. 维生素C

维生素C是多种植物及水果中发现的水溶性抗氧化剂，能够清除体内ROS进而阻止氧化应激损伤。由于血液透析患者为避免高钾血症减少蔬菜及水果摄入，另外透析治疗使维生素C丢失，在这些患者中维生素C的水平及活性成分均偏低。在接受3个月每日200 mg维生素C治疗的患者中，其CRP水平较对照组低，而前白蛋白水平较对照组高。另外，在接受维生素E包被的透析膜透析治疗患者中，静脉补充维生素C显著降低氧化应激以及促炎症因子水平。当然，维生素C具有稳定线粒体膜电位以及保护线粒体DNA进而发挥抗凋亡的作用。尽管维生素C具有这些有益作用,但其在临床并不常规使用。

11. 线粒体辅酶Q

线粒体辅酶Q(MitoQ)是目前研究最多和应用最广泛的线粒体靶向抗氧化剂,由三苯基磷阳离子与CoQ10的苯醌部分通过一个十碳脂肪链共价结合构成。MitoQ可由线粒体膜电位驱动而聚集于线粒体内,然后被降解成可以发挥抗氧化活性的形式。随着泛醌部分插入线粒体膜的疏水性的内部,膜内的基质为其主要吸收部分,使其发挥对脂质过氧化的保护作用。

MitoQ已被用于多种动物疾病模型中,检测其对线粒体氧化应激损伤的保护作用。在缺血再灌注肾损伤小鼠中,肾血管阻塞15 min前静脉注射MitoQ可减轻氧化应激损伤,保护肾功能。在1型糖尿病肾病Akita小鼠中,证实MitoQ具有抗纤维化及对抗肾小球慢性损伤的作用。在2型糖尿病肾病db/db小鼠中,MitoQ通过上调自噬,阻止肾小管上皮细胞线粒体膜电位下降以及mtDNA拷贝数减少,下调分裂蛋白Drp1表达,恢复融合蛋白Mfn2表达,抑制细胞氧化应激以及凋亡。在卒中易感型自发性高血压大鼠中,MitoQ阻止高血压的发展,促进内皮NO生物利用度,缩减心脏肥厚。在肾组织冷藏液中加入MitoQ能够阻止线粒体功能障碍,改善细胞活力以及肾脏形态。目前,口服MitoQ已进入Ⅰ期及Ⅱ期临床试验。

12. SS-31

SS-31是一种能够自由渗入细胞,靶向定位于线粒体的小分子肽。在5/6肾切大鼠中,SS-31能够清除线粒体内过多的ROS,减少ROS的产生,稳定线粒体膜电位,防止线粒体通透性的改变,减少细胞色素C的释放,从而阻止肾组织炎症反应以及纤维化。在UUO大鼠模型中,在手术前1天给予1或者3 mg/kg剂量的SS-31,可显著减少肾小管细胞凋亡、巨噬细胞浸润以及肾组织纤维化,同时其能够增加小管的增殖。在缺血再灌注大鼠模型中,在双侧肾缺血前30 min皮下给予SS-31最终可减少再灌注所导致的小管细胞凋亡,维持肾小管结构,维护线粒体的完整性及功能,使ATP合成在再灌注时得以恢复,氧化应激以及炎症反应减轻,小管细胞再生速度加快。此外,SS-31在缺血在灌注过程中对毛细血管内皮细胞同样具有保护效应,与肾小管上皮细胞类似,SS-31保护线粒体结构,组织内皮细胞肿胀、脱落及死亡。最新的一项在老龄化相关肾小球及疾病的研究中,SS-31可改善足细胞以及壁层上皮细胞线粒体损伤,减少肾小球硬化。

13. 西罗莫司

调节自噬及线粒体自噬的药物包括雷帕霉素(又称西罗莫司),是一种mTORC1的抑制剂。多种糖尿病动物模型证实其能够抑制mTOR信号通路的激活,从而阻止肾脏肥大、肾小球硬化,减少蛋白尿,抑制系膜增生。然而在肾脏病领域,雷帕霉素被认为是一种免疫抑制剂,并且广泛应用于肾移植患者,由于它的不良反应存在,临床治疗受到限制。雷帕霉素不仅能够抑制mTORC1,同时也能抑制mTORC2。在2型糖尿病小鼠中研究发现,雷帕霉素通过抑制mTORC2减少高糖耐受和胰岛素激活。mTORC1由mTOR的雷帕霉素非敏感复合体调节,mTORC2由mTOR的雷帕霉素相关蛋白调节。mTORC2调节自噬基因的表达通过激活AKT信号通路,使FOXO3a磷酸化。FOXO3a调节*LC3*、*Bnip3*、*Nix*、*Atg4b*和*Atg12l*,这些基因在线粒体自噬中扮演着重要作用。这也解释了在足细胞条件敲除mTOR所带来的不良反应,使得自噬流紊乱和肾功能衰竭。雷帕霉素及其类似物作为临床CKD(如糖尿病肾病)的有效药物目前仍在实验研究阶段。

参 考 文 献

[1] Al-Trad B, Al-Batayneh K, El-Metwally S, et al. Nigella sativa oil and thymoquinone ameliorate albuminuria and renal extracellular matrix accumulation in the experimental diabetic rats[J]. Eur Rev Med Pharmacol Sci, 2016, 20(12): 2680−1688.

[2] An W S, Kim H J, Cho K H, et al. Omega-3 fatty acid supplementation attenuates oxidative stress, inflammation, and tubulointerstitial fibrosis in the remnant kidney[J]. Am J Physiol Renal Physiol, 2009, 297(4): F895-F903.

[3] Bai M, Chen Y, Zhao M, et al. NLRP3 inflammasome activation contributes to aldosterone-induced podocyte injury[J]. Am J Physiol Renal Physiol, 2017, 312(4): F556-F564.

[4] Boaz M, Smetana S, Weinstein T, et al. Secondary prevention with antioxidants of cardiovascular disease in endstage renal disease (SPACE): randomised placebo-controlled trial[J]. Lancet. 2000, 356(9237): 1213−1218.

[5] Chang J W, Lee E K, Kim T H, et al. Effects of alpha-lipoic acid on the plasma levels of asymmetric dimethylarginine in diabetic end-stage renal disease patients on hemodialysis: a pilot study[J]. Am J Nephrol, 2007, 27(1): 70−74.

[6] Che R, Yuan Y, Huang S, et al. Mitochondrial dysfunction in the pathophysiology of renal diseases[J]. Am J Physiol Renal Physiol, 2014, 306(4): F367-F378.

[7] Choi S, Ryu K H, Park S H, et al. Direct vascular actions of quercetin in aorta from renal hypertensive rats[J]. Kidney Res Clin Pract, 2016, 35(1): 15−21.

[8] Chow C K, Ibrahim W, Wei Z, et al. Vitamin E regulates mitochondrial hydrogen peroxide generation[J]. Free Radic Biol Med, 1999, 27(5−6): 580−587.

[9] Cina D P, Onay T, Paltoo A, et al. Inhibition of MTOR disrupts autophagic flux in podocytes[J]. J Am Soc Nephrol, 2012, 23(3): 412−420.

[10] Correa F, Buelna-Chontal M, Hernandez-Resendiz S, et al. Curcumin maintains cardiac and mitochondrial function in chronic kidney disease[J]. Free Radic Biol Med, 2013, 61: 119–129.

[11] Dare A J, Bolton E A, Pettigrew G J, et al. Protection against renal ischemia-reperfusion injury in vivo by the mitochondria targeted antioxidant MitoQ[J]. Redox Biol, 2015, 5: 163–168.

[12] Davis J M, Murphy E A, Carmichael M D, et al. Quercetin increases brain and muscle mitochondrial biogenesis and exercise tolerance[J]. Am J Physiol Regul Integr Comp Physiol, 2009, 296(4): R1071-R1077.

[13] Deng X, Xie Y, Zhang A. Advance of autophagy in chronic kidney diseases[J]. Ren Fail, 2017, 39(1) 306–313.

[14] Emma F, Bertini E, Salviati L, et al. Renal involvement in mitochondrial cytopathies[J]. Pediatr Nephrol, 2012, 27(4): 539–550.

[15] Gomez I G, Nakagawa N, Duffield J S. MicroRNAs as novel therapeutic targets to treat kidney injury and fibrosis[J]. Am J Physiol Renal Physiol, 2016, 310(10): F931-F944.

[16] Gorman G S, Schaefer A M, Ng Y, et al. Prevalence of nuclear and mitochondrial DNA mutations related to adult mitochondrial disease[J]. Ann Neurol, 2015, 77(5): 753–759.

[17] Guo Y, Ni J, Chen S, et al. MicroRNA-709 Mediates Acute Tubular Injury through Effects on Mitochondrial Function[J]. J Am Soc Nephrol, 2018, 29(2): 449–461.

[18] Hagiwara M, Yamagata K, Capaldi R A, et al. Mitochondrial dysfunction in focal segmental glomerulosclerosis of puromycin aminonucleoside nephrosis[J]. Kidney Int, 2006, 69(7): 1146–1152.

[19] Hajarnis S, Lakhia R, Yheskel M, et al. microRNA-17 family promotes polycystic kidney disease progression through modulation of mitochondrial metabolism[J]. Nat Commun, 2017, 8: 14395.

[20] Kelso G F, Porteous C M, Coulter C V, et al. Selective targeting of a redox-active ubiquinone to mitochondria within cells: antioxidant and antiapoptotic properties[J]. J Biol Chem, 2001, 276(7): 4588–4596.

[21] Khurana R, Ranches G, Schafferer S, et al. Identification of urinary exosomalnoncoding-RNAs as novel biomarkers in chronic kidney disease[J]. RNA, 2017, 23(2): 142–152.

[22] Lagoa R, Graziani I, Lopez-Sanchez C, et al. Complex I and cytochrome c are molecular targets of flavonoids that inhibit hydrogen peroxide production by mitochondria[J]. Biochim Biophys Acta, 2011, 1807(12): 1562–1572.

[23] Masood H, Che R, Zhang A. Inflammasomes in the pathophysiology of kidney diseases [J]. Kidney Dis (Basel), 2015, 1: 187–193.

[24] Parikh S, Saneto R, Falk M J, et al. A modern approach to the treatment of mitochondrial disease[J]. Curr Treat Options Neurol, 2009, 11(6): 414–430.

[25] Rivara M B, Yeung C K, Robinson-Cohen C, et al. Effect of coenzyme Q_{10} on bomarkers of oxidative stress and cardiac function in hemodialysis patients: the CoQ_{10} biomarker trial [J]. Am J Kidney Dis, 2017, 69(3): 389–399.

[26] Rotig A, Appelkvist E L, Geromel V, et al. Quinone-responsive multiple respiratory-chain

dysfunction due to widespread coenzyme Q10 deficiency[J]. Lancet, 2000, 356(9227): 391-395.

[27] Su M, Dhoopun A R, Yuan Y, et al. Mitochondrial dysfunction is an early event in aldosterone-induced podocyte injury[J]. Am J Physiol Renal Physiol, 2013, 305(4): F520-F531.

[28] Sun Y, Zhang Y, Zhao D, et al. Rotenone remarkably attenuates oxidative stress, inflammation, and fibrosis in chronic obstructive uropathy[J]. Mediators Inflamm, 2014, 2014: 670106.

[29] Sun Y, Zhang Y, Zhu Y, et al. Inhibition of mitochondrial complex-1 restores the downregulation of aquaporins in obstructive nephropathy[J]. Am J Physiol Renal Physiol, 2016, 311(4): F777-F786.

[30] Sweetwyne M T, Pippin J W, Eng D G, et al. The mitochondrial-targeted peptide, SS-31, improves glomerular architecture in mice of advanced age[J]. Kidney Int, 2017, 91(5): 1126-1145.

[31] Szeto H H, Liu S, Soong Y, et al. Mitochondria-targeted peptide accelerates ATP recovery and reduces ischemic kidney injury[J]. J Am Soc Nephrol, 2011, 22(6): 1041-1052.

[32] Tang B L. MIRO GTPases in mitochondrial transport, homeostasis and pathology[J]. Cells. 2015, 5(1): E1.

[33] Tin A, Grams M E, Ashar F N, et al. Association between Mitochondrial DNA Copy Number in Peripheral Blood and Incident CKD in the Atherosclerosis Risk in Communities Study[J]. J Am Soc Nephrol, 2016, 27(8): 2467-2473.

[34] Wakino S, Hasegawa K, Itoh H. Sirtuin and metabolic kidney disease[J]. Kidney Int, 2015, 88(4): 691-698.

[35] Whitaker R M, Stallons L J, Kneff J E, et al. Urinary mitochondrial DNA is a biomarker of mitochondrial disruption and renal dysfunction in acute kidney injury[J]. Kidney Int, 2015, 88(6): 1336-1344.

[36] Yagmurca M, Yasar Z, Bas O. Effects of quercetin on kidney injury induced by doxorubicin [J]. Bratisl Lek Listy, 2015, 116(8): 486-489.

[37] Yang C C, Hsu S P, Wu M S, et al. Effects of vitamin C infusion and vitamin E-coated membrane on hemodialysis-induced oxidative stress[J]. Kidney Int, 2006, 69(4): 706-714.

[38] Yu J, Mao S, Zhang Y, et al. MnTBAP Therapy Attenuates Renal Fibrosis in Mice with 5/6 Nephrectomy[J]. Oxid Med Cell Longev, 2016, 2016: 7496930.

[39] Yuan Y G, Huang S M, Zhang A H. Role of mitochondria in podocyte injury[J]. Podocytopathy, 2014, 183: 64-82.

[40] Yuan Y, Chen Y, Zhang P, et al. Mitochondrial dysfunction accounts for aldosterone-induced epithelial-to-mesenchymal transition of renal proximal tubular epithelial cells[J]. Free Radic Biol Med, 2012, 53(1): 30-43.

[41] Yuan Y, Huang S, Wang W, et al. Activation of peroxisome proliferator-activated receptor-gamma coactivator 1alpha ameliorates mitochondrial dysfunction and protects podocytes from aldosterone-induced injury[J]. Kidney Int, 2012, 82(7): 771-789.

［42］ Yuan Y, Xu X, Zhao C, et al. The roles of oxidative stress, endoplasmic reticulum stress, and autophagy in aldosterone/mineralocorticoid receptor-induced podocyte injury［J］. Lab Invest, 2015, 95(12): 1374-1386.

［43］ Yuan Y, Zhang A, Qi J, et al. p53/Drp1-dependent mitochondrial fission mediates aldosterone-induced podocyte injury and mitochondrial dysfunction［J］. Am J Physiol Renal Physiol, 2018, 314(5): F798-F808.

［44］ Zhan M, Brooks C, Liu F, et al. Mitochondrial dynamics: regulatory mechanisms and emerging role in renal pathophysiology［J］. Kidney Int, 2013, 83(4): 568-581.

［45］ Zhang A, Jia Z, Guo X, et al. Aldosterone induces epithelial-mesenchymal transition via ROS of mitochondrial origin［J］. Am J Physiol Renal Physiol, 2007, 293(3): F723-F731.

［46］ Zhang A, Jia Z, Wang N, et al. Relative contributions of mitochondria and NADPH oxidase to deoxycorticosterone acetate-salt hypertension in mice［J］. Kidney Int, 2011, 80(1): 51-60.

［47］ Zhu C, Huang S, Yuan Y, et al. Mitochondrial dysfunction mediates aldosterone-induced podocyte damage: a therapeutic target of PPARgamma［J］. Am J Pathol, 2011, 178(5): 2020-2031.

［48］ Zhu C, Xuan X, Che R, et al. Dysfunction of the PGC-1alpha-mitochondria axis confers adriamycin-induced podocyte injury［J］. Am J Physiol Renal Physiol, 2014, 306(12): F1410-F1417.

［49］ Zhuang Y, Ding G, Zhao M, et al. NLRP3 inflammasome mediates albumin-induced renal tubular injury through impaired mitochondrial function［J］. J Biol Chem, 2014, 289(36): 25101-25111.

［50］ Zhuang Y, Yasinta M, Hu C, et al. Mitochondrial dysfunction confers albumin-induced NLRP3 inflammasome activation and renal tubular injury［J］. Am J Physiol Renal Physiol, 2015, 308(8): F857-F866.

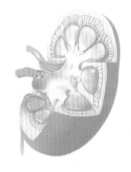

第九章

足细胞的研究
进展和转化应用

　　足细胞足突间的裂孔膜是构成肾小球蛋白质分子滤过屏障的关键。各种损伤因子包括遗传、感染、代谢等因素损伤足细胞都会导致发生大量蛋白尿。足细胞损伤未及时修复，最终导致细胞坏死、凋亡或脱落，引起局灶节段肾小球硬化——肾小球毁损的共同途径。当前常用的治疗肾病综合征的药物至少部分对足细胞起作用，但针对足细胞损伤特异性防治措施可能是进一步减少蛋白尿，进而延缓肾小球损伤的一个重要途径。本章将详细讨论足细胞损伤的研究进展，足细胞受体/信号与损伤的关系以及防治足细胞损伤的转化应用。

第一节　足细胞损伤的研究进展

肾小球由毛细血管丛组成,每日滤过大量的水分和小分子物质。然而99.9%的白蛋白等大分子蛋白质不能滤出。肾小球滤过屏障结构和功能异常是产生白蛋白尿,特别是大量蛋白尿的重要原因。肾小球滤过屏障由肾小球血管内皮细胞表层、内皮细胞、肾小球基膜、足细胞和足突间隙组成,其中任何一层结构改变都可能影响滤过屏障的完整性。

足细胞足突间的裂孔膜是构成肾小球蛋白质分子滤过屏障的关键,各种损伤因子包括遗传、感染、代谢等因素损伤足细胞都会导致发生大量蛋白尿。足细胞损伤未及时修复,最终导致细胞坏死、凋亡或脱落,引起局灶节段肾小球硬化——肾小球毁损的共同途径。当前常用的治疗肾病综合征的药物至少部分对足细胞起作用,但针对足细胞损伤特异性防治措施可能是进一步减少蛋白尿,进而延缓肾小球损伤的一个重要途径。

肾小球血管上皮细胞又称足细胞,是覆盖在肾小球毛细血管丛表面的细胞。足细胞是终末期分化的细胞,具有较大的细胞体。细胞体上有很长的初级突起,初级突起上存在很多手指样突起,称为足突。为了适应肾小球毛细血管中的压力,足细胞拥有动态变化的特性,主要依赖于细胞内丰富的细胞骨架蛋白,包括细胞体中的微管和中间丝,以及足突中的肌动蛋白。足细胞足突消失是大量蛋白尿患者肾脏病理中的典型表现之一。足突回缩和足突降解是足突融合的两个重要原因,由正常时的指状交联状态变为粗短的手掌样(palm-like),足突细胞骨架结构的密度进行性降低,这些超微结构的改变主要与F-肌动蛋白的降解和分布异常(电镜下观察发现F-肌动蛋白由正常时的足突部位转移至初级足突和胞体部位)有关;除了维持足突的形态,F-肌动蛋白的其他两个关键作用包括连接裂孔膜蛋白使足突间的裂孔膜屏障保持完成,以及连接整合素蛋白使足细胞锚定在基膜上。因此,F-肌动蛋白等细胞骨架蛋白的变化,最终使足突增宽、融合,甚至足细胞脱落,破坏肾小球滤过膜,导致蛋白尿的产生。

相邻细胞的足突规则地相互交错排列是足细胞一个关键的特征性结构。足突间空隙中是一层蛋白质分子屏障,称为裂孔膜。1997年,在研究芬兰型先天性肾病综合征患儿的病因时,发现nephrin是组成裂孔膜的关键蛋白质。

nephrin之间的空隙小于白蛋白分子的直径，是构成肾小球滤过屏障最主要的分子孔径屏障。基因突变导致nephrin表达降低外，其他常见的肾小球疾病包括微小病变、膜性肾病和局灶节段肾小球硬化病变的肾小球中nephrin表达降低。此后的许多研究观察到足细胞足突还表达大量的裂孔膜相关蛋白，包括ZO-1、CD2AP和Podocin等蛋白，这些蛋白质与nephrin相连，并连接到细胞骨架F-肌动蛋白上，均与裂孔膜屏障的稳定性相关。遗传因素、代谢因素以及毒物或药物导致裂孔膜蛋白基因突变或表达降低，损伤了蛋白质滤出的分子孔径屏障，导致大量蛋白尿。

足细胞是终末分化的细胞，其生理学作用依赖于细胞的终末分化状态。synaptopodin和nephrin都是常用的足细胞分化的标志蛋白。足细胞受损伤时，这些分化的标志蛋白表达逐渐下降，而一些间叶细胞标志蛋白却表达增多。作者研究小组实验发现在阿霉素肾病小鼠模型中，小鼠出现蛋白尿的同时，肾小球中足细胞分化的标志蛋白synaptopodin表达减少，在synaptopodin表达缺失的部位desmin表达却显著增多，而抑制足细胞损伤，显著减少了desmin表达增多（见图9-1-1）。进一步研究显示受损伤的足细胞可能主动进入失分化状态，细胞从

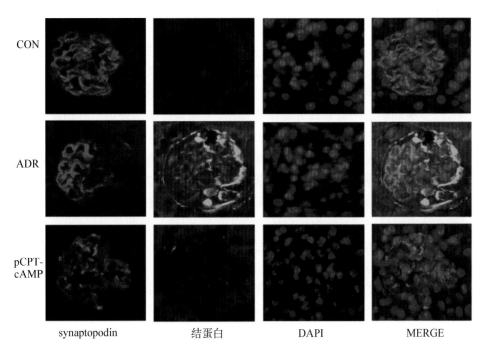

图9-1-1　阿霉素肾炎小鼠肾小球中标记红色荧光的synaptopodin表达减少，相应标记绿色的desmin表达增多

静止的G0期重新进入G1期，有利于进一步向M期发展，从而进行细胞再生和修复。但失分化细胞进入G2期后无法顺利进入有丝分裂期，那么停顿在G2期的足细胞最终失去终末状态，丧失了生理学作用。临床中HIV相关肾病主要表现为大量蛋白尿，其主要病因即HIV病毒中的Nef蛋白引起足细胞失分化，出现了所谓的塌陷型肾小球病。因此，足细胞失分化导致功能障碍可能是另一种足细胞受损伤导致功能障碍的表现。

足细胞通过整合素蛋白附着在肾小球基膜上。当细胞受损伤不能及时修复，持续的损伤最终将导致细胞坏死或凋亡，从基膜脱落。在动物实验中发现，足细胞数量减少<20%，肾小球出现系膜增多。当足细胞数量减少≥20%，裸露的毛细血管基膜之间或基膜与包氏囊发生粘连，最终发生节段性硬化病灶。当足细胞数量减少≥40%，肾小球出现了进行性硬化，直至完全硬化。特别重要的是，一些研究发现肾小球增大时，即使没有出现足细胞绝对数量降低，但单位基膜覆盖的足细胞数量相对下降也可能与肾小球硬化相关。这可能部分解释了糖尿病肾病或代谢相关的肾小球肥大出现显著蛋白尿，继而发生肾小球硬化。那么，凋亡增加是细胞损伤的另一种表现形式。

在动物实验中，已经显示足细胞是各种可溶性物质的作用靶细胞，包括毒素、反应性氧簇、补体以及抗体等。最常使用的诱导肾病综合征动物模型的药物嘌呤霉素氨基核苷，动物实验证实其导致足细胞裂孔膜蛋白表达降低，细胞骨架重排，大约3周后足细胞骨架基本恢复，蛋白尿消失。因此被认为是微小病变的最佳动物模型。阿霉素是另一个常用于诱导肾病综合征动物模型的药物。与PAN模型不同的是阿霉素诱导足细胞损伤，足细胞骨架出现进行性破坏，细胞失分化，足细胞坏死/凋亡，最终出现局灶节段肾小球硬化。注射内毒素也可以引起一过性足细胞损伤，24 h内出现蛋白尿，3天后蛋白尿消失，其机制与嘌呤霉素氨基核苷以及阿霉素不同，主要通过Toll样受体4/B7-1/uPAR的途径以及组织蛋白酶途径导致足细胞损伤。聚阳离子硫酸鱼精蛋白（PS）和阳离子多聚赖氨酸在体内通过中和足细胞和裂孔膜的负电荷，导致足细胞足突融合。而PS对基膜的蛋白滤过系数却几乎没有作用，所以基膜负电荷在肾小球蛋白滤过屏障中的作用相对较弱。

很容易理解的是编码足细胞骨架蛋白调节子、裂孔膜的基因发生突变，缺失或过度表达都会导致足细胞骨架重排和裂孔膜蛋白表达异常，从而引起足细胞形态和功能变化，肾小球滤过屏障受破坏。近来研究还发现，编码足细胞细胞器特定功能的蛋白，包括溶酶体膜蛋白、线粒体蛋白辅酶Q2、辅酶Q6、Mpv17、线粒体tRNA亮氨酸1等，以及一些信号分子蛋白，包括ATG5、MTOR、PRR等基因的变化,也通用诱导足细胞损伤与蛋白尿发生相关。此外,一些涉及足细胞发育分化的转录调节子基因突变或其他一些信号分子蛋白突变也与足细胞损伤相关。

另一种常见的损伤途径是原位形成或循环免疫复合物引起补体途径激活,最终导致足细胞损伤。大量信号参与了补体介导的足细胞损伤,将在下一节详述。而这些信号诱导了足细胞F-肌动蛋白细胞骨架蛋白以及足细胞局部黏附的变化,细胞内内质网应激,产生活性氧和蛋白酶。基膜上的免疫复合物使得足细胞形成空泡,局部足细胞脱落,以及新月体形成和肾小球硬化。

综上,各种损伤因子引起足细胞细胞器功能障碍、细胞骨架重排、裂孔膜蛋白质减少、细胞增殖失分化,最终发生细胞凋亡,导致蛋白质滤过屏障功能不全,是产生大量蛋白尿的主要原因。

第二节 足细胞受体/信号和足细胞损伤的关系

循环和原位的损伤因子通过各种细胞表面受体,经细胞内信号传递,导致足细胞骨架、裂孔膜蛋白、细胞分化以及细胞凋亡等损伤。本节中将就一些常见足细胞表面受体和细胞内信号分子进行简述。

一、足细胞表面受体

1. nephrin 信号

nephrin不仅是裂孔膜蛋白、蛋白质滤过屏障的关键分子,而且nephrin细胞内段含有6个酪氨酸残基,磷酸化后的酪氨酸残基可以直接与含有SH2结构域的激酶或调节蛋白相互作用,因此可能是一种将细胞外信号传递到细胞内的信号分子。而与nephrin细胞内段相结合的podocin、CD2AP等蛋白发挥了稳定nephrin和转导信号的作用。在没有损伤的情况下,nephrin通过CD2AP连接到细胞骨架蛋白,一旦损伤因子诱导nephrin磷酸化增加,nephrin与CD2AP结合减少,而与Nck调节蛋白(含有1个SH2结构域和3个SH3结构域)的SH2结构域结合增加,通过Nck蛋白的SH3结构域快速地结合F-肌动蛋白,使F-肌动蛋白多聚化,并发生骨架重排。因此,细胞外信号可能通过nephrin,将信号传递到细胞内,改变细胞的骨架。

2. 血管紧张素受体信号

在糖尿病肾病中,肾素/血管紧张素系统被激活是疾病发生和发展的重要步骤。疾病早期就发现足细胞损伤,所以目前认为糖尿病肾病是一种足细胞疾病。大量研究显示,人和小鼠的足细胞表达产生血管紧张素Ⅱ(Ang Ⅱ)和血管紧张素的所有蛋白质,同时表达1型和2型Ang Ⅱ受体。体内和体外实验都显示高血糖可以促进足细胞分泌产生血管紧张素原,通过血管紧张素转换酶依赖和不依赖的途径,使足细胞产生Ang Ⅱ增多以及1型血管紧张素受体的密度。Ang Ⅱ直接导致足细胞形态改变,凋亡和转分化,最终使足细胞从基膜上脱落,减少肾小球内足细胞数量。此外,Ang Ⅱ也可以直接诱导足细胞表达肝素酶,从而降解细胞表面的携带大量负电荷的硫酸肝素。这些作用都可以通过阻断1型血管紧张素受体所抑制。

3. 视黄酸受体 α 信号

在研究HIV相关足细胞损伤过程中,发现全反式视黄酸通过足细胞表面的视黄酸受体 α 诱导细胞内蛋白激酶A(PKA)信号激活,并抑制促分裂原活化蛋白激酶(MAPK)1/2的磷酸化,从而防止足细胞进入增殖和失分化的状态。视黄酸以PKA依赖的方式可以诱导足细胞内MAPK1/2磷酸酶1(MKP1)基因转录,降解磷酸化MAPK1/2的表达,逆转HIV相关肾病足细胞增殖,促进足细胞进入分化状态。最新的研究进一步显示,在肾病血清诱导的肾炎模型中,视黄酸也通过视黄酸受体 α 诱导足细胞分化标志的表达,更进一步促进肾小球壁层上皮细胞表达足细胞的标志蛋白,减少新月体形成。

4. 血管内皮生长因子(VEGF)受体信号

足细胞从胚胎分化期起就始终表达VEGF-A,是肾小球中VEGF-A的主要分泌的细胞。足细胞分泌的VEGF-A通过VEGF受体(VEGFR)1/2发挥与内皮细胞相互通信的作用。实际上,研究发现足细胞分泌的VEGF-A不仅作用于内皮细胞,足细胞自身也表达血管内皮生长因子受体(VEGFR)2,因此对自身也有作用。激活足细胞表面VEGFR2信号可逆性地诱导足细胞裂孔膜蛋白nephrin表达下调,与足突融合及蛋白尿发生相关。其主要的机制是VEGFR2与nephrin胞内段存在相互作用,且受到磷酸化调节。激活VEGFR2可以引起VEGFR2-nephrin-nck-actin形成复合体,从而引起足细胞胞体变小,形态改变。

而另一些研究显示,VEGF信号对于足细胞来说也是必不可少的。在敲除*VEGF-A*的小鼠胚胎发育阶段,足细胞出现了凋亡,导致肾小球硬化。而成年鼠敲除*VEGF-A*后,可以降低整合素蛋白 αVβ3表达、足细胞足突融合和AKI。使用VEGF-A孵育足细胞,可以通过AKT信号减少细胞凋亡,而这个作用可以被

VEGFR2中和抗体所抑制。因此，VEGF受体信号对于足细胞的生理学作用来说是复杂的。

5. 维生素D受体信号

维生素D通过其受体发挥其生物学作用。无论体内的足细胞还是体外培养的足细胞都表达维生素D受体。在体外培养的足细胞中，活性维生素D₃可以增加*nephrin*基因的转录，也可以减少高糖引起的足细胞产生IL-6、IL-8以及巨噬细胞趋化蛋白质（MCP)-1等炎症因子和趋化因子。体内实验中，敲除维生素D受体的小鼠诱导糖尿病可以出现更多的白蛋白尿以及肾小球硬化。激活维生素D受体还可以显著增强ARB的降蛋白尿作用。

6. 谷氨酸递质相关受体信号

L-谷氨酸递质是中枢神经系统重要的兴奋性神经递质。研究发现肾脏足细胞也可以以囊泡分泌的方式分泌*L*-谷氨酸。谷氨酸递质受体分为离子型谷氨酸受体（iGluR）和代谢型谷氨酸受体（mGluR）。足细胞表达*N*-甲基-D-天冬氨酸（NMDA）受体（属于iGluR）以及mGluR1/5（属于第一组mGluR）。在体外培养的足细胞中，过度激活NMDA受体可以产生对细胞的毒性，包括短期抑制nephrin的表达，24 h激活使细胞内反应性氧簇堆积，并激活小GTP酶RhoA，促进细胞表面TRPC6表达增多，可能放大钙离子流信号。再进一步延长到72 h激动NMDA受体，就导致细胞凋亡。在体内已经发现NMDA受体信号参与了糖尿病肾病的发病，阻断NMDA有助于减轻疾病。而肾小球表达mGluR1与足细胞标志蛋白synaptopodin以及podocin共定位。敲除*mGluR1*的小鼠出现自发白蛋白尿，足细胞nephrin表达降低，足突融合。而激活mGluR1和5则减轻了阿霉素诱导的小鼠蛋白尿和足细胞凋亡（见图9-2-1）。

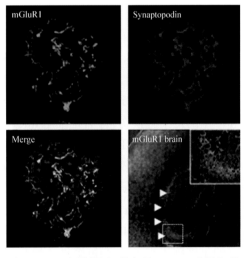

图9-2-1　小鼠肾小球表达mRluR1（绿色荧光）和synaptopodin（红色荧光）共定位，Brain染色显示mGluR1在海马中染色阳性

注：引自Gu L, Liang X, Wang L, et al. Functional metabotropic glutamate receptors 1 and 5 are expressed in murine podocytes [J]. Kidney Int, 2012, 81(5): 458-468.

7. 其他

近年来，在足细胞表面或细胞

内还发现一些受体,包括甲状旁腺相关多肽受体、胰岛素受体、RAGE、糖皮质激素受体等,同样具有调节足细胞生物学功能的重要作用。

二、细胞内信号分子

1. Rho家族

小GTP酶的Rho家族是调节细胞F-肌动蛋白骨架和细胞形态的重要分子。Rho和Rac亚家族介导肌动蛋白张力纤维和细胞膜皱褶的形成。Rho家族中RhoA、Rac1和Cdc42在足细胞中的作用被研究得最深入。

在体外培养的足细胞中可以发现RhoA,诱导细胞分化时RhoA表达显著增多、活性增强。激活RhoA可以促进体外培养的小鼠足细胞收缩、足状突起减少,这些表现均与RhoA直接调节足细胞分化的标志蛋白——细胞骨架关键蛋白synaptopodin磷酸化相关。体内实验发现,多种小鼠肾病模型中均可以发现足细胞RhoA被激活。应用RhoA下游效应蛋白Rho关联含有卷曲螺旋的蛋白激酶(ROCK)抑制剂则显著减少不同慢性肾病动物的蛋白尿。和这些结果相似,转基因小鼠的实验也显示了持续激活足细胞RhoA信号,nephrin和synaptopodin表达减少,导致小鼠足细胞足突融合和蛋白尿。

Rac1是另一个深入研究的Rho家族成员。在体外足细胞诱导分化1周后,Rac1活性显著增高,2周后活性降低到基础水平。转染Rac1的足细胞,细胞体增大,板样伪足增多,趋向分化。体内试验却发现在不同的肾小球疾病动物模型中Rac1的表达不一致。有趣的是GDIα基因敲除的小鼠,有自发的大量蛋白尿和严重的足细胞损伤,伴有足细胞Rac1激活。应用Rac1信号抑制剂,可以部分减轻蛋白尿。因此,Rac1信号激活可能也和足细胞损伤相关。

第三个研究比较多的Rho家族是Cdc42。大部分实验都是在研究Rac1信号的同时进行的相关研究。Synaptopodin直接与调节蛋白IRSp53结合,通过形成Cdc42-IRSp53-Mena复合体防止丝状伪足的消失。但也有研究显示,敲除Cdc42基因,而非RhoA和Rac1,导致先天性肾病综合征和肾小球硬化。缺乏Cdc42基因的足细胞丧失了nephrin聚集诱导F-肌动蛋白多聚化的功能。以上数据都显示Cdc42可能是调节足细胞关键的分子。

2. Notch信号

Notch信号的关键作用在于维持祖细胞、肿瘤细胞的分裂增殖和分化能力。遗传学证据表明,小鼠肾单位足细胞的发育过程中,Notch信号通路发挥了关键的调节作用。在肾脏发生过程中,足细胞前体细胞Notch信号的活性在肾单位S

小体形成过程中维持在较高水平，S小体形成后Notch信号的活性则随着足细胞的逐渐分化成熟而降低，以至于分化成熟的足细胞中Notch信号始终维持在较低的水平。但是，在某些累及足细胞或由足细胞损伤参与的肾脏疾病中，Notch信号通路的活性会显著增高。除了常见的糖尿病肾病，局灶节段性肾小球硬化中存在足细胞Notch信号通路被激活，其他继发性肾小球疾病包括HIV肾病以及SLE肾病中也发现了足细胞的Notch信号活化，并且其激活程度与蛋白尿的严重程度密切相关。通过转基因的方法使足细胞Notch胞内段（ICD）过度表达，在体内可以造成肾小球硬化，体外可以诱导足细胞去分化和凋亡。由于成熟足细胞的分裂能力有限，当细胞受损伤出现细胞丢失，因此邻近的成熟的足细胞可能通过激活Notch信号，促使足细胞进入细胞周期，从而获得分裂能力，修复因损伤而缺失的足细胞。因此，Notch信号通路在足细胞的分化和损伤修复过程中可能起十分重要的作用。

3. 环腺苷-磷酸（cAMP）信号

cAMP是重要的细胞内第二信使分子。cAMP可以将信号从细胞膜结合GPCR传递给肌动蛋白细胞骨架，是肌动蛋白在足细胞中聚集的主要调节分子，由于足细胞足突中的肌动蛋白细胞骨架的结构很大程度上参与了肾小球滤过屏障功能，所以cAMP在维持肾小球滤过屏障功能和控制大分子渗透性中起着至关重要的作用。使用磷酸二酯酶（phosphodiesterase, PDE）抑制剂rolipram（通过抑制cAMP的降解激活cAMP）治疗大鼠新月体型肾小球肾炎可有效减少白蛋白尿和延缓肾小球病变的进展。cAMP还参与了足细胞之间连接的形成。Gao Shuang-yan等使用毛喉素增加细胞内cAMP水平，发现随着cAMP水平上升，足细胞之间的缝隙减小，胞间连接的分子成分如Fat1、钙黏连蛋白、连环素以及ZO-1发生了显著的聚集性重排，在胞间连接呈现连续线性排列。另外，激活cAMP/PKA途径，可以逆转HIV-1感染导致足细胞的增殖以及增加突触足蛋白mRNA表达。

cAMP信号下游最重要的两条信号通路是PKA信号和Epac信号，两者都在足细胞中表达。研究发现，激动cAMP/Epac信号防止足细胞损伤时的细胞骨架ezrin/radixin/moesin复合物磷酸化的减少。cAMP更多是通过下游PKA信号发挥其生物学作用，包括防治足细胞线粒体损伤、减少受损伤足细胞的凋亡。因此，cAMP信号可能是足细胞保护性的细胞内信号。

4. Src和Stat3信号

在研究HIV相关肾病的实验中发现，HIV病毒的Nef蛋白起了关键的作用。Nef以Src信号依赖的方式激活Stat3和MAPK1/2信号，从而介导足细胞的增殖和失分化。Src 激酶是诱导细胞增殖、细胞黏附的关键酶,抑制 Src 激酶的活化,可以防止足细胞失分化和进入增殖状态,并且能减少糖尿病小鼠的蛋白尿。实际上,近期研究也发现,Src 激酶羧基端(CsK)介导了血管紧张素 II 诱导的足细胞凋亡。

Stat3 则是调节细胞增殖的关键转录因子,抑制 Stat3 或者足细胞特异性 *Stat3* 基因敲除的 HIV 小鼠,蛋白尿减轻,足细胞增殖和失分化减少。在另一种足细胞失分化的动物模型——肾毒性血清诱导的肾小球肾炎小鼠,肾小球内出现新月体,部分是由于足细胞失分化/增殖所导致。足细胞特异性缺乏 Stat3 后,小鼠血清中的新月体减少,肾功能好转。这些都提示 Stat3 可能参与了足细胞的失分化损伤。还有些研究发现,Stat3 信号参与调解稳定状态下足细胞标志蛋白 synaptopodin 的表达,参与足细胞分泌炎症因子,参与高糖引起的足细胞肥大等多个病理生理的过程。因此,足细胞中 Stat3 在不同生理和病理状态下完整的功能有待深入研究。

5. MAPK 信号

MAPK 是细胞外信号从细胞表面转导到细胞内部的重要信号传递系统。P38 MAPK、ERK1/2(P42/44 MAPK)和 JNK 是最常见的 MAPK 的亚族。足细胞中的 MAPK 信号通路研究更多是集中在 P38 MAPK 和 ERK1/2。

多种肾小球疾病动物模型,包括嘌呤霉素肾病、新月体肾炎、*TGF-β* 转基因小鼠以及糖尿病肾病中都发现足细胞 P38 MAPK 信号通路被激活。体外实验显示,足细胞中 P38 MAPK 信号激活后诱导足细胞凋亡,而且 P38 MAPK 信号也介导了蛋白氧化产物引起的足细胞 nephrin 和 podocin 表达减少以及可能参与了足细胞骨架重排。ERK 同样可以介导足细胞凋亡,在嘌呤霉素氨基核苷刺激的人足细胞中,ERK 磷酸化与调节足细胞骨架的关键蛋白 IQGAP1 相互作用,抑制了 ERK 信号也阻断了 IQGAP1 核转位,而且 ERK1/2 直接受到 AGE 引起的足细胞分泌化学趋化因子 MCP-1 的影响。因此,激活足细胞中 MAPK 信号,可能与足细胞的损伤相关。

6. TGF-β

作为细胞因子,TGF-β 在很多肾小球疾病患者或肾小球肾炎动物模型中表达增高。其作用机制在于激活下游的 Smad 家族蛋白通路,后者磷酸化后进入细胞核,调节 *TGF-β* 靶基因的转录。TGF-β 高表达的转基因小鼠出现足细胞凋亡和肾小球硬化是最早观察到其对足细胞的影响。事实上,TGF-β 诱导足细胞凋亡的机制比较复杂,不同的疾病状态下包括 P38 MAPK 信号、Smad 信号以及 Notch1 信号都可能参与其中。有意思的是,TGF-β 能快速地诱导足细胞表达抗凋亡信号分子PI3K/AKT的激活，可能这是种生物学自身的平衡。

TGF-β的另一个重要作用是诱导足细胞转分化。TGF-β可以诱导上皮间充质转分化的关键转录因子snail激活，抑制裂孔膜相关蛋白nephrin、ZO-1等的表达。TGF-β诱导整合素连接激酶（ILK）激活，抑制ILK活化降低了足细胞snail诱导转分化，而在新月体肾炎中很容易发现足细胞中的ILK激活，这些数据都提示TGF-β在诱导足细胞损伤中的关键作用。

7. AKT信号

PI3K/AKT信号主要参与调节细胞的生长、增殖、生存和代谢。体外培养的足细胞中nephrin信号激活PI3K/AKT信号，防止了足细胞凋亡。同样是体外培养的足细胞，使用氧化LDL刺激后，磷酸化AKT（一种AKT信号活化形式）减少。db/db小鼠（一种2型糖尿病的小鼠模型）和CD2AP缺失的小鼠体内实验均显示，肾小球足细胞中磷酸化AKT的表达显著减少，导致细胞凋亡。一些防治足细胞凋亡的药物，同样依赖AKT信号而发挥其抗细胞凋亡的作用。很多表面受体可以激活足细胞PI3K/AKT信号，其中最重要的可能就是裂孔膜蛋白nephrin和CD2AP，两者和PI3K相互作用，从而激活AKT信号。其他包括胰岛素受体、维生素D受体以及雌激素受体等也可以直接激活PI3K/AKT信号。因此，AKT信号可能作为一种保护性细胞内信号发挥足细胞对抗损伤因子的作用。

8. 其他细胞内信号

细胞内信号通路呈网络状相互关联，不同的信号间相互影响。足细胞中有大量细胞内信号分子蛋白，包括HIF、VEGF、ROS以及mTOC等信号通路，这些信号途径介导了外界损伤信号对足细胞的作用，还有一些是足细胞应对损伤后的一些反应性信号途径，细胞内信号途径是当前足细胞研究领域的一个热点。

第三节　防治足细胞损伤的转化应用策略

将上述基础研究发现转化到临床，对于肾病工作者、病理专家和研究人员来说都是非常重要的。对足细胞损伤机制的深入理解，有助于从诊断、治疗以及判断预后等方面提高临床水平。

一、诊断（生物标志物）

1. 足细胞尿

足细胞在损伤因子的持续作用下，可能从基膜上脱落进入原尿。实际上，在很多肾小球疾病患者的尿液中可以发现足细胞。通常使用足细胞特异性的抗podocalyxin、podocin、nephrin或synaptopodin的抗体对尿沉渣涂片进行染色，可以证实患者尿液中存在足细胞。由于各种原发性、继发性或者遗传性肾小球疾病患者尿液中都可以发现足细胞，那么足细胞尿（podocyturia）并非是疾病特异的。

虽然足细胞尿并不能诊断某些特异的疾病，但很多实验显示足细胞尿可能提示在系统性疾病中肾小球出现损伤，或者出现所谓的亚临床损伤。尿液中足细胞的多少也可以预测疾病的活动或者严重程度，可能可以指导治疗。

总体来说，足细胞尿的检测可能并不适合诊断疾病，但有助于疾病的预测判断。检测足细胞尿依赖于实验人员的技术能力，如进行体外培养后再进行鉴定的话可能会更加耗时，并增加实验的难度。

2. 足细胞的蛋白分子

由于在尿液中发现完整的足细胞难度很大，因此一些研究者开发了检测尿液中足细胞特异性蛋白表达的酶联免疫吸附试验（ELISA）检测试剂盒。迄今，直接检测尿液足细胞特异蛋白的研究并不是非常多。有研究发现在先兆子痫的妊娠妇女尿液中可以检测到nephrin的表达。如果使用nephrin-肌酐比值这个指标，甚至早于蛋白尿的发生，就可以监测到先兆子痫患者尿中nephrin表达显著增高。

在糖尿病肾病的研究中，尿nephrin的表达与2型糖尿病患者的白蛋白尿、肾功能减退密切相关；而尿nephrin水平也可能是1型糖尿病患者肾脏出现并发症的一个标志。

3. 足细胞mRNA

应用肾活检标本检测肾脏表达足细胞特异性标志蛋白*podocin*和*synaptopodin*的mRNA比值，可以很容易将FSGS从MCD中鉴别出来。然而更多检测足细胞mRNA的研究并非使用肾活检标本，而是使用尿沉渣。

尿液沉渣中提取mRNA有一定的难度，然而并非十分困难。提取的mRNA质和量足以进行反转录，并进一步分析（见图9-3-1）。

编号	浓度(ng/μl)	A260/280	CT值
7	29	1.83	24.16
8	77	1.87	22.98
9	44	1.87	23.77
15	29	1.86	20.23
27	1 826	2.02	27.26

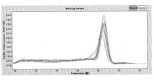
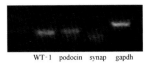

WT-1　podocin　synap　gapdh

图9-3-1　尿液脱落细胞提取mRNA,进行足细胞相关基因的检测

注:引自"王洁敏,向芃,顾乐怡.不同预处理方法对提取尿液脱落细胞mRNA质量的影响[J].现代检验医学杂志,2016,31(4):125-127."

肾小球疾病患者尿足细胞相关mRNA水平比正常对照组显著增高。对于糖尿病患者,尿足细胞相关的mRNA检测可能是一个非创伤性诊断工具。在快速进展的糖尿病肾病患者中,尿中*synaptopodin*、*podocalyxin*、*CD2AP*、*podocin*的mRNA表达都显著增高,这些基因表达与蛋白尿和肾功能相关,而*WT-1* mRNA表达量与糖尿病肾病组织学有关。但进一步研究观察了肾内和尿中*nephrin*、*podocin*和*synaptopodin*的mRNA表达水平,并比较了肾小球的足细胞数量、肾功能以及小管间质的硬化,发现仅尿液*synaptopodin*基因表达和肾小球内足细胞数量相关。推测更多的足细胞凋亡后而非脱落进入尿液。除了糖尿病肾病外,狼疮性肾炎患者尿液*nephrin*、*pdoocin*和*synaptopodin*基因表达增高,肾小球内这些基因表达降低和疾病活动相关。

综上,尿中足细胞、足细胞相关以及尿液足细胞相关mRNA的表达都可能用于早期肾小球损伤,特别是足细胞损伤的检测。但是否与预后有关,是否能指导治疗有待进一步的研究。

二、治疗

针对足细胞损伤的特异性治疗方式是当前肾脏病学界的研究热点。传统中经典足细胞疾病例如微小病变肾病和局灶节段肾小球硬化性肾炎(肾病范围蛋白尿的患者)常规治疗方案包括糖皮质激素、细胞毒药物(含烷化剂、钙调磷酸酶抑制剂、霉酚酸酯等)和ACEI/ARB。实践证明,这些药物的确对于减少蛋白尿、保护肾功能具有明显的作用,但其作用也是相对有限的,主要的原因之一是还未能充分理解药物的作用机制。直到近年来,才逐渐发现这些药物大部分均直接或间接地作用与足细胞,从而降低蛋白尿水平。以下将按照药物对足细胞的主要作用分类进行详述。

1. 促进足细胞分化,防止细胞凋亡

(1)糖皮质激素(简称激素):激素治疗肾病综合征已超过100年,虽然并不十分清楚其作用机制,但因为能有效地改善肾病综合征患者的蛋白尿,因此大部分学者认为除了抑制免疫系统的作用外,激素本身能直接作用于足细胞。体外实验显示,激素可以稳定足细胞肌动蛋白,增加足细胞分化蛋白或标志蛋白的表达,抑制足细胞分泌炎症介质以及防止药物诱导的足细胞凋亡。激素对于足细胞的作用是非常复杂的,涉及大量关键蛋白,例如糖皮质激素受体驱动蛋白样蛋白质(KLP)15以及细胞内的信号等。然而,目前还没有临床直接证据观察到激素对足细胞的作用,因此虽然糖皮质激素能有效地减少大量蛋白尿,但其对于足细胞病的治疗效果仍仅依赖于体外实验和动物实验的证据。

(2)视黄酸:在肾脏发育阶段发挥非常重要的作用。在一些足细胞损伤的动物模型中,使用视黄酸可以得到部分逆转,提示视黄酸及其受体激动剂可能可以作为足细胞特异性治疗药物。视黄酸防止足细胞损伤的关键机制在于促进足细胞分化,但最近的资料显示视黄酸可以诱导肾小球内有增殖和分化潜能的干细胞向足细胞分化。由美国糖尿病、消化病和肾病研究所(NIDDK)支持的一项临床研究(NCT00098020),关注视黄酸在塌陷型肾小球病、局灶节段肾小球硬化患者中的作用。该研究的首要终点是蛋白尿的下降,次要终点是6个月和1年完全缓解和部分缓解的患者比例。该项研究已于2016年6月完成,目前正在等待公布结果。

(3)活性维生素D_3:体外培养足细胞的研究中发现细胞表达在维生素D受体以及1alpha羟化酶、活性维生素D_3可以促进足细胞分化蛋白的表达。实验性肾炎模型中,使用$1,25(OH)\text{-}D_3$可以促进足细胞裂孔膜蛋白的表达。一项临床前瞻性双盲预初试验募集了24例CKD患者,随机分配0、1、2 μg帕立骨化醇治疗1个月,结果显示1 μg和2 μg帕立骨化醇能显著降低24 h尿白蛋白。另一项来自中国香港的非对照研究显示,IgA肾病合并持续蛋白尿的患者中使用0.5 μg活性维生素D_3治疗12周,尿蛋白/肌酐从1.98降至1.48。

(4)PPAR γ激动剂:由于研究发现糖尿病药物PPAR γ激动剂可以防止嘌呤霉素氨基核苷诱导的足细胞$TGF\text{-}\beta_1$的产生以及细胞凋亡,实际上动物实验显示PPAR γ的配体噻唑烷二酮可以诱导足细胞增加PPAR γ的表达,噻唑烷二酮类药物也可以保护醛固酮、阿霉素或嘌呤霉素引导的足细胞损伤。一项纳入28例2型糖尿病肾病患者的双盲对照临床研究显示,使用罗格列酮4 mg每天2次治疗52周使尿蛋白从2.4 g降低至1.5 g,而对照组的蛋白尿从1.6 g上升到1.7 g,两组患者的GFR和肾血浆流量都没有显著变化,因此,PPAR γ激动剂可能是治疗足细胞损伤的潜在药物,但需要更多更大规模的临床研究进一步证实。

（5）PDE抑制剂：由于激活cAMP信号对足细胞具有非常显著的保护作用,PDE是降解cAMP的关键分子,在动物实验中,选择性5型磷酸二酯酶（PDE-5）抑制剂显著改善糖尿病大鼠足细胞的nephrin表达降低和desmin表达增高。而更多的PDE已被研发并尝试用于防止足细胞损伤。己酮可可碱（pentoxifylline）是第一个用于观察糖尿病肾病疗效的非选择性PDE抑制剂。PREDIAN研究募集了169位2型糖尿病肾病患者,随机分为pentoxifylline和对照组,随访24个月后pentoxifylline组患者白蛋白尿水平显著降低。与此相似的是,辉瑞公司研发的PDE-5抑制剂PF-00489781也在一项2期临床研究中显示了良好的疗效。在这项纳入256位糖尿病肾病患者的研究中,PF-00489781治疗组患者随访12周后,uACR显著降低。

2. 维持细胞骨架

（1）他克莫司/CsA：作为钙调磷酸酶抑制剂最早主要用于防治肾移植免疫排异反应。由于其对T细胞具有免疫抑制作用,数十年来也被用于治疗肾小球疾病,显示能显著地降低蛋白尿。然而,近十年来发现钙调磷酸酶抑制剂另一个重要的作用机制是稳定足细胞骨架。足细胞骨架蛋白synaptopodin是关键的足细胞骨架蛋白,连接裂孔膜蛋白和肌动蛋白是调节足细胞骨架张力纤维形成的关键分子。体内钙调磷酸酶通过诱导蛋白酶cathepsin L表达增多,降解synaptopodin,而此过程可以被CsA所抑制,从而起到稳定足细胞骨架的作用。

（2）β-羟基-β-甲基戊二酰辅酶（HMA-CoA）还原酶抑制剂：作为调脂药物,HMA-CoA在CKD（非透析）患者中的作用已得到公认。然而该类药物在调节血脂的同时,直接调节足细胞的功能也逐渐被发现,包括通过抑制RhoA激活稳定足细胞肌动蛋白细胞骨架,并直接促进PAN大鼠足细胞nephrin和podocin的表达,减少肥胖大鼠足细胞氧化应激,以及减少糖尿病大鼠足细胞desmin的表达。体外实验发现,普伐他汀剂量依赖地防止羧基应激产物（CML）诱导足细胞鸟苷三磷酸（GTP）酶P21蛋白激活,从而抑制分泌趋化因子MCP-1。其保护作用可能的机制是他汀类药物阻断胆固醇合成过程中抑制了法尼基焦磷酸（FPP）和牻牛儿基牻牛儿基焦磷酸（GGPP）的生成,两者都是小GTP酶家族蛋白活化的关键分子。临床研究发现应用他汀类药物的慢性肾炎患者,蛋白尿和尿中足细胞的数量均有降低,也提示他汀类药物可能可以直接保护足细胞。意大利的一项研究评估了应用氟伐他汀治疗IgA肾病患者蛋白尿发生情况,结果显示40 mg氟伐他汀治疗6个月,能显著降低蛋白尿,升高血清白蛋白水平。

（3）咪唑立宾：足细胞关键蛋白,包括*nephrin*和*podocin*基因突变导致足细胞损伤中，蛋白质形成异常的空间结构是其中一个原因。咪唑立宾作为免疫抑制剂常用于肾移植、血管炎和狼疮性肾炎的患者。同时也发现咪唑立宾可以通过改善足细胞内能量平衡，恢复 *nephrin* 基因转录后的蛋白质空间结构并运送至裂孔膜处，因而恢复了嘌呤霉素氨基核苷导致足细胞内质网应激引起的 nephrin 蛋白质运送障碍，从而减少蛋白尿。

（4）阿巴西普（CTLA-4-Ig）：B7是活化的抗原呈递细胞的一个膜蛋白，通过共刺激信号，增强T细胞的活化。目前阿巴西普被批准用于类风湿关节炎的治疗，包括部分FSGS患者。损伤的足细胞表达B7-1蛋白，阻断B7-1信号使损伤的足细胞恢复正常的整合素信号，从而稳定细胞骨架蛋白。动物实验中使用阿巴西普阻断B7-1产生，能有效地减少糖尿病肾病小鼠的蛋白尿。2014年，使用阿巴西普治疗了5例足细胞表达B7-1蛋白的FSGS患者获得显著疗效，蛋白尿明显降低。

（5）Bis-T-23：这是一个合成的药物，直接作用于GTP酶动力丝蛋白，促进肌动蛋白依赖的动力丝蛋白分散，可能增加足细胞肌动蛋白骨架的聚集，从而改善足细胞功能，因此非常值得进行进一步研究明确其是否适用于临床。

（6）VPI-2690B：这是一种针对整合素 αVβ3 的C-环状结构域序列的单克隆抗体，发现可以降低糖尿病大鼠蛋白尿以及糖尿病猪动脉粥样硬化。αVβ3是足细胞锚着在肾小球基膜的关键分子，因此推测可以直接作用与足细胞。目前，一项关于VPI-2690B治疗糖尿病肾病患者的2期临床研究正在进行中，该项安慰剂对照的临床研究募集300例糖尿病患者，已在2017年8月完成。

促进足细胞再生的治疗是未来另一个重要的研究方向。目前对于足细胞再生的研究发现，肾小球内祖细胞包括壁层上皮细胞和后肾间叶细胞、骨髓干细胞以及残存的足细胞都存在再生足细胞的可能，然而如何调控肾小球内祖细胞、干细胞以及进入细胞周期的足细胞进入分化状态仍不清楚，因此，距离临床转化应用仍需要更多的深入研究。

------------------------------ **参 考 文 献** ------------------------------

[1] Abkhezr M, Dryer S E. STAT3 regualtes steady-state expression of synaptopodin in cultured mouse podocytes[J]. Mol Pharmacol, 2015, 87(2): 231–239.

[2] Dai Y, Chen A, Liu R, et al. Retinoic acid improves nephotoxic serum-induced glomerulonephritis through activation of podocyte retinoic acid receptor α[J]. Kidney Int, 2017, 92(6): 1444–1457.

［3］ Dai Y, Gu L, Yuan W, et al. Podocyte-specific deletion of signal transducer and activator of transcription 3 attenuates nephrotoxic serum-induced glomerulonephritis［J］. Kidney Int, 2013, 84(5): 950−961.

［4］ Das R, Xu S, Nguyen T T, et al. Transforming growth factor β₁-induced apoposis in podocytes via the extracellular signal-regulated kinase-mammalian target of rapamycin complex 1-NADPH Oxidase 4 Axis［J］. J Biol Chem, 2015, 290(52): 30830−30842.

［5］ Fiorina P, Vergani A, Bassi R, et al. Role of podocyte B7−1 in diabetic nephropathy［J］. J Am Soc Nephrol, 2014, 25(7): 1415−1429.

［6］ Fukuda H, Hidaka T, Takagi-Akiba M, et al. Podocin is translocated to cytoplasm in puromycin aminonucleoside nephrosis rats and in poor-prognosis patients with IgA nephropathy［J］. Cell Tissue Res, 2015, 360(2): 391−400.

［7］ Gong W, Yu J, Wang Q, et al. Estrogen-related receptor(ERR) γ protects against puromycin aminonucleoside-induced podocyte apoptosis by targeting pI3K/AKT signaling［J］. Int J Biolchem Cell Biol, 2016, 78: 75−86.

［8］ Gu J, Yang M, Qi N, et al. Olmesartan prevents microalbuminuria in db/db micethrough inhibition of angiotensinII/P38/SIRT1-induced podocyte apoptosis［J］. Kidney Blood Press Res, 2016, 41(6): 848−864.

［9］ Gu L, Dai Y, Xu J, et al. Deletion of podocyte STAT3 mitigates the entire spectrum of HIV-1-associated nephropathy［J］. AIDS, 2013, 27(7): 1091−1098.

［10］ Gu L, Hagiwara S, Fan Q, et al. Role of receptor for advanced glycation end-products and signaling events in advanced glycation end-products-induced monocyte chemoattractant protein-1 expression in differentiated mouse podocytes［J］. Nephrol Dial Transplant, 2006: 21(2): 299−313.

［11］ Gu L, Ni Z, Qian J, et al. Pravastatin inhibit CML-induced MCP-1 expression in podocytes via prevention of signaling events［J］. Nephron Exp Nephrol, 2007, 106(1): E1-E10.

［12］ Hall G, Gbadegesin R A, Lavin P, et a. A novel missense mutation of Wilms' Tumor 1 causes autosomal dominant FSGS［J］. J Am Soc Nephrol, 2015, 26(4): 831−843.

［13］ Hu M, Fan M, Zhen J, et al. FAK contributes to proteinuria in hypercholesterolaemic rats and modulates podocyte F-actin reorganization via activating p38 in response to ox-LDL ［J］. J Cell Mol Med, 2017, 21(3): 552−567.

［14］ Jiang L, Hindmarch C C, Rogers M, et al. RNA sequencing analysis of human podocytes reveals glucocorticoid regulated gene networks targeting non-immune pathways［J］. Sci Rep, 2016, 6: 35671.

［15］ Jo HA, Kim JY, Yang SH, et al. The role of local IL6/JAK2/STAT3 signaling in high glucose-induced podocyte hypertrophy［J］. Kidney Res Clin Pract, 2016, 35（4）: 212−218.

［16］ Kuppe C, van Roeyen C, Leuchtle K, et al. Investigations of glucocorticoid action in GN ［J］. J Am Soc Nephrol, 2017, 28(5): 1408−1420.

［17］ Lasagni L, Angelotti M L, Ronconi E, et al. Podocyte regeneration driven by renal progenitors detemines glomerular disease remission and can be pharmacologically enhanced［J］. Stem Cell Reports, 2015, 5(2): 248−263.

［18］ Li C, Siragy H M. (Pro)renin receptor regulates autophagy and apoptosis in podocytes exposed to high glucose［J］. Am J Physiol Endocrinol Metab, 2015, 309(3): E302-E310.

［19］ Lian H, Cheng Y, Wu X. TMEM16A exacerbates renal injury by activting P38/JNK signaling pathway to promote podocyte apoptosis in diabetic nephropathy mice［J］. Biochem Biophys Res Commun, 2017, 487(2): 201−208.

［20］ Maezawa Y, Onay T, Scott R P, et al. Loss of the podocyte-expressed transcription factor Tcf21/Pod1 results in podocyte differentiation defects and FSGS［J］. J Am Soc Nephrol, 2014, 25(11): 2459−2470.

［21］ Mallipattu S K, Guo Y, Revelo M P, et al. Krüppel-like factor 15 mediates glucocorticoid-induced restoration of podocyte differentiation marker［J］. J Am Soc Nephrol, 2017, 28(1): 166−184.

［22］ Mallipattu S K, Horne S J, D'Agati, et al. Kruppel-like factor 6 regulates mitochondrial function in the kidney［J］. J Clin Invest, 2015, 125(3): 1347−1361.

［23］ McCaffrey J C, Webb N J, Poolman T M, et al. Glucocorticoid therapy regulates podocyte motility by inhibition of Rac1［J］. Sci Rep, 2017, 7(1): 6725.

［24］ Miceli I, Burt D, Tarabra E, et al. Stretch reduces neprin expression via an angiotensin II-AT1-dependent mechanism in human podocytes: effect of rosiglitazone［J］. Am J Physiol Renal Physiol, 2010, 298(2): F381-F390.

［25］ Müller-Deile J, Schiffer M. Podocytes from the diagnostic and therapeutic point of view ［J］. Eur J Physiol, 2017, 469(7−8): 1007−1015.

［26］ Navarro-Gonzalez J F, Mora-Fernandez C, Muros de Fuentes M, et al. Effect of pentoxifylline on renal function and urinary albumin excretion in patients with diabetic kidney disease: th PREDIAN trial［J］. J Am Soc Nephrol, 2015, 26(1): 220−229.

［27］ Pereira E M, Silva A S, Labilloy A, et al. Podocyturia in Fabry disease［J］. J Bras Nefrol, 2016, 38(1): 49−53.

［28］ Petrica L, Vlad M, Vlad A, et al. Podocyturia parallels proximal tubule dysfunction in type 2 diabetes mellitus patients independently of albuminuria and renal function decline: a cross-sectional study［J］. J Diabetes Complications, 2017, 31(9): 1444−1450.

［29］ Reiser J, Altintas M M. Podocytes［J］. F1000Res, 2016, 5. pii: F1000 Faculty Rev-114.

［30］ Riqothier C, Saleem M A, Bourget C, et al. Nuclear translocation of IQGAP1 protein upon exposure to puromycin aminonucleoside in cultured human podocytes: ERK pathway involvement［J］. Cell Signal, 2016, 28(10): 1470−1478.

［31］ Roshanravan H, Kim E Y, Dryer S E. NMDA receptors as potential therapeutic targets in diabetic nephropathy: increased renal NMDA receptor subnit expression in Akita mice and reduced nephropathy following sustained treatment with memantine or MK-801［J］. Diabetes, 2016, 65(10): 3139−3150.

［32］ Scheele W, Diamond S, Gale J, et al. Phosphodiesterase type 5 inhibition reduces albuminuria in subjects with overt diabetic nephropathy［J］. J Am Soc Nephrol, 2016, 77(11): 3459−3468.

［33］ Shen J, Wang R, He Z, et al. NMDA receptors participate in the progression of diabetic kidney disease by decreasing Cdc43-GTP activation in podocytes［J］. J Pathol, 2016, 240(2): 149−160.

［34］ Tao H, Li X, Wei K, et al. Cyclic AMP prevents decrease of phosphorylated ezrin/radixin/moesin and chloride intracellular channel 5 expressions in injured podocytes［J］. Clin Exp Nephrol, 2015, 19(6): 1000−1006.

［35］ Trimarchi H, Canzonieri R, Schiel A, et al. Podocyturia is significantly elevated in untreated vs treated Fabry adult patients［J］. J Nephrol, 2016, 29(6): 791−797.

［36］ Trohatou O, Tsilibary E F, Charonis A, et al. Vitamin D₃ ameliorates podocyte injury through the nephrin signalling pathways［J］. J Cell Mol Med, 2017, 21(10): 2599−2609.

［37］ Walton K L, Johnson K E, Harrison C A. Targeting TGF-β mediated SMAD signaling for the prevention of fibrosis［J］. Front Pharmacol, 2017, 8: 461.

［38］ Wang I, Ellis M J, Gomez J A, et al. Mechanisms of the proteinuria induced by Rho GTPases［J］. Kidney Int, 2012, 81(11): 1075−1085.

［39］ Wanner C, Tonelli M, Kidney Disease Improving Glogbal Outcomes Lipid Guideline Develpoment Work Group Members. KDIGO clinical practice guideline for lipid management in CKD: summary of recommendation statements and clinical approach to the patients［J］. Kidney Int, 2014, 85(6): 1303−1309.

［40］ Yaoita E, Yoshida Y, Nameta M, et al. Induction of interdigitating cell processes in podocyte culture［J］. Kidney Int, 2018, 93(2): 519−524.

［41］ Ye M, Zheng J, Chen X, et al. Prednisone inhibits the focal adhesion kinase/receptor activiator of NF-κB ligand/mitogen-activated protein kinase signaling pathway in rats with adriamycin-induced nephropathy［J］. Mol Med Rep, 2015, 12(5): 7471−7478.

［42］ Yu J, Wu H, Liu Z Y, et al. Advanced glycation end products induce the apoptosis of and inflammation in mouse podocytes through CXCL9-mediated JAK2/STAT3 pathway activation［J］. Int J Mol Med, 2017, 40(4): 1185−1193.

［43］ Yu M, Ren Q, Yu S Y. Role of nephrin phosphorylation inducted by dexamethasone and angiotensin II in podocytes［J］. Mol Biol Rep, 2014, 41(6): 3591−3595.

［44］ Zhang L, Ren Z, Yang Q, et al. Csk regulates angiotensin II-induced podocyte apoptosis［J］. Apoptosis, 2016, 21(7): 846−855.

［45］ Zhou H, Tian X, Tufro A, et al. Loss of the podocyte glucocorticoid receptor exacerbates proteinuria after injury［J］. Sci Rep, 2017, 7(1): 9833.

［46］ 陈晓欢, 阿依加肯, 陶花, 等. 激活足细胞环腺苷酸信号调节细胞ERM磷酸化和CLIC5的表达［J］. 上海交通大学学报: 医学版, 2014, 34(11): 1475−1480.

［47］ 顾乐怡, 梁馨月, 王丽华, 等. 足细胞表达有功能的代谢型谷氨酸受体1和5［J］. 中华肾脏病杂志, 2011, 27(2): 100−105.

［48］ 姜金星, 向芃, 陈晓欢, 等. 激活蛋白激酶A信号对阿霉素肾病小鼠足细胞失分化的影响［J］. 上海交通大学学报: 医学版, 2017, 37(4): 462−466.

［49］ 李肖瑛, 顾乐怡, 倪兆慧, 等. 3,5−二羟基苯甘氨酸对体外氨基苷嘌呤霉素诱导的足细胞凋亡的影响［J］. 上海交通大学学报: 医学版, 2013, 33(4): 385−391.

［50］ 陶花, 顾乐怡, 王丽华, 等. 代谢型谷氨酸受体1和5激动剂改善阿霉素诱导的小鼠肾损伤［J］. 上海交通大学学报: 医学版, 2012, 32(10): 1283−1287.

［51］ 魏凯, 李肖瑛, 倪兆慧, 等. 激活cAMP/PKA信号对药物诱导足细胞损伤的影响［J］. 中华肾脏病杂志, 2013, 29(12): 754−760.

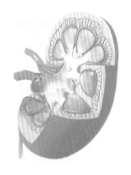

第十章

肾胺酶——从基础到临床的转化

肾胺酶是一种含有黄素腺嘌呤二核苷酸（flavin adenine dinucleotide, FAD）的单胺氧化酶，其氧化酶活性依赖FAD，为了搜寻肾脏合成的新型蛋白质，研究者分析了人类基因组计划发表的所有克隆，根据设定的条件，进行了相应的RNA印迹（Northen blot）分析，评估每种基因的蛋白质组织表达形式，结果发现了一种基因，即肾胺酶基因。从2003年发现至今，关于肾胺酶的研究不断深入。从基础研究转化到临床疾病相关性研究，由临床研究又提出新的问题，肾胺酶的受体是什么？从而重新回到基础研究，深入探讨后，继续回到临床疾病的治疗中去。实现了从基础到临床，再从临床到基础多次的反复转化过程。

第一节 概　述

肾脏除了维持人体体液及电解质平衡外,还参与一些内分泌功能,如能分泌促红细胞生成素。肾脏也是释放肾素的重要脏器,肾素可作用于血管紧张素原转化成血管紧张素。肾素血管紧张素系统是调节体液及电解质平衡、控制血压和心脏功能的重要机制。交感神经系统活化、血流量下降或者远端小管氯化钠的运输等都可以刺激肾素的释放。此外,肾脏还可以分泌肾胺酶参与血压的调控。

在ESRD患者中,高血压和心脏病的发病率非常高,导致患者病死率升高,大多数患者预后较差。虽然发现此现象,但具体原因并不是十分清楚,可能与氧化应激及交感张力增高相关。肾胺酶是一种新近发现的黄素蛋白,在肾脏和心脏中高表达,可以代谢儿茶酚胺及儿茶酚胺类似物质,参与血压的调控。自从2005年由耶鲁大学医学院报道了肾胺酶的发现以后,关于肾胺酶的结构、生理、酶活性及其与高血压的研究已经获得了长足的进步。

肾胺酶是一种含有FAD的单胺氧化酶,其氧化酶活性依赖FAD,如果在蛋白合成的时候缺少FAD则无法合成有活性的蛋白(合成重组肾胺酶蛋白时必须加入0.1 μmol/L FAD)。肾胺酶的结构与单胺氧化酶(MAO)-A和MAO-B相似度低,提示肾胺酶可能代表了一类新型的单胺氧化酶类。胺氧化酶代谢生物源性的胺类,根据是否含有FAD或者多巴醌(TPQ)进行分类。MAO-A和MAO-B是含FAD的单胺氧化酶,为一种线粒体酶,功能主要是代谢细胞内的儿茶酚胺类物质。人类MAO-B的晶体结构已经阐明,分辨率3.0 Å,围绕辅基FAD卷曲形成二聚体,并且结合于半胱氨酸侧链(Cys-397)。MAO-A和MAO-B能交叉作用于相同的底物;可以代谢神经传导介质,如肾上腺素、去甲肾上腺素、5-羟色胺和多巴胺;而且可以被各自特异的抑制物所抑制。多胺氧化酶是另一种含有FAD的氧化酶,代谢的是精胺和亚精胺,调节细胞生长。与MAO-A和MAO-B不同的是,肾胺酶不仅存在于线粒体膜或作用于细胞内的结构,而且可以分泌入血,并可以在血液中被检测到。

人类血浆胺氧化酶的活性由血管黏附蛋白-1(VAP-1)介导。此蛋白为一种含铜的氨基脲敏感的胺氧化酶,由平滑肌细胞、脂肪细胞和内皮细胞分泌。VAP-1的作用底物和特异性等与肾胺酶完全不同,它代谢苄胺及甲胺,并且其活性被氨基脲和羟胺所抑制。因此，肾胺酶是唯一已知的能分泌入血并可以代谢儿茶酚胺的胺氧化酶。

肾脏是循环肾胺酶的主要来源，因为发现在ESRD患者的血液中几乎检测不到肾胺酶的存在。这个发现有点意外，因为这些患者的肾胺酶基因及蛋白表达应该仍然是存在的，尽管是低水平表达，但是在心脏、骨骼肌和小肠中均有表达。可能的原因是ESRD患者体内的产生、代谢、分泌障碍导致，但具体机制不明，然而无论如何，肾脏是循环肾胺酶的主要来源可能极大。另外，骨骼肌也表达大量的肾胺酶，提示肾胺酶可能在调节局部或系统性儿茶酚胺浓度中发挥重要作用。

从人类尿液中提纯的内源性肾胺酶仍保留了酶的活性，并能发挥生理功能。静脉注射合成的肾胺酶可以降低血压。众所周知，儿茶酚胺控制心率、心肌收缩力及血管张力，从而在血压控制中发挥重要作用。肾胺酶注射后导致的血流动力学变化，很可能是通过降解循环儿茶酚胺发挥作用，所以肾胺酶也可以降低心肌收缩力和心率。循环儿茶酚胺水平的显著下降还可以扩张血管，使得静脉回流减少，因此，心脏舒张末压降低。由于肾胺酶的低血压效应很大程度上可能是心肌收缩力及心率下降导致，但是也不能除外肾胺酶是通过受体发挥作用的。

肾脏疾病患者的心血管疾病发病率极高，导致心脏病发病的原因有很多假设提出，有趣的是部分研究提出，ESRD患者血浆多巴胺和肾上腺素水平存在持续增高。这些改变可能与患者的心血管并发症相关，如高血压、左心室肥厚、左心室功能不全，这些都是ESRD患者病死率增高的重要原因。很有可能肾胺酶水平下降也与ESRD患者的循环儿茶酚胺水平增高有关。

第二节　肾胺酶的结构、生物学特性及作用

为了搜寻肾脏合成的新型蛋白质，研究者分析了人类基因组计划发表的所有克隆。截至2003年，共从77个人类cDNA文库中提取了12 563个不同的基因。研究者从中找到了114个编码新型分泌蛋白的候选基因，筛选基因的标准是：① 与已知的蛋白质序列的相似度＜20%；② 并且含有信号肽的序列；③ 不含有跨膜蛋白区域，因为有些膜蛋白也有信号肽片段。然后研究者进行了相应的Northen blot分析，评估每种基因的蛋白质组织表达形式，结果发现了

一种基因,此基因编码人类肾脏分泌的蛋白质(MGC12474;基因数据库编号BC005364)。其主要条带(1.5 kb)在心脏、骨骼肌、肾脏和肝脏可见。还发现了两条较弱的条带,一条大约2.4 kb,主要分布在骨骼肌;另一条大约1.2 kb,分布于肾脏及肝脏。MGC12474有1 474个核苷酸,其中核苷酸22～1 047是最长的开放阅读框,这部分编码一种342个氨基酸组成相对分子质量为37 800的蛋白质。MGC12474用于搜寻人类基因计划的数据库,搜索到的结果队列用于组建外显子-内含子结构,并命名为肾胺酶。肾胺酶基因位于10号染色体的q23.33,有9个外显子,合成大约311 000对碱基对。应用抗肾胺酶抗体检测大鼠肾胺酶的蛋白表达,发现肾胺酶表达的脏器与之前预测的一致,在肾小球、近端小管、心肌细胞均高表达。

进一步分析发现,肾胺酶有13.2%的氨基酸序列与单胺氧化酶相同、N端含信号肽、有FAD结合位点(AAs4-35)和胺氧化酶序列(AAs75-339)(见图10-2-1)。为进一步明确肾胺酶是否为分泌型蛋白,研究者运用HEK293细胞株,通过C端标记的肾胺酶转染此细胞株,发现此细胞的培养液里可以检测到标记的肾胺酶,因此证明肾胺酶是一种分泌型的蛋白质。而且体外研究结果也提示,在动物的体内应该也是分泌型蛋白质,可以从组织中分泌到尿液及血液中去,蛋白质印迹法检测到相对分子质量约35 000的条带。人类血清学检测也发现在正常成人血液中可以检测到肾胺酶,但是在ESRD血液透析的患者血清中却检测不到肾胺酶,是否与ESRD患者的高血压及心血管疾病高发相关还需要开展深入的研究明确。

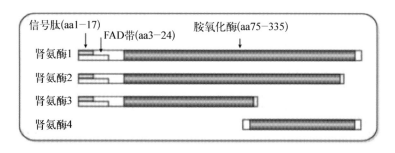

图10-2-1 肾胺酶的功能域

一、肾胺酶降解儿茶酚胺并调节血压水平

对肾胺酶的结构分析发现,肾胺酶含有胺氧化酶的结构域,提示肾胺酶可能参与了氨基氧化过程。研究者用一系列氨基酸作为底物,研究肾胺酶的代谢

过程,发现肾胺酶可以特异代谢儿茶酚胺类物质,对多巴胺、肾上腺素、去甲肾上腺素均能发挥代谢的作用。含有FAD的单胺氧化酶MAO-A和MAO-B的抑制物对肾胺酶并没有抑制作用,而对照组的抑制作用可以达到(82.4 ± 1.9)%。研究者还从尿液中提取了人类肾胺酶,来检测其氧化酶的活性及抗体的特异性。除了发现相对分子质量为35 000的特异性条带以外,还发现了在相对分子质量为67 000 ~ 75 000的二聚体。为了明确这些条带的蛋白功能,研究者运用免疫沉淀法分析发现这些条带蛋白的功能与肾胺酶相似,可以代谢多巴胺、肾上腺素及去甲肾上腺素,证明这些条带就是肾胺酶无疑。而且肾胺酶的抗体也可以抑制肾胺酶的胺氧化酶功能达(87.3 ± 2.3)%。研究者还在体内研究了肾胺酶对心血管血流动力学的影响。动物实验发现,静脉注射肾胺酶后30 s内,收缩压、舒张压和平均动脉压分别下降(23.5 ± 1.3)%、(32.6 ± 2.9)%和(28.9 ± 2.7)%$(P < 0.001)$,血压在(4 ± 1)min回复到基线水平。为了进一步研究肾胺酶的降压效应,研究者采取了一系列血流动力学监测手段,发现肾胺酶降低左心室收缩末压和舒张末压、降低左心室最大收缩压、降低左心室压力变化率(dP/dt),提示心脏收缩力降低。另外,肾胺酶可以在不改变外周血管阻力的基础上降低心率,而且肾胺酶对心血管系统的作用都是剂量依赖性的,更进一步证实了肾胺酶的酶活性。

二、儿茶酚胺调节肾胺酶的合成、分泌及活性

ESRD患者的心血管疾病发病率极高,病因可能与高血压、高血脂、氧化应激水平增高、交感神经张力增高、血管钙化等相关。其中,交感神经张力增高可以通过微神经记录仪的数据得到证实,从而部分解释了血浆儿茶酚胺水平升高的原因。CKD患者的儿茶酚胺清除能力下降也是可能的原因。例如,儿茶酚胺清除的水平在轻度肾脏受损的患者中降低20%,在血液透析患者中可以高达40%以上。肾胺酶降解儿茶酚胺,而在CKD患者中肾胺酶水平下降,导致血浆儿茶酚胺水平增高。肾胺酶蛋白表达高度保守,生物进化对其影响不大,人类与猿直系同源,氨基酸序列95%相同,与蓝藻也有23%相同。肾胺酶在体外可以降解儿茶酚胺,体内参与调控心肌收缩力和心率,起到降低血压的作用。由于循环肾胺酶水平在ESRD血液透析患者中明显降低,提示肾脏可能是循环肾胺酶的主要来源。体内肾胺酶如何参与维持循环儿茶酚胺水平的稳态、肾胺酶水平与交感神经系统活性的相关性,都是需要阐明的问题。

实验证实血液肾胺酶的水平和交感神经活性平行,当人体处于基本代谢状态时,血液儿茶酚胺水平低下,此时肾胺酶活性基本无法测出。相反,当儿茶酚

胺活性上调时就会刺激肾胺酶的合成和分泌。

实验首先对SD大鼠实施5/6肾脏切除,制作CKD模型大鼠,然后静脉置管,实验组大鼠2 min内静脉注入肾上腺素或多巴胺,使血压上升15 ～ 20 mmHg,对照组大鼠注射平衡液,对两组大鼠进行血压和心率的持续监测,并在注射后30 s于不同时间点收集血样,直至注射后1 h,最后获取大鼠的肾脏和心脏用于检测。

结果发现,大鼠体内的肾胺酶基础活性接近于0,而注射肾上腺素或多巴胺后1 min内显著上升,而且在药物注射结束后仍然持续于高活性状态,血压在此时已经下降;加用肾胺酶抑制剂后,所有作用均消失,证实氨基氧化酶的活性完全来自肾胺酶本身。因此,血液肾上腺素水平的急剧上升会引起肾胺酶快速上升并且活性持续升高,实验结果**如图10-2-2**所示。实验还发现,注射肾上腺素2 min后导致肾胺酶水平轻度下降,可能是由于抗体主要对前肾胺酶比较敏感,而对活性肾胺酶并不如前者敏感。活性肾胺酶会很快被代谢掉,而前肾胺酶相对比较稳定,半衰期也较长。这些反应在注射后1 ～ 5 min都能反映出来,而在15 min的时候,肾胺酶水平显著上升2.5倍以上,30 min时达到3倍以上。而在15 min时再次注射肾上腺素2 min,发现肾胺酶的水平显著上调,可能是肾脏本身合成和释放了大量肾胺酶。

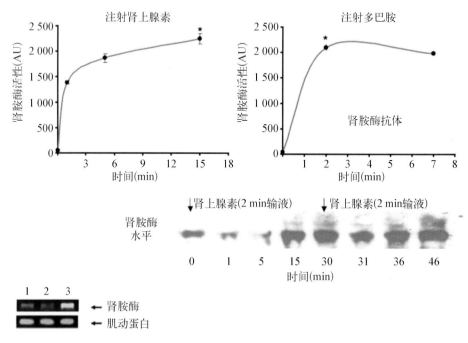

图10-2-2 肾胺酶有代谢肾上腺素的作用,而且肾上腺素诱导肾胺酶蛋白合成

　　肾上腺素对肾胺酶基因的影响，通过体外细胞实验发现，细胞经肾上腺素作用12 h后，肾胺酶的基因通过反转录PCR方法进行了检测，发现其基因表达升高10倍以上。

　　综上实验结果，发现儿茶酚胺至少通过3条途径调节肾胺酶的水平：1 min内激活血液中肾胺酶活性；15 min内刺激肾胺酶的分泌；12 h内激活肾胺酶基因转录，合成增加。

　　研究者还对儿茶酚胺及血压水平与肾胺酶水平的相关性进行了分析，发现由于注射不同浓度的肾上腺素，收缩压每升高5 mmHg就会诱发肾胺酶水平的快速上升，舒张压和平均血压则与肾胺酶的分泌无相关性。这些数据提示，肾上腺素相关的收缩压在生理范围内的升高就会导致肾胺酶前体快速和显著地激活。另外，研究者还运用5/6肾脏切除的大鼠作为研究对象，探索CKD患者血清肾胺酶水平和循环儿茶酚胺调控间的关系。研究发现，5/6肾脏切除的大鼠在术后2～3周发生了明显的血清肾胺酶缺乏，同时发现肾脏组织内的肾胺酶活性也显著下降。研究者再次向5/6切除的大鼠注射了肾上腺素，虽然发现大鼠的血压同样明显上升，但是上升的程度及时限都明显降低，而且肾胺酶的活化程度和时长也都显著降低。说明在慢性肾功能不全的时候，肾胺酶蛋白缺乏、活性降低，从而导致血浆儿茶酚胺水平升高。

　　以上研究结果发现了循环儿茶酚胺调控内环境稳定的另一条通路。肾胺酶活性可以反映交感活性，儿茶酚胺的升高可以上调肾胺酶的合成、分泌和活化，肾胺酶作为一种单胺氧化酶可以降解儿茶酚胺，参与血流动力学的调控。体内肾胺酶活化的具体分子机制目前尚不清楚，推测可能与蛋白前体的剪切有关。

　　慢性肾衰竭患者的交感活性过度升高已经被认识，但是比较双侧肾脏切除的透析患者和仍然拥有自身肾脏的患者，提示肾脏可能是重要的刺激脏器。有研究发现，双侧肾脏切除患者的血压更容易控制，并且血管紧张素水平显著降低，但是患者的血压仍然很高，而且无依据提示双侧肾脏切除可以使收缩压降至正常水平。在ESRD患者中，肾胺酶的水平显著降低，而血管紧张素水平显著上升，但是双侧肾脏切除是否会导致肾胺酶水平降低，或者降低到何种程度目前尚不清楚。由于体内的多个脏器均可分泌肾胺酶，肾脏不是唯一分泌肾胺酶的脏器。动物实验发现，肾胺酶对交感活性和血压的调节有重要作用。RNA干扰后，肾胺酶基因表达和蛋白表达水平分别下降70%和40%，同时也导致了动物的收缩压增加13 mmHg。在这些肾胺酶缺乏的大鼠中，肾上腺素注射导致更为显著的血压升高，升高达64 mmHg；而对照组仅升高33 mmHg。这些证据提示，肾胺酶通过影响肾上腺素能系统发挥对血压的重要调控作用。盐敏感大鼠喂养高盐饮食后发生高血压,而控制盐分的摄入3周后血液和肾脏组织中的肾胺酶水平均显著降低。这些研究也支持肾胺酶通过调控儿茶酚胺的代谢参与高血压的调控。

第三节 肾胺酶与急性肾损伤

AKI是外科大手术后常见的并发症之一,肾脏是经常受缺血打击的脏器。肾脏缺血再灌注损伤是临床AKI的常见并发症,而且肾脏缺血导致的AKI还常合并其他重要脏器的衰竭,这种严重的并发症到目前为止还没有特异的治疗手段。

一、肾胺酶对肾脏保护作用的实验研究

肾胺酶作为肾脏近曲小管分泌的单胺氧化酶,可以降解循环中的儿茶酚胺并调节血压水平。血浆儿茶酚胺水平和血压在肾衰竭患者中显著升高。但是在AKI导致肾功能受损时,血清儿茶酚胺水平和肾胺酶的变化也是需要阐明的问题。

除了调节血压以外,肾胺酶可以通过代谢儿茶酚胺对抗炎症反应,儿茶酚胺通过激活白细胞肾上腺素能 α 受体,直接介导多脏器功能衰竭和脓毒血症患者体内的炎症反应。而慢性肾功能不全患者体内炎症反应标志物升高,导致病死率增高。动物研究发现,肾胺酶不足加重心肌缺血再灌注损伤,而外源性补充肾胺酶可以缓解心肌损伤程度。研究人员通过实验发现:① 缺血导致AKI时,肾脏和血浆肾胺酶水平降低;② 缺血导致AKI后的肾胺酶减少导致血浆儿茶酚胺水平上升;③ 肾胺酶缺乏的小鼠发生更严重的肾脏缺血再灌注损伤;④ 外源性补充合成的肾胺酶对AKI有保护作用。

研究者对缺血再灌注的动物模型进行了免疫组织化学研究,首先发现肾胺酶和近端肾小管的标志蛋白巨蛋白(megalin)的表达重叠,而与远端肾小管的标志蛋白E-钙黏蛋白的表达无此重叠现象,提示肾胺酶选择性表达于肾小管。肾脏缺血再灌注后24 h动物血浆肾上腺素水平显著升高(2倍以上),在肾胺酶基因敲除的小鼠中肾上腺素水平更显著增高(5倍以上)(见图10-3-1),而血清和肾脏的肾胺酶水平均显著降低。因此,肾胺酶基因敲除小鼠的肾脏损伤更为严

重。检测发现,基因敲除小鼠的血浆肌酐水平和野生型小鼠在基线水平相似,而在缺血损伤后,血浆肌酐水平则在基因敲除小鼠中显著升高。

外源性补充人工合成的肾胺酶发现,在同样的刺激下,血浆肌酐水平显著低于对照组。在肾脏缺血前10 min分别皮下注射不同剂量的肾胺酶(0.5、1.5、4.5 mg/kg)可以显著降低小鼠的血浆肌酐水平,然而过高剂量的肾胺酶(4.5 mg/kg)对肾脏的保护作用和较小剂量(1.5 mg/kg)皮下注射相比反而减弱。实验还发现,外源性注射肾胺酶(1.5 mg/kg)还可以降低血肾上腺素水平(1.660 ng/ml *vs*

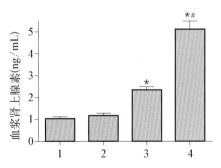

图10-3-1　肾胺酶基因敲除小鼠肾上腺素水平显著增高

注:1. 野生型假手术组;2. 基因敲除假手术组;3. 野生型缺血再灌注30 min组;4. 基因敲除缺血再灌注30 min组。与野生型假手术组和基因敲除假手术组比较,*$P < 0.05$;与野生型缺血再灌注30 min组,#$P < 0.05$

2.460 ng/ml)。研究还在肾脏缺血后30 min注射肾胺酶,发现肾胺酶也有肾脏保护作用,提示肾胺酶在缺血和再灌注时均有保护作用。研究者还对野生型和肾胺酶基因敲除的小鼠进行了 α 受体的检测,发现肾脏缺血后如果加用 α 受体阻滞剂,对两种小鼠均有肾脏保护作用,但是对基因敲除小鼠的保护作用不如对野生型小鼠明显。肾胺酶基因敲除小鼠经过肾脏缺血再灌注损伤后,肾脏组织学损伤非常明显,包括肾小管坏死、蛋白管型堵塞。而外源性添加肾胺酶(1.5 mg/kg)可以显著改善组织损伤。肾脏急性损伤Jablonski评分在基因敲除小鼠中大于3分,而其他野生型明显低于此值,经过外源性补充肾胺酶也可以显著降低AKI评分。更深入地研究发现,添加外源性肾胺酶可以减少缺血再灌注损伤的肾脏细胞凋亡、降低白细胞浸润及减少巨噬细胞浸润。TUNEL染色发现,肾脏组织中凋亡细胞的比例在基因敲除小鼠肾脏中显著增多,假手术组和对照组小鼠以及肾胺酶治疗组小鼠的凋亡比例显著下调。在假手术组肾脏组织中几乎不能看到中性粒细胞的表达,而在AKI小鼠肾脏中可以发现非常明显的中性粒细胞浸润,外源性加用肾胺酶后此中性粒细胞浸润情况显著减轻(见图10-3-2)。

进一步研究还发现,肾胺酶缺乏时,缺血再灌注损伤会诱发更为显著的促炎因子的基因表达。研究检测了促炎症因子*TNF-α*、*ICAM-1*、*MCP-1*、*MIP-2*的mRNA表达,发现缺血再灌注小鼠与对照组的这些促炎症因子的mRNA表达均有显著上调,而肾胺酶基因敲除小鼠则炎症因子表达更为明显,不过唯一不同的是ICAM未见明显差异。

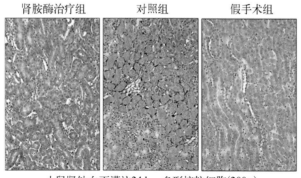

小鼠肾缺血再灌注24 h，多形核粒细胞(200×)

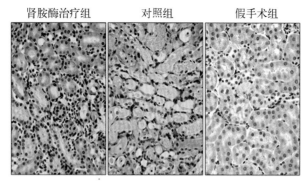

小鼠肾缺血再灌注24 h，F4/80(400×)

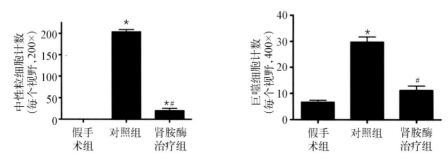

图 10-3-2　肾胺酶显著缓解细胞凋亡及炎症反应

注: 与假手术组比较，*$P<0.05$; 与对照组比较，#$P<0.05$

　　缺血性AKI时，促炎症的中性粒细胞聚集和系统炎症反应常见，肾脏缺血再灌注不仅仅是肾脏的炎症反应，而且伴随肾外多脏器受累，但是并没有特别手段防治这种由肾脏损伤诱发的多脏器炎症反应，因此病死率居高不下。肾胺酶为肾小管分泌的单胺氧化酶，可以降解儿茶酚胺，但不影响其他酶活性，重组的肾胺酶外源性使用，可以降低心脏输出量和血压。在AKI时，导致肾脏和血浆肾胺酶水平急剧降低,更证实了肾胺酶由肾小管产生,还提示分泌的肾胺酶被快速降解,需要合成新的肾胺酶来稳定内环境,所以外源性添加肾胺酶可能是一种新型的治疗手段,而且尿液或血压肾胺酶水平的变化也有可能作为肾脏损伤的标志物。研究者的研究结果也证实,补充外源性肾胺酶能从坏死、凋亡及炎症反应三方面保护肾脏。在缺血损伤发生前使用有效固然很好,但是实验还发现在再灌注后补充外源性肾胺酶仍然能有效保护肾脏,说明肾胺酶可以部分逆转已经发生的AKI过程。因为,临床工作中更倾向于在AKI发生后才开始治疗,而不是在发生前给予预防用药。

二、肾胺酶的肾脏保护作用与单胺氧化酶活性无关

虽然在AKI时,儿茶酚胺活化可以诱发炎症反应,导致细胞凋亡和肾小管坏死,既往研究结果认为肾胺酶的肾脏保护作用基于其单胺氧化酶活性,通过降解循环肾上腺素能激素发挥肾脏保护作用。但是,肾胺酶调控血流动力学的作用抑制存在难以解释的问题。① 检测氧化酶的活性基于检测 H_2O_2,作为氧化酶的代谢产物,但是检测效率很低,所以通过这种方法鉴定肾胺酶的生理效应是不准确的。② 重组合成的肾胺酶通过大肠杆菌合成,具有一段组氨酸标记的片段,所以是没有单胺氧化酶活性,但是注射此种无单胺氧化酶活性的肾胺酶仍然可以显著降低动物的血压。因此,研究者又设计了一系列实验以阐明肾胺酶肾脏保护作用的机制是否与其单胺氧化酶活性相关,是否存在独立于其单胺氧化酶活性的其他功能。

首先,研究人员采用肾胺酶基因敲除的小鼠为研究对象,用顺铂造成AKI模型,并且与正常小鼠的AKI模型进行比较,发现基因敲除的小鼠的Scr水平显著增高($P = 0.02$),肾脏组织损伤也更严重,基因敲除的小鼠发生了更为严重的肾小管坏死。肾胺酶基因敲除的小鼠的肾脏内细胞凋亡也比普通小鼠高2倍。同样,肾脏的巨噬细胞浸润也显著高于野生型小鼠,说明局部炎症反应在肾胺酶缺乏的时候也会更明显。以上证据提示肾胺酶缺乏在急性肾脏损伤时可能会导致更为严重的后果。

为进一步阐明肾胺酶的肾脏保护机制,研究者又用HK2(人类肾小管上皮细胞系)细胞作为研究对象,用 H_2O_2 对细胞造成损伤,其中一组细胞外源性添加人工合成的肾胺酶,发现重组的肾胺酶对细胞损伤有明显的保护作用。肾小管上皮细胞暴露于顺铂24 h后,发现细胞活力明显降低;而外源性添加肾胺酶后,细胞活力明显恢复。肾胺酶治疗可以抑制caspase-3的活化、并增强Bcl-2的表达,提示肾小管上皮细胞的保护作用可能并不完全依赖于肾胺酶降解儿茶酚胺

的作用。

肾胺酶对细胞的保护作用是否依赖于其单胺氧化酶活性？研究者利用肾胺酶全蛋白中的特征性多肽片段RP220作为刺激物来开展研究。RP220由于只是一段多肽，并不局部全蛋白的空间结构，所以并不具有肾胺酶的单胺氧化酶活性，但是却有抗原特异性，并且为可溶性多肽片段。结果发现肾胺酶和肾小管上皮细胞共同孵育后，再用顺铂造成AKI，肾小管上皮细胞的损伤明显减轻，而且对H_2O_2造成的细胞损伤和坏死也有显著的保护作用。对照组用打乱了序列的多肽片段孵育细胞，发现并无细胞保护作用。这些结果显示，肾胺酶的细胞保护作用可能与肾胺酶的单胺氧化酶活性无关。之前的研究证实，重组的肾胺酶对缺血性AKI小鼠有保护作用，可以抑制细胞的凋亡、坏死及炎症反应。对肾胺酶的多肽片段也同样进行了这样的实验，发现肾脏缺血30 min的野生型小鼠经过24 h再灌注后，如果术前30 min注射过肾胺酶的多肽片段RP220就有显著的肾脏保护作用，而术前如果注射的是生理盐水或打乱序列的多肽片段，则没有此效应，而且这些小鼠的血浆肾上腺素水平无统计学差异，进一步提示肾胺酶的肾脏保护作用并不依赖于其单胺氧化酶的活性，对体内儿茶酚胺类物质无明显影响。

发现无氧化酶活性的肾胺酶多肽片段和重组的肾胺酶对AKI的肾脏保护作用相当，就需要明确其中的作用机制是什么，与儿茶酚胺的代谢无关，但是与什么机制相关是值得明确的问题。MAPK信号通路与细胞对各种信号的反应有关，比如激素、细胞因子和生长因子等，对AKI的进展和严重程度也有至关重要的作用。因此，研究者假设肾胺酶及其多肽的信号通路可能是通过AKT和MAPK通路，因为这些通路对细胞的生存和损伤都非常重要。在培养的HK2细胞中加入合成的肾胺酶会导致短暂而快速的ERK和P38MAPK的磷酸化，加入RP220同样可以导致相似的ERK和P38MAPK信号通路的磷酸化，同时还可以导致AKT的磷酸化。磷酸化发生于加入RP220后的1 min，并且在60 min内恢复正常状态；而c-Jun N端的磷酸化发生于加入RP220后的60 min。对照组用打乱了序列的多肽片段，没有发现类似的AKT和MAPK的活化。

另外，研究者又用ERK和AKT信号通路的化学抑制剂进行了实验，来验证这些信号分子在RP220作用中的重要性。因为在动物实验中发现，RP220对野生型小鼠的AKI有保护作用，如果加入MAPK1的抑制剂PD98059，则RP220的肾脏保护作用就完全消失。同样，用PI3K/AKT的抑制剂抑制了其磷酸化过程，RP220的肾脏保护作用也消失了。而对照组不用RP220，野生型小鼠同样运用前两种抑制剂，肾脏损伤和加入抑制剂组无显著差异，这些研究结果支持

RP220的作用通路与ERK和MAPK通路的磷酸化有关,可能通过ERK1/2和PI3K/AKT起作用。另外,在肾胺酶基因敲除小鼠中,RP220是否还可以发挥ERK介导的信号通路的激活呢?　RP220和生理盐水分别皮下注射入野生型及基因敲除的小鼠,30 min后处死小鼠,获得肾脏组织,对肾脏组织的ERK活化进行分析比较。发现应用RP220的野生型小鼠的ERK磷酸化水平比生理盐水组升高5倍以上,而在肾胺酶基因敲除的小鼠中ERK的磷酸化水平和生理盐水组比较无统计学差异。而且因为ERK的抑制可以消除RP220的肾脏保护作用,研究者又设计了实验来证实合成的肾胺酶和RP220对肾胺酶基因敲除的小鼠缺血性AKI的作用。结果发现,肾胺酶和RP220对肾胺酶基因敲除的小鼠缺血性AKI(肾脏缺血30 min)均无肾脏保护作用。对一些损伤比较轻微的缺血过程(缺血12 min),RP220对肾胺酶基因敲除的小鼠也同样没有肾脏保护作用。

这些研究最新奇的发现就是肾胺酶和无单胺氧化酶活性的短链多肽片段都可以活化AKT及MAPK信号通路,而且多肽片段完全与全蛋白一样可以起到对肾脏的保护作用。研究者最初的研究结果发现,通过大肠杆菌合成的重组肾胺酶因为具有单胺氧化酶活性,可以代谢肾上腺素、去甲肾上腺素和多巴胺。注射到动物体内可以导致快速而显著的血压下降。后来又发现,肾胺酶需还原型烟酰胺腺嘌呤二核苷酸磷酸(reduced nicotinamide adenine dinucleotide phosphate, NADPH)来发挥其生理功能。当NADPH存在时,肾胺酶对肾上腺素的代谢速度提高18倍,代谢的底物只能是儿茶酚胺和其类似物。因此,研究者曾经得出结论,重组的肾胺酶通过降低循环儿茶酚胺发挥其生理作用。但是研究者也提出了疑问,对肾胺酶活性的鉴定是通过H_2O_2合成的检测,而检测的结果非常低,与肾胺酶的单胺氧化酶活性不符;而且,大肠杆菌合成的肾胺酶存在组氨酸尾巴,此种蛋白没有单胺氧化酶活性,但是注射入动物体内可以引起明显的血压下降。提示肾胺酶的血流动力学效应并不依赖于其对儿茶酚胺的代谢,而是通过一种未知的底物发挥作用。

研究者发现T淋巴瘤细胞系CCL-119高表达肾胺酶,对此种细胞培养基中加入肾胺酶的单克隆抗体,发现细胞活性下降,但是氧化酶的活性并无改变,所以提示细胞毒性作用和肾胺酶的儿茶酚胺代谢水平无关。既然肾胺酶抗体的细胞毒作用不能改变肾胺酶的酶活性,所以推测抗体的细胞毒作用可能和破坏肾胺酶与底物的结合相关,这种结合与细胞的生长和存活密切相关。并且胱氨酸突变成丙氨酸导致肾胺酶的活力下降,有些突变导致肾胺酶活性完全消失,仍然可以导致血压下降11 mmHg,野生型肾胺酶降压效应为28 mmHg。再者,合成的肾胺酶可以通过减轻坏死、凋亡、炎症达到保护缺血性AKI的作用。这种改善与循环儿茶酚胺下降有关，而此下降与肾胺酶代谢循环儿茶酚胺有关。有其他研究发现，一些血管活性药物，如心房钠尿肽可以降低肾素血管紧张素及交感神经活性，从而降低循环的儿茶酚胺水平。肾胺酶对儿茶酚胺的代谢活性推测可能与此类似。

现在已经发现7种肾胺酶的亚型，其中3～7结构比较短，缺少氧化酶的片段，亚型1和2相对较长，具有酶活性。RP220存在于所有的亚型。亚型1和RP220可以通过PI3K和MAPK通路激活AKT、ERK、P38，提示可能都是通过细胞膜表面的某种未知的受体起作用。AKT和ERK活化对缺血性AKI具有保护作用，但是在抑制剂抑制了AKT和ERK后，RP220的保护作用也被抑制，进一步确认了缺血性肾损伤的保护作用。和缺血性肾损伤时相同，在顺铂导致的AKI时，肾胺酶和RP220均有保护作用。对细胞死亡比较重要的通路可能参与其中。而MAPK和AKT就是其中比较重要的信号通路，这些通路的活化可以使细胞接触到毒性物质时抗氧化能力显著提高。顺铂导致的肾小管上皮细胞死亡依赖于EGFR/Src/ERK信号通路。肾胺酶和其多肽片段对这些通路的作用和一些经典的与生长发育及存活相关的活性肽很相似，提示可能有一种未知的膜受体与肾胺酶的促生长作用相关。

研究者设计了实验，努力去发现这种受体，可以采取的方法包括对已知的一些受体进行检测，或者设计实验提纯蛋白进行筛选。因为RP220加上组氨酸尾巴后比RP220对抗AKI的作用更为明显，所以研究者推测N端的组氨酸尾巴可能改变了RP220短肽的结构，使得和受体结合的能力更强，但是此两种肽对细胞信号通路的活化作用似乎并没有太大的差异，但是也许对AKT及MAPK信号通路的微弱影响就会导致后继效应的明显不同。因为对AKI来说，发现RP220H保护作用更为有效。研究者还发现，对于肾胺酶基因敲除的小鼠，无论是肾胺酶蛋白还是其肽段都没有对抗AKI的作用。而且，肾胺酶及其肽段对基因敲除的小鼠都没有激活ERK信号通路的作用。提示肾胺酶敲除的小鼠由于基因缺失，导致了受体的变化或者其相互作用的蛋白发生了缺失。所以，如果能明确肾胺酶受体，那么就可以解释肾胺酶如何通过与不同的受体蛋白结合后发挥了不同的效应。

综上，研究者发现了肾胺酶的重要作用区域，并且发现了其肾脏保护作用与其单胺氧化酶活性无关，并且可能与一种未知的受体相关，这种受体对细胞的生存有促进作用。但是也提出了一些当时尚未解决的问题，如肾胺酶的受体是什么？是否有多重受体共同介导了肾胺酶的细胞保护作用？

第四节　肾胺酶受体的搜寻

肾胺酶的晶体结构已经被阐明后，研究者对阐明其分子机制更为热切。前期研究发现肾胺酶通过受体介导的过程发挥各种生理作用。肾胺酶最初被发现有NADH氧化酶活性，对野生型小鼠注射肾胺酶后可以降低血浆儿茶酚胺水平及系统性血压水平。肾胺酶基因的敲除导致AKI恶化及心脏损害。而且，由于发现了肾胺酶重要的作用肽段，提出了寻找肾胺酶受体的需求。

RP220和肾胺酶可以快速活化AKT、细胞外信号通路ERK、P38磷酸化、提示RP220是肾胺酶重要的作用片段，并且是与受体发生相互作用的重要片段。因此，研究者选用了RP220作为探针来搜寻其受体，最后发现膜蛋白钙ATP酶PMCA4b可能是肾胺酶的受体之一，可以介导肾胺酶依赖的细胞信号通路，并在细胞毒和缺血性损伤时发挥细胞保护作用。

一、合成和分析肾胺酶及其肽段

肾胺酶肽段在氨基端乙酰化后提纯达到98%的纯度。合成的肾胺酶通过前面提到的大肠杆菌转基因的方法获得。肾胺酶的表达使用的是通过针对RP220合成的单克隆抗体。

二、肾胺酶与受体交联及识别

首先，RP220及其炒肽内部形成的二硫键需要打开，研究者使用了一种固定还原柱来打开这些已经或者可能存在的二硫键。对于还原的肽段，通过洗脱进行回收，然后用测定游离巯基的方法测定收集的肽段的浓度。还原的肽段通过和一种3种功能的交联物“Mts-Atf-生物素”进行结合，并用链霉素亲和素-辣根过氧化物酶(horseradish peroxidase, HRP)的点污迹(spot blot)方法检测结合的效率。被标记的肽段放置于−80 ℃备用。人肾小管上皮细胞系HK-2细胞系在37 ℃条件下培养到80%的密度，放置到4 ℃冷却，防止探针的内吞，然后加入50 μg标记的肽段［RP220或者其炒肽(同样氨基酸打乱顺序排列的肽段)］孵育，使肽段和细胞膜表面的受体进行结合。这些细胞再通过紫外线照射5 min

进行交联,使与膜表面受体结合的肽段固定。

肾胺酶与受体交联的细胞在磷酸缓冲盐水(PBS)液中进行悬浮,同时加入蛋白酶抑制剂,悬浮的细胞接下来进行了3个循环的冻融过程,使细胞裂解。裂解的细胞液通过高速离心收集细胞膜结构(离心速度180 000×g,离心1 h)。收集的细胞膜成分再用RIPA缓冲液进行裂解(4 ℃,4 h),其中生物素标记的裂解蛋白通过链霉素亲和素结合琼脂糖树脂进行提纯。这些提纯的蛋白中除了生物素标记的蛋白外,还含有很多混杂的蛋白及肽段,随后研究者用SDS PAGE(4% ～ 20%梯度胶)电泳分离这些蛋白,再用蛋白质印迹法以链霉素亲和素-HRP通过考马斯亮蓝染色进行显色,分离出用肾胺酶为鱼饵钓到的结合蛋白质条带,这种结合的蛋白质中就有可能含有肾胺酶的特异受体。在实验过程中,还设置了RP220的炒肽——RP-Scr220作为对照组,进行同样的实验。最后结果进行比较,只有与RP220结合的蛋白条带才是有意义的,与RP-Scr220结合的蛋白被作为假阳性蛋白进行排除。对照后对有意义的蓝色条带进行切取,再通过质谱分析鉴定蛋白的种类。多次反复的实验发现膜蛋白Ca-ATP酶的一种PMCA4b与RP-220发生了交联,但是此种蛋白是否真的是和肾胺酶结合并发生后继效应的膜蛋白呢? 研究者又设计了一系列的实验进行验证。

1. siRNA下调PMCA4b表达

选择PMCA4b特异的siRNA和SMARTpool ON-TARGET + ATP2B4 siRNA为对照,转染HK2细胞。HK2细胞培养到70%左右的程度,对细胞的PMCA4b水平进行检测。用抗PMCA4b的抗体进行了蛋白质印迹法检测,发现经过siRNA的干扰,细胞表达PMCA4b的水平明显下降,证明PMCA4b干扰成功。

2. RP220对顺铂导致的肾毒性与P38MAPK活化有关

之前的研究结果显示,肾胺酶基因敲除的小鼠在缺血发生时,肾脏损伤更为明显,而加入重组的肾胺酶可以显著减轻AKI。研究进一步证实,肾胺酶对缺血及顺铂导致的肾损伤的保护作用不依赖于肾胺酶的单胺氧化酶活性,而是可能通过一个未知的受体、激活了相应的下游信号通路而发生。肾胺酶多肽的保护作用,可能与激活细胞内信号通路,促进细胞的生存能力相关。RP-220是否可以作为探针来搜寻相应的受体呢? 研究者比较了在顺铂导致的AKI发生时,肾胺酶和RP220的保护作用,并且与一些其他的肾胺酶肽段RP19和RP128进行了比较,选择RP19和RP128也是因为这些肽段有ERK的结合结构域。结果只有RP220有显著的细胞保护作用,而且保护作用还呈现剂量依赖性,其他对照肽段均无明显的保护作用,在大剂量时甚至呈现出加重损伤的作用。因此可以选择RP220作为后继研究的探针肽段。实验还发现,如果将ERK用其抑制剂(U0126)阻断其效应后,RP220的细胞保护作用仍然存在;而p38α-β的抑制剂(SB203580)阻断其效应后,RP220的细胞保护作用就显著降低,提示顺铂导致的细胞损伤发生时,RP220的保护作用可能是通过P38的活化而发生的。

3. 内源性PMCA4b和肾胺酶共表达

经过与CCL-119、甲状腺肿瘤细胞比较,发现HK2细胞高表达PMCA4b,随之选择HK2细胞系为实验对象。将细胞固定后,与羊抗肾胺酶抗体、大鼠抗PMCA4b抗体进行孵育,2 h后洗去一抗,以标记了不同颜色的二抗进行显色后,用Zeiss LSM 510共聚焦显微镜进行观察。结果发现,内源性PMCA4b在HK2细胞膜和细胞内与肾胺酶共表达(见**图10-4-1**)。

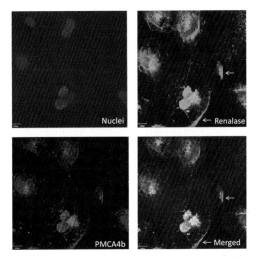

图10-4-1 肾胺酶与细胞膜蛋白PMCA4b共表达

4. 内源性PMCA4b与肾胺酶免疫共沉淀

HK2细胞系用冰RIPA缓冲液进行裂解后,$14\,000 \times g$离心15 min,留取上清液,上清液再用蛋白A/G琼脂糖珠进行结合,提取特异性结合的抗原抗体复合物,再用这些抽提的蛋白进行蛋白质印迹法检测,配合特异性抗肾胺酶抗体或者抗PMCA4b抗体对不同的蛋白进行显示,明确PMCA4b是否与肾胺酶存在交互作用。包被了PMCA4b抗体或者肾胺酶抗体的琼脂糖珠,与HK2细胞裂解液进行结合后,能特异性结合的必然是PMCA4b或者肾胺酶蛋白,从这些琼脂糖珠上洗脱的蛋白进行交叉检测,也就是由PMCA4b抗体结合的洗脱液中检测肾胺酶是否存在,或者由肾胺酶抗体结合的洗脱液中检测PMCA4b是否存在。结果发现,从抗体包被的琼脂糖珠都能将对方的抗原结合下来,而在废液中未能发现此现象,提示细胞裂解液在琼脂糖珠结合的过程中能把相应的抗原捕获到,并且PMCA4b和肾胺酶存在明确的交互作用。此过程中还发现,细胞内源性PMCA4b表达明显高于肾胺酶,所以同样用抗体进行捕获,PMCA4b的表达更强烈,进一步提示了实验结果的可靠性。

5. PMCA4b介导了肾胺酶的细胞信号通路活化过程

研究者在以上研究结果基础上得出结论PMCA4b非常可能与肾胺酶存在交互作用,很有可能就是肾胺酶激活信号通路的受体,这种假设是建立在实验基础上的,但还是需要进一步的研究进行验证。

随后,研究者采用细胞PMCA4b的短肽抑制物(caloxin1b)抑制了PMCA4b的活性。同样进行了细胞培养、加入肾胺酶的实验,结果发现肾胺酶的MAPK磷酸化过程完全消失了,原来可以被活化的ERK和P38的磷酸化水平显著降低。但是因为caloxin1b对PMCA1也有抑制作用,为进一步明确PMCA4b的特异性作用,研究者又合成了PMCA4b的siRNA,特异性干扰PMCA4b的表达,当然也设立了无活性的对照组。结果发现,当PMCA4b被抑制90%的时候,RP220介导的P38磷酸化过程被显著抑制。是否可能PMCA4b的抑制同时对其他众多因子也有阻断信号通路的作用呢,如果这样就说明PMCA4b和肾胺酶的结合并不是那么特异的过程,也就不能证明是其特异性受体。但是PMCA4b的抑制并没有抑制表皮生长因子(EGF)的信号通路,EGF仍然可以导致ERK、P38、JNK的磷酸化过程。这些研究结果从多方面证实了PMCA4b和肾胺酶的相互作用,并且可以介导肾胺酶的信号通路活化过程。

在损伤发生时,肾胺酶的细胞保护作用是否也会随着PMCA4b的沉默而消失呢? 在野生型小鼠中,肾胺酶对顺铂导致的AKI有保护作用,而在肾胺酶基因敲除的小鼠中,不论是肾胺酶还是RP220都不能造成MAPK信号通路的活化,也同样未能带来肾脏保护作用。基于此,研究者假设在肾胺酶基因敲除的小鼠中肾胺酶的受体也同样受到了破坏,可能是受体的基因受损而导致表达下调。对肾胺酶基因敲除的小鼠的*PMCA4b*基因进行了PCR检测,结果显示基因敲除的小鼠的*PMCA4b*基因表达比野生型小鼠低11.4倍。蛋白质印迹法结果显示肾胺酶基因敲除小鼠的PMCA4b蛋白水平比野生型小鼠低(63.5±7.5)%。这些结果强烈支持PMCA4b是肾胺酶受体的这一假设,而且对肾胺酶活化信号通路和肾脏保护功能有至关重要的介导作用。

以上的研究显示,肾胺酶和PMCA4b结合后导致MAPK的活化。以往的研究显示,PMCA4b是一种细胞膜ATP酶,与细胞信号通路活化及心脏肥厚有关,可以帮助Ca离子由细胞内转运到细胞外环境。PMCA4b是一种P型的ATP酶,由4种基因编码,转录后形成4种不同亚型的蛋白。这些蛋白显示为调节细胞局部Ca浓度,还可通过Ras和MAPK参与大分子聚合物的信号通路活化过程。例如,它可以调节骨质沉积、心脏收缩及心肌肥厚过程。因为PMCA4b调节局部Ca浓度,所以可以改变多种细胞活动过程。例如,PMCA4b通过和肿瘤抑制子

RASSF1相互作用调节Ras信号通路,活化ERK。细胞外肾胺酶和肾胺酶多肽RP220可以激活Ras-Raf-MEK-ERK通路,所以肾胺酶可能也通过同样的机制激活MAPK信号通路。研究结果提示,PMCA4b可以作为肾胺酶受体起作用,介导肾胺酶依赖的MAPK信号通路的活化及细胞保护作用。

第五节　肾胺酶与狼疮性肾炎

SLE是一种系统性自身免疫性疾病,可以导致多脏器受累,而且时常反复发作。狼疮性肾炎是SLE的重要并发症,与疾病的病死率密切相关。疾病的发病机制与免疫复合物损伤及巨噬细胞局部聚集相关。既往研究发现肾胺酶在肾小管上皮细胞受顺铂及过氧化氢损伤时能发挥细胞保护作用。在AKI小鼠模型中,肾胺酶和肾脏保护作用相关,可以减轻巨噬细胞的聚集,而在肾胺酶基因敲除小鼠损伤是局部巨噬细胞集聚非常明显,提示肾胺酶具有对抗炎症反应的作用。在一些器官移植研究中发现,血清肾胺酶水平在肾脏受体内显著上调,也提示了肾胺酶与炎症反应相关。另外一些研究还发现,肾胺酶和Ⅰ型糖尿病有关,提示肾胺酶可能与自身免疫相关的胰腺损伤相关。因此,肾胺酶与自身免疫相关的疾病可能存在密切关系。

研究者以SLE相关肾炎为对象,开展了临床相关研究。血清肾胺酶水平和肾脏病理改变及疾病活动的相关性研究主要在临床样本的基础上开展。研究选取了157例狼疮性肾炎住院患者,从中筛选出67例,排除了心功能衰竭、严重感染、恶性肿瘤、中枢神经系统狼疮、肾功能eGFR < 30 ml/(min·1.73 m²)、怀孕或年龄 < 18岁的患者。同时选取35名健康志愿者,从年龄、性别上进行了配对。健康志愿者为来院体检的人群,通过体检已经证实完全健康,没有高血压、糖尿病或慢性肾脏疾病等慢性病史。所有志愿者签署知情同意书,同意血样用于研究。SLE的诊断根据美国风湿协会的诊断标准;狼疮性肾炎的分型依据肾活检的结果;疾病的活动性用SLEDAI2000标准进行评估;肾脏疾病的活动性采用rSLEDAI进行评估,其中包含血尿、蛋白尿、脓尿、管型尿。狼疮性肾炎患者根据SLEDAI评分标准,将患者分为两组,活动组(SLEDAI ≥ 8分)和非活动组(SLEDAI < 8分)。有17例患者因疾病需要,进行了足量激素联合免疫抑制剂治疗。随访时间为6个月,测定治疗前后肾胺酶的表达水平。

对入选的患者进行了基线资料的收集,包括患者血压、静脉血样收集,检测了全血分析、Scr、血清尿酸、BUN、血脂、补体C3和C4、ANA、抗ds-DNA、CRP、ESR及24 h尿蛋白及尿常规等项目。同时根据患者Scr水平，以常用MDRD公式eGFR$[$ml/(min·1.73 m^2)$]$ = 186×(Scr, mg/dl) − 1.154×(年龄，岁) − 0.203×0.742(女性)×1.233计算患者GFR。

狼疮性肾炎患者行肾活检明确肾脏病诊断，并根据国际肾脏病协会/肾脏病理协会的标准进行分型，分为Ⅲ、Ⅳ、Ⅲ + Ⅴ和Ⅳ + Ⅴ型。冰冻的肾脏组织用抗人类巨噬细胞CD68抗体、内皮细胞CD34抗体及抗肾胺酶抗体进行免疫荧光染色，结果发现如下。

1. 血清肾胺酶水平在增殖型狼疮性肾炎患者中显著升高

67例狼疮性肾炎患者的病理组成分别Ⅲ型5例(7.5%)，Ⅳ型35例(52.2%)，Ⅲ + Ⅴ型7例(10.5%)，Ⅳ + Ⅴ型12例(17.9%)，Ⅴ型8例(11.9%)，狼疮性肾炎的血清肾胺酶水平比健康对照者显著增高$[$(72.95 ± 35.36) μg/ml vs (39.80 ± 14.63) μg/ml, $P < 0.001]$。狼疮性肾炎患者的ESR、抗dsDNA水平也较健康对照者显著升高。性别和年龄构成在两组间无显著差异。血清白蛋白和补体C3、C4水平在狼疮性肾炎患者中显著降低。

进一步根据肾脏病理分型，如果将67例狼疮性肾炎患者分成Ⅴ型和非Ⅴ型(增殖型)进行分析，发现在增殖型狼疮性肾炎患者中肾胺酶的水平显著升高$[$(75.85 ± 36.01) μg/ml vs (46.28 ± 14.10) μg/ml, $P = 0.001]$。而两组间血压、24 h蛋白尿、血清白蛋白、Scr、C3、C4、ESR、SLEDAI评分、rSLEDAI评分等均无差异。

狼疮性肾炎中dsDNA抗体水平显著高于Ⅴ型狼疮性肾炎患者。如果用血清肾胺酶水平来鉴别增殖型及Ⅴ型狼疮性肾炎，$ROC\text{-}AUC$为0.780 (95% CI: 0.652 ~ 0.907, $P = 0.016$)，如果截值为54.81 μg/ml时，对诊断增殖型狼疮性肾炎的特异度达85.71%、敏感度达67.80%。

2. 肾胺酶水平和增殖型狼疮性肾炎的疾病活动相关

为进一步研究肾胺酶和狼疮性肾炎的关系，研究者又挑选了59例增殖型狼疮性肾炎患者，分为SLEDAI评分≥8分组(活动性狼疮性肾炎组)和SLEDAI评分<8分组(非活动性狼疮性肾炎组)进行比较，结果发现在活动性狼疮性肾炎组中，肾胺酶水平显著高于非活动性狼疮性肾炎组$[$(95.40 ± 33.84) μg/ml vs (2.69 ± 22.37) μg/ml, $P < 0.001]$。血清白蛋白和补体C3、C4水平在活动性狼疮性肾炎组中显著降低，活动性狼疮性肾炎组中ESR、dsDNA抗体水平显著高于非活动性狼疮性肾炎组。线性相关分析发现，肾胺酶水平与血清白蛋白、补体C3水平呈负相关，与24 h蛋白尿及r-SLEDAI评分呈正相关，收缩压和舒张压在

两组间均无明显差异,而且与血清肾胺酶水平也无相关性。

ROC-AUC分析显示,如果血清肾胺酶作为一种活动性狼疮性肾炎的诊断指标,取值66.67 μg/ml时,ROC-AUC可以达到0.906(95% CI: 0.830 ~ 0.981, P < 0.001),特异度和敏感度分别可以达到87.5%和89.2%。多因素回归分析发现,多种因素被纳入影响因素分析,包括年龄、性别、24 h尿蛋白、血清白蛋白、补体、C3和C4、Scr、抗ds-DNA抗体滴度、红细胞沉降率、血清肾胺酶水平,最后发现只有血清肾胺酶(OR = 0.928, 95% CI: 0.888 ~ 0.970, P = 0.001)和补体C3(OR = 44.715, 95% CI: 3.065 ~ 0.970, P = 0.005)为独立的影响因素,提示血清肾胺酶水平和补体C3可与狼疮性肾炎的活动性密切相关。

3. 肾胺酶水平随着治疗的进程而变化

肾胺酶水平如果与疾病的活动性相关,必然应该随着治疗过程而发生相应改变。研究者为证实这一点,又另外选取了17例活动性狼疮性肾炎患者(2例Ⅲ型,10例Ⅳ型,5例Ⅳ + Ⅴ型),患者均接受了为期6个月的糖皮质激素联合免疫抑制剂治疗。治疗前后比较发现,狼疮性肾炎活动的指标都显著下降,如SLEDAI评分、ds-DNA抗体水平、红细胞沉降率、蛋白尿水平、补体C3和C4、血红蛋白以及白细胞水平等都明显改善,与此同时,肾胺酶水平也随之显著下降[(82.84 ± 28.72) μg/ml vs (63.16 ± 25.81) μg/ml, P = 0.001]。临床研究结果更进一步证实,肾胺酶水平与狼疮性肾炎的疾病活动相关。

4. 肾小球内肾胺酶的表达在增殖型狼疮性肾炎中显著上调

以上研究结果均为血清学相关研究,而循环中肾胺酶的变化是否与肾脏本身相关呢? 在狼疮性肾炎的肾脏组织中,肾胺酶的表达是否与疾病相关? 研究者随后又对肾小球内肾胺酶的表达进行了分析。结果发现,增殖型狼疮性肾炎的肾小球中肾胺酶的表达显著上调,而在健康对照的肾小球内肾胺酶的表达几乎无法测得。研究者同时对这些肾组织中的巨噬细胞也进行了检测,发现活动性狼疮性肾炎的肾脏组织中巨噬细胞表达显著上调,而且如果用共聚焦显微镜观察,发现肾胺酶的表达与巨噬细胞的表达可以共定位,提示肾胺酶水平在肾小球内表达上调可能与巨噬细胞的肾组织浸润有关。因为,肾胺酶也可能由肾小球内皮细胞分泌,研究者同时观察了肾胺酶和内皮细胞是否存在共表达,发现用内皮细胞的标志蛋白CD34显示,共聚焦荧光显微镜观察并没有发现内皮细胞和肾胺酶的明显共定位。虽然研究结果提示,肾胺酶在增殖型狼疮性肾炎的表达可能与巨噬细胞浸润相关,但是巨噬细胞是否能表达肾胺酶能,过去并没有相关的研究报道。于是,研究者在体外培养了巨噬细胞THP-1,由此也确认了巨噬细胞可以表达肾胺酶。

SLE是一种系统性自身免疫性疾病,对全身多种脏器均会有影响,而且会反复复发,而狼疮性肾炎是SLE的一种严重并发症,与疾病的不良转归相关。疾病的发病过程和抗原抗体反应及循环免疫复合物的增高有关,也与局部巨噬细胞聚集相关。早期诊断和治疗可对肾脏结局至关重要。

补体C3和C4、ds-DNA抗体滴度常用于疾病的预测,此项研究在此基础上发现,血清肾胺酶和疾病的活动也密切相关,对狼疮性肾炎的分型和活动性均有很好的提示作用,特别是对增殖型狼疮性肾炎活动期有较高的诊断价值。肾胺酶过去的一些研究发现,其功能主要是参与血压的调节和心脏功能,但是也有研究发现,血液透析和腹膜透析的患者中肾胺酶水平与血压并不相关,而在和狼疮性肾炎的相关性的研究中,也没有发现血压的差异,提示血压对此研究的影响非常小,这样也就排除了一些影响因素。

肾脏局部的巨噬细胞对组织增生和肾脏损伤等过程均有比较重要的意义,有研究发现肾脏巨噬细胞的聚集和疾病的不良预后相关,狼疮性肾炎动物模型研究也显示,内皮细胞活化、炎症因子上调、巨噬细胞浸润导致局部炎症过程加重。而研究者的此项研究发现了新的现象,即肾胺酶在健康肾脏的肾小球内没有表达;而在狼疮性肾炎活动时,在肾小球内表达显著上调,并且与巨噬细胞的肾脏聚集相关。因此,肾胺酶有可能参与了巨噬细胞的调控,并且可能可以作为今后治疗狼疮性肾炎的靶点,但是具体的机制如何还有待于更为深入的研究和探讨。

第六节　肾胺酶与肿瘤

既往研究显示,细胞外的肾胺酶通过细胞膜的ATP酶PMCA4b活化IP3K和MAPK通路,而且还发现肾胺酶中的一段20个氨基酸组成的肽段高度保守,在所有的已知肾胺酶分型中均存在,此肽段RP220可以和肾胺酶一样发挥活化信号通路的作用,而且能够通过对STAT3的调控作用参与细胞的生存过程。研究者就此提出疑问,肾胺酶是否参与肿瘤细胞的生长和死亡?于是研究者挑选了黑色素瘤作为研究对象,因为在此种肿瘤细胞的生长过程中MAPK、PI3K、JAK/STAT通路均发生了异常的活化,而且由于病死率极高,目前急需寻找新的治疗方法。黑色素瘤是一种皮肤恶性肿瘤,Ras/Raf/MEK/ERK和PI3K/AKT信号通路在疾病发病中发挥重要作用。当这些通路的一些关键因子(Ras、Raf、PI3K,或PTEN)突变导致ERK和AKT持续激活,也就促进了恶性细胞的生长和增殖。研究者通过以下几方面对肾胺酶与黑色素瘤的相关性进行了研究。

一、黑色素瘤组织中肾胺酶高表达

采用组织微阵列初步检测肾胺酶在黑色素瘤组织中的表达,同时与健康皮肤以及良性痣组织中的表达进行比较。这种组织微阵列中含有4%甲醛固定石蜡包埋组织,队列中含有246例原发及转移的黑色素瘤组织、295例良性痣组织与15例对照健康皮肤组织。采用定量自动化免疫荧光显微镜系统对556例患者组织中的肾胺酶表达进行检测,发现从正常皮肤、良性痣、原发性黑色素瘤到转移性黑色素瘤,肾胺酶的水平逐级增高,并且有显著差异。下调肾胺酶的表达是否能抑制黑色素瘤的生长,是否可能作为一种预测标志物呢? 研究者首先挑选了那些在自动化免疫荧光显微镜系统检测中显示组织表达肾胺酶的119例患者,对其预后进行调查,发现肾胺酶高表达者与黑色素瘤5年(55% vs 69%)及10年(39.7% vs 58.5%)生存率负相关。多因素回归分析发现,肾胺酶水平是黑色素瘤存活的独立危险因素,其他如诊断时的肿瘤分期、溃疡形成、Clark分级等也是预测黑色素瘤患者存活的危险因素。5年存活率也与CD163细胞(一种M2样表型的巨噬细胞)的浸润较少有关。这些结果提示,肾胺酶可能可以作为黑色素瘤的一种有效预测因子,而且有助于发现病情进展迅速的亚型。

二、肾胺酶过表达有助于肿瘤细胞生长

肾胺酶可以介导细胞的凋亡,在正常细胞受到损伤时,可以对抗细胞的凋亡。为探索肾胺酶信号通路是否促进肿瘤细胞生长,研究者用重组的肾胺酶和牛血清白蛋白进行了比较,发现体外培养的黑色素瘤细胞的活力受肾胺酶作用后明显高于牛血清白蛋白作用的细胞,其WST-1测定结果显著增高。细胞总数和活性细胞比例在肾胺酶作用组也显著高于牛血清白蛋白组细胞,提示肾胺酶的确可能是一种抗凋亡、促进细胞存活的因子。

三、抑制肾胺酶信号通路导致黑色素瘤细胞死亡

首先,研究者评估了用siRNA导致肾胺酶表达下调的黑色素瘤细胞,发现细胞系的细胞活力明显下调;然后研究者又针对肾胺酶的片段RP220合成了

相应的单克隆抗体mAbs,加入单克隆抗体的黑色素瘤细胞活力显著下调,并且随着抗体浓度的升高,细胞活力逐级减弱;研究者还合成了一段RP220的拮抗物RP220A,它不能介导肾胺酶的信号通路,但是可以与肾胺酶的一种受体PMCA4b相结合,竞争性抑制肾胺酶的作用,结果也发现随着RP220A浓度的提高,细胞毒作用增强。这样从3个不同的方面证实,肾胺酶促进黑色素瘤细胞的存活;阻断肾胺酶作用,肿瘤细胞活力显著下降。

四、抑制肾胺酶阻断肿瘤生长

研究者对裸鼠皮下注射了人类黑色素瘤细胞A375.S2,当肿瘤生长达到50 mm³后,给裸鼠注射肾胺酶的单克隆抗体或者兔IgG作为对照,发现注射肾胺酶的小鼠肿瘤体积明显小于对照组,小鼠在第11天死亡,因为对照组小鼠的肿瘤巨大而且发生了溃疡。检测肿瘤组织的Ki67(一种细胞增生的标志物)表达,发现肾胺酶被抑制的肿瘤组织中Ki67表达水平显著低于对照组[(13.4 ± 3.0) vs (35.1 ± 2.3)]。

五、抑制肾胺酶阻断了内源性肾胺酶表达、STAT3活化,诱导凋亡和细胞周期停滞

已知STAT3和肾胺酶基因的启动子区域结合促进其表达,呈现正反馈现象。免疫荧光实验发现,在肿瘤组织中,肾胺酶和磷酸化及总的STAT3共表达;肾胺酶单克隆抗体显著减少了肾胺酶蛋白的表达,同时总的磷酸化STAT3也显著下调。

为进一步明确肿瘤组织中肾胺酶显著减少是否原发于黑色素瘤细胞,研究者又用人抗鼠特异的引物来扩增人类肿瘤和小鼠内源性肾胺酶,结果发现肾胺酶抗体干预导致小鼠体内肾胺酶水平显著下降,但并没有影响人的(肿瘤的)肾胺酶的表达,提示可能是转移来的细胞对肿瘤肾胺酶的产物起了关键的作用。

另外,还发现肾胺酶抗体干预后,肿瘤组织内部细胞周期抑制物p21表达显著增强。TUNEL染色发现,在肿瘤组织内经过肾胺酶单克隆抗体治疗后,细胞凋亡数量显著多于对照组,而且这种细胞凋亡先与p38的磷酸化有关,随后与B细胞相关蛋白Bax活化有关。这些数据证实,抗肾胺酶抗体的治疗,可以显著减少肿瘤组织信号通路STAT3的磷酸化、减少细胞增生、增加细胞凋亡。

六、细胞膜 Ca ATP酶PMCA4b介导肿瘤细胞肾胺酶依赖的STAT3 和ERK1/2磷酸化

研究已经发现PMCA4b是肾胺酶细胞外的一种受体。PMCA4b在肠癌和乳腺癌中过表达,它的催化区和RASSF1(促凋亡肿瘤抑制子Ras相关因子-1)相互作用,抑制EGF依赖的ERK磷酸化。黑色素瘤细胞的PMCA4表达经过蛋白质印迹法和qPCR在蛋白和基因水平上都证实了表达。验证PMCA4b和肾胺酶的相互作用同样通过免疫荧光共表达的方法显示,PMCA4b高表达而且和肾胺酶共定位。而经过肾胺酶抗体干预,两种蛋白的表达均显著减少。对体外培养的肿瘤细胞,用PMCA4b的siRNA敲除后,发现PMCA4b表达下调85%,同时肾胺酶介导的ERK和STAT3磷酸降低90%。当巨噬细胞系Raw264.7的PMCA4b被抑制79%后,肾胺酶依赖的ERK1/2磷酸化被抑制了95%,和肿瘤细胞、胰腺癌细胞系、人类肾小管上皮细胞HK2不同,肾胺酶不能活化巨噬细胞的STAT3。那么,肾胺酶是否通过STAT3来活化下游信号通路呢?研究者用肾胺酶刺激骨髓来源的非极化的巨噬细胞,发现骨髓来源的巨噬细胞不能发生肾胺酶介导的STAT3磷酸化。证实与其他细胞不同,肾胺酶不能活化巨噬细胞的STAT3信号通路。

七、抑制肾胺酶信号通路,上调CD86和CD163的比值

黑色素瘤细胞内不是肾胺酶的主要来源,因为组织染色肾胺酶和瘤细胞并没有很多共定位现象。但是,黑色素瘤常伴有显著的免疫细胞浸润,如巨噬细胞。肿瘤内部肾胺酶和巨噬细胞(CD68)显示有明显的共定位。而且和一种M2样的巨噬细胞(CD163)浸润呈现明显共定位,和M1样的巨噬细胞(CD86)的共定位很弱。M2样巨噬细胞和免疫逃逸及促进肿瘤生长和扩散相关,M1样巨噬细胞主要参与促炎症反应、抑制肿瘤生长过程。抑制肾胺酶信号通路可以阻断黑色素瘤的生长,肾胺酶单克隆抗体干预的黑色素瘤内CD163细胞数量显著减少。尽管儿茶酚胺和烟碱可以显著上调上皮细胞的肾胺酶表达,但是巨噬细胞的情况尚未知。肾胺酶可能导致巨噬细胞的极化成M2样,促进肿瘤生长。用肿瘤细胞培养液刺激骨髓来源的非极化巨噬细胞,发现巨噬细胞的肾胺酶表达水平升高8倍。提示瘤体分泌的一些因子可以上调巨噬细胞的肾胺酶水平。研究者的数据再次说明,肾胺酶活化ERK1/2,但不能活化STAT3,可以导致巨噬

细胞向M2样巨噬细胞放心极化，而这种变化促进肿瘤细胞的生长。

以上结果显示，肾胺酶使促肿瘤的M2样巨噬细胞增多，而肾胺酶被抑制后，则可以逆转此现象，不利于肿瘤生长。

综上，肾胺酶最初的发现是通过人类基因库的搜寻，最初的认识限于FAD相关的氧化酶，参与调节血压和心脏功能，随后发现很多其他作用，例如对AKI的保护作用，而且这些保护作用与其单胺氧化酶无关。研究从基础转化到临床，再从临床转化到基础，通过对其作用机制中信号通路及受体的研究拓展了研究方向，发现肾胺酶与一些临床疾病相关，包括SLE、狼疮性肾炎和肿瘤等。研究者通过严谨的临床及实验室研究，一步一步深入了解了肾胺酶的功能及作用机制，实现从基础到临床的多次转化过程。今后随着研究的深入，继续基础与临床间的多次转化，是成功实现转化医学的典型路径。

---------------------------- **参 考 文 献** ----------------------------

[1] Baek S H, Cha R H, Kang S W, et al. Circulating renalase predicts all-cause mortality and renal outcomes in patients with advanced chronic kidney disease[J]. Korean J Intern Med, 2017 Nov 29.[Epub ahead of print]

[2] Barrett J C, Clayton D G, Concannon P, et al. Genome-wide association study and meta-analysis find that over 40 loci affect risk of type 1 diabetes[J]. Nat Genet, 2009, 41(6): 703−707.

[3] Beaupre B A, Carmichael B R, Hoag M R, et al. Renalase is an alpha-NAD(P)H oxidase/ anomerase[J]. J A Chem Soc, 2013, 135(37): 13980−13987.

[4] Beaupre B A, Hoag M R, Carmichael B R, et al. Kinetics and equilibria of the reductive and oxidative half-reactions of human renalase with a-NADPH[J]. Biochemistry, 2013, 52(49): 8929−8937.

[5] Buraczynska M, Zukowski P, Buraczynska K, et al. Renalase gene polymorphisms in patients with type 2 diabetes, hypertension and stroke[J]. Neuromolecular Med, 2011, 13(4): 321−327.

[6] Desir G V, Tang L, Wang P, et al. Renalase lowers ambulatory blood pressure by metabolizing circulating adrenaline[J]. J Am Heart Assoc, 2012, 1(4): e002634.

[7] Desir G V, Wang L, Peixoto A J. Human renalase: a review of its biology, function, and implications for hypertension[J]. J Am Soc Hypertens, 2012, 6(6): 417−426.

[8] Farzaneh-Far R, Desir GV, Na B, et al. A functional polymorphism in renalase (Glu37Asp) is associated with cardiac hypertrophy, dysfunction, and ischemia: data from the heart and soul study[J]. PLoS One, 2010, 5(10): e13496.

[9] Fatima S S, Jamil Z, Alam F, et al. Polymorphism of the renalase gene in gestational diabetes mellitus[J]. Endocrine, 2017, 55(1): 124−129.

［10］ Guo X, Hollander L, MacPherson D, et al. Inhibition of renalase expression and signaling has antitumor activity in pancreatic cancer［J］. Sci Rep, 2016, 6: 22996.

［11］ Hennebry S C, Eikelis N, Socratous F, et al. Renalase, a novel soluble FAD dependent protein, is synthesized in the brain and peripheral nerves［J］. Mol Psychiatry, 2010, 15(3): 234−236.

［12］ Hollander L, Guo X, Velazquez H, et al. Renalase expression by melanoma and tumor-associated macrophages promotes tumor growth through a STAT3-mediated mechanism ［J］. Cancer Res, 2016, 76(13): 3884−3894.

［13］ Howson J M M, Rosinger S, Smyth D J, et al. Genetic analysis of adult-onset autoimmune diabetes［J］. Diabetes, 2011, 60(10): 2645−2653.

［14］ Lee H T, Kim J Y, Kim M, et al. Renalase protects against ischemic AKI［J］. J Am Soc Nephrol, 2013, 24(3): 445−455.

［15］ Li G, Xu J, Wang P, et al. Catecholamines regulate the activity, secretion, andsynthesis of renalase［J］. Circulation, 2008, 117(10): 1277−1282.

［16］ Li X, Wang Z, Liu Y, et al. Association of imaging classification of intracranial cerebral atherosclerotic vascular stenosis in ischemic stroke and renalase gene polymorphisms［J］. J Mol Neurosci, 2014, 52(4): 461−466.

［17］ Lienhart W-D, Gudipati V, Macheroux P. The human flavoproteome［J］. Arch Biochem Biophys, 2013, 535(2): 150−162.

［18］ Maciorkowska D, Zbroch E, Malyszko J. Circulating renalase, catecholamines, and vascular adhesion protein 1 in hypertensive patients［J］. J Am Soc Hypertens, 2015, 9(11): 855−864.

［19］ Malyszko J, Koc-Zorawska E, Malyszko J S, et al. Renalase, stroke, andhypertension in hemodialyzed patients［J］. Ren Fail, 2012, 34(6): 727−731.

［20］ Milani M, Ciriello F, Baroni S, et al. FAD-binding site and NADP reactivity in human renalase: a new enzyme involved in blood pressure regulation［J］. J Mol Biol 2011, 411(2): 463−473.

［21］ Przybylowski P, Malyszko J, Kozlowska S, et al. Serum renalase depends on kidney function but not on blood pressure in heart transplant recipients［J］. Transplant Proc, 2011, 43(10): 3888−3891.

［22］ Qi C, Wang L, Zhang M, et al. Serum renalase levels correlate with disease activity in lupus nephritis［J］. PLoS One, 2015, 10(10): e0139627.

［23］ Quelhas-Santos J, Soares-Silva I, Fernandes-Cerqueira C, et al. Plasma and urine renalase levels and activity during the recovery of renal function in kidney transplant recipients［J］. Exp Biol Med, 2014, 239(4): 502−508.

［24］ Sizova D, Velazquez H, Sampaio-Maia B, et al. Renalase regulates renal dopamine and phosphate metabolism［J］. Am J Physiol Renal Physiol, 2013, 305(6): F839-F844.

［25］ Wang F, Yin J, Lu Z, et al. Limb ischemic preconditioning protects against contrast-induced nephropathy via renalase［J］. EBioMedicine, 2016, 9: 356−365.

［26］ Wang L, Velazquez H, Chang J, et al. Identification of a Receptor for Extracellular Renalase ［J］. PLoS One, 2015 Apr 23;10(4): e0122932.

［27］ Wang L, Velazquez H, Moeckel G, et al. Renalase prevents AKI independent of amine oxidase activity［J］. J Am Soc Nephrol, 2014, 25(6): 1226−1235.

［28］ Wang S, Lu X, Yang J, et al. Regulation of renalase expression by D5 dopamine receptors in rat renal proximal tubule cells［J］. Am J Physiol Renal Physiol, 2014, 306(6): F588-F596.

［29］ Wang Y, Safirstein R, Velazquez H, et al. Extracellular renalase protects cells and organs by outside-in signalling［J］. J Cell Mol Med, 2017, 21(7): 1260−1265.

［30］ Wu Y, Xu J, Velazquez H, et al. Renalase deficiency aggravates ischemicmyocardial damage［J］. Kidney Int, 2011, 79(8): 853−860.

［31］ Wybraniec M T, Mizia-Stec K. Renalase and biomarkers of contrast-induced acute kidney injury［J］. Cardiorenal Med, 2015, 6(1): 25−36.

［32］ Xu J, Li G, Wang P, et al. Renalase is a novel, soluble monoamine oxidase that regulates cardiac function and blood pressure［J］. J Clin Invest, 2005, 115(5): 1275−1280.

［33］ Yin J, Lu Z, Wang F, et al. Renalase attenuates hypertension, renal injury and cardiac remodelling in rats with subtotal nephrectomy［J］. J Cell Mol Med, 2016, 20(6): 1106−1117.

［34］ Zbroch E, Malyszko J, Malyszko J, et al. Renalase, kidney function, and markers of endothelial dysfunction in renal transplant recipients［J］. Pol Arch Med Wewn, 2012, 122(1−2): 40−44.

［35］ Zhang R, Li X, Liu N, et al. An association study on renalase polymorphisms and ischemic stroke in a Chinese population［J］. Neuromolecular Med, 2013, 15(2): 396−404.

［36］ Zhao Q, Fan Z, He J, et al. Renalase gene is a novel susceptibility gene for essential hypertension: a two-stage association study in northern Han Chinese population［J］. J Mol Med (Berl), 2007, 85(8): 877−885.

中英文对照索引

A

α 平滑肌肌动蛋白(smooth muscle antibody,
α -SMA) 38

B

白细胞介素(interleukin, IL) 13

被动型 Heymann 肾炎(passive Heymann
nephritis, PHN) 182

便携式人工肾(wearable artificial kidney)
63

标准腹膜通透性分析(standard peritoneal
permeability analysis, SPA) 11

标准化的氮表现率蛋白相当量(normalized
protein equivalent of nitrogen appearance
rate, nPNA) 23

波形蛋白(vimentin) 234

C

差异凝胶电泳(difference gel electrophoresis,
DIGE) 135

超氧化物歧化酶(superoxide dismutase,
SOD) 176

持续不卧床腹膜透析(continuous ambulatory
peritoneal dialysis, CAPD) 11

持续循环腹膜透析(continuous cycling
peritoneal dialysis, CCPD) 9

促红细胞生成素(erythropoietin; erythrogenin,
EPO) 78

D

蛋白质相当总氮呈现率(protein equivalent
of nitrogen appearance, PNA) 29

蛋白质印迹法(western blot) 38

单侧输尿管梗阻(unilateral ureteral obstruction,
UUO) 233

单侧输尿管梗阻再通(relief of unilateralureteral
obstruction, RUUO) 237

单核苷酸多态性(single nucleotide polymorphism,
SNP) 43

单核细胞趋化蛋白(monocyte chemotactic
protein, MCP) 167

低密度脂蛋白(low density lipoprotein,
LDL) 77

对比剂急性肾损伤(contrast induced acute
kidney injury, CI-AKI) 128

对比剂肾病(contrast-induced nephropathy,
CIN) 127

F

F-肌动蛋白(F-actin) 193

腹膜平衡试验(peritoneal equilibration test)
3

腹膜透析（peritoneal dialysis） 1

G

γ-干扰素（interferon-gamma, IFN-γ） 182

甘露糖结合凝集素（mannanbinding lectin, MBL） 128

肝型脂肪酸结合蛋白（liver-type fatty acid binding protein, L-FABP） 147

甘油三酯（triacylglycerol, TG） 161

个体透析能力试验（personal dialysis capacity test, PDC） 11

估算肾小球滤过率（estimated glomerular filtration rate, eGFR） 47

骨形态发生蛋白（bone morphogenetic protein, BMP） 234

冠状动脉旁路移植术（coronary artery bypass grafting, CABG） 147

冠状动脉造影（coronary angiography, CAG） 135

国际腹膜透析协会（International Society of Peritoneal Dialysis, ISPD） 10

H

核因子κB（nuclear factor kappa-B, NF-κB） 177

I

IgA肾病（IgA nephropathy, IgAN） 139

J

肌酐清除率（creatinine clearance rate, Ccr） 20

急性肾衰竭（acute renal failure, ARF） 103

急性肾损伤（acute kidney injury, AKI） 2

基质金属蛋白酶（matrix metalloprotease, MMP） 144

结蛋白（desmin） 182

经皮冠脉介入术（percutaneous coronary intervention, PCI） 142

K

拷贝数变异（copy number variation, CNV） 177

L

狼疮性肾炎（lupus nephritis） 169

连续性肾脏替代疗法（continuous renal replacement therapy, CRRT） 65

磷酸二酯酶（phosphodiesterase, PDE） 325

酪氨酸激酶受体（tyrosine kinase-linked receptor, TIE） 43

M

慢性肾脏病（chronic kidney disease, CKD） 46

美国肾脏病数据系统（United States Renal Data System, USRDS） 30, 274

膜性肾病（membranous nephropathy） 159

N

N-乙酰葡糖胺（N-acetylglucosamine, NAG） 128

脑钠肽（brain natriuretic peptide, BNP） 25

尿白蛋白肌酐比（urine albumin-to-creatinine ratio, uACR）210

尿蛋白肌酐比（urine protein-to-creatinine ratio, uPCR）210

P

皮细胞间充质转化（mesothelial-to-mesenchymal transition, MMT）37

嘌呤霉素氨基核苷肾病（puromycin aminonucleoside nephropathy, PAN）182

Q

缺氧诱导因子（hypoxia-inducible factor, HIF）233

R

人白细胞抗原（human leukocyte antigen, HLA）177

S

上皮间充质转化（epithelial-mesenchymal transition, EMT）214

肾病综合征（nephrotic syndrome）169

肾损伤分子（kidney injury molecule, KIM）128

肾小球滤过率（glomerular filtration rate, GFR）27

肾脏病透析预后质量倡议（kidney dialysis outcome quality initiative, KDOQI）23

肾脏替代治疗（renal replacement therapy）1

实时聚合酶链反应（real-time PCR）38

双能X射线吸收法（dual energy X-ray absorptiometry, DEXA）25

水孔蛋白（aquaporin）3

丝裂原激活蛋白激酶（mitogen-activation protein kinase, MAPK）182

T

特发性膜性肾病（idiopathic membranous nephropathy, IMN）172

体重指数（body mass index, BMI）

透析预后与实践研究（dialysis outcomes and practice patterns study, DOPPS）30

W

晚期糖基化终末产物（advanced glycation end product, AGE）17

X

细胞间黏附分子-1（intercelluar adhesion molecule-1, ICAM）-1　191

系统性红斑狼疮（systemic lupus erythematosus, SLE）180

信号转导及转录激活因子（signal transduction and activator of transcription, STAT）57

血管内皮细胞生长因子（vascular endothelial growth factor, VEGF）17

血管生成素（angiopoietin, Ang）43

血管细胞黏附分子-1（vascular cell adhesion molecule-1, VCAM-1）191

血清肌酐（serum creatinine, Scr）8

血尿素氮（blood urea nitrogen, BUN）8

血小板反应蛋白（thrombospondin, TSP）37

Y

夜间间歇性腹膜透析（nightly intermittent peritoneal dialysis, NIPD） 9

婴幼儿透析系统（cardio-renal pediatric dialysis emergency machine, CARPEDIEM） 102

原发性肾病综合征（primary nephrotic syndrome） 172

Z

再生性透析（regenerative dialysis, REDY） 102

在线清除率监测（on line clearance measurement, OCM） 65

总蛋白（total protein, TP） 177

总胆固醇（total cholesterol, TC） 162

肿瘤坏死因子（tumor necrosis factor, TNF） 44

终末期肾脏疾病（end stage renal disease, ESRD） 1

中心静脉导管（central venous catheter, CVC） 45

中性粒细胞明胶酶相关脂质运载蛋白（neutropil gelatinase-associated lipocalin, NGAL） 128

重症监护室（intensive care unit, ICU） 118

转化生长因子-β（transforming growth factor-β, TGF-β） 16

主观综合性营养评估（subjective global assessment, SGA） 30

组织金属蛋白酶抑制物（tissue inhibitor of metalloproteinase, TIMP） 232

自动化腹膜透析（automated peritoneal dialysis, APD） 2